当代专科专病临床诊疗丛书

实用肝胆病临床手册

主 编　孙忠人　赵　旭
　　　　谷慧敏　张　林

中国中医药出版社
·北 京·

图书在版编目（CIP）数据

实用肝胆病临床手册/孙忠人等主编 . —北京：中国中医药出版社，2015.4
（当代专科专病临床诊疗丛书）
ISBN 978 - 7 - 5132 - 2105 - 4

Ⅰ.①实…　Ⅱ.①孙…　Ⅲ.①肝胆疾病 – 中西医结合 – 诊疗 – 手册
Ⅳ.①R692-77

中国版本图书馆 CIP 数据核字（2014）第 221791 号

中 国 中 医 药 出 版 社 出 版
北京市朝阳区北三环东路 28 号易亨大厦 16 层
邮政编码　100013
传真　010 64405750
三河双峰印刷有限责任公司印刷
各地新华书店经销
*
开本 710×1000　1/16　印张 27.25　字数 454 千字
2015 年 4 月第 1 版　2015 年 4 月第 1 次印刷
书　号　ISBN 978 - 7 - 5132 - 2105 - 4
*
定价　65.00 元
网址　www. cptcm. com

编　　委（按姓氏笔画排序）

张喜云	张彦秋	陈大勇	陈中良
陈丹丹	陈志强	陈廷生	陈国胜
陈荣月	武卫东	罗 云	范 宇
岳 进	周志伟	庞国胜	周明萍
罗 俊	庞勇杰	庞 敏	卓 睿
周 菲	庞 鑫	赵 旋	赵 辉
赵 锋	赵忠辉	赵和平	赵俊峰
赵海滨	胡世平	柳越冬	段 萍
段砚方	侯俊明	侯婷婷	娄 静
桂雄斌	顾 健	顾伟民	徐学功
徐厚平	徐鸿涛	徐寒松	徐黎明
高文军	高怀林	高祥福	郭芫沅
唐春林	黄春元	黄建平	曹生有
崔志勇	阎喜英	梁振平	梁雪峰
董保真	蒋建春	蒋慕文	韩素萍
程 志	程福德	童安荣	童嘉龙
曾庆明	谢 宁	谢 刚	谢正兰
谢兴文	詹 强	解德成	翟玉民
熊冠宇	颜景峰	颜鹏飞	戴晓霞

策 划 顾 问　　高　武

总 策 划　　庞国明　　王国辰

注：①广东省中医院珠海医院；②广西融水苗族自治县中医医院。

《当代专科专病临床诊疗丛书》
参编单位
（按拼音排序）

主编单位

重庆市中医院   陕西省中医医院

广东省中医院   云南省中医医院

黑龙江中医药大学   中国中医药研究促进会

开封市中医院

副主编单位

安徽省六安市中医院	贵阳中医学院第二附属医院
安徽省太和县中医院	海南省三亚市中医院
安徽中医药大学第二附属医院	海南省中医院
安阳职业技术学院医药卫生学院	河北省沧州中西医结合医院
北京北亚医院	河南省温县中医院
北京市中西医结合医院	河南省长垣县浦西医院
长春中医药大学第一附属医院	河南省中医药研究院
成都中医药大学附属医院	黑龙江省中医药科学院
重庆市九龙坡区中医院	湖北省襄阳市中医医院
福建省第二人民医院	湖南省湘潭市中医医院
甘肃省中医院	吉林省白城中心医院
广西中医药大学附属瑞康医院	吉林省辽源市中医院
桂林市中医院	江西省南昌市洪都中医医院
贵州省毕节市中医院	开封市第五人民医院

开封市中医院 四川省第二中医医院
辽宁中医药大学附属第四医院 四川省泸州医学院附属中医医院
辽宁中医药大学附属医院 四川省中医院
南阳市中心医院 四川新绿色药业科技发展股份有限公司
内蒙古自治区中医医院 天津市武清中医院
平顶山市第二人民医院 天水市中医医院
青海省藏医院 新疆昌吉州中医医院
山东省青岛市海慈医疗集团 银川市中医院
山东省曲阜市中医院 浙江省杭州市中医院
山西省中医药研究院 郑州市中医院
上海市中西医结合医院 中国中医科学院广安门医院
深圳市中医院

编委单位

安徽省太和县中医院 广西中医药大学瑶医药学院
安徽省铜陵市中医院 广州市中西医结合医院
安阳职业技术学院医药卫生学院 广州中医药大学附属粤海医院
北京市中西医结合医院 桂林市永福县中医院
北京中医药大学第三医院 桂林市中西医结合医院
承德市中医院 桂林市中医院
重庆市九龙坡区中医院 贵阳中医学院第二附属医院
定安县中医院 海口市第三人民医院
福建省龙岩市中医院 海口市人民医院
福建中医药大学附属第二人民医院 河北省沧州中西医结合医院
甘肃省定西市通渭县人民医院 河北省磁县中医院
甘肃省天水市中医医院 河南省长垣县卫生局
甘肃省武威市凉州区中医院 河南省长垣县中医院
甘肃省中医药研究院 河南省洛阳市第一中医院
广东省第二中医院 河南省南阳市第二人民医院
广东省江门市中医院 河南省南阳市中医院
广东省深圳妇幼保健院 河南省平乐郭氏正骨正元堂
广东省中山市中医院 河南省睢县中医院
广西南宁市中医院 河南省武陟县中医院
广西中医药大学第一附属医院 河南省新野县中医院

河南省许昌市第三人民医院

河南省中西医结合医院

河南省中医院

河南省周口市中医院

吉林省白城中心医院

吉林省辽源市中医院

吉林省梅河口市中医院

吉林省中医药科学院

济宁市中医院

开封市高压阀门有限公司职工医院

开封市中医院

来宾市中医医院

辽宁中医药大学附属第二医院

辽宁中医药大学附属第三医院

辽宁中医药大学附属第四医院

辽宁中医药大学附属医院

临颍县中医院

融水苗族自治县中医医院

山东省菏泽市中医院

陕西省中医院

陕西中医学院

上海中医药大学附属曙光医院

沈阳市骨科医院

深圳市宝安区中医院

深圳市福田区中医院

深圳市罗湖区中医院

深圳市中医院

四川省乐山市中医院

天津市武清区中医医院

文昌市中医院

西安市中医院

新疆维吾尔自治区中医医院

肇庆市职业技术学院

郑州市中医院

前　言

　　进入 21 世纪以来，现代科学技术飞速发展。现代医学随着科学技术的发展而日新月异，中医学也因现代科学技术的创新显示出特有的生命力，中西医结合医学更加彰显了中国特有医学模式的精彩。诸多成果、经验、技术、创新观点需要汇聚和推广。于是，《当代专科专病临床诊疗丛书》应运问世。

　　《丛书》集中体现了当今医疗、教学、科研、临床、管理专家的智慧，分为《实用肾病临床手册》《实用肿瘤病临床手册》《实用男科临床手册》等 10个分册，是当代中医、西医、中西医结合界理论与实践相结合的结晶体，耀眼夺目，启人心智。

　　编著本《丛书》的宗旨是：立足临床，突出实用，中西合璧，指导实践，力推特色新疗法，助力科研教学。每分册按上、中、下三篇布章，均以开启思路、指导提升临床疗效为第一要义。上篇，主要阐述提高临床疗效的基本要素：包括诊断思路与方法、提高临床疗效的思路与方法、把握基本治则与用药规律等，是本《丛书》的点睛之笔。中篇为临床各论。着重阐述各病证诊治要领。对每个病证的概述之后，设临床诊断（辨病诊断、辨证诊断）、鉴别诊断、临床治疗（治疗思路提示、中医治疗、西医治疗、中西医结合治疗、中医专方选介）等栏目，从理论到技术，从疗法到药物，详尽载述，使读者采舍有据。下篇为诊疗参考，汇集了专科建设管理的基本思路，卫生和计划生育委员会常见病证中药新药临床研究指导原则，国家中医药管理局颁发的常见病证中医诊疗方案与临床路径，便于专科专病建设管理者和医疗、教学、研究者有规可循，借灯航行。

　　综观本《丛书》，它吸收了许多现代科技成果、中医药研究成果，内容丰富，内涵深邃；尤其具体临床诊疗方法备陈详尽，非常适合中医、西医、中西医临床专家及科研工作者参考使用。

　　目前，专科专病建设和临床诊疗尚在探索之中，希冀本《丛书》的出版能对专科专病建设管理者、临床专家和科研工作者有所裨益。由于编者水平所限，不当之处，在所难免。敬希广大读者，不吝珠玉，赐教指正。

编者

2014 年 9 月

目　　录

上篇　诊疗思路与方法

中篇　临床各论

下篇　诊疗参考

上 篇

诊疗思路与方法

❖ 肝胆病临床诊断的必备常识与方法

❖ 肝胆病基本治则与用药规律

❖ 提高肝胆病临床疗效的思路与方法

第一章　提高肝胆病诊断水平的必备常识与方法

一、诊断必备常识

（一）辨病诊断

辨病诊断即西医诊断。是指以现代医学理论为指导，在现代医学检查手段的协助下，结合病史、临床症状及体征，以明确病名、发病机制等的一种现代医学诊断方法。它是正确治疗的前提与基础，是提高临床治疗水平的重要环节。

近十几年来，由于自然科学和技术学科的紧密结合及迅猛发展，不仅大大地丰富和充实了现代医学，也有力地促进了现代医学的不断发展。因此，专科医生必须努力学习和掌握现代医学的一系列知识，如临床化学、血清学、免疫学、分子生物学、内窥镜、超声和 CT、放射学和核医学等新技术，不断提高临床诊断水平。

肝脏疾病复杂多变，有的肝病临床无症状，无症可辨，给临床遣方用药造成较大困难。如慢性无症状 HBV 携带者，临床无症状，外表亦很健康，不通过理化检查难以明确诊断。这就要求我们的临床医生，熟练掌握一定的现代医学检查方法，解决临床诊断中的一些实际问题。但是，我们还必须十分清醒地认识到，一些高、精、尖的检查手段常常比较昂贵，不易普及，且过分地依赖这些检查会造成一些不良后果，干扰临床的正确治疗。

1. 肝胆病的分类

（1）病毒性肝炎：是由各种肝炎病毒引起的感染性疾病。临床表现变异很大，包括无症状的亚临床型（隐性感染）、自限性的急性无黄疸型和黄疸型肝炎、慢性肝炎、淤胆型肝炎，少数可发展为重型肝炎。

（2）肝硬化：是指各种原因作用于肝脏，引起肝脏的弥漫性损害，使肝细胞变性坏死，残存肝细胞形成再生结节，网状蛋白支撑结构塌陷，结缔组织增生形成纤维瘤，最终导致原有的肝小叶结构破坏，形成假小叶，在此基础上出现一系列肝功能损害与门静脉高压症的临床表现。

肝硬化一般逐渐起病，症状常很隐匿，可隐伏数年至数十年。其临床表现差异很大，轻者可完全无临床症状，重者则呈现慢性肝功能衰竭表现。故时至今日，学者们仍将肝硬化的临床表现分为肝功能代偿期与失代偿期。代偿期肝硬化无特异性，且多不典型；失代偿期肝硬化临床可出现明显的肝功能减退和门静脉高压两大类临床表现。

（3）中毒性肝病：是指由各种有害物质作用于肝脏而引起的肝病，一般包括药物性肝病、毒物性肝病和酒精性肝病三种。

（4）感染性肝病：多由肝脏感染了除肝炎病毒以外的各种微生物与寄生虫所致的疾病。如血吸虫病、阿米巴肝脓肿、细菌性肝脓肿等。

（5）代谢性肝病：大多为遗传代谢障碍性肝病。通常是由遗传性酶缺陷所致的物质中间代谢紊乱引起的疾病，主要表现为肝脏形态结构和（或）功能上的病变，常伴有其他脏器的损害。

（6）肝血管性疾病：是指肝脏内血管发生的病变。随着血管造影技术的不断发展，肝脏血管疾病也逐步被人们所认识，其诊断与治疗亦取得很大进展。根据解剖结构，肝脏血管疾病可分为肝动脉疾病、肝静脉疾病、门静脉疾病及窦状隙病变。

（7）肝胆肿瘤：是肝脏及肝内外胆管的良、恶性肿瘤。常见有原发性肝癌、继发性肝癌、肝脏海绵状血管瘤、肝囊肿、肝腺瘤以及发生在胆管各处的胆管上皮细胞癌和平滑肌瘤等。

（8）胆系疾病：一般指病变主要在胆系的疾病，如胆管炎、胆囊炎、胆石症、胆道蛔虫症等。

肝胆病的分类大致如此。临床上对肝胆病的诊断，一般先根据患者的病史、临床症状及体征，大致将其归类，然后有针对性地做一些相关的理化检查，将理化检查的结果与病史、临床症状及体征相互参照，做出初步诊断。

2. 病史

实践证明，对于诊断和治疗起决定作用的诸因素中病史约占90%，而检查和实验结果仅占5%。不言而喻，病史的重要性在各种诊断方法中仍居首位。一个有丰富医学知识和临床经验的医生，通过仔细询问和采集病史，再与临床理化检查相结合，大约70%的肝病可获确诊，90%的病例可在病史和体检的基础上，提出病因、鉴别诊断和治疗计划。当然，对一些疑难病症，还需要有目的地进行一些特殊、复杂的检查，以明确诊断。

病史的采集应详细、系统。现病史、个人史、家族史、药物史、饮酒史、职业史应逐一询问，不可马虎。如药物史，近年来随着药物种类的不断增多，药源性肝损害的发病率有增多趋势。大约有2000种以上不同成分的各种药物对肝脏有损伤作用，故应强调了解常用药物的重要性。再如职业史，据统计，医生和其他从事医学工作的人员，乙型肝炎的发病率较一般居民为高；从事酿酒作业的酒厂工人，常因接触酒精而致中毒性肝病。了解这些，对提高临床诊断正确率都有较大帮助。

3. 症状和体征

临床上出现的症状和体征，是做出临床诊断的重要依据，患者出现的每一个症状和体征，都应引起医者的高度重视。人体是一个有机的整体，生理上相互联系，病理上相互影响。身体一旦发病，局部病变往往可以影响全身，全身病变亦可突出显现在某一个局部；内部病变常可牵连于外，外部病变亦可涉及于里。临床上出现的症状和体征是辨病诊断的重要线索，根据症状和体征可做出初步诊断，围绕初步诊断，有选择地进行理化检查以资确诊。

肝病往往与其他脏器的症状和疾病密切相关，如关节症状、皮肤病变（如瘙痒、黄色疣、肤色变黑、皮下出血等）、循环系统病变、神经系统病变、胃肠道征象、内分泌征象（糖尿病样症候群、男性乳房发育、女性性腺紊乱）等，亦需详细了解。只有全面掌握第一手资料，才能迅速、全面、正确地做出诊断，并制定相应的治疗计划。

4. 现代医学试验检查

（1）肝功能试验：可以客观地表明肝脏疾病的性质、严重程度以及预后转归等情况。因此肝功能试验是对肝脏病辨病诊断不可缺少的步骤。肝细胞具有合成、代谢、转运和排泄等基本功能，肝脏有病变时，肝细胞的这些功能会发生相应的变化。狭义的肝功能试验即指上述功能的检查，广义的肝功能试验尚包括反映肝脏现状和疾病的各种标记。

（2）影像学检查：主要包括超声检查、放射学检查及核素显像。目前，灰阶实时超声、X线与CT、放射性核素、磁共振成像构成现代医学四大影像诊断系统。

由于现代电子技术的进步，促进了超声诊断仪的不断更新和发展，特别是 20 世纪 70 年代初出现了灰阶实时 B 型超声显像仪，它是继 X 线之后可以在临床上直观地显示人体内部器官结构和动态的又一重大技术进展。对软组织和实质性脏器的解剖结构及层次皆能显示清晰的断面图像，接近于真实的解剖结构层次，为临床提供了形态学诊断的依据。当今，发展的新型"双功"及"三功"超声仪，采用脉冲、多普勒和血流信号的伪彩色编码显示，即在二维图像的基础上叠加了血流的信息，不仅能提供清晰的解剖结构图像，而且能反映血流动力学的变化，更丰富了诊断的内容，提高了诊断水平。而且该项检查技术无放射性损伤，检查方便，不受条件限制，结果显示迅速，可重复多次检查。

近年来，肝脏的影像诊断获得了很大的发展，除了传统的 X 线平片、胆系造影外，还有现在的 CT、血管造影、磁共振成像等诊断方法也可供选用。

（3）免疫学检查：肝脏的损伤可直接或间接地影响机体的体液与细胞免疫防御。一些肝脏疾病属自身免疫性疾病，如自身免疫性肝炎、原发性胆汁性肝硬化等。许多肝病虽然其发病是由于多种不同的病因所致，如药物、酒精、病毒以及寄生虫等，但从发病机制来看均与免疫有不同程度的关系。免疫学改变可以是肝病的结果，也可以是肝病的原因。因此，恰当地选择应用一些免疫学检查方法，在临床诊断中有重要的意义。如特异性病毒抗原与抗体检测，对于病毒性肝炎的诊断、分类、鉴别现在还是过去感染、估计病毒的复制状态和感染性等均有重要的意义；再如甲胎球蛋白的检测，对原发性肝细胞癌的早期诊断具有重要价值。

（4）病理学诊断与肝穿刺活组织检查：肝病病理学检查是从事有关肝病临床研究的医务人员了解肝病病因、发生机制、病理变化与类型以及临床治疗措施和实用研究的基础。肝脏活检采用新技术，特别是免疫组化技术检查，对研究肝病起着重要的作用。肝穿刺活组织做病理学检查，可以肯定或排除临床臆断，发现预料之外和有重要意义的疾病。许多病例活检所见的病理变化，可以在很大程度上说明有关临床、生化和血清学资料。许多病例还可以通过病变估计肝病的活动程度、范围和预后。

肝活体组织可以盲目性地做经皮肝穿刺，也可以在 B 超和 CT 的引导下有目的性地做经皮肝穿刺，或在腹腔镜下有目的性地进行肝穿刺，或实施外科剖腹术，直视下取材。其适应证为：①肝脏不明原因肿大；②黄疸原因不明；③脾肿大原因不明；④为了解肝病演变过程或观察肝病治疗效果。

（5）腹腔镜检查：为借助内窥镜直接观察腹腔脏器的诊断方法，对肝、胆、腹膜疾病有一定的诊、断价值。但到目前为止，腹腔镜检查在内外科临床上，尚未得到应有的重视和充分的应用。这除了由于腹腔镜检查本身有一定的局限性外，更主要的原因是对腹腔镜的诊断价值仍存在不同的意见。

（二）辨证诊断

1. 湿热蕴结型

病因病机：多因外感湿热或内伤饮食，使湿热蕴结，熏蒸肝胆，肝失疏泄，气机不畅，胆汁横溢所致。本证属热证、实证。

临床表现：身目俱黄，黄色鲜明，胁肋胀痛，或胁下有痞块，或兼灼痛，脘腹胀满，发热口苦，纳呆厌油，恶心欲呕，大便秘结，小便黄赤。舌红苔黄腻，脉弦滑数。若湿重于热则头身困重，苔白腻，脉濡或弦滑；若热重于湿则发热尿赤，苔黄腻，脉弦数；若湿热兼表则畏寒发热，苔黄白腻，脉浮弦或浮数。

常见病：多见于急性病毒性肝炎、慢性肝炎活动期、淤胆型肝炎、重症肝炎、胆汁性肝硬化、胆石症、肝癌等病。

2. 寒阻肝脉型

病因病机：多因感受寒湿之邪，或素体阳虚感受湿邪，湿从寒化，困阻中焦，或始感湿热，由于邪盛正衰或过用苦寒之品，致使脾阳受损，湿从寒化，致寒湿之邪内阻肝脉，阳气不宣，土壅木郁，胆液疏泄受阻，溢于肌肤发病。本证属本虚标实证。

临床表现：身目俱黄，黄色晦暗，畏寒喜暖，四肢不温，脘腹闷胀，得热稍缓，口淡不渴，喜食热饮，神疲乏力，肢体困重，小便不利，少腹胀痛，大便溏薄。舌淡体胖，苔白腻，脉沉缓或沉细。

常见病：多见于慢性肝炎、淤胆型肝炎、肝硬化，或亚急性重症肝炎、少数急性黄疸型肝炎等。

3. 肝郁脾虚型

病因病机：多因情志伤肝，肝气郁结，疏泄失职，横逆克脾，脾失健运，水谷不化所致。

临床表现：胁肋胀满疼痛，胸脘痞闷，善太息，精神抑郁或性情急躁，纳呆口淡，脘痞腹胀，四肢倦怠，面色萎黄，少气懒言，大便溏泻，腹鸣矢气。舌苔白腻，脉沉弦或弦细。

常见病：多见于慢性肝炎、肝硬化、重症肝炎的恢复期。

4. 肝胃不和型

病因病机：多因肝气郁结，横逆犯胃，胃失和降所致。本证属实，病变发展，亦有虚者。

临床表现：胁肋胀痛，痛无定处，胸闷太息，恶心呕吐，嗳气呃逆，嘈杂吞酸，胃脘胀满疼痛，纳差，精神抑郁或急躁易怒。舌苔薄白，或薄黄，脉弦。

常见病：多见于急、慢性肝炎，肝硬化，慢性胆囊炎等。

5. 肝胆瘀热型

病因病机：多因情志不舒，气机怫郁，或湿热内蕴，伤及肝胆，致肝胆气郁，血行不畅，瘀血阻滞，日久化热而成。本证属热证、实证，若失治误治，可使病情恶化。

临床表现：右胁疼痛，伴有灼热感，胁下有痞块，按之痛甚，面目发黄，黄色晦暗，低热，五心烦热，咽红，口舌糜烂，口干口苦，或有朱砂掌，或有蛛丝血缕。舌质暗红，或有瘀斑，脉弦数或滑数。

常见病：多见于慢性肝炎活动期，重症肝炎，门静脉性肝硬化，坏死后性肝硬化，肝癌等。

6. 肝肾阴虚型

病因病机：多由于黄疸、积聚等病，迁延日久，湿邪未尽，蕴而化热，热耗阴血；或攻下太过，伤津耗液，致肝肾阴虚。本证属虚实夹杂证。

临床表现：腹部胀大如鼓，甚则青筋暴露，头晕目眩，耳鸣衄血，心烦口渴，面色晦暗或黧黑，或腰膝酸软，盗汗，五心烦热，或大便艰涩，女子月经不调。舌质红绛，少津无苔，脉弦细数。

常见病：多见于肝炎后肝硬化，腹腔内肿瘤，结核性腹膜炎等。

7. 脾肾阳虚型

病因病机：因有宿积，久病延治，或过用苦寒，损伤脾胃，使阳气虚亏，复房室劳倦，使脾肾之阳受伐，水液寒而不行，内聚于腹所致。证属虚实夹杂，正虚邪存。

临床表现：腹大胀满不舒，面色萎黄，或㿠白，脘闷纳呆，神倦怯寒，少气懒言，肢冷或下肢浮肿，小便短少不利，大便溏泻。舌质淡，体胖，或有齿痕，脉沉细无力。

常见病：多见于慢性肝炎，肝硬化等。

8. 肝风内动型

病因病机：多见于热病后期，乃热邪久稽，气阴亏耗，肝肾阴液过度亏损，濡润不足，筋脉失养，水不涵木，虚风内动而发病。本证属虚证，或正虚邪陷，虚多邪少。

临床表现：形体消瘦，口干舌燥，五心烦热，手足蠕动，或筋肉眴动，头晕眼花，或猝然昏仆，不省人事，或抽搐。舌红少苔，脉弦细，或虚数。

常见病：多见于慢性肝炎活动期，重症肝炎，肝硬化伴上消化道出血，肝性脑病等危重病。

9. 热毒炽盛型

病因病机：本证为肝胆病中的危重证候，多因热毒疫邪入侵，毒性猛烈，熏灼肝胆，致使胆汁泛滥，发为黄疸，且迅速加深，疫毒热邪，伤营入血，内陷心包则发为危证。

临床表现：黄疸急起，黄色鲜亮，迅速加深，高热烦渴，神疲乏力，脘腹胀满，疼痛拒按，小便短赤，大便秘结或不爽，烦躁不安。或尿闭不通，举止反常；或神情恍惚，衄血便血；或皮下斑疹，神昏谵语。舌质红绛，苔黄糙，脉弦数，或洪大滑数。

常见病：多见于急性重症肝炎，亚急性重症肝炎等。

10. 瘀血内阻型

病因病机：多由黄疸日久，肝郁气滞，血行不畅，瘀血留着，滞塞脉道而发病。证属虚实夹杂。

临床表现：身目色黄晦暗，面色黧黑，胁下有痞块，刺痛不移，按之痛甚，脘腹胀满，腹部青筋显露，朱砂掌，皮肤可见赤纹丝缕。舌质紫暗或有瘀斑，舌下青筋怒张，脉弦涩或细涩。

常见病：多见于慢性肝炎活动期，肝硬化，肝癌，血吸虫肝病等病。

11. 阴绝阳脱型

病因病机：多因久病迁延不愈，肝之阴气大伤，疏泄失常，脾胃不能升清降浊，中阳阻遏，浊气上扰神明所致。证属邪盛正衰之候，为阴精内绝、阳气外脱的肝绝范畴。

临床表现：嗜睡，肢冷汗出，气息低微，神志恍惚，循衣摸床，甚者昏不知人，或尿少便溏，或吐血便血。舌淡苔白，脉沉细欲绝，或舌红而干，脉细数。

常见病：多见于肝硬化晚期，重症肝炎晚期，或肝癌晚期，肝性脑病等病。

12. 胆热炽盛型

病因病机：多因饮食不节，素体湿邪内蕴，郁久化热，又感受疫毒之气，湿热夹毒，热势弛张，内炽肝胆，外窜肌腠，肝失疏泄，胆汁外溢而发病。本证属实证、热证。

临床表现：右胁灼热疼痛，恶心呕吐，高热烦渴，口苦，甚则身黄、目黄，小便短赤。或纳呆，厌油，胁肋苦满，大便干结。舌质红，苔黄腻，脉弦数。

常见病：多见于急性肝炎，急性、亚急性重症肝炎，胆囊炎，胆管炎及胆石症等病。

13. 热毒成痈型

病因病机：多因疫毒炽盛，或痢疾误治，或治不彻底，邪气留恋，加之饮食不节，过食肥甘；或嗜酒过度，则湿热疫毒壅滞肠胃，熏灼肝胆，久之结而成癥，蕴而成脓，发而成痈。本证属本虚标实证。

临床表现：长期低热，或时高时低，伴右胁下痞块，疼痛拒按，吸气加重，纳差，恶心欲呕，形体消瘦，时有盗汗，或咳嗽，腹胀腹泻。舌红，苔黄腻，脉滑数。

常见病：多见于细菌性肝脓疡，阿米巴肝脓疡，阿米巴病，血吸虫肝病等。

14. 痰湿瘀结型

病因病机：因湿热之邪久羁，化湿生痰，痰浊阻络，血行不畅，遂成血瘀，终致痰湿瘀结，胶着不解，肝失疏泄，胆汁外溢而发病。本证初为标本俱实，病变发展，脾虚湿盛，痰、湿、瘀相结，则为正虚邪实。

临床表现：形体肥胖，胸脘胀满，肢体沉重，乏力纳差，厌油，口渴不欲饮，面目虚浮，或身目发黄，面色暗滞。舌质胖嫩，边有齿痕，或舌紫、边有瘀点，苔黄腻或白腻，脉弦滑或濡。

常见病：多见于慢性肝炎活动期，门静脉性肝硬化，脂肪肝，胆汁性肝硬化，慢性胆囊炎，肝癌等病。

二、诊断思路与方法

（一）明病识证，病证结合

疾病的发生都离不开病因。肝胆病的病因甚为复杂，不同的肝胆病或同一病的不同阶段，常常呈现出不同的病理特征。故在临床实践中必须注意审证求因，为临床立法选用药提供理论依据。中医学对病因的认识，除探求任何可能作为致病原因的自然和社会因素外，还更注重辨证求因，即依据临证表现，进行逻辑推理分析，以推求病因。中医病因学所涉及的六淫、痰饮、瘀血等致病因素，都有其特殊的发病和演变规律，只有明察病因，才能依其特性掌握其病机，从而立法用药。如六淫中的湿热致病，在肝胆病中较为常见。湿性重浊黏腻，为阴邪，易阻遏气机，易困脾阳；而热性炎上、燔灼、躁动，属阳邪，其致病特点是升温冲逆，伤阴耗气，入血动血，扰乱神明，传变迅速等。湿热之邪又有内、外之分，内湿由脾胃运化功能失调所生，内热多因五志过极化生，还因痰、湿、瘀血蕴久而成。肝胆病中常见的纳呆，腹胀，腹泻，口干口苦，黄疸等症均表现出湿、热之邪的特点。湿热之邪为病，一是缠绵难愈（湿的特点），二是起病快，进展迅速（热的特点），这就决定了它发病既耗阴伤气，又传变他脏，变化多端。

（二）审度病势，把握演变规律

疾病的发生发展有其自身的规律性，但若辨证不清，失治误治，贻误病情，则易发生变证、坏证。故应熟悉、把握疾病的顺逆规律。

各种致病因素均可导致肝胆疾病的发生，肝胆疾病所涉及的病理变化很广泛，累及脏腑较多，易发生各种变证、坏证。在肝胆病初期，常见外感症状，如发热、恶寒、头痛、全身不适等多为外感风寒所诱发，风与疫毒为先导，易与他邪相合为病，入里侵犯肝胆脾胃，继而出现纳差，脘闷，口干口苦，胁痛等症；如果肝气不舒，脾胃受损未能纠正，则会引起气滞血瘀，病变由浅入深，由腑及脏，甚至入营入血，直至危及生命；若肝不藏血，脾不统血，可并发各种出血病证；若大量、反复出血，致使气随血脱，会进一步发展成阴竭、阳脱的严重坏证。

（三）审证求因，把握病机

病邪侵入人体可发生一系列病理变化，正邪相争，阴阳失调，气机失常及脏腑、气血、津液、经络等瘀阻不畅的具体病机，在肝胆病中均有体现。

虽有各种变化，各种表现，但万变不离其宗。肝胆病最基本的病机是肝失疏泄，气机失常，累及多脏，尤易传脾，虚实夹杂，痰瘀交阻，邪实为本，易生坏证。故在临证时，紧紧把握其基本病机，立法用药才不会出现偏差。

感受外邪，或情志抑郁，均可导致肝失疏泄，气机失常。肝气郁结，木失条达，脾胃功能失调，气机升降失常，可见纳呆、嗳气、腹胀、倦怠等。

肝气不舒，最易横克脾土，脾胃运化有赖肝的疏泄功能。肝脏有病、子病及母，肝硬化可影响肾功能；肝木反侮肺金，则肝病中可见咳嗽、少痰等；肝病及心，即母病及子，则肝病中可见到心悸，失眠多梦，甚或谵语，神昏等症。

肝胆病的早中期多以邪实为主，兼见虚象，如湿热蕴结之黄疸。邪正交争，正气抗邪势必自耗，故邪实之中必兼见正气不足，如肝胆邪实，脾胃多虚。肝病传脾，脾失健运，水湿停聚，则生痰浊；气机不畅，血随气郁，形成气血瘀滞的病理改变。气血瘀痰致病，就其本质而言，多为实邪，其虚象实由痰瘀未尽所致。肝病可累及多脏，病情复杂多变，易出现多种并发症。就肝脏自身的生理病理特点而言，动血出血可致气随血脱之脱症；伤阴动风可致痉厥；痰浊蒙蔽心窍可致昏迷等各种病理变化，此皆来源于肝胆病的基本病机。

（四）注重引进诊断新技术

由于肝胆疾病的复杂性和多变性，若临床只进行常规检查，往往不能发现异常而诊断为他病，延误了病情。一般说来，急、慢性乙型肝炎常规检查即可明确诊断，如使用放免法查乙型肝炎标识物的滴度变化，可指导临床治疗及判断预后；如肝硬化病人除常规检查外，再查 PⅢP（Ⅲ型前胶原肽）、LN（板层素）或 HA（透明质酸）等，就可大致了解肝脏的纤维化程度及治疗效果。有些新技术未能广泛采用，是因为成本较高，所以临床上难以普及。这也向临床医生提出了一个问题，就是如何利用常规技术，怎样积极学习使用新技术的问题。在肝胆病方面，肝功能、B 型超声、胆囊造影等常规诊断对有些复杂病症未能做出明确诊断，这时就需要采用彩色 B 超、经皮经肝胆管造影、CT、核磁共振等新的检查手段来确诊。同时要求我们，既要充分发挥常规技术的优势，又要注意引进新的诊疗技术，使临床水平不断提高。

第二章 肝胆病的基本治则与用药规律

第一节 治疗法则

一、常规治疗

（一）西医治疗

目前西医治疗各类肝脏疾病主要的原则是充足的休息、营养，辅以适当的药物，避免饮酒、过劳和使用损害肝脏药物。

1. 休息

对于急性肝炎来说，一般为自限性，多可完全康复，因此急性期进行隔离，症状明显及有黄疸者应卧床休息，恢复期可逐渐增加活动量，避免过度劳累，卧床可以增加肝脏血流量，有利于肝脏的功能恢复。

2. 饮食

适量的高蛋白、高热量、高维生素的易消化食物有利于肝脏的修复，热量不足的患者可以静脉补充葡萄糖。避免饮酒和应用损害肝脏药物，以免加重肝脏负担。

3. 心理辅导

通过心理辅导，使病人对于肝病有正确的疾病观，对肝炎的治疗有耐心和信心，切勿乱投医，以免延误治疗。

4. 病因治疗

对于传染性肝病，急性患者应隔离治疗至病毒消失，慢性患者或携带者可根据病毒复制指标评估传染性大小，对于符合抗病毒治疗条件的，尽可能予以抗病毒治疗，另外还要切断传播途径，注射疫苗等。

5. 药物治疗

如改善和恢复肝功能、调节机体免疫、抗病毒、抗纤维化等药物的应用。

（二）中医治疗

中医对肝病的认识，散见于黄疸、胁痛、郁证、鼓胀及癥积等病证中。中医学认为，肝炎的形成是由湿热疫毒隐伏，正气不能抗邪所致，其病变不仅涉及肝，且多及胃、克脾、累肾，疾病初期为肝气郁结，血行缓滞，气机受阻，脏腑功能失调，病变日久，脾胃亦受损，然后湿热瘀结，又使病深难解，亦可因肝脾功能失调，运化失职，呈现肝阴不足，肾阴亦亏，肾阴不足，肝阴亦虚的病理特点，如此反复，气郁而湿滞，湿滞郁久化热，热郁而生痰，痰结而血不行。中医治疗肝病的法则各有所异，现介绍如下。

1. 清热祛湿法

绝大多数医者认为，肝炎的主要病机系湿热内蕴，故将清化湿热作为肝炎的基本治疗方法。清热化湿的方法几乎应用在所有肝炎的治疗中，且无论临床疗效或实验研究均证实清热祛湿法对肝炎病毒的复制有抑制作用。

2. 解毒化瘀法

许多医者认为肝炎的发生与"毒"有关，有些医者将此毒归属于"疫毒"，因而选用解毒之品。从临床疗效与实验研究看，具有解毒作用的中药大多能抑制或杀灭肝炎病毒。活血化瘀药也为治疗慢性肝炎的常用之品，具有行瘀血、破积滞、化瘀排毒、改善肝脏循环、促进肝细胞再生、防止肝纤维化的作用。

3. 健脾益气法

慢性肝炎常表现为神疲乏力、食欲不振、身体困重、恶心呕吐、腹胀便溏等脾气虚弱的症状，因此，健脾益气为常用方法之一。健脾益气的方药可提高机体淋巴细胞的数量，并对网状内皮系统的吞噬功能有十分显著的增强作用，使肝功能得到改善和恢复。

4. 滋养肝肾法

慢性肝炎患者常头晕，心悸，少寐，目涩，急躁易怒，腰酸耳鸣，稍劳即作，五心烦热，皮肤枯燥，面色黧黑或面晦不泽，舌红或红绛少泽，脉细数，证属肝肾阴虚，法当滋养肝肾。滋肾法对损伤性肝损害不但能起到减轻肝细胞坏死、变性和抑制肝纤维组织增生的作用，而且还能促进肝细胞再生。

5. 益气养阴法

气阴不足是肝炎病毒侵入机体的基础条件之一。肝炎病毒侵袭人体，常使人不耐久劳，有腰膝无力，头晕耳鸣，舌淡红少津等症，此系气阴亏虚，法当益气养阴。益气养阴之品可增强机体免疫功能，能有效清除肝炎病毒及免疫复合物，有利于机体的康复。

由于肝炎病机复杂，病程缠绵，患者常表现为本虚标实，虚实夹杂，故以上治法常联合使用。

第二节　用药规律

一、西医用药

（一）改善和恢复肝功能的药物

1. 非特异性护肝药

维生素类，还原型谷胱苷肽、葡萄糖醛酸内酯等。

2. 降酶药

五味子类（联苯双酯等），山豆根类（苦参碱等），甘草提取物（甘草酸、甘草苷等），齐墩果酸等有降转氨酶的作用，部分患者停药后有反跳现象，故显效后应逐渐减量至停药为宜。

3. 退黄药物

门冬氨酸钾镁、前列腺素 E1、腺苷蛋氨酸、低分子右旋糖酐、苯巴比妥、山莨菪碱、皮质醇激素等。

（二）调节免疫的药物

如胸腺肽或胸腺素、转移因子、特异性免疫核糖核酸等。

（三）抗肝纤维化的药物

1. 干扰素（IFN）

动物实验表明可明显降低肝星状细胞的活化和胶原的合成，减少细胞外基质的沉积。此外，有研究表明，缺乏 IFN 表达的大鼠发生纤维化的易感性增加。临床试验显示，IFN 治疗人的肝纤维化也有一定的效果。

2. 秋水仙碱

实验显示，秋水仙碱能抑制微管蛋白的合成，在体外能抑制 I 型胶原的 mRNA 水平，并加强胶原酶活性，此药曾作为传统的抗炎症药物用于抗纤维化治疗。

3. 己酮可可碱

是一种磷酸二酯酶抑制剂，在体内、体外试验中，可抑制肝星状细胞的增殖，它同时具有抗氧化作用，能非常明显地抑制 I 型胶原的 mRNA 水平。

4. 皮质激素

皮质激素作为抗炎症药物，曾用于治疗自身免疫性肝炎（AIH），它可使 AIH 所致的肝纤维化和肝硬化发生逆转。

5. 白介素 - 10

是一种强力抗炎症和抗纤维化的细胞素。实验表明，IL - 10 缺乏的大鼠较野生大鼠更易发生严重的纤维化。用重组白介素 - 10 治疗慢性 HcV 感染的病人，不仅可以改善肝脏炎症，还可以清除最初纤堆疤痕的沉积。

6. 维生素 E

可以抑制脂质的过氧化、肝星状细胞的激活和 I 型胶原基因的表达。

7. 水飞蓟素

是从水飞蓟种子提取的类黄酮，它由水飞蓟宾、水飞蓟宁、水飞蓟丁三种异聚体组成，其中水飞蓟宾的药理作用最强，水飞蓟素作为肝细胞保护剂已经被广泛应用。在胆管结扎的大鼠模型中，它具有抗纤维化的作用。

8. 血管紧张素 II 受体阻断剂

组织损伤后，局部肾素 - 血管紧张素系统的激活是导致心、骨间质纤维化发生的主要因素。控制 RAs 活性可显著抑制心、肾及肺间质纤维化的发生。

（四）抗病毒治疗的药物

1. 乙型肝炎抗病毒治疗的药物

目前，有三种药物经 FDA 的批准用于治疗慢性乙型肝炎，即干扰素（IFN）、拉米夫定（LAM）、阿德福韦（ADV）。一般来讲，只有 HBV - DNA 阳性以及血清 ALT 水平高于正常 2 倍以上的患者推荐使用抗病毒治疗。ALT 水平正常者，药物的应答比较差，血清 ALT 水平高于正常 5 倍以上者，抗病毒治疗容易使病情进一步恶化，导致严重肝炎或肝功能不全，应密切观察。

2. 基因治疗

随着分子生物学的发展，基因治疗已成为目前研究的热点，如反义寡核苷酸、核酶、小干扰 RNA 等，在抗病毒的研究中已显示出可观的前景。

（1）反义寡核苷酸（ASON）疗法：ASON 是一小段人工合成的单链核苷酸片断，长度一般为 10～30 个核苷酸。抗 – HBV 的 ASON 是针对 HBV 基因的特定功能区合成反义寡核苷酸，包括前 S 基因、C 基因、X 基因等基因的起始位点，均有抑制 HBV 基因表达的能力。

（2）核酶：是一类具有酶催化活性的 RNA 分子，它能特异结合并切割病毒 RNA，而又不影响宿主细胞 RNA，因而在病毒性传染病的基因治疗中有着潜在的应用价值。核酶有锤头状、发夹状、斧头状或假结节状等基本结构。

（3）DNA 疫苗：是一种新型的免疫方法。将含编码外源蛋白基因的质粒 DNA 直接导入动物组织，外源基因于体内细胞表达后，表达产物被机体细胞提取，刺激机体产生相应的抗体和细胞毒性 T 淋巴细胞，介导体液及细胞免疫应答。

（4）小干扰 RNA（siRNA）：RNA 干扰是见于生物体内的一种与靶基因序列同源的双链 RNA（dsRNA），在介导下发生序列特异性而使靶基因沉默的细胞过程。其本质就是 dsRNA 先被裂解成 21～23 个核苷酸的小干扰 RNA，再由 siRNA 与特定的 mRNA 结合，使靶 RNA 降解，从而阻止 mRNA 的表达。随着对 RNA 干扰现象认识的深入，小干扰 RNA 的应用已经在病毒感染、肿瘤和遗传性疾病的治疗中取得了良好的效果。

（5）免疫调节剂：许多临床现象表明，慢性乙型肝炎的发展和后果，主要取决于宿主的免疫应答，故应用一些免疫调节剂，是另类清除 HBV 的方法。目前用于治疗慢性乙型肝炎的非特异免疫调节剂有胸腺肽、胸腺肽 1、白细胞介素 2 和 12 及左旋咪唑涂布剂等。它们对提高抗 – HBV 的免疫功能虽有一定的疗效，但疗效有限，尚待进一步研究。目前的研究多放在特异性免疫调节剂，因其能提高对 HBV 的特异性免疫功能，可以特异性识别、清除 HBV。正在研究的有前 S 或 S 肽疫苗、免疫复合物疫苗、DNA 疫苗等。

二、中医用药

（一）湿热中阻型的用药规律

药用龙胆草、生熟军、茜草、茵陈、金钱草、土茯苓、山豆根、苦参、白花蛇舌草、半边莲、陈皮、白蔻仁治疗。

（二）肝郁脾虚型的用药规律

药用醋柴胡、郁金、丹参、枳实、白芍、黄连、焦四仙、生甘草、白术、生黄芪、半夏、川厚朴治疗。

（三）肝肾阴虚型的用药规律

药用北沙参、百合、当归、枸杞子、丹参、丹皮、川朴、女贞子、鸡血藤、桃仁、三七、木香治疗。

（四）肝郁血瘀型的用药规律

药用柴胡、生地黄、赤芍、当归、川芎、红花、郁金、丹参、莪术、鳖甲、黄芪、甘草、鸡血藤、牡蛎治疗。

（五）脾肾阳虚型的用药规律

药用黄芪、党参、白术、茯苓、炙甘草、山药、枸杞子、巴戟天、菟丝子、桑寄生、五味子治疗。

（六）湿热疫毒型的用药规律

药用茵陈、栀子、黄芩、生大黄、郁金、赤芍、紫草、牡丹皮、板蓝根、生薏苡仁、白花蛇舌草、连翘、猪苓、苦参、生姜治疗。

（七）湿重于热型的用药规律

药用茵陈、苍术、白术、泽泻、茯苓、紫草、牡丹皮、生薏苡仁、白花蛇舌草、连翘、猪苓、苦参、生姜、大青叶治疗。

（八）肝郁脾虚邪毒蕴结型的用药规律

药用黄芪、紫草、生薏苡仁、白花蛇舌草、连翘、板蓝根、白芍、赤芍、丹皮、丹参、黄芩治疗。

（九）气阴两伤邪毒留恋型的用药规律

药用黄芪、太子参、女贞子、当归、生薏苡仁、白花蛇舌草、连翘、丹皮、丹参、苦参、石菖蒲治疗。

（十）阴阳两虚余毒未尽型的用药规律

药用黄芪、人参、女贞子、当归、生薏苡仁、连翘、苦参、石菖蒲、紫草、虎杖、墨旱莲、淫羊藿治疗。

第三章　提高肝胆病临床疗效的思路与方法

一、辨病与辨证相结合

中医学辨证论治的精髓包含着辨证与辨病两个方面的内容。病和证都是对人体在病理情况下的病因、病位、病机和病势等病理本质从不同角度所做的不同程度的病理性概括，都是一种综合性的临床诊断。病主要是对疾病全过程的规律和特点的认识，着重分析疾病损害的纵向的认识；证主要是对疾病过程中某一阶段病理本质和特点的认识，着重分析疾病状态下机体反应的横向特点的认识。疾病的本质可以通过证候的变化体现出来，疾病全过程的规律和特点贯穿于其相应的证候中。二者纵横互补，构成了临床诊断的立体模型。一个病往往有其相对固定的主症或其他特征，其所属的证候应具备这些主症或特征，但兼症可各有特点。就此而言，病不变而证常变，病有定而证无定，著名老中医金寿山教授讲道："辨证论治的枢机是病为纲，证为目。纲举则目张也，真理可谓明矣！"

以胁痛一病为例，胁痛多责之于肝气郁结，临床上除胁痛外，还可见到纳差、呕恶、脘闷等，其规律和特点是：肝郁发病，病在两胁，多实证，病由疏肝而解。基于此，胁痛有属于实证的肝气郁结、肝胆湿热、瘀血停着等证候，也有属于虚证的肝阴不足、肝血亏虚等类型，所以在治疗上，也必因其同病异证而采用同病异治之法，但就胁痛的规律和特点而言，决定了它必然是异中有同的，反映在治疗上即每每不离舒肝（疏肝）之法。可见，辨病对辨证尚有一定的限定作用，辨病可以帮助我们解决疾病的主要矛盾，而辨证则主要是解决基本矛盾上的特殊矛盾。因此，要在辨证的基础上辨病，在辨病的范围内辨证，二者纵横结合，立体交叉，将使我们能够更全面、深刻、精确地去认识疾病、治疗疾病。

现代的中西医结合治疗，就充分体现了现代医学的辨病与传统医学的辨证相结合的结果。二者相互渗透和融合，西医辨病朝着个体化、随机化过渡；

中医辨证向着规范化、定量化发展。肝病的西医诊断在保持原有模式的同时，开始强调个体的免疫状态，重视不同的临床表现，并注意到了疾病的横向联系；肝病的中医辨证在追求实用、以治疗为目的的随机诊断模式下，开始广泛探讨辨证分型的各种客观指标，逐渐出现了客观化、定量化、规范化的研究。

二、注意治法的选择

长期以来，中医学在肝胆疾病的治疗方面积累了丰富的经验。其中有内治法、外治法。内治法在清热利湿、清热解毒、益气健脾、温补脾肾、滋养肝肾等治则的指导下，有具体的丸、散、膏、丹。外治法有灌肠、外敷、针灸、耳针、耳压疗法等。这就需要我们在谨守病机、辨证论治的基础上，根据不同的病证采取不同的治疗。

据现代研究表明，在治疗肝胆病时，清热解毒法具有抑制病原微生物、护肝解毒、调节免疫、消炎解热、抗休克、抗肿瘤、改善机体反应性等作用；活血化瘀法具有扩张血管、改善微循环、抗休克、抑制血小板及粒细胞聚集、抗肝纤维化、改善血液流变性、降脂、抗炎、改善肝细胞代谢、调整免疫功能、抗癌抑菌等作用；清热利湿法具有利胆退黄、护肝解毒、抑菌消炎、排石溶石等作用；疏肝理气法具有护肝健胃、调整代谢、改变管腔梗阻、活跃微循环、消炎镇痛等作用；利水消肿法具有利胆护肝、利尿排毒、排石溶石、消脂降糖、抗菌消炎等作用；养血止血法具有护肝、补充造血物质、增加白细胞数、调整代谢、提高血小板功能、增加血液黏滞度、抗纤溶等作用；益气健脾法具有促进消化功能、改善神经体液功能、调节免疫功能、增强机体物质代谢和能量代谢、防治肿瘤、加强造血功能等作用；温补脾肾法具有改善能量代谢、促进神经内分泌功能、调节免疫等作用；滋养肝肾法具有调整脏器功能、改善物质代谢、纠正免疫偏差、抗菌解毒、排石溶石等作用；回阳救逆法具有抗休克、强心、增强耐缺氧能力、改善微循环和调节免疫的作用。

肝脏是人体重要的代谢和解毒器官，在肝病治疗过程中，要特别注意任何药物都可能加重其负担，造成不良影响。力求辨证准确，采用更利于疾病恢复的方法显得尤其重要。例如肝昏迷病人，除了采用中西药静脉滴注、肌肉注射外，还可以选择用中药保留灌肠，这样既可以抑制内毒素的产生，改善肠道环境，又可以促醒，调整机体反应性和改善症状。在胆石症的治疗中，既可内服中药利胆排石，又可同时应用耳压疗法，起到消炎排石、增强胆囊收缩的作用。凡此种种，极大地丰富了肝胆病的治疗方法，提高了疗效，也逐渐被人们所接受和重视。

三、关于如何提高中医药临床疗效的问题

临床上肝胆病错综复杂，许多属难症、顽症，其治疗相当棘手，疗效难以提高。大凡肝胆病的治疗，不外从三个方面入手：一是消除发病原因，针对病因治疗；二是阻断发病途径，针对病机治疗；三是修复病理改变（包括退黄、降酶、降絮，纠正蛋白质、糖、脂肪三大代谢紊乱，促进肝细胞再生，抗肝纤维化等），可以说是针对病理改变、生化改变和临床症候的治疗。这些理论上的宏观治疗策略，在临床上进行具体实施有相当大的难度。大量实践表明：西医对肝胆病的治疗，费用昂贵，效果不佳，中医对肝胆病的治疗较西医虽有一定优势，但远期疗效难令人满意。如何提高肝胆病的临床疗效，是医学工作者面临的重大难题。

（一）未病先防，既病防变

未发生肝胆病时，应采取有效的措施防止肝胆病的发生，即所谓"未病先防"；而一旦发病或进入慢性阶段，则应积极设法阻止病情的发展与传变，谓之"既病防变"。这不仅是中医防病治病的特色和优势，也是治疗肝胆病的根本原则。

过去我们就有用中医药大规模预防肝炎的成功经验。如20世纪50年代，曾用茵陈、板蓝根、大青叶、虎杖等煎汤预防国内部分地区的肝炎流行；20世纪80年代末90年代初，上海、武汉甲型肝炎大流行时，采用中医药预防措施，对控制疾病的进一步流行，发挥了良好的作用。现在，随着医学科学的不断发展，我们防病治病的措施和手段在不断丰富和完善。如针对"甲肝""乙肝""戊肝"，我们已成功地研制出预防疫苗，对高危人群有计划地实施预防接种，可以有效地控制其流行或杜绝其发病。其他类型肝炎的预防疫苗，亦在积极的研制之中。我们要充分运用我们预防疾病的各种优势，大力开展预防工作，防患于未然。

另外，对于有肝胆病家族史或疑似患有肝胆病的人群，应定期体检（如做肝功能实验、B超检查等），发现问题，及时处理。对已病患者要积极诊治，防止病变迁延或加重。急性患者当抓住时机及时治疗，力求速战速决，

将疾病消灭在萌芽状态。慢性患者则根据其病变的不同情况，给予恰当有效的治疗、细心周到的护理、妥善精细的调养，防止病情的发展和转变。

对于"既病防变"，应特别重视妥善精细的调养，主要包括适当的休息及合理的饮食。

适当休息对"既病防变"有着十分重要的意义，但在临床实践中却常常容易被忽视。适当休息可以减少患者体力上的消耗，有利于疾病的康复，还可以减少体内能量的消耗，通过减轻肝脏对糖原及蛋白分解等新陈代谢所耗能的负荷，从而减轻肝脏的负担。在卧床休息的情况下，可以增加肝脏的回肝血流量，从而有利于肝脏营养物质及氧气的供给、肝细胞的再生及肝脏病变的修复。

合理的饮食调整对"既病防变"同样具有重要的意义。人体是一个有机的整体，各系统、各部分、各器官都有着极其密切的联系。肝脏病既是局部病变，又是全身病变。大多数的肝脏病除有本身明显的病理改变外，胃肠道的病变也很突出，常有胃黏膜水肿、浅表性糜烂或浅表性胃炎。小肠黏膜的改变有时也很明显，可见小肠黏膜绒毛变粗、变短及脱落，病情严重时，黏膜表面变平，绒毛几乎完全消失。所有这些病变势必影响患者的消化功能，阻碍营养物质的吸收，不利于肝病患者的康复。有鉴于此，对于肝病患者的调养，首先应考虑的就是改善患者的消化功能。这与古人"见肝之病，知肝传脾，当先实脾"的学术观点是非常一致的。可见，重视肝病患者的饮食调理，合理安排饮食，无疑是非常重要的。

（二）注重辨病与辨证相结合

病是反映疾病全过程的总体属性、特征和规律的概念；证是反映疾病发展过程中某一阶段或瞬间的本质和内部联系的概念。辨病与辨证相结合体现了疾病表现的纵横交错的时空观念。中医的诊断和治疗，历来是既重视病，又强调证，更注重二者的结合。

传统的辨病与辨证相结合的模式有优点，也有不足。如由于历史的局限，对疾病的区分带有表象化的倾向，缺乏对疾病本质的分析和疾病过程的研究。证的研究也缺乏客观性和规范性，带有很大的主观性和随意性。有鉴于此，许多医家在"中西医结合"的方针指导下，进行了西医辨病与中医辨证相结合的有益尝试，并取得了良好的效果。西医辨病，即根据西医理论，将疾病分门别类地归属于西医诊断标准之内；中医辨证，则依据中医理论对病人的临床表现进行证候的辨别归类。如此辨病与辨证相结合，不仅从纵的角度把握了疾病的总体属性和规律，而且从横的方面反映了疾病的类型和状况。二者经纬相交，构成了临床诊断、治疗的立体模式。这种模式有利于临床科研水平的提高，有利于肝病患者临床疗效的提高。肝脏有很强的代偿能力和贮备能力，有些肝病或肝病的某些阶段呈较隐匿的过程，临床无明显表现，难以辨证论治，这种情况若能结合西医辨病，常能寻找到突破口，以此突破口为契机，依法拟方，往往可取得较好的疗效。

在注重辨病与辨证相结合的同时，亦不能忽视宏观辨证与微观辨证的结合。或者说，中医辨证与西医辨病相结合的实质内涵即是宏观辨证与微观辨证的结合。运用中医基础理论，对望、闻、问、切四诊收集的临床资料进行辨证，属宏观辨证，宏观辨证是中医的基本特色。运用现代科学技术的客观检查，从组织、细胞、分子水平上反映病理形态和生化方面的细微变化，属微观辨证，是现代科学发展的产物，它能从不同的角度加深对疾病"本质"的认识。有些临床症状不明显，甚至无任何症状的肝病患者，尤须参考微观辨证来指导临床治疗。研究表明，临床上中医学的所谓证候与西医学的组织病理、免疫状态、肝功能、血液流变学及微量元素之间有一定的内在联系。实践证明这种联系正在不断被揭示、被阐明，且正逐步用来指导临床治疗。宏观辨证与微观辨证相结合，不仅有助于掌握诊断和治疗的规律，更有助于提高中医药治疗肝胆病的临床疗效。

（三）加强中西医结合

中医和西医是两套几乎完全不同的医学理论体系，它们是在不同的历史条件下形成和发展起来的。因此，中、西医对肝胆病的认识（病因、病理、诊断、治疗等）存在着较大的差异。如关于肝胆的解剖部位及形态，中西医的认识虽然大同小异，但在具体功能活动方面却显然有别。至于诊断和治疗，则差别更大。中医的优势和特色是注重宏观上整体的调治，西医的长处则是强调微观上局部的细微治疗。我们所说的中西医结合，是西医诊断手段与中医治疗措施的结合，更重要的则是西医治疗方案和中医整体治疗计划的取长补短和匹配融合。

对于千变万化的复杂病证，中医学的基本特色是辨证论治，因人、因地、因时制宜，运用中医理论，对疾病的病因病机进行辨证分析，并在此基础上实施相应的治疗。在这一过程中，准确的辨证和恰当的论治是提高疗效的关键所在。西医治病具有针对性强、给药方便、见效快等特点，但有毒副作用大、远期疗效欠佳等缺憾。中医除可弥补西医某些不足以外，还有许多诸如疗效好、有很多药物潜力尚待开发等特点。中西医结合就是用科学的方法把中医学和西医学有机地结合在一起，互相取长补短，谋求共同发展。

大量临床实践证明，中西医结合对于提高临床疗效是大有裨益的。例如治疗肝癌，即使是Ⅰ期患者，虽然治疗以手术切除为首选，但不论手术切除彻底与否，术前术后的中医药治疗，对改善手术创伤、提高整体功能、减少术后血氨增高及其他并发症、防止复发、提高术后生存率都是重要的。对于不能手术的Ⅱ、Ⅲ期患者，中药与放疗、化疗相结合，在减轻其毒副作用、提高疗效、延长生存期等方面亦有很重要的作用。再如肝昏迷，采用中西医合治，在西医综合治疗的基础上，突出中医辨证论治，并注重改革中医药剂型，多方法、多途径给药，使肝昏迷的抢救成活率较单纯西医治疗有较大提高。又如上消化道出血的治疗，以中医药止血为主（必要时用内窥镜止血或行外科手术），配合西药纠正水、电解质紊乱，补充血容量，如此中西医配合治疗，提高了疗效，降低了死亡率。再如原发性腹膜炎，如何掌握病势的火候，把握住中西医结合的契机，不失时机地予以攻补兼施，是提高临床疗效的关键。近几年中西医结合治疗此病的经验是：于早、中期时，就密切观察病势的发展趋向，及时以大剂清热泻火、解毒化瘀之品多途径给药，同时配合足量、有效的抗生素，少量多次输注新鲜血液或血制品，并积极治疗原发病。如此中西医结合治疗，对防止病势发展，提高临床疗效是极为重要的。

随着中西医结合工作的不断深入，人们正在致力于寻找更为全面、更为妥贴、更加有效的"结合"方法。观念的更新、科学技术的进步、中西医基础理论研究的不断深入，为中西医结合开创出新的局面，展示了十分广阔的前景。相信通过广大医务工作者的努力，中西医结合的路子会越走越宽。

（四）倡导内外治并举

中医治病强调整体观念、辨证论治，宏观上对疾病本质的总体把握、治疗手段上的综合处置。所谓治疗手段上的综合处置，就是全方位、多渠道地运用中医的各种疗法（或重叠，或附加），多方施治，使各种疗法最大限度地发挥作用，达到提高临床疗效的目的。

中医学在长期的医疗实践中，对肝胆病的防治积累了丰富的经验，许多行之有效的法则至今仍有效地指导着临床实践。如清热利湿法、清热解毒法、通腑攻下法、利水消肿法、活血化瘀法、化痰逐瘀法、清营凉血法、养血止血法、疏肝理气法、益气健脾法、温补脾肾法、滋养肝肾法、气血双补法、醒神开窍法、回阳救逆法等。这些法则对于临床用药、辨证论治有着重要的指导意义。在肝胆病的治疗中，中医除具备丰富的内治经验外，古今医家还总结了各种各样的外治疗法。"治虽在外，无殊治内也"，"外治之理即内治之理，外治之药亦即内治之药"。中医的外治法与内治法一样，均是以中医整体观念和辨证论治的思想为指导，运用各种不同的方法将药物施于皮肤、孔窍、俞穴等部位，以发挥其疏通经络、调和气血、解毒化瘀、扶正祛邪等作用，使失于平衡的脏腑阴阳得以重新调整和改善，从而促进机体功能的恢复，达到治病的目的。

中医外治法较内治法优势有四：其一，直达病所，奏效迅捷。中医外治法施药于局部，其病变局部内的药物浓度显著高于血液浓度，故发挥作用充分，取效迅捷。如治疗肝癌的中药经皮瘤内注射和局部外敷，可达抑瘤消肿、化瘀止痛之功。此疗法为中医治疗肝癌展示了良好的前景。其二，多途径给药，弥补内治之不足。传统的口服给药由于给药时间及剂量的关系，药物在血液中不能保持恒定；另外，药物经口服进入体内后，沿途受到化学物质或酶的分解破坏作用，到达病所已所剩无几，使疗效受到影响。而外治法具有多种可供选择的给药途径，能直达病所，最大限度地发挥治疗作用。例如中药高位保留灌肠治疗肝昏迷，可起到杀菌抑毒、改善肠道环境、保护肝肾、调整机体反应性和改善症状的作用，有积极的治疗意义。其三，种类繁多，适应证广。中医药外治法历史悠久，经过漫长的岁月和临床实践的反复验证，不断总结和创新，方法日益增多，目前大约有130多种，应用于各科临床，适应证极为广泛。仅药物敷贴一种疗法，就可治疗黄疸、胁痛、积聚、鼓胀、虚劳等数百种疾病。许多中医药外治疗法，如药枕、药褟、药被、药衣疗法等，不但可以治疗疾病，还可健脑益聪、强身健体，具有较高的保健价值。其四，廉便效验，易于推广。中医药外治法一般所需药物剂量较小，可以节省大量的药源，减少开支，甚至许多外治法皆可就地取材，不需要耗资。另外，中医外治法多不需要特殊仪器和设备（即便有也比较简单），操作极为简单，患者及家属可兼学兼用，随学随施。一般经言传身教或文字介绍，多能很快掌握要领，利于普及和推广。又因其疗效明显，广大群众多喜用。其五，使用安全，毒副作用少。中医外治法一般具有局部反应性刺激和药效的双重治疗作用，所用药量远小于内服药量。另外，因外治法往往在患病局部或与病位相邻部位及关系密切部位施药，所以在患病局部形成较高的药物浓度，而血中药物浓度相对较低。有的外治法是药物在患病局部直接吸收而发挥作用，这样选择性较强或直接进入大循环，就避免了药物对肝脏及其他器官的毒害作用，更为安全可靠。

综上所述，中医对肝胆病的防治方法丰富多彩，疗效切实可靠，如能将外治法与内治法巧妙地结合使用，对提高肝胆病的临床疗效，无疑是大有裨益的。

（五）强化单味药的研究

中药的主体是天然的植物药、动物药和矿物药，它们大多保持着原有的自然属性。中药的组成多为蛋白质、氨基酸、生物碱和鞣酸等，这些成分常可作为人体与自然环境进行物质、能量、信息交换时的正常因素而发挥作用。作为天然产物，中药大多成分复杂，如大黄，不仅含有大黄酚、番泻甙、芦荟大黄素、大黄酸等 15 种蒽醌衍生物，还含有大黄鞣酸、脂肪酸、草酸钙、葡萄糖、淀粉等数十种相关物质。复杂的成分导致了多种药理作用。如大黄在肝病治疗中，除导泻作用能预防肝昏迷并发症外，还具有利胆、消炎、止血、抗菌、抗病毒、抗肝损、调节免疫等多种作用。由此可见，即使是单味药物，也能通过影响机体的众多环节而发挥整体调节作用。加强单味药的研究，一方面要加强单味药临床药理的研究，将其影响机体的各个环节逐一搞清，以便更有针对性地用药；另一方面则应加强单味药有效成分提取的研究，以便筛选具有独特功用和效价较高的单味药物。

防治肝胆病的单味药研究已经积累了大量的经验，从药物化学、药效学、毒理学等方面都进行了相当广泛的研究。通过研究，发现丹参、桃仁、参三七、柴胡、当归、莪术等有一定的抑制肝纤维增生和促进肝内纤维吸收的作用；茵陈、青蒿、柴胡、黄芩、赤芍、郁金等具有不同程度的利胆和退黄作用；五味子、垂盆草、连翘、败酱草、田基黄等有消除炎症和降酶的作用；甘草、茯苓、水飞蓟有加强肝脏解毒功能的作用；党参、白术、熟地黄、泽泻、山楂等能调节和改善机体的蛋白和脂肪代谢等等。临床工作者们将这些发现运用到临床治疗中，目的明确地指导临床用药，虽有一定效果，但并不理想。究其原因大致有以下几点：①在体内难以达到与体外相同的血药浓度；②由于药物的产地、品种、采集时间、药用部位、贮藏、制剂等不同，对实验结果和临床疗效产生相应的不同影响；③缺乏对药物在体内的代谢过程、量效关系、构效关系和作用环节的进一步研究；④尚未能排除某些特殊物质的干扰。找出这些影响因素，为进一步加强单味药的研究明确了方向。

单味药不仅具有特殊的药理作用和临床疗效，也是辨证论治和固定组方的基础。我们加强单味药的研究，目的就是弄清单味药的药理特性，以便更好地指导临床用药。因此，今后对单味药的研究不仅要加强生药鉴定、制剂加工、有效成分提取的工作，还要研究药物的有效成分如何逃逸体内各种生物物质和生理屏障的消除作用，如何利用药物载体直接导入肝细胞而发挥效应以及药物作用的具体环节。只有真正弄清了单味药物的药理作用，才能更好地辨证组方，发挥其独特的药理效应，提高临床疗效。

（六）深化专病专方的研究

专病专方是传统方法和现代研究的有机结合。它采用中医辨病与辨证相结合的论治方法，参考现代医学的客观检查指标，并套用一些中药药理研究的最新成果，组成相对固定的方剂进行临床治疗。如此产生的专病专方，针对性较强，便于临床操作。它以疾病的某一阶段或某个证型为突破口，进行突击性强化治疗，力求速战速决，毕其功于一役，或试图打破疾病固有的模式和规律，努力促使其向有利于痊愈的方面转化。另外，专病专方亦便于大样本的科研观察，便于临床经验的总结和提高。

近年来，在对肝胆病防治的研究中，涌现出大量的专病专方，取得了可靠的临床疗效。但是，随着对专病专方研究的普遍开展，出现了一些奇怪的现象：有的病种的疗效在各种报道中悬殊较大，不同疗效的报道缺乏可比性，这就影响和制约了专病专方研究的进一步开展。细心冷静地分析出现这些现象的原因，一是病例统计有差异，急、慢性感染的划分不明确（掌握的尺度不同），辨证分型的随意性较大，不同的年龄组发病的情况亦不一样，诸如此类的问题导致疗效统计出现误差。二是客观检测指标的差异，如不同的检测方法、不同的操作程序以及不同的操作熟练程度，再如检测试剂的配制比例、生产厂家以及批号等的不同，检测结果都可能出现误差。另外，治疗和统计亦会出现差异。针对这些情况，应该制定和应用统一的诊断标准和疗效标准，同时，加强专病专方药物的质量控制和客观指标的检测。只有这样，才能深化专病专方的研究，切实提高临床疗效。

另外，关于专病专方的遣药调制，我们认为应注意以下问题：其一，专病专方一般是综合多方面的情况而选药组方，这样，用药难免品味繁杂，多药杂用，虽有治疗全面的优点，但也有加重受损肝脏负担的弊病。根据肝胆病的病理特点，专病专方在遣药调制时应抓主要矛盾，配伍宜精，用药宜简。其二，药物剂量不仅与治疗效果密切相关，而且也与用药后的副作用有直接联系。虽然中药的副作用很小很少，但也不可忽略不计而盲目增加用药剂量。有些中药常用剂量虽无毒副作用，但超过常用剂量则毒副作用剧烈，变利为害。再者，肝胆病患者的肝脏因病变的缘故，对药物的代谢能力和解毒能力有不同程度的降低，导致有些药物即使取常用量亦可产生不良影响。因此，专病专方的遣药调制应严格把握用药剂量，宜以轻剂取胜。其三，祛邪药物不可过用滥用。临床上的疏肝药多偏于辛燥，清热药多属苦寒，久用辛燥往往耗损阴血，屡用苦寒则易损伤脾阳。破血、破气之品应中病即止。

另外，散见于民间的治疗肝胆病的单方、验方，具有独特的临床疗效，收集、挖掘、整理并经过进一步的临床验证，定会为专病专方的研究增添新的内容。

四、注重调养与护理

在肝胆病的防治上，饮食、起居、精神等方面的调养也是非常重要的。

首先要饮食有节，合理调配。饮食调养是防治肝胆疾病的重要措施之一。在肝胆病发病初期，多见脾胃受损，湿热蕴阻中焦，受纳、运化无力。所以饮食以清淡、易消化的食物为主，少食多餐。在恢复期，肝胆脾胃功能渐复，运化无力，应酌情选用营养丰富、易消化吸收的食物。在食欲渐复的情况下，要切忌油腻、暴饮暴食，避免诱发疾病的反复。如果体格消瘦，多阴虚内热，应少食肥腻辛燥之品，多进甘润生津之物。如为形体肥胖之人，必多湿多痰，应少食肥甘油腻之品，多进清淡之物。

其次，生活起居要有规律，注意劳逸结合，避免不良的生活习惯，根据个人的实际情况，选择合适的锻炼方法。

对于肝胆病患者来讲，精神情志方面的调养最为重要。不良的精神刺激，抑郁寡欢，紧张暴怒都会引起肝气郁结、气机不畅、血脉受阻而发病。久则可致气滞血瘀，郁结成积。治疗需调畅情志，保持乐观心态。要做到思想清静，少私寡欲，节制各种不良的欲望，消除嫉妒心理等，以求精神的安怡、健康。

肝胆病的护理要着重于整体护理和情志（心理）护理。人体是一个有机的整体，各部分是互相联系的，以五脏为中心，通过经络相互作用，脏腑与脏腑之间，有着相互配合，相互依存的关系。人与自然也是一个统一的整体，人生活在自然界当中，要适应自然界的变化，因时、因地制宜。

心理护理渐渐引起护理界的重视。对于慢性肝病病人，有患病时间长、经济负担重、病情易反复等特点，应根据病情和病人心理变化有的放矢地进行护理。要与病人多交谈，了解他们的思想状况，为他们讲解医学卫生知识，使其正确认识和对待疾病的变化。要给病人合理安排饮食，注意营养，解除病人的思想顾虑，加强和指导生活护理，保持他们生活和居住环境的整洁、舒适，要湿温适宜。

第三章 提高肝胆病临床疗效的思路与方法

中 篇

临床各论

❖ 提高诊断水平的必备常识与方法

❖ 提高临床疗效的思路与方法

❖ 把握基本治则与用药规律

第四章 病毒性肝炎

第一节 甲型病毒性肝炎

甲型病毒性肝炎是由甲型肝炎病毒（HAV）所引起的急性肝脏炎症。HAV 主要经粪 – 口途径传播。甲肝发病以儿童和青少年为主。潜伏期 2～6 周。无症状感染者甚为多见。病程有自限性，预后良好，偶见呈暴发型的病程，病死率甚高。

甲型病毒性肝炎的临床特征为乏力、食欲不振、恶心呕吐、肝脏肿痛、肝功能异常。部分病例有发热和黄疸。中医学将其按不同类型和主要临床表现，分别归入"黄疸""胁痛"等证的范畴。

一、临床诊断

（一）辨病诊断

1. 流行病学

①病前 3～7 周与确诊病人有密切接触史，如同吃、同住；②近期曾在甲型肝炎暴发流行区逗留，并食用污染的水或食物；③近期内曾接触过新来的非人灵长类动物；④病前 2～6 周内曾吃过生的或未熟的蛤蜊、牡蛎或蚶子等易受 HAV 污染的水产品；⑤在有甲型肝炎流行的区域工作或集体生活者。

2. 症状与体征

急性起病，在畏寒发热的前驱症状后出现无其他原因可以解释的食欲不振、厌油腻、乏力、肝肿大、黄疸等肝炎特有的表现。

3. 实验室检查

起病初即有血清转氨酶升高，ALT 在发病第一周内升高达高峰（＞800IU/L 直至＞2000IU/L 的可占 55.0%）。ALT＞AST，ALP 升高不多，故见

ALT/ALP≥7。若血清总胆红素在 17.1μmol/L（1mg/dL）以下，拟诊为急性无黄疸型肝炎；若血清总胆红素超过 17.1μmol/L 以上者，可拟诊为急性黄疸型肝炎。

（1）检测 HAV 或 HAV 抗原，阳性可作为急性感染的证据；

（2）血清抗 – HAV – IgM 在发病早期即明显增高，其特异性高，持续时间短。急性甲型肝炎起病后 1~2 周内血清抗 – HAV – IgM 阳性可作为急性 HAV 感染的标志。此项检查已被公认为甲型肝炎病原标志的最可靠依据。

（3）血清抗 – HAV – IgG 是保护性抗体，在病后 1 个月左右可自血清中检出，2~3 个月后达高峰，以后缓慢下降，持续多年甚至终生。

（4）检测病人粪便中 HAV 特异性 IgA。感染 HAV 后粪便中特异性 IgA 可持续存在 4~6 个月左右，故测定特异性 IgA 可代替血清抗 – HAV 检测来诊断甲型肝炎。

（二）辨证诊断

甲型肝炎临床上一般分黄疸型和无黄疸型两类。其中黄疸型属中医"黄疸"范畴，无黄疸型多属中医"胁痛"范畴。病名虽有不同，但病因病机大致相同。中医辨证终以病机为据，故此辨证诊断合而论之。

1. 热重于湿型

（1）临床表现：全身黄疸，色泽鲜明，多有发热，体倦乏力，两胁胀痛，腹部胀满，口干口苦，喜喝凉饮，心烦懊恼，恶心欲吐，纳呆厌油，小便赤黄，大便秘结。舌质偏红，舌苔黄腻，脉象弦数。

（2）辨证要点：身黄鲜明如橘子色，口渴喜饮，大便干。舌红，脉弦数。

2. 湿重于热型

（1）临床表现：全身黄疸，色泽稍暗，发热轻或无，头身困重，胸闷脘胀，渴不欲饮，口黏口淡，恶心呕吐，小便少而不利，大便溏而不爽。舌质淡黄，舌苔厚腻微黄，脉象濡缓。

（2）辨证要点：头身困重，渴不欲饮，大便溏而不爽。舌苔厚腻。

3. 湿热并重型

（1）临床表现：全身皆黄，体倦乏力，发热头重，胸闷胁痛，口干口苦，心烦口渴，纳呆作恶，尿少色赤，大便秘结而不爽。舌质红，舌苔黄腻，脉象弦数。

（2）辨证要点：发热头重，心烦口渴，大便秘结而不爽。舌苔黄腻。

4. 湿热兼表型

（1）临床表现：黄疸初起，轻度目黄或不明显，畏寒，发热，身痛头重，倦怠乏力，脘闷不饥，小便黄。脉浮弦或浮数。

（2）辨证要点：黄疸初起，畏寒发热，身痛头重。脉浮。

5. 寒湿阻遏型

（1）临床表现：身目色黄晦暗，脘闷腹胀，食欲减退，大便溏薄，神疲畏寒，倦怠乏力。舌淡胖，苔白腻，脉沉细而迟。

（2）辨证要点：身目色黄晦暗，神疲畏寒。脉沉细而迟。

6. 肝郁气滞型

（1）临床表现：胁肋胀痛，胸闷腹胀，体倦乏力，纳差嗳气。舌质淡红，舌苔薄白，脉弦。

（2）辨证要点：胁肋胀痛，纳差嗳气。脉弦。

7. 肝胃（脾）不和型

（1）临床表现：胸胁满闷，时有胀痛，嗳气吞酸，或有呃逆，恶心纳呆。舌质淡红，舌苔白腻或灰腻，脉弦或弦滑。

（2）辨证要点：胸胁满闷，嗳气吞酸或有呃逆。脉弦。

8. 脾虚湿困型

（1）临床表现：脘腹胀满，时有胁痛，纳呆作恶，头重身困，下肢沉重，或有面、肢浮肿，或有畏寒肢冷，小便淡黄，大便时溏。舌质淡白，舌体胖嫩，舌苔薄白或白腻，脉象弦缓或沉弦。

（2）辨证要点：脘腹胀满，头重身困，下肢沉重。舌淡体胖，脉弦缓或沉弦。

二、鉴别诊断

1. 各种病毒性肝炎

甲型肝炎在许多方面有别于其他各型病毒性肝炎，基鉴别详见表 4 – 1。

表 4 –1 各型肝炎鉴别表

	甲型肝炎	乙型肝炎	丙型肝炎	丁型肝炎	戊型肝炎
流行类型	流行或暴发	散发	散发或暴发	散发或暴发	流行或暴发
地区季节	农村多，秋冬季	城市多，无季节性	城市多，无季节性	无季节性	雨季或洪水季节
年龄	儿童、青壮年多	成人为主	成人为主	成人为主	15～39 岁为多
传播方式	粪 – 口途径，密切接触	输血、血制品、注射途径、母婴传播	输血、血制品、注射、性接触、母婴传播	同乙肝	水源、食物、粪 – 口途径、密切接触
传染源	病人、隐性感染者	病人、带毒者	病人、带毒者	病人、带毒者	病人
病原学	HAV	HBV	HCV	HDV	HEV
病毒大小	27nm	42nm	37～40nm	35～37nm	27～38nm
核酸	单链 RNA	双链 DNA	单链 RNA	单链 RNA	单链 RNA
血清抗体	早期抗 – HAV – IgM、病程中抗 – HAV 4 倍升高	抗 – HBe、抗 – HBcIgM、恢复期抗 – HBs	抗 – HCV	抗 – HDV – IgM	抗 – HEVIgM、抗 – HEV
抗原检测	潜伏末期、发病早期、短暂病毒血症期可查出 HAAg	HBsAg（＋）HBeAg（＋）HBcAg（＋）	HCVRNA（＋）	HDAg（＋）	HEVAg（＋）
潜伏期	2～6 月	2～6 月	2～26 周	6～12 周（同时感染）、3～4 周（重叠感染）	10～60 天
起病方式	急性较多	多隐匿或缓起	隐匿	隐匿	急起
病程病情	大多轻，病程短	一般较重、病程长	较轻→重	较轻→重	轻→重
关节痛皮疹	–	＋	＋	＋	＋
慢性携带者	无	有	有	有	不清
慢性化	无	常见	多见	常见	不清
癌变危险	无	有	有	有	无
肝衰竭	罕见	常见	可见	多见	少见（孕妇多见）
病死率	0.1%～0.2%	0.5%～2.0%	1%～2%	30%	1%～2%

2. 慢性肝炎急性发作

症状不够明显的慢性肝炎如有急性发作，往往类似急性肝炎而导致误诊。下列几点有助鉴别：①过去有肝炎发作史或黄疸史；②黄疸前期病程较长；

③血清转氨酶及胆红素升高程度较轻，持续较久；④病程已逾半年；⑤肝活体组织检查呈慢性肝炎病变；⑥抗 - HAV - IgM 阴性。

3. 传染性单核细胞增多症

以下几点可助鉴别：①发热较高，持续较久，咽峡炎明显，常有咽痛，扁桃体红肿，颈后淋巴结肿大但压痛轻微；②厌食不明显，脾肿大及触痛较明显；③血象检查可见血细胞计数正常或增多，淋巴细胞增多，主要是异常淋巴细胞增多，可超过白细胞计数的 10% 或以上；④嗜异性凝集试验阳性，效价逾 1：64，大多超过 1：256；⑤肝活检可见弥漫性单核细胞浸润及局灶性肝坏死。

4. 其他病毒所致肝炎

风疹、麻疹、流行性腮腺炎、腺病毒及柯萨奇病毒 B 群可引起血清转氨酶上升，但较少见，且罕有黄疸。此外，一周内曾去中美、南美及中非旅游而未经黄热病疫苗注射者如发生急性黄疸型肝炎，应注意有无黄热病的可能。

5. Q 热

约 10% 可发肝炎，类似病毒性肝类。以下几点有助鉴别：①起病见寒战、发热显著，热度较高，持续较久（1~3 周），头痛、腰背痛及腓肠肌痛显著；②部分病例可伴发非典型肺炎；③有牛、羊等畜类接触史，尤其是疫区牧场、屠宰场、肉类加工厂、制革厂等地的工作人员更易得病；④血清学检查可确诊。

6. 其他细菌所致肝炎

有些细菌、分枝杆菌、立克次体及真菌所致的败血症及肺炎球菌肺炎，可引起黄疸及血清转氨酶与碱性磷酸酶上升。肺结核、布鲁氏菌病、兔热病、鼠疫、革兰氏阴性杆菌败血症、退伍军人病等，虽主要病变不在肝脏，但可有血清酶类的异常而出现黄疸，此时应全面分析，以防误诊。

另外，如疟疾、胆囊炎、胆石症、胆道蛔虫症、原发性肝癌、胆管癌、胰头癌、壶腹癌等病，有时亦能出现类似本病的症状，应仔细询问病史，全面进行体格检查并重点进行有关检验，以便鉴别，避免误诊。

甲型肝炎暴发型尚需与下列疾病鉴别。

1. 中毒性及药物性肝炎

其临床表现与重症肝炎相似，以下几点有助鉴别：①病前误食毒物或使用药物；②有不同程度的肝功能改变；③无黄疸前期的肝炎症状而有某种原发病史；④常伴有心、脑、肾等脏器损害。

2. 妊娠急性脂肪肝

患者多为初产妇，发生于妊娠后期。以下几点有助鉴别：①起病多有急性腹痛；②黄疸颜色的深度、肝脏进行性缩小的程度均无急性肝坏死严重；③常出现严重低血糖，某些病例可出现低蛋白血症；④尿中胆红素始终阴性；⑤超声波呈典型的脂肪肝波形。

3. 四环素急性脂肪肝

用大剂量四环素（每日 2g 或 2g 以上）静滴，或治疗患肾盂肾炎的妊娠妇女，可导致严重肝损害。大多在用药的第 3~5 天发生恶心、呕吐、腹痛、黄疸、胃肠道出血。

4. 重症黄疸出血型钩端螺旋体病

近 1~3 周内有疫水接触史，起病急骤，畏寒高热，头痛、身痛、腿痛、乏力、结膜充血、腓肠肌明显压痛、腋下及腹股沟淋巴结肿大。4~8 日后体温下降，出现黄疸加深、出血和肾功能损害。白细胞增加，血沉增快。应做病原学及血清学检查以资鉴别。

三、治疗

（一）提高临床疗效的思路提示

1. 悉心辨治，进退有法

甲型肝炎通常分为黄疸型及无黄疸型。无论黄疸型或无黄疸型，发病初期多有不同程度的湿热征象，尤以黄疸型更为显著。随着病程进展，湿热征象逐渐缓解或减轻，而呈现肝郁、胁痛、肝胃不和乃至肝肾阴虚、脾肾阳虚等征象。故治疗甲型肝炎，初期多以清热利湿解毒为主，适当加用活血调脾之品。待至恢复期，则应减少清热利湿之品，酌加柔肝、健脾、养肾之药，以扶正祛邪，使邪去而不伤正。

2. 谨守病机，用药清灵

甲型肝炎的病机有湿热内阻，脾虚不运，本虚标实的特点，用药应注意温而不热、辛而不燥、甘而不腻、补而不滞。可用太子参、白术、薏苡仁、茯苓等，配以清热利湿之品清补兼施，标本兼治。

3. 鼓舞正气，顾护脾胃

中医学认为"正气存内，邪不可干"。甲型肝炎的治疗应以调动人体自身的抗病能力为第一要义。用药宜清灵，既不可一味补益，又忌用克伐，并时时注意顾护脾胃，以防肝病传脾。甲型肝炎患者多伴有纳差、腹胀等脾胃病证，治疗时应在清利湿热药中加用芳香醒脾和胃之品，以免苦寒败胃。

4. 综合治疗，心理疏导

由于甲型肝炎发病涉及面广，病情错综复杂，临床治疗很难以一种方法妥善地解决全部问题，故应综合多种疗法加以治疗。从不同途径，针对不同环节，采用多种治疗手段，才能显著地提高临床疗效。多种疗法包括针灸疗法、饮食疗法、敷穴疗法、熏洗疗法、推拿按摩疗法、气功疗法和心理疗法等。特别是心理疗法，对肝病患者尤为重要，近年来已逐渐引起广大医生的重视。

（二）中医治疗

1. 内治法

（1）热重于湿型

治法：清热利湿，活血凉血，利胆调脾。

方药：茵陈蒿汤加减。

茵陈30g，栀子12g，大黄、龙胆草、黄芩各9g，板蓝根、连翘、山豆根、虎杖各15g，白茅根、车前子各20g，生地黄、葛根各15g，白术、茯苓各9g，生山楂12g，生甘草3g。

（2）湿重于热型

治法：利湿清热，活血凉血，利胆调脾。

方药：三仁汤合胃苓汤加减。

薏苡仁30g，杏仁9g，白蔻仁3g，半夏、厚朴各9g，泽泻12g，白茅根、车前子各30g，龙胆草9g，连翘、山豆根各15g，苍术、白术各12g，茯苓皮30g，猪苓、生地黄各15g，生甘草3g。

（3）湿热并重型

治法：清利湿热，活血凉血，利胆调脾。

方药：茵陈蒿汤合胃苓汤加减。

茵陈30g，栀子、大黄各12g，龙胆草9g，板蓝根、连翘、山豆根、金银花、蒲公英各15g，败酱草12g，黄芩9g，苍术、白术各12g，厚朴9g，猪苓、茯苓各15g，泽泻12g，生甘草3g。

（4）湿热兼表型

治法：清热化湿解表。

方药：麻黄连翘赤小豆汤合甘露消毒丹加减。

麻黄6g，薄荷、藿香、蔻仁、石菖蒲、连翘、黄芩各10g，滑石、茵陈各30g，赤小豆15g，生姜3片，大枣10枚，木通3g，甘草6g。

（5）寒湿阻遏型

治法：健脾和胃，温中化湿。

方药：茵陈术附汤加减。

茵陈30~60g，附子、干姜、甘草各6g，茯苓20g，白术、泽泻各10g。

腹胀苔厚者，去白术、甘草，加苍术、厚朴；皮肤瘙痒者，加秦艽、地肤子。

（6）肝郁气滞型

治法：疏肝理气，活血调脾。

方药：逍遥散加减。

柴胡、当归、赤芍、白芍各9g，丹参15g，郁金、川芎、香附、枳壳、黄芩、白术、茯苓、陈皮各9g，炒麦芽12g，甘草3g。

（7）肝胃（脾）不和型

治法：疏肝和胃，调脾活血。

方药：柴胡疏肝散合左金丸加减。

柴胡、赤芍、白芍各9g，丹参15g，郁金、香附、藿香各9g，白蔻仁、炒吴茱萸各3g，川连6g，白术、茯苓各9g，熟薏苡仁20g，炒麦芽12g，甘草3g。

（8）脾虚湿困型

治法：燥湿健脾，活血行气。

方药：胃苓汤加减。

苍术、白术、猪苓、茯苓各12g，车前子30g，泽泻12g，桂枝6g，枳壳9g，砂仁5g，黄芪15g，当归9g，丹参15g，生薏苡仁30g，炒谷芽、炒麦芽、生山楂、山豆根各12g，甘草3g。

2. 外治法

（1）针灸治疗：确是治疗甲型肝炎行之有效的方法，尤对中、轻型患者疗效更佳，对病情较重者亦是很好的辅助治疗手段。

①黄疸较重者以背部俞穴为主，如大椎、至阳、肝俞、胆俞、脊中、浊浴等，适当选配合谷、后溪、关元、阳纲、太冲、颊里、唇里、耳中、鼻交

等穴。每次选配 3~4 穴，用中、强度刺激，每日针 1~2 次，每次留针 30~40 分钟，1 周为 1 疗程，间隔 2~3 天进行下一疗程。

②肝功能损害较显著、转氨酶较高者，以至阳、大椎、肝俞、胆俞、足三里、阳陵泉、行间、太冲、浊浴等穴为主，每次选 2~4 穴，每日针 1~2 次，留针 30~60 分钟，7~10 天为 1 疗程。疗程间隔为 5~7 天。手法宜平补平泻，或针后用艾卷行雀啄灸法，以红润为度。

（2）穴位注射法：是根据针灸经络学说的原理，选用中西医肌肉注射的有关药液，用注射器将药液注入有关穴位、压痛点或体表阳性反应点，通过针刺及药物对穴位进行刺激并发挥药理作用，以调整机体的生理功能，改善病理状态，最终对疾病起到治疗作用。

取穴肝俞、期门、中都、日月、浊浴等，每次选 2~4 穴，用维生素 B_1、板蓝根或茵陈甘草注射液，每穴 1mL，每日 1 次，10~21 天为 1 疗程；或用当归注射液，每穴 0.5~1mL，每日 1 次，10~15 天为 1 疗程；或用 654-2 注射液，每穴 1~2mg，2~3 周为 1 疗程。

（3）耳针疗法：是在耳郭上进行针刺或以其他一些方式进行刺激，以治疗疾病的一种特殊针刺疗法。是根据中医经络学说的理论和古今一些临床实践而发展起来的。目前耳针已由单纯的针刺发展为埋针、电耳针、耳穴位注射、温针、磁疗、耳激光针等多种施术方法。

取穴：肝炎点、肝炎区、肝、胆、交感、三焦、脾、肝阳、内分泌等。

①每次取 3~4 穴，常规消毒后，选 28~30 号 0.5~1 寸长的毫针垂直快速捻进穴位，留针 10~40 分钟，留针期间可捻针数次以加强刺激。每日或隔日针刺 1 次，7~14 天为 1 疗程，疗程间隔为 1 周。

②在选定的穴位上常规消毒后，用螺旋形耳针刺入，上盖消毒纱布固定，留针 1~7 天，每天按压刺激 1~2 次。

③穴位常规消毒后，选板蓝根或茵陈甘草注射液进行穴位注射，每穴 0.1~0.2mL，每日或隔日 1 次，10~15 天为 1 疗程，疗程间隔为 3~7 天。

④用绿豆或王不留行籽或椒目在选定的穴位上按压固定，每天按压 6~9 次，每次 30 下，5~7 天更换一次。

（4）穴位贴敷疗法：是在中医学经络学说的理论指导下，在人的体表穴位贴敷外用药，通过对穴位的药物刺激及经络的传导作用，来治疗疾病的一种外治方法。此法无痛、无苦、易学、易行，深受广大患者欢迎。

①鲜百步草根适量，捣烂成泥，填敷神阙穴，再以糯米饭与白酒适量调

和成糊，敷盖其上，纱布包扎固定。每日1次。

②毛茛嫩叶适量，捣烂成泥糊状，贴敷内关穴上，发泡后用针挑破，流尽黄水，再敷以消炎膏。

③砂仁30g，白糖50g，白矾10g，青背鲫鱼1条（连肠杂用）。将砂仁研成细末，与白糖、白矾、鲫鱼共捣成膏。纱布包裹，贴神阙、至阳穴，以纱布外敷，胶布固定。每日1次，适用于阳黄。

④胡椒3～5粒，麝香0.9g，雄鲫鱼1条（只取背肉2块）。将胡椒研成细末，和鲫鱼肉共捣成膏。取穴神阙、肝俞、脾俞。洗净皮肤，先以麝香少许置穴上，再敷以药膏，外敷纱布，胶布固定。每日1次。适用于阴黄。

（5）温和灸法：阳黄取穴胆俞、肝俞、阴陵泉、太冲、内庭；阴黄取穴脾俞、胃俞、至阳、足三里、三阴交。艾炷每日灸1～2次，每穴3～5壮，每次20～30分钟。

（6）吹鼻法：苦丁香、白胡椒、白丁香各等份，共研细末，装瓶备用。或苦丁香、赤豆、冰糖各等份，共研细末，加麝香少许，装瓶备用。每次取药粉少许，吹入鼻中，以流出黄水为度。隔日1次，10次1个疗程。病愈停用。吹药入鼻时，患者可口内含水，以防药物误入气道。药后若鼻干，可涂芝麻油以润之。

（7）发泡法：紫皮大蒜3～5枚，或黄芥子粉2g，益肝散（青黛4g，甜瓜蒂2g，冰片1g，茵陈末0.5g），共捣如泥，放玻璃皿内，倒扣于上臂三角肌上端皮肤上（相当于臂臑穴），再用绷带固定，24小时取下，皮肤上出现水泡。常规消毒后，将水泡中液体用注射器抽出，涂1%的龙胆紫，加盖消毒纱布，胶布固定。一般3～5天愈合。每2～3周治疗1次，每3次为1疗程。左右臂交替敷贴，一般不超过2个疗程。每次应稍偏离上次疤痕。

（8）涂搽法：丁香12g，茵陈50g。煎汤取汁，擦胸前、四肢、周身，汗出即可。每日1～2次，10日为1疗程。适用于阴黄。

（9）敷鸡（鸽）疗法：取活鸡（鸽）1只，剖开胸腹，不去内脏，连血和毛一起，趁热敷在患者胸部，待凉后即取下，以流出黄水为度，用消毒纱布擦净。一般2～3次见效。适用于急黄、阳黄。

（三）西医治疗

甲型肝炎是一种有自限病程的急性传染病，除了少数特别严重的暴发型病例外，所有病例预后良好，自然病程不超过3～6周。不需特殊治疗，用药宜简，提倡以中药为主。根据病情适当休息，给予营养和对症支持疗法，防止继发感染及其他损害，可迅速恢复健康。

（四）中医专方选介

1. 清肝解毒甲汤

茵陈、赤芍、板蓝根、赤小豆、薏苡仁、山楂各 15g，大黄、蒲公英、连翘、车前草、法半夏各 10g，淡竹叶 5g。本方清热解毒，利湿通瘀。适用于急性黄疸型甲型肝炎。每日 1 剂，水煎服。小儿剂量减半。无恶心呕吐或恶心呕吐已止者去半夏；黄疸消退者去茵陈、大黄。临床症状体征基本消失，肝功能恢复正常或 ALT 稍偏高，改用健脾柔肝法以善其后。治疗 179 例，显效 179 例，显效率 100%。[蒋晚清. 清肝解毒甲汤治疗急性黄疸型肝炎 179 例. 新中医. 1995，（9）：49]

2. 虎升三解汤

虎杖 30g，生黄芪、升麻各 20g，柴胡、赤芍、秦艽各 18g，五味子 10g，茯苓、猪苓各 15g，桂枝 9g。本方清热解毒，利湿退黄。适用于甲型肝炎。每日 1 剂，分 2 次水煎服（儿童取 2/3 量），7～14 日为 1 疗程。若畏寒发热加麻黄、连翘、赤小豆；纳呆、便秘加砂仁、当归；尿深黄加茵陈、泽泻；乏力肢困加郁金、苍术；年老体弱者加重黄芪、五味子量。治疗 30 例，痊愈 24 例，好转 6 例，总有效率 100%。[曹全波，等. 虎升三解汤治疗难治性甲肝 30 例. 河北中医. 1995，（6）：51]

3. 甲肝方

金钱草 30g，茵陈、青蒿、虎杖根各 15g，龙胆草 3g，黄芩、半夏各 9g，丹皮、茯苓各 12g，炙甘草 6g。本方清热利湿退黄。适用于急性黄疸型肝炎。煎汤内服，每日 1 剂。治疗 75 例，退黄总有效率 92%。[何立人，等. "甲肝方"治疗急性病毒性肝炎. 上海中医药杂志. 1989，（2）：9]

4. 疏利清肝汤

藿香（后下）、薄荷（后下）、五味子各 6g，车前子（包煎）、龙葵、马鞭草各 30g，生大黄 3g（后下），滑石、生薏苡仁各 15g，茯苓、白芍、枸杞子各 12g。本方疏肝柔肝，清热利湿。适用于急性甲型肝炎。水煎，每日 1 剂，分 2 次服。治疗 60 例，痊愈 40 例，显效 14 例，有效 6 例。疗程最短 20 天，最长 90 天。[王利琳，等. 自拟"疏利清肝汤"治疗甲型肝炎 60 例. 上

海中医药杂志.1989,（12）：26]

5. 疏肝三通方

柴胡、枳壳、佛手各10g，黄芩、女贞子各30g，茵陈15g，焦山栀9g，生大黄10g，车前草30g，甘草6g，板蓝根30g，白术、陈皮、焦神曲各10g。本方疏肝、通气、通便、利尿。适用于甲型肝炎。水煎，日1剂，每日2～3次，每次100～150mL，空腹温服。要求病人服药后，每日大便2～3次，如达不到此要求者，另给大黄泡水服。治疗112例，临床治愈率达97.32%。[邬景祥.	"疏肝三通方"治疗甲型肝炎112例疗效观察，上海中医药杂志.1989,（7）：13]

第二节　急性乙型肝炎

急性乙型肝炎指由乙型肝炎病毒（HBV）引起的以肝脏急性损害为主的全身性急性传染病，是常见的肝脏急性炎症病变，通常有乙型肝炎病史或HBsAg阳性不超过6个月。

急性乙型肝炎临床以乏力、食欲减退、恶心、胁痛等为主要症状，多数病人可有黄疸和发热，部分病人肝脏肿大、有压痛。中医学虽无急性乙型肝炎的病名，但按其不同的病理阶段和主要临床表现，可分别归入"黄疸""胁痛""郁证"等证的范畴。

一、临床诊断

（一）辨病诊断

病毒抗原体系统的特异性检查呈阳性，结合起病急和相应的临床症状、体征、肝功能异常等，诊断为急性乙型肝炎并不困难。

1. 症状

发热、恶心、厌油、纳差、腹胀、便溏等。

2. 体征

黄疸或无黄疸，肝脾轻度或中度肿大，肝区有叩击痛或压痛等。

3. 实验室检查

（1）肝功能：①血清转氨酶升高，病情缓解后下降；②血清碱性磷酸酶

和 β - 谷酰转肽酶升高；③血清胆红素轻度或中度升高等。

（2）病原学诊断：急性乙型肝炎病原学诊断可参考下列动态指标，具有其中一项即可诊断为急性乙型肝炎。①HBsAg 滴度由高到低。消失后抗 - HBs 转阳。②急性期抗 - HBcIgM 滴度高水平而抗 - HBcIgG 滴度阴性或低水平；恢复期抗 - HBcIgG 滴度阴性或低水平而抗 - HBcIgM 滴度明显升高，且持续时间很长。③急性肝炎患者入院时 HBV - DNA 已转阴或在病程中 HBV - DNA 滴度迅速下降或出现 e 抗原抗体系统转换。

（二）辨证诊断

急性乙型肝炎临床上一般分急性黄疸型及急性无黄疸型两种类型。其中急性黄疸型属中医"黄疸"范畴；急性无黄疸型多属中医"郁证""胁痛"范畴。病名诊断虽有"黄疸""郁证""胁痛"之别，但辨证分型以病机为据，故辨证诊断合而论之。

1. 湿热蕴结，热重于湿型

（1）临床表现：身目俱黄，鲜明如橘子色，皮肤瘙痒，胁痛，身热，汗出不解，口干喜饮，甚则口苦，口气秽臭，纳差，厌油腻，恶心呕吐，心中懊恼，脘腹胀满，小便短赤，大便秘结。舌质红而偏干，苔黄腻或黄糙，脉弦数或滑数。

（2）辨证要点：身黄鲜明如橘子色，口渴喜饮，大便干。舌红，脉弦数。

2. 湿热蕴结，湿重于热型

（1）临床表现：身目俱黄，色稍暗，身困乏力，口淡不渴，胸脘痞满，厌油腻，食欲不振，脘腹胀满，大便溏而不爽，小便短赤。舌苔厚腻或黄白相间，脉濡缓或稍数或弦滑。

（2）辨证要点：身困乏力，口淡不渴，大便溏而不爽。舌苔厚腻。

2. 湿热兼表型

（1）临床表现：黄疸初起，轻度目黄或不明显，畏寒，发热，身痛头重，倦怠乏力，脘闷不饥，小便黄。脉浮弦或浮数。

（2）辨证要点：黄疸初起，畏寒发热，身痛头重。脉浮弦或浮数。

4. 寒湿阻遏型

（1）临床表现：身目色黄晦暗，脘闷腹胀，食欲减退，大便溏薄，神疲畏寒，倦怠乏力。舌淡胖，苔白腻，脉沉细而迟。

（2）辨证要点：黄色晦暗，神疲畏寒。脉沉细而迟。

5. 肝气郁结型

（1）临床表现：胁痛以胀痛为主，走窜不定，常随情志变化而增减，胸闷不舒，纳差，嗳气频作。苔薄，脉弦。

（2）辨证要点：胁肋胀痛，随情志变化而增减。脉弦。

6. 肝脾不和型

（1）临床表现：胸胁胀满疼痛，善太息，精神抑郁或性情急躁，纳差，腹胀便溏或大便不调，肠鸣矢气或腹痛泄泻，疲乏无力。舌淡，苔薄白，脉弦。

（2）辨证要点：胸胁胀满，善太息，纳差便溏。脉弦。

7. 脾胃不和型

（1）临床表现：恶心，食欲不振，口黏腻，胸闷，腹胀，疲乏无力，大便或溏。舌胖，苔白或腻，脉弦。

（2）辨证要点：恶心，食欲不振。舌胖，苔白或腻。

二、鉴别诊断

一般认为急性乙型肝炎的诊断并不困难，病人有急性肝炎的临床表现与体征，再加上肝功能检查异常及 HBsAg 阳性即可确诊。但事实上并非如此简单。首先是有些急性乙型肝炎患者，其血液中可以查不出 HBsAg（HBsAg 已经阴转或检测方法不灵敏），其次是无症状的乙型肝炎表面抗原携带者如合并其他类型的急性肝炎（如甲型肝炎、丙型肝炎、中毒性肝炎等），由于其血中 HBsAg 阳性，故很容易被误诊为急性乙型肝炎，这种病人与真正的急性乙型肝炎的鉴别是非常困难的。如何鉴定急性乙型肝炎，应从以下几个方面考虑。

1. 先要诊断是否为急性肝炎。就这点来说并无太大困难，特别是急性黄疸型肝炎。如前所说，有急性肝炎的临床症状及体征，加之肝功能异常，即可确诊。无黄疸型者有时虽临床症状及体征不很明显，但属急性发病，肝功能会提示异常（ALT 高），诊断亦不困难。

2. 乙型肝炎病毒病原学检验异常。

（1）HBsAg 阳性。

（2）抗 – HBcIgM 阳性。

（3）DNA 多聚酶活性明显升高或 e 抗原阳性。

3. 努力鉴别病人的急性肝炎是否确由乙型肝炎引起，而不是乙型肝炎病毒携带者又发生了其他原因的急性肝炎。这个问题比较复杂，可根据以下几点加以判断。

（1）急性期与恢复期双份血清，抗－HBs 由阴转阳。

（2）急性期与恢复期双份血清，抗－HBc 有较大幅度升高。

（3）急性期与恢复期双份血清，抗－HBcIgM 在急性期滴度很高而在恢复期有大幅度下降或转阴。

（4）如有以下情况，判断为急性乙型肝炎的可能性很大。

①此次患急性肝炎前不久（一般 3 个月内），测 HBsAg 为阴性，现为阳性；

②急性期 HBsAg 为阳性而恢复期转阴；

③有明确的乙型肝炎病毒感染史（输入 HBsAg 阳性者的血液、被污染的针头刺伤皮肤等），在潜伏期内（4～24 周）发生急性肝炎，有乙型肝炎病毒在体内存在的证据（如 HBsAg 阳性），同时排除其他类型的肝炎。

另外，与"各型病毒性肝炎""传染性单核细胞增多症""妊娠期急性脂肪肝""中毒性药物性肝炎"等的鉴别诊断，可参阅"甲型肝炎"有关章节。

三、治疗

（一）提高临床疗效的思路提示

1. 知常达变，活用清热化湿

急性乙型肝炎不论出现黄疸与否，其病因均为湿热，故清热化湿自当为其治疗大法。然湿热的清除并非易事。湿为阴邪，热为阳邪，二者在性质上是对立的，在治疗上必然存在着矛盾。清热药性味苦寒，清热虽佳，但易损伤脾胃，阻遏气机。肝炎患者原本就处于脾失健运，湿困中焦的病理状态，若更予以苦寒，难免有重伤脾胃之患，再者湿为阴邪，得温则化，得阳则宣，脾的生理特性也是得阳始运，故温振脾阳，疏畅气机为祛除湿邪的关键所在。化湿药性味多辛温淡渗，虽有利于气行湿除，但又有助热伤阴之虞。因此，运用清热药和化湿药治疗急性乙型肝炎虽有好处，但也存在不少顾忌，如何处理好其中矛盾，确为提高临床疗效的一个重要问题。我们体会到巧用利尿之法，既能祛湿，又可使热随小便而去，一举两得，不失为解决这一矛盾的好方法。张仲景论治黄疸曾说："诸病黄家，但利其小便。"李东垣断言："治湿不利小便，非其治也。"叶天士亦谓："通阳不在温，而在利小便。"故清热利尿和淡渗利尿之品应成为治疗急性乙型肝炎首选的药物。

2. 谨守病机，注重凉血活血

急性乙型肝炎出现黄疸时，其病机当为湿热蕴阻血分，此时使用凉血活血之法既可清血分之热，又可疏血分之滞，确为"切机而治"之上策。其优势为：①从现代医学观点看，急性乙型肝炎是乙型肝炎病毒入侵而引起的炎症反应，在炎症早期即有循环障碍，凉血活血对循环障碍有良好的疏通作用；②炎症过程有抗原－抗体反应，这个过程对机体有有利的一面又有不利的一面，适当配合凉血活血可调节免疫反应的强度，以免由于抗原－抗体反应过于强烈造成机体的损害；③抗原－抗体反应的结果，必有免疫复合物的形成，凉血活血可协助清除免疫复合物，以减轻免疫复合物对机体的损害，促进炎性渗出物的吸收；④随着炎症的发展，会有纤维母细胞的活动，炎症后期纤维组织增生更加显著，凉血活血可以抑制纤维组织增生，防止或减少肝被膜的炎症性粘连，制止肝纤维化。由此可见，凉血活血之法恰当应用，可一举四得。所谓恰当应用，关键是根据病情选定药味，用准药量，并非越多越好。炎症反应本身是人体对病原微生物的防卫过程，对促进疾病的痊愈，在一定条件下是有利的，凉血活血法应用的目的，是调节这个过程，促其发挥最佳效应。

3. 中西合璧，权衡祛邪与扶正

急性乙型肝炎肝脏损伤主要是由乙型肝炎病毒入侵引起免疫反应造成的，故其治疗原则一是清除病毒，二是调节和改善机体免疫状态，二者缺一不可。中医中药在这方面的应用有其独特的优势。清热解毒及扶助正气的中药的现代药理作用相当广泛：有的能抗菌消炎，有的能抑制或杀灭病毒，有的能增强吞噬细胞功效，有的能调节免疫功能……实际上许多清热解毒药是通过免疫调节来发挥抗病毒效力的，而具有扶助正气的中草药则是通过增强宿主的免疫调节功能来抑制病毒复制的，二者可谓异曲同工，殊途同归。

4. 内外结合，双管齐下

从现代医学的某个角度来说，急性乙型肝炎可以说是一种消化系统疾病。内服药物首先要通过消化道吸收，才能发挥作用，这些药物或多或少都会对消化道有一定的不良刺激。另外，肝脏是重要的代谢和解毒器官，任何药物都可能加重其负担造成不良影响。而外治疗法却可以扬长避短，直达病所，恰到好处地发挥作用。故在注重内服药物的同时，还应注重外治疗法（主要为非药物疗法），把二者有机地结合起来，协同发挥治疗作用，不失为一条提高临床疗效的捷径。

5. 见微知著，巩固防变

急性乙型肝炎恢复期的病人，有些可较长时间地留有轻重不同的消化道症状（肝炎后综合征），如食欲不振、厌油、上腹部不适、肝区疼痛等，并可伴有低热、多汗等血管神经症状或头痛、情绪抑郁、失眠多梦、思维紊乱等精神神经症状，对此类病人应密切观察，防止转为慢性肝炎。

（二）中医治疗

1. 内治法

（1）**湿热蕴结，热重于湿型**

治法：清热除湿，解毒散结。

方药：茵陈蒿汤加减。

茵陈30～60g，大黄6～30g（后下），山豆根、虎杖、车前草各30g，猪苓15g，茯苓20g，栀子、泽泻、黄柏各10g。

若大便仍秘结，可加重大黄剂量，甚或加用大承气汤；呕逆加竹茹、黄连；右胁痛甚加柴胡、郁金；苔黄厚腻加黄芩；口苦、渴欲冷饮、苔黄糙者，合用龙胆泻肝汤；心烦失眠、发热口干、衄血者，重用赤芍、丹参；便通热减，舌苔渐化者，酌加白术。

（2）**湿热蕴结，湿重于热型**

治法：利湿化浊，清热退黄。

方药：茵陈四苓散加减。

茵陈30～60g，茯苓20g，猪苓、泽泻、白术、山豆根、连翘、藿香、蔻仁各10g。

兼呕逆者，加法半夏、陈皮；兼食滞不化而大便尚通者，加枳实、神曲；腹胀甚者，加大腹皮、木香。

（3）**湿热兼表型**

治法：清热化湿解表。

方药：麻黄连翘赤小豆汤合甘露消毒丹加减。

麻黄6g，薄荷6g，藿香、蔻仁、石菖蒲、连翘、黄芩各10g，滑石、茵陈各30g，赤小豆15g，生姜3片，大枣10枚，木通3g，甘草6g。

（4）**寒湿阻遏型**

治法：健脾和胃，温中化湿。

方药：茵陈术附汤加减。

茵陈 30 ~ 60g，附子、干姜、甘草各 6g，茯苓 20g，白术、泽泻各 10g。

腹胀苔厚者，去白术、甘草，加苍术、厚朴；皮肤瘙痒者，加秦艽、地肤子。

（5）肝气郁结型

治法：疏肝理气。

方药：柴胡疏肝散加减。

柴胡、香附、枳壳、川芎、芍药各 10g，甘草 6g。

胁痛甚者，加青皮、白芥子；若气郁化火而见胁肋掣痛、烦渴、二便不畅、舌质红、苔黄、脉弦数，加金铃子散、左金丸、丹皮、栀子等；若胁痛伴肠鸣腹泻者，加茯苓、白术；若伴恶心呕吐者，可加旋覆花、半夏、柿蒂、代赭石、生姜。

（6）肝脾不和型

治法：疏肝健脾。

方药：四君子汤合金铃子散加减，或逍遥散加减。

党参、白术、炙甘草、金铃子、延胡索各 10g，茯苓、白芍各 15g。

（7）脾胃不和型

治法：健脾和胃。

方药：香砂七味汤化裁。

党参、白术、炙甘草、陈皮各 10g，茯苓 15g，香附 12g，砂仁 6g。

若胁痛较甚，加香橼、郁金；若口黏苔腻，加苍术、半夏；若气虚疲乏无力，加黄芪，重用党参、炙甘草；若血虚头昏，面色无华，加白芍、当归；若脾阳虚而腹胀、畏寒、舌淡者，加干姜。

2. 外治法

（1）针刺治疗：由于本病具有传染性，在进行针灸治疗时必须特别强调针具的严格消毒，严防交叉感染。针具应提倡一针一用，用一次后即废弃。如感到浪费亦可采用正确、科学、正规的消毒方法彻底消毒。

取合谷、外关、阳陵泉、足三里、中封、阴陵泉为主穴。湿热熏蒸配大椎、阳纲、太冲；湿浊壅滞配胆俞、脾俞、阳纲；毒热蕴郁加劳宫、涌泉、十二井。每次选主穴 1 ~ 2 个，配穴 2 ~ 3 个，用提插补泻法，先泻后补，每次留针 30 分钟，隔 10 分钟捻针 1 次。每日针治 1 次，2 周为 1 疗程。

（2）三棱针：主穴行间、胆俞，配阳陵泉、足窍阴，点刺出血 3 ~ 5 滴。隔日或数日 1 次。

（3）灸法：取胆俞、肝俞、阴陵泉、太冲、内庭，每日灸 1 ~ 2 次，每穴灸 3 ~ 5 壮。若脘痞加足三里；呕吐加内关；便秘加天枢；神疲乏力加气海；大便溏泄加关元。

（4）耳针：①取膈、肝炎点、肝、三焦、交感、胆等穴。针后一般留针 20 ~ 30 分钟，留针期间可捻针以加强刺激。每日 1 次，10 次为 1 疗程。②取肝、胆、脾、胃等穴。食欲不振加胰；肝区疼痛加神门、皮质下；降酶加肝阳、耳尖。针刺双耳穴，每次选 4 ~ 6 穴，中等刺激。每日 1 次或隔日 1 次，留针 1 小时，10 日 1 疗程。

（5）穴位注射：①取穴足三里（双）、阳陵泉（双）。每穴注入 0.5 ~ 1mL 蒸馏水，两穴交替使用。第一周每日 1 次，第二周隔日 1 次。患者仰卧，注射前先叩打足阳明胃经、足少阳胆经 2 ~ 3 遍，快速进、出针。足三里穴出针时按压针孔，阳陵泉出针时不按压针孔，以少量出血为佳。②取穴至阳、支沟、阳陵泉、太冲。每次选 4 ~ 5 穴，用板蓝根或茵陈注射液，每穴注射 1mL。每日 1 次，20 天为 1 疗程。

（6）拔罐法：取穴大椎、脾俞；至阳、期门、胆俞两组。用刺络拔罐法，两组穴交替使用。每日 1 次，每次 1 组，1 周为 1 疗程。

（7）贴敷法

①阳黄膏贴敷：取砂仁 30g，白糖 50g，鲜鲫鱼 1 条。先将砂仁研末，鲫鱼捣烂去刺，再将白糖混入，捣匀如膏状。取穴神阙、至阳、期门、阳陵泉。每次取阳黄膏 1/3，分别敷贴于各穴，用纱布敷盖，橡皮膏固定。每日换贴 1 次，6 次为 1 疗程。适用于湿热阳黄。

②阴黄膏贴敷：药用茵陈 30g，丁香 20g，白胡椒 30 粒，鲜鲫鱼 1 条（去头、骨及内脏）。先将三药共研细末，再和鲫鱼肉捣烂，兑白酒适量，调成糊状。取穴神阙、肝俞、脾俞、阳陵泉。每次取阴黄膏 1/5，分别敷贴于各穴，纱布敷盖，橡皮膏固定，每日换贴 1 次，5 次为 1 疗程。适用于寒湿阴黄。

（8）发泡法：紫皮大蒜 3 ~ 5 枚，或黄芥子粉 2g，益肝散（青黛 4g，甜瓜蒂 2g，冰片 1g，茵陈 0.5g）。共捣如泥，放在玻璃皿内，倒扣于上臂三角肌上端皮肤上（相当于臂臑穴），用绷带固定，24 小时后取下，皮肤上出现水泡。常规消毒后，将水泡内液体用注射器抽出，涂 10% 的龙胆紫，加盖纱布保护，一般 3 ~ 5 天愈合，每 2 ~ 3 周 1 次，3 次为 1 疗程。左右臂交替敷贴，一般不超过 2 个疗程。下次应稍偏离上次疤痕。一般治疗应满 3 次，即 1 个疗程。

（三）西医治疗

急性乙型肝炎的临床表现与甲型肝炎相同，其治疗原则和方法也大致类似，但由于乙型肝炎易发展为慢性，故为其治疗又增加了许多困难。

治疗原则：病程早期急性症状明显，肝功能损害严重时，以卧床休息、补充营养为主，辅以适当的药物治疗（以中药为主）以控制症状，促使肝脏恢复，防止病情发展和转为慢性；病情稳定或进入恢复期后，卧床休息应改为动静结合，同时根据病情合理调节饮食，适当选择药物辅助治疗。由于乙型肝炎病毒在血液和肝组织中持续存在、复制，可导致机体一系列免疫调控障碍和免疫损伤，最后转化为慢性肝炎或肝炎后病毒持续携带状态，故对急性乙型肝炎病程超过 2 个月，或乙型肝炎病毒复制标志持续阳性者，可进行调整免疫功能和抗病毒治疗。急性乙型肝炎患者临床症状明显，肝功能损害严重，应采取适当的对症与支持疗法以缓解症状。

1. 恶心、呕吐明显时，予以甲氧氯普胺（胃复安）口服或肌肉注射，10 毫克/次，必要时每日可重复 2 ~ 3 次。亦可静滴 10% 葡萄糖注射液 500 ~ 1000mL，每日 1 次。为避免糖尿病并增强疗效，可加入普通胰岛素 8 ~ 12 单位。亦可加入维生素 C 1 ~ 2g。

2. 维生素 B 族和维生素 C 在早期应给予补充，能正常饮食后或减量或停用。严重黄疸、凝血酶原时间延长或有出血倾向者应注射维生素 K 及其他止血药（维生素 K_1 10 ~ 20mg/d，静滴）。

3. 黄疸持续不退者，可采用门冬氨酸钾镁溶液 10 ~ 20mL 加入 10% 葡萄糖注射液 200mL 中，静脉滴注。也可使用强力宁注射液 30 ~ 80mL 加入 10% 葡萄糖注射液 200 ~ 500mL 中，静脉滴注。或甘利欣注射液 30mL 加入 5% 葡萄糖注射液 250mL 中，静脉滴注。

4. 使用肾上腺皮质激素应从严掌握。一般不主张应用，但对恶心、呕吐非常严重者，或胆红素较高，病情较重，特别是有重症肝炎倾向的患者，可适当应用。可静点氢化可的松 100mg，日 1 次。或口服泼尼松（强的松）15 ~ 30mg，日 1 次。病情好转后逐渐停用。

5. 抗病毒药物的应用中，由于急性乙型肝炎转为慢性主要与机体不能及时有效地清除病毒有关，因此，针对乙型肝炎病毒的特异性治疗对控制疾病发展具有重要意义。目前所用的抗病毒西药有干扰素及干扰素诱导剂、阿糖腺苷、HBsAg特异性免疫核糖核酸等，如拉米夫定100mg，每日1次，口服，治疗至少1年时，当连续监测3次（每次至少间隔6个月），HBV - DNA检测不到（PCR法）或低于检测下限，且ALT正常时，可以停药。

其他抗病毒药物的应用如下。

阿德福韦酯10mg，每日1次，口服。疗程同拉米夫定。

恩替卡韦0.5mg（对拉米夫定耐药患者为1mg），每日1次，口服。疗程可参照拉米夫定。

替比夫定600mg，每日1次，口服。疗程可参照拉米夫定。

6. 西医"保肝药"种类繁多，但临床缺乏双盲试验，疗效难以正确评估。虽然理论上各种"保肝药"都有其适应证，但是实际应用的疗效未必满意，故决不可迷信其保肝而滥用。

7. 急性肝炎病人的用药原则是宜简不宜繁，根据当地药源和病人的具体情况，选用1~2种即可。用药过多非但无益，还会增加肝脏负担，不利于肝脏恢复。

急性乙型病毒性肝炎为自限性疾病，绝大多数经过适当休息、合理补充营养及对症处理、支持疗法，都可迅速恢复。

（四）中医专方选介

1. 解毒化瘀保肝方

蒲公英20g，白花蛇舌草20g，板蓝根15g，丹参15g，红花15g，郁金10g，茜草10g，栀子10g。本方清热解毒，活血化瘀。适用于急性黄疸型及急性无黄疸型肝炎。水煎，日1剂，早晚分服。治疗102例，其中急性黄疸型86例，无黄疸型16例；男75例，女27例。服药最少为10剂，最多达90剂，平均服药21剂。治疗后，多数患者在10~15天内主要临床症状消失，21~30天内肝功能恢复正常，极个别患者需3个月才可恢复正常。治愈率为98.2%。[张祥福. 清热活血解毒法治疗病毒性肝炎. 四川中医. 1990，8（11）：26]

2. 益气调肝汤

黄芪、黄精、白花蛇舌草各15~30g，党参、虎杖各20~30g，白术、白芍各9~12g，仙灵脾、大枣、枸杞各9~15g，柴胡、当归各6~9g，甘草4~6g。本方益气养阴，清热解毒，疏肝健脾。适用于急慢性乙型肝炎。水煎，日1剂。早晚分服。配用左旋咪唑，每次25mg，每日3次，每周服4天，1个月后停止，中药可继续服用。治疗258例，有136例曾住院用干扰素、白蛋白等，疗效不佳而改为本法治疗。治疗后痊愈187例，显效60例，好转8例，无效3例，总有效率95.7%。[赵承宣.益气调肝汤为主治疗乙肝.四川中医.1992，10（2）：34]

3. 鸡陈汤

鸡骨草、白茅根、大青叶、田基黄各30g，茵陈50g，栀子15g，甘草10g。热重于湿者，加龙胆草20g，大黄15g；湿重于热者，加佩兰、厚朴各15g，滑石30g；湿热并重者，加滑石30g，龙胆草、郁金各20g。本方清热凉血活血，兼以利湿。适用于急性黄疸型肝炎。水煎服，日2剂，上、下午各1剂。观察216例，全部治愈。临床症状、体征消失时间最短18天，最长28天，平均23天。肝功能检验各项指标恢复正常最短21天，最长38天，平均29.5天。[朱锡南.鸡陈汤治疗急性黄疸型肝炎216例.新中医.1995，27（10）：52]

4. 茵陈双金三仁汤

茵陈、金钱草各60g，郁金15g，白蔻仁9g，杏仁10g，薏苡仁20g，半夏12g，滑石18g，通草10g，板蓝根30g。本方清利湿热，解毒祛瘀。适用于急性病毒性肝炎。水煎，日1剂，早晚分服。观察110例，经治疗50天后，痊愈101例，占91.8%，好转7例，占6.36%，无效2例，占1.84%。[郑家麒.中医新秀文萃.郑州：河南科学技术出版社，1993：192]

5. 赤虎黄蛇汤

赤芍、虎杖、白花蛇舌草、菝葜、土茯苓各30g，生薏苡仁40g，丹参20g，生大黄、紫草各10g。本方清热凉血，通腑泄浊。适用于病毒性肝炎。水煎，日1剂，1月为1疗程。湿热明显加茵陈、栀子；腑实不通加芒硝、枳实；疫毒亢盛加丹皮、龙胆草；痰浊蕴结加胆南星、白芥子；气郁者加陈皮、郁金；痰热者加王不留行、桃仁；寒湿凝滞加干姜、熟附块。治疗220例，132例基本痊愈，53例显效，22例好转，13例无效。总有效率94%。[朱士伏.赤虎黄蛇汤治疗急性病毒性肝炎220例.浙江中医杂志.1995，30（6）：252]

6. 解毒活血汤

茵陈60~100g，泽兰、大黄各10~30g，桃仁、栀子、红花各10~15g，柴胡6g，生白芍6~30g。本方解毒除湿，活血化瘀。适用于急性黄疸型肝炎。

日 1 剂，水煎，分 3 次服用。若呕吐不能进药者，先外用瓜蒂 7 枚、赤小豆 7 粒、雀粪 7 粒，共研极细末吹鼻，2 小时以内吹完，隔日 1 次。治疗 100 例，治愈 67 例，占 67%；基本治愈 31 例，占 31%；未愈 2 例，占 2%。［张子厚. 解毒活血汤治疗急性黄疸型肝炎 100 例. 新中医. 1995，（11）：43］

7. 章氏肝炎汤

茵陈 30g，蒲公英、地丁、板蓝根、焦山楂、炒麦芽、神曲各 20g，生甘草、泽泻各 15g，大枣 5 枚。若大便秘结者加生大黄 10 ~ 15g；湿重者加茯苓 15g；舌质紫暗或肝脾肿大者加丹参、莪术各 15g。本方清热解毒，利湿退黄，降酶迅速，消食健胃。适用于急性无黄疸型病毒性肝炎及急性黄疸型病毒性肝炎。水煎，每日 1 剂，2 次分服。15 天为 1 个疗程，一般 1 ~ 2 个疗程即可治愈。治疗 300 例，治愈 285 例，无效 15 例，治愈率 95%。［李春林，等. 章氏肝炎汤治疗急性病毒性肝炎 300 例. 陕西中医. 1998，19（3）：102］

8. 急乙肝合剂

茵陈、白花蛇舌草各 15 ~ 30g，大黄、砂仁各 10g，虎杖、当归、连翘、赤芍、川厚朴、柴胡各 10 ~ 15g，鸡血藤、生地黄各 15g，丹参 12 ~ 24g。本方清热解毒，疏肝和脾，活血除湿。适用于急性乙型肝炎。水煎服，每日 1 剂，空腹服。3 个月为 1 疗程，治疗 232 例，总有效率 95.69%。［李存敬，等. 急乙肝合剂治疗急性乙型肝炎 232 例. 中国中医药信息杂志. 1999，6（10）：53］

第三节 慢性乙型肝炎

慢性乙型肝炎是由乙型肝炎病毒引起的以肝脏慢性、持续性损害为主的全身性疾病。其特点为肝脏的炎症、组织学及生物化学的异常征象持续超过 6 个月以上，病情无明显好转或肝内有慢性活动性炎症变化。

慢性乙型肝炎的临床特征为乏力、厌食、腹胀或黄疸、肝区痛、肝肿大或有蜘蛛痣及肝掌。按其不同的病理阶段和主要临床表现，可分别归入中医"胁痛""黄疸""虚劳""积聚"等范畴。

一、临床诊断

（一）辨病诊断

临床符合慢性肝炎（迁延性或活动性）的表现，并且有现症 HBV 感染的一种或一种以上阳性标志，即可诊断为慢性乙型肝炎。

1. 临床诊断

既往有乙型肝炎病史或 HBsAg 阳性超过 6 个月，现 HBsAg 和 HBV 仍为阳性者，可诊断为慢性 HBV 感染。根据 HBV 感染者的血清学、病毒学、生物化学试验及其他临床和辅助检查结果，可将慢性 HBV 感染分为以下类型。

HBeAg 阳性慢性乙型肝炎：血清 HBsAg、HBeAg 阳性，抗－HBe 阴性，HBV－DNA 阳性，ALT 持续或反复升高，或肝组织学检查有肝炎病变。

HBeAg 阴性慢性乙型肝炎：血清 HBsAg 阳性，HBeAg 持续阴性，抗－HBe 阳性或阴性，HBV－DNA 阳性，ALT 持续或反复异常，或肝组织学检查有肝炎病变。

根据生物化学试验及其他临床和辅助检查结果，上述两型慢性乙型肝炎也可按临床症状的轻重分为轻度、中度和重度。①轻度：有轻度的乏力、纳差和恶心等症状；②中度：症状介于轻、重之间；③重度：极度乏力、纳差、腹胀、便溏和恶心呕吐等症状。

慢性乙型肝炎体征分 4 项：①无体征或体征少，即无明显体征或轻度肝区叩痛；②肝肿大（B 超查肝右叶最大斜径 >14cm）或脾肿大（脾厚 >4.0cm）；③蜘蛛痣：可见典型的 2 个或以上；④腹水：B 超可见腹腔有液性暗区。

慢性乙型肝炎携带者可分以下 3 类。

慢性 HBV 携带者：血清 HBsAg 和 HBV－DNA 阳性，1 年内连续随访 3 次以上，血清 ALT 和 AST 均在正常范围，肝组织学检查无明显异常。对于年龄大于 40 岁者，更应积极动员其做穿刺检查，以进一步明确诊断。

非活动性 HBsAg 携带者：血清 HBsAg 阳性、HBeAg 阴性、抗－Hbe 阳性或阴性，HBV－DNA 检测不到（PCR 法）或低于最低检测限，1 年内连续随访 3 次以上，ALT 均在正常范围。肝组织学检查显示：Knodell 肝炎活动指数（HAI）<4 或根据其他的半定量计分系统判定病变轻微。

隐匿性慢性乙型肝炎：血清 HBsAg 阴性，但血清和（或）肝组织中 HBV－DNA 阳性，患者可有血清抗－HBs、抗－HBe 和（或）抗－HBc 阳性，但约 20% 隐匿性慢性乙型肝炎患者的血清学标志均为阴性。诊断需排除其他病毒及非病毒因素引起的肝损伤。

2. 病原学诊断

以下任何一项阳性，均可诊断为现症 HBV 感染。

（1）血清 HBsAg 阳性。

（2）血清 HBV – DNA 阳性，或 HBV – DNA 聚合酶阳性，或 HBeAg 阳性。

（3）血清抗 – HBc – lgM 阳性。

（4）肝内 HBcAg 阳性和（或）HBsAg 阳性，或 HBV – DNA 阳性。

（二）辨证诊断

慢性乙型肝炎患者正气虚损，受湿热疫毒侵扰，蕴结肝胆，阻遏气机，出现肝郁气滞证候，表现为情绪不佳，郁闷不乐，善太息，两胁或胀或痛，走窜不定，纳眠失常以及月经不调等。肝郁克脾，湿邪困脾，脾虚而生痰湿，湿热互结，熏蒸肝胆，胆汁不循常道而外溢发为黄疸。此阶段病邪及机体功能失调主要在气分，持续时间相对较短。由于气血关系甚为密切，气机失调，肝郁气滞后往往出现血滞，于是病机的发展进入气郁血滞、气滞血瘀阶段，此时患者两胁疼痛持续且位置较固定，舌质从淡红转为暗红，女子经水逐渐转成暗紫，或经前乳胀，甚者出现边界不清、大小不一的结节样肿块，触之或有痛感（乳腺增生），或胁下出现积聚痞块（肝脾肿大、质地中等硬度）。此阶段持续时间一般较长，数月、数年甚至十数年或数十年。慢性迁延性肝炎病人由于血中毒热相对较轻，多停留在此阶段。慢性活动性肝炎患者由于血中毒热较重，损阴耗血，热与血结，逐渐形成血瘀，胁下积聚痞块增大、变硬，出现肌衄、鼻衄、齿衄，面部、颈、胸、背等出现红丝赤缕，手掌斑片状发红，面色黧黑泛青，舌质紫绛或有瘀点瘀斑，舌下脉络迂曲，颜色青紫。久之出现一派气血虚弱、阴阳失调的"虚劳"征象。

1. 肝胆湿热型

（1）临床表现：右胁胀痛，脘腹满闷，恶心厌油，身目黄或无黄，小便黄赤，大便黏腻，臭秽不爽。舌苔黄腻，脉弦滑数。

（2）辨证要点：右胁胀痛，小便黄赤。舌苔黄腻，脉弦滑数。

2. 肝郁脾虚型

（1）临床表现：胁肋胀满，精神抑郁或烦急，面色萎黄，纳食减少，口淡乏味，脘痞腹胀，大便溏薄。舌苔白，脉沉弦。

（2）辨证要点：胁肋胀满，脘痞腹胀，大便溏薄。舌淡苔白，脉沉弦。

3. 肝肾阴虚型

（1）临床表现：头晕耳鸣，两目干涩，口燥咽干，失眠多梦，五心烦热，腰膝酸软，女子经少经闭。舌体瘦，舌质红，苔少乏津，或有裂纹，脉细数无力。

（2）辨证要点：两目干涩，腰膝酸软。舌红苔少而乏津，脉细数无力。

4. 脾肾阳虚型

（1）临床表现：畏寒喜暖，少腹腰膝冷痛，食少便溏，食谷不化，甚则滑泄失禁，下肢水肿。舌质淡胖，脉沉细无力或沉迟。

（2）辨证要点：畏寒喜暖，少腹腰膝冷痛，食少便溏。舌质淡胖，脉沉细无力。

5. 瘀血阻络型

（1）临床表现：面色晦暗，或见赤缕红斑，肝脾肿大，质地较硬，蜘蛛痣，肝掌，女子行经腹痛，经水色暗有块。舌质暗紫或有瘀斑，脉沉细涩。

（2）辨证要点：面色晦暗。舌质暗紫，脉沉细涩。

二、鉴别诊断

1. 与急性乙型肝炎的鉴别

急性乙型肝炎患者无乙型肝炎既往史及乙型肝炎家族史；无肝掌、蜘蛛痣、肝病面容及脾脏肿大；肝功能检查无慢性肝损伤表现，如白蛋白降低、球蛋白增高等；B 超检查与慢性肝炎有一定差异。

其他可参阅"甲型肝炎""急性乙型肝炎"有关章节。

2. 慢性迁延性肝炎与慢性活动性肝炎的鉴别

慢性迁延性肝炎（CPH）与慢性活动性肝炎（CAH）在治疗和预后等方面均不同。鉴别见表 4 - 2。

表 4 - 2　CAH 和 CPH 鉴别表

	CAH	CPH
反复急性发作	常见	不常见
乏力和全身症状	明显	常不明显
黄疸	常有	偶有
肝脏肿大	常为中度	轻度
脾脏肿大	呈进行性	轻度
蜘蛛痣、肝掌	常有	常无
肝外表现	多见	偶见

	CAH	CPH
ALT GST	持续或反复增高	轻或中度增高
血清球蛋白	增高	正常
血清白蛋白	可降低	正常
血清胆红素	往往 > 34.2μmol/L	往往 < 34.2μmol/L
预后	较差，可发展至肝硬化或肝癌	较好，一般不发展为肝硬化

3. 慢性活动性乙型肝炎与自身免疫性肝炎的鉴别

自身免疫性肝炎在我国发病率呈直线上升趋势，该病与慢性肝炎易混，鉴别可见表 4 - 3。

表 4 - 3 慢性活动性乙型肝炎与自身免疫性肝炎鉴别表

	慢性活动性乙型肝炎	自身免疫性肝炎
性别	男性多见	女性占绝大多数
症状	以消化道症状为主	多种多样、全身症状突出
肝外表现	较少见	多见
血沉	正常	加快
血清球蛋白	γ 球蛋白和 IgG 轻、中度增加	γ 球蛋白和 IgG 明显增高
自身抗体	较少阳性	较多阳性
狼疮细胞	大多阴性	阳性率30%
HBV 标志物	多阳性	阴性
免疫抑制剂治疗	效果不佳	效果较明显

三、治疗

（一）提高临床疗效的思路提示

1. 遵循"原则"，把握"重点"

要提高治疗慢性乙型肝炎的临床疗效，首先必须认识本病病机的"三连锁性"，即病邪未净，正气已虚，气血失调。治疗时应相应地确立祛邪、扶正、调理气血三结合的原则。慢性乙型肝炎患者因邪伏血分，所以祛邪应以凉血解毒为重点，扶正应以滋阴血、补肝肾为重点，调理气血应以凉血活血为重点。

祛邪强调凉血解毒，因为慢性乙型肝炎病邪的性质是毒热，邪伏部位在血分，唯有从血分清其热、解其毒，才能使邪无隐伏之所，失其萌发之机。

扶正注重滋阴血、补肝肾，因为邪热伏血，耗伤阴血，滋阴血可使阴血得补，肝体得养，恢复正常功能，阻断其向肝硬化发展的转变。肾为先天之本，与机体的免疫功能密切相关（肾气的盛衰和胸腺发育、衰退、萎缩在年龄上很一致），用扶正固本的方法能提高机体免疫功能，促使疾病尽快向好的方面发展。

调理气血包括疏肝、解郁、行气、活血化瘀，以凉血活血为重点。乙型肝炎疫毒深伏血分，日久必致血滞，进而成瘀，凉血活血可使热散瘀消，毒邪易清。所以，清热解毒与凉血活血相辅相成。凉血活血有利于清除免疫复合物，抑制自身免疫性肝损伤，改善微循环，抑制纤维组织增生。

有了以上治疗的"三原则"和用药的"三重点"，再结合患者每个时期的病情发展状况、证候、临床表现、化验指标的变化而有选择地用药就能标本兼顾，使药物之间药性互补，从而达到整体治疗的目的。

2. 注重扶正祛邪

慢性乙型肝炎由于正虚邪犯，湿热疫毒乘虚侵犯人体而发病，故治疗上"扶正祛邪"就显得十分重要。《内经》早就明言，"正气存内，邪不可干"，"邪之所凑，其气必虚"，可见人体正气是第一位的，祛邪就必须扶正，扶正才能祛邪。在正邪交争的过程中，如不扶助正气（益气养血、调理肝脾、滋肾养肝、温补脾肾等），而独寄希望于祛除毒邪，则有悖于客观常理，实难见功。湿热疫毒是导致发病的直接因素，病因不除，病难痊愈，故祛邪在治疗中显得相当重要。在治疗时若仅仅采用扶正之法而不辅以祛邪之品，往往形成闭门留寇之局，难有疗效。综合论之，扶正与祛邪并举才是万全之策。但在具体运用时，应注意扶正与祛邪的比例关系，扶正不可过剂，祛邪慎用峻猛。扶正过剂，有助湿邪留恋；祛邪峻猛，徒伤正气。慢性乙型肝炎患者正气虚弱，疫毒滞腻，病程缠绵，临床实践中应根据具体病情，适当掌握用药及用量，并注意食补与药补相结合，使扶正与祛邪和谐统一。

3. 强调肝病实脾

张仲景早就有"见肝之病，知肝传脾，当先实脾"的著名论断。在慢性乙型肝炎的治疗中，此举更显得十分重要。中医认为本病的病因是湿热疫毒，此邪隐晦腻滞，易困脾致虚。现代医学认为乙型肝炎转为慢性与机体免疫功能低下有关，这与中医疫邪伤脾，以致脾虚的观点是一致的。实验表明，用补脾的方法，可提高患者机体的免疫功能，对乙型肝炎的治疗有积极的意义。再者，慢性乙型肝炎的病机错综复杂，治疗需多方面综合，若脾气虚弱则诸药难达病所，无以发挥正常功效，通过实脾，使脾健而运则诸般治疗得以顺利实施，这也是"肝病实脾"的积极意义。

4. 着眼活血化瘀

肝络瘀阻是慢性乙型肝炎病机的枢纽，也是本病慢性化的主要成因，故活血化瘀疗法应贯穿于整个疾病的全过程。活血化瘀能祛瘀生新，疏通肝内血液循环，阻断瘀阻肝脉之进程，有利于肝细胞的再生及修复，以达改善肝脏功能的目的。但慢性乙型肝炎患者正气虚弱，抗病能力低下，使用活血化瘀之法应缓缓图之，不可过量，以免伐伤肝体，使瘀难去而正不复。在活血的同时应注意疏肝，并不忘扶正，故应用活血药配以疏肝益气养血之品，使瘀去正复，促进病势向好的方面转化。

5. 慎调阴阳平衡

慢性乙型肝炎病深及血后，易出现气血虚弱、阴阳失调的局面，相当一部分人出现肝肾阴虚。此时，应谨守病机归属，细辨虚实寒热，在病机的把握上要知常达变，紧扣主证，突出重点，统筹兼顾，慎调阴阳平衡。对温热之病，古有"存得一分阴液，便有一分生机"的明训，慢性乙型肝炎病深及血，邪热燔灼营血，治疗大法应为滋肾养肝，存阴护阴。清热当有制，解毒当补虚，补不可滋腻，清不可滥用，并应时时兼顾脾胃。此时治疗如履薄冰，如临深渊，稍有疏漏，便造成难以收拾的败局，临床这方面的教训太多，务必慎之又慎。

6. 掌握用药宜忌

慢性乙型肝炎病因多端，病机繁杂，临证应察寒热，辨虚实，明阴阳，审轻重，注意用药宜忌。疏肝宜柔不宜伐；健脾宜动不宜静，补不可太过；清不可太猛，活血化瘀之药不可过用；峻猛攻伐之品不可久用。滋补肝肾不可滥施，禁施滋腻恋邪之药。和肝宜疏、宜调、宜柔、宜化；补肝宜养、宜温、宜缓、宜摄、宜敛；泻肝宜清、宜凉、宜镇、宜抑、宜散、宜搜。

（二）中医治疗

1. 内治法

（1）肝胆湿热型

治法：清利湿热，凉血解毒。

方药：茵陈蒿汤加凉血解毒药。

茵陈、赤芍、金钱草各30g，栀子、大黄、郁金、黄芩各10g，车前草、猪苓、虎杖各15g，生甘草6g。

（2）肝郁脾虚型

治法：疏肝解郁，健脾和中。

方药：逍遥散或柴芍六君子汤化裁。

柴胡、枳壳、焦白术、鸡内金、佛手、生麦芽、生谷芽各10g，白芍、茯苓、条参各15g，炙甘草6g。

（3）肝肾阴虚型

治法：养血柔肝，滋阴补肾。

方药：一贯煎或滋水清肝饮化裁。

枸杞、沙参、麦冬、丹皮、白芍、女贞子、制首乌各15g，当归、生地黄、川楝子、枳壳各10g，炙远志、炒枣仁各6g。

（4）脾肾阳虚型

治法：健脾益气，温肾扶阳。

方药：附子理中汤合五苓散，或四君子汤合金匮肾气丸等化裁。

制附片、桂枝各6g，干姜、白术、山药各10g，茯苓皮、猪苓、泽泻、大腹皮各15g，甘草6g。

（5）瘀血阻络型

治法：活血化瘀，散结通络。

方药：血府逐瘀汤，或膈下逐瘀汤，或下瘀血汤，或鳖甲煎丸等化裁。

桃仁、红花、郁金、丹皮、大黄各10g，泽兰、香附、枳壳各15g，炮山甲、制鳖甲、益母草各30g。

2. 外治法

（1）黄疸：可参阅"甲型肝炎""急性乙型肝炎"有关章节。

（2）胁痛

①敷药法：取川芎12g，香附10g，柴胡、芍药、青皮、枳壳各6g。肝气

郁结加夏枯草 30g，钩藤 12g，法罗海 12g；血瘀停着加鸡血藤 20g，桃仁 6g，骨碎补 12g；痰火内蕴加地龙 20g，木香 6g，穿山甲 3g。诸药共研细末，调拌麻油或其他辅料贴于胁肋痛处，或将药物敷于大包、期门、章门穴。适于各类胁痛。

②药熨法：适量枳壳、小茴香共研碎，加入青盐些许，炒烫，装入布袋。热熨痛处，药冷则更换。每日 2 次，每次 30 分钟。主治胁下痞满疼痛。

③灸法：选穴期门、肝俞、支沟、太冲、三阴交。气滞加内关、膻中；瘀血停着加膈俞、阳陵泉；肝络失荣加心俞、关元、筋缩。每日以艾炷灸 1 ~ 2 次，每次 3 ~ 5 壮。主治各类胁痛。

④贴脐法：取乳香、没药醇浸液各 70mL，将 100g 穿山甲末喷入乳香、没药醇浸液内，烘干，再研细，再加入鸡矢藤挥发油 0.5mL，冰片少许。每次用 0.2g，食醋调成膏，纱布裹之，敷脐上。5 ~ 7 天换药 1 次。主治各类胁痛。

⑤擦洗法：柴胡、香附、青皮、赤芍、丹皮、地骨皮、栀子、苍术、川芎、建曲、连翘、生地黄、甘草各 15g。煎汤，擦洗胁下痛处。1 日 2 ~ 4 次。

（3）积聚

①药敷法：大黄、姜黄、黄柏、皮硝、芙蓉叶各 50g，冰片、生南星、乳香、没药各 20g，雄黄 30g，天花粉 100g。诸药共研细末，每取药末适量，加醋调敷患处，隔日 1 次。用于各类积聚之证。

②贴脐法：阿魏、硼砂各 31g，共研细末，白酒适量调和，敷脐，纱布覆盖后以布带捆扎固定，3 天换药 1 次。主治胁下之积，有消积利尿之功。

③拔毒法：癞蛤蟆 1 只，雄黄 30g。将癞蛤蟆除去内脏，置雄黄于腹内，加少许温水调雄黄如糊状，敷于肝区最痛处。以癞蛤蟆腹部贴于痛处，固定。一般 15 ~ 20 分钟产生镇痛作用，并可持续 12 ~ 24 小时。夏日 6 小时换 1 次，冬日 12 小时换 1 次。

④薄贴法：大黄、黄柏、川乌、栀子、苏木各 50g，草乌、生地黄、红花、巴豆仁、肉桂各 25g，黄连、黄芩、当归、赤芍、川芎各 5g，蛇蜕 2 条，蜈蚣 6 条，穿山甲 20 片，桃枝、柳枝、枣枝各 3 尺，加麻油 2 斤熬以上诸药，黄丹、铅粉各 350g 收膏，松香、密陀僧、黄蜡各 100g 搅入，再入黄连 15g，乳香、没药各 50g，血竭 15g，轻粉、胆南星、蚶子壳各 15g，麝香 5g，和匀。贴患处后以火烤或热熨。主治痞积。

（4）虚劳

①敷脐法：十全大补汤加陈皮等份，远志减半，麻油熬，黄丹收。贴气

海穴。主治内外诸虚证。

②隔蒜灸：大蒜适量捣成泥膏状，平铺于脊柱上（自大椎至腰俞穴），宽约2cm，厚约0.5cm，周围用桑皮纸封固，灸大椎、腰俞穴数十壮，以灸至患者口鼻内有蒜味为度。适用于虚劳。

③灸脐法：五灵脂25g，青盐15g，乳香、没药各3g，夜明砂6g，地鼠粪9g，葱头3g，木通9g，麝香少许，共为细末。水和莜面做圆圈置脐上，取药末6g放脐内，槐皮剪钱状放药末上，以艾灸之，每次1壮。适用于气血虚衰之虚劳。

④耳穴压豆法：以王不留行籽贴敷耳穴心、脾、胃、肾上，并不断揉压，3～5天更换药籽1次。适用于虚劳。

⑤敷贴法：五灵脂、白芥子、白鸽粪各30g，大蒜30g，生甘草12g，麝香1g，白凤仙花连根叶1株，猪脊筋100g。取醋适量入锅内加热，加入麝香，待融化后，将五灵脂、白鸽粪、白芥子、生甘草混合，粉碎过筛，和猪脊筋、白凤仙花、大蒜、醋放在一起，捣烂成膏。取药膏如蚕豆大，贴于肺俞、脾俞、肾俞、肓俞穴，覆以纱布，胶布固定，2天换药1次，半月1个疗程，休息3天，再继续贴用。适用于肺肾阴虚型虚劳。

前面将慢性乙型肝炎的外治疗法按病证分别做了简介，为了便于资料的整理及临床应用，这里将其针灸治疗统而论之。

①体针：取穴合谷、外关、足三里、阳陵泉、阴陵泉、中封等，用提插补泻法，先泻后补，每次取穴3～4个，留针30分钟，隔10分钟提插捻转1次，每日1次，2周为1疗程。能提高机体免疫力，改善肝功能。

②耳针：取肝、胆、脾、胃四穴，纳呆配胰腺、胆穴；胁痛配神门、皮质下；谷丙酶升高者加肝阳、耳尖。针双侧，每次选4～6穴，中等刺激，每日1次。

③梅花针：脊柱两侧轻刺；第4～10胸椎中刺加横刺；上腹部肝胆区中刺，呈三角状，后密刺肝区。用于治疗慢性肝炎肝功能异常伴有肝区疼痛、腹胀、纳呆者。

④耳穴按压：取神门、肝、胆、脾等穴，腹胀加大肠、三焦、皮质下；乏力加神门；胁痛加交感、胃。用王不留行籽贴压，两耳交替，每周2～3次，5次1疗程。

⑤穴位注射：体穴取足三里、阳陵泉、每穴注入0.5～1mL蒸馏水，交替使用。第一周每日1次，以后隔日1次。耳穴选敏感点，以0.5%的普鲁卡

因，维生素 B$_{12}$ 注射，每次一侧，每次 2 ~ 3 穴，每日 1 次，10 日为 1 疗程。此外，还可参考针灸疗法取穴，选用丹参注射液、川芎嗪注射液、维生素 B$_{12}$ 或干扰素等进行穴位注射。每日或隔日 1 次。用治慢性乙型肝炎。

⑥埋线：取右侧三阴交、期门穴，以 2% 普鲁卡因 1mL 注入穴位，深约 1cm，将缝皮针从穴位下方进针，上方出针，深约 1cm，长 1 ~ 1.5cm，两端线头稍稍缩入皮内，以隐隐可见为度，覆盖纱布，胶布固定。术后 3 日严禁水入针孔。

⑦埋耳针：肝郁脾虚取肝、脾、胃、肝炎点、大肠穴；肝肾阴虚取肝、肾、皮质下、神门穴；气滞血瘀取交感、内分泌、脾、肝、三焦穴；寒湿困脾取肝、脾、热穴、肝阳、大肠穴，每次取穴 4 ~ 5 个，常规消毒耳部皮肤，用镊子夹好撳针，快速刺入，胶布固定，留针 7 天，早晚轻压撳针 1 次，每穴 1 ~ 2 下。埋针 4 次为 1 疗程，间隔 5 ~ 7 天。适用于肝功能异常者。

⑧拔罐：取大椎、肝俞、脾俞和至阳、期门、胆俞两组穴，用刺络拔罐法，两组穴交替使用，每日 1 次，每次 1 组。

（三）西医治疗

慢性乙型肝炎病程较长，肝脏存在不同程度的病理损害，病情有急有缓，症状有轻有重，治疗的药物与方法虽种类繁多，但均不够理想。目前认为慢性乙型肝炎的发病与血液和肝组织中乙型肝炎病毒持续存在并不断复制、机体免疫病理反应和进行性肝脏炎症造成肝损伤密切相关，故治疗上采取消除病毒、调节免疫机制和抗肝坏死、保护肝细胞等综合治疗措施。

慢性乙型肝炎治疗的总体目标是最大限度地长期抑制或消除 HBV，减轻肝细胞炎症坏死及肝纤维化，延缓和阻止疾病进展，减少肝脏失代偿、肝硬化、HCC 及其并发症的发生，从而使患者改善生活质量和延长存活时间。

慢性乙型肝炎的治疗主要包括抗病毒、免疫调节、抗炎和抗氧化、抗纤维化和对症治疗，其中抗病毒治疗是关键，只要有适应证且条件允许，就应进行规范的抗病毒治疗。

抗病毒治疗的一般适应证包括：① HBV - DNA ≥ 104 拷贝/毫升；②ALT≥2XULN，如用干扰素治疗，ALT 应≤10XULN，血清总胆红素应 <2XULN；③ALT <2XULN，但肝组织学显示 Knodell HAL≥4，或≥G2 炎症坏死，或≥S2 纤维化。

对达不到上述治疗标准但有以下情形之一者，应考虑给予抗病毒治疗。

①动态观察发现持续 HBV – DNA 阳性，且 ALT 大于正常上限，也应考虑抗病毒治疗。②动态观察发现 ALT 水平较前增加，或有疾病进展的证据（如脾脏增大）者，建议行肝组织学检查，必要时给予抗病毒治疗。③对 ALT 持续正常但年龄较大者（＞40 岁），应密切随访，最好进行肝活检。如果肝组织学显示 Knodell HAI ＞4，或≥G2 炎症坏死，或≥S2 纤维化，应积极给予抗病毒治疗。

在开始治疗前应排除由药物、酒精或其他因素所致的 ALT 升高，也应排除应用降酶药物后 ALT 暂时性正常。在一些特殊病例，如肝硬化或服用联苯结构衍生物类药物者，其 AST 水平可高于 ALT，此时可将 AST 水平作为主要指标。

1. 干扰素治疗

我国已批准普通干扰素 – α（2a，2b 和 1b）和聚乙二醇化干扰素 – α（2a 和 2b）用于治疗慢性乙型肝炎。有下列因素者常可取得较好的疗效：①治疗前 ALT 水平较高；②HBV – DNA ＜2×10^8 拷贝/毫升（＜4×10^7 拷贝/毫升）；③女性；④病程短；⑤非母婴传播；⑥肝组织炎症坏死较重，肝脏纤维化程度轻；⑦对治疗的依从性好；⑧无 HcV、HDV 或 HIV 合并感染者；⑨HBV 基因 A 型或 B 型；⑩治疗 12 周或 24 周时，血清 HBV – DNA 不能检出。其中，治疗前 ALT、HBV – DNA 水平和 HBV 基因型，是预测疗效的重要因素。

治疗前应检查：①生化学指标，包括 ALT、AST、胆红素、白蛋白及肾功能；②血常规、尿常规、血糖及甲状腺功能；③病毒学标志，包括 HBsAg、HBeAg、抗 – HBe 和 HBV – DNA 的基线状态或水平；④对于中年以上患者，应做心电图检查并测血压；⑤排除自身免疫性疾病；⑥尿人绒毛膜促性腺激素（HCG）检测以排除妊娠。

治疗过程中应检查：①开始治疗后的第 1 个月，应每 1~2 周检查 1 次血常规，以后每月检查 1 次，直至治疗结束。②生化学指标的检测包括 ALT、AST 等，治疗开始后每月 1 次，连续 3 次，以后随病情改善可每 3 个月 1 次。③病毒学标志的检测可在治疗开始后每 3 个月测一次 HBsAg、HBeAg、抗 – HBe 和 HBV – DNA。④其他检查可每 3 个月测 1 次甲状腺功能、血糖和尿常规等指标。如治疗前就已存在甲状腺功能异常或已患糖尿病者，应先用药物控制甲状腺功能或糖尿病，然后再开始干扰素治疗，同时应每月检查甲状腺功能和血糖水平。⑤应定期评估精神状态,对出现明显抑郁症和有自杀倾向的患者,应立即停药并密切监护。

干扰素的主要不良反应包括以下几点。

①流感样症候群,表现为发热、寒战、头痛、肌肉酸痛和乏力等,可在睡前注射 IFN - α,或在注射干扰素同时服用解热镇痛药,以减轻流感样症状。随着疗程的进展,此类症状可逐渐减轻或消失。

②一过性骨髓抑制主要表现为外周血白细胞(中性粒细胞)和血小板减少。如中性粒细胞绝对计数 $\leqslant 1.0 \times 10^9/L$ 和(或)血小板 $< 50 \times 10^9/L$,应降低 IFN - α 剂量。1~2 周后复查,如恢复,则逐渐增加至原量;如中性粒细胞绝对计数 $\leqslant 0.75 \times 10^9/L$ 和(或)血小板 $< 30 \times 10^9/L$,则应停药;对中性粒细胞明显降低者,可试用粒细胞集落刺激因子(G - CSF)或粒细胞巨噬细胞集落刺激因子(GM - CSF)治疗;血小板下降者可试用白细胞介素 II 治疗。

③精神异常可表现为抑郁、妄想、重度焦虑等精神病症状。因此,使用干扰素前应评估患者的精神状况,治疗过程中也应密切观察。抗抑郁药可缓解此类不良反应,但对症状严重者,应及时停用 IFN - α,必要时同神经精神科医师共同诊治。

干扰素治疗的绝对禁忌证包括:妊娠、精神病史(如严重抑郁症)、未能控制的癫痫、未戒断的酗酒/吸毒者、未经控制的自身免疫性疾病、失代偿期肝硬化、有症状的心脏病、治疗前中性粒细胞计数 $< 1.0 \times 10^9/L$ 和(或)血小板计数 $< 50 \times 10^9/L$。

干扰素治疗的相对禁忌证包括:甲状腺疾病、视网膜病、银屑病、既往抑郁症史、未控制的糖尿病、高血压、总胆红素 $> 51 \mu mol/L$(特别是以间接胆红素为主者。)

2. 核苷酸类似物治疗

慢性 HBV 携带者和非活动性 HBsAg 携带者,慢性 HBV 携带者暂时不需抗病毒治疗。但应每 3~6 个月进行生化学、病毒学、甲胎蛋白和影像学检查,若出现 ALT≥2XULN,且同时 HBV - DNA 阳性,可用 IFN - d 或核苷酸类似物治疗。对年龄 >40 岁,特别是男性或有 HCC 家族史者,即使 ALT 正常或轻度升高,也强烈建议做肝组织学检查;如肝脏病变不明显,可暂不进行治疗;如肝组织学显示 KnodellHAL≥4,或 ≥G2 者,建议开始抗病毒治疗。

非活动性 HBsAg 携带者一般不需抗病毒治疗，但应每 3～6 个月进行一次生化、HBV－DNA、AFP 及肝脏超声显像检查。

HBeAg 阳性的慢性乙型肝炎患者，对于 HBV－DNA 定量 ≥1×10^5 拷贝/毫升、ALT 水平 ≥2XULN 者，或 ALT < 2XULN，但肝组织学显示 Knodell HAI≥4 或 ≥G2 炎症坏死者，应进行抗病毒治疗。对 HBV－DNA 阳性但低于 1×10^5 拷贝/毫升者，经监测 3 个月，HBV－DNA 仍未转阴，且 ALT 异常者，也应给予抗病毒治疗。可根据患者的具体情况及意愿，选用 IFN－α（ALT 水平应 <10XULN，TB <3mg/L）或核苷（酸）类似物治疗。

普通 IFN－α－5MU（可根据患者的耐受情况适当调整剂量），每周 3 次或隔日 1 次，皮下或肌内注射，一般疗程为 6 个月。如有应答，为提高疗效可延长疗程至 1 年或更长。应注意剂量及疗程的个体化，如治疗 6 个月仍无应答，可改用其他抗病毒药物。

聚乙二醇 IFN－α－2b 135～180μg，每周 1 次，皮下注射，疗程 1 年。具体剂量和疗程可根据患者耐受性等因素进行调整。免疫调节治疗有望成为治疗慢性乙型肝炎的重要手段，但目前尚缺乏疗效确切的乙型肝炎特异性免疫疗法。胸腺肽 α1，能够增强机体非特异性免疫功能，不良反应小，耐受性良好，对于有适合抗病毒治疗的适应证，但不能耐受或不愿接受干扰素或核苷（酸）类似物治疗的患者，如有条件可用胸腺肽 α1，1.6mg，每周 2 次，皮下注射，疗程 6 个月。胸腺肽 α1 联合核苷酸类似物治疗慢性乙型肝炎的疗效尚需大样本随机对照临床研究验证。

3. 其他抗病毒药物及中药治疗

苦参素（氧化苦参碱）系我国学者从中药苦豆子中提取的，已制成静脉内和肌肉注射剂及口服制剂。我国的临床研究表明，该药能改善肝脏生化指标，并有一定的抗－HBV 作用。但其抗－HBV 的确切疗效尚需通过设计严谨的大样本、多中心、随机对照临床试验加以验证。

4. 抗炎、抗氧化和保肝治疗

肝脏炎症坏死及所致的肝纤维化是疾病进展的主要病理学基础，因此，如能有效抑制肝组织炎症，就有可能减少肝细胞破坏和延缓肝纤维化的发展。干扰素及核苷酸类似物能通过抑制 HBV－DNA 复制，从而有效减轻肝组织炎症和纤维化。甘草酸制剂、水飞蓟素制剂以及多不饱和卵磷脂制剂的活性成分比较明确，有不同程度的抗炎、抗氧化、保护肝细胞膜及细胞器等作用，临床应用这些制剂可改善肝脏生化学指标。实验研究显示，双环醇及联苯双酯等也可预防和减轻干细胞损害，临床应用可有效降低血清转氨酶，特别是ALT水平。

抗炎保肝治疗只是综合治疗的一部分，并不能取代抗病毒治疗。对于ALT明显升高或肝组织有明显炎症坏死者，在抗病毒治疗的基础上可适当选用抗炎保肝药物。不宜同时应用多种抗炎保肝药物，以免加重肝脏负担及因药物间相互作用而引起不良反应。

5. 抗纤维化治疗

有研究表明，经 IFN－α 或核苷酸类似物抗病毒治疗后，肝组织病理检查可见纤维化、甚至肝硬化均有所减轻，因此，抗病毒治疗是抗纤维化治疗的基础。根据中医学理论和临床经验，肝纤维化和肝硬化属正虚血瘀证范畴，因此，对慢性乙型肝炎肝纤维化及早期肝硬化的治疗，多以益气养阴、活血化瘀为主，兼以养血柔肝或滋补肝肾。据报道，国内多家单位所拟定的多个抗肝纤维化中药方剂均有一定疗效。

我国成人表面抗原（HBsAg）携带率仍较高（7.18%），慢性乙肝病毒治疗仍是我国医者面临的重要课题。在慢性乙肝抗病毒治疗的长期过程中，可能出现抗病毒治疗应答不佳、耐药、复发等多种情况。随着核苷类药物（NA）在我国的长期应用，经治患者（包括应答不佳、耐药和经治复发患者）成为一个庞大的人群，值得关注。

经治患者的治疗相对复杂，因为在前期 NA 治疗中已经筛选出药物相关变异，故可迅速出现耐药。耐药的发生可显著降低患者从抗病毒治疗中的获益程度。

对应答不佳和耐药患者，等待会增加耐药菌产生的机会，为避免延误，必须及时给予干预。选择单药序贯治疗可能诱发新的耐药出现，应选择与初治 NA 无交叉耐药的药物联合治疗。对拉米夫定、替比夫定或恩替卡韦应答不佳的患者，联合应用阿德福韦酯能获得良好的抗病毒疗效，且耐药发生率低，是应答不佳患者后续治疗的重要策略。

（四）中医专方选介

1. 肝舒汤

当归、白芍、郁金、丹参、枸杞子、金钱草各 15～30g，茯苓、白术各10～15g，板蓝根 20～30g，黄芪 15～100g。本方疏肝理气，清热活血。适用于慢性乙型肝炎。每日 1 剂，水煎，分 2 次服。每月服 25～28 剂，3 个月为 1 个疗程。痊愈后停服汤剂，将上方研末装"0"号胶囊，服用 3～6 个月，每次 8 粒，每日 3 次。治疗 243 例，痊愈 90 例，好转 129 例，无效 24 例，总有效率 90%。[王新民，等．肝舒汤治疗慢性乙型肝炎临床观察．实用中医内科杂志．1994，8（1）：14]

2. 疏肝健脾汤

黄芪、茯苓各 20g，薏苡仁 30g，白术 12g，柴胡 9g，木香 6g，当归、五味子、党参、白芍、虎杖各 15g，白花蛇舌草 18g，甘草 10g。本方疏肝健脾，扶正祛邪。适用于慢性乙型肝炎。有黄疸者加茵陈 20g，栀子 10g；肝脾肿大者加穿山甲 9g，泽兰 10g；肝区疼痛者重用白芍，加延胡索 10g；食欲不振者加鸡内金 9g，麦芽 30g；腹胀者加枳壳；腰膝酸软者加怀牛膝 20g，女贞子 15g；恶心厌油者加半夏 9g。每日 1 剂，早晚各煎服 1 次。治疗 69 例中，临床治愈 28 例，显效 23 例，有效 13 例，无效 5 例，总有效率 92.8%。[秦春红，等．疏肝健脾法治疗慢性乙型肝炎 69 例疗效观察．新中医．1995，（4）：47]

3. 疏肝理血汤

柴胡、甘草各 10g，赤芍、郁金、丹参、白术各 20g，枳壳 15g，黄芪 30g。本方疏肝理气，益气健脾。适用于慢性乙型肝炎。兼黄疸者加茵陈、金钱草、大黄；口干口苦加黄连、沙参、天花粉；胁肋胀痛加元胡、木瓜；恶心呕吐选加半夏、竹茹、代赭石、紫苏、陈皮；纳呆胸闷选加砂仁、草蔻、香橼、苍术；厌油恶心加山楂、鸡内金、泽泻；腹胀选加木香、厚朴、草蔻、大腹皮；五心烦热选用女贞子、丹皮、地骨皮、银柴胡；自汗盗汗选加龙骨、牡蛎、乌梅、浮小麦、麻黄根；肝脾肿大选加川芎、地鳖虫、山甲、三七、土贝母、三棱、莪术、月季花；ALT 增高选加紫草、公英，或冲服五味子散剂；抗原阳性加虎杖、白花蛇舌草、紫草、丹皮、蚤休、夏枯草、山豆根；e 抗原阳性重用紫草、丹皮、女贞子；虚甚者选用人参、党参、西洋参、仙灵脾、巴戟天等。水煎服，每日 1 剂。治疗 98 例，痊愈 53 例，显效 30 例，有效 12 例，无效 3 例，总有效率 97%。[薄利民．疏肝理血汤治疗慢性乙型肝炎 98 例．陕西中医．1995，16（7）：290]

4. 祛湿解毒汤

茵陈、虎杖、猪苓各 15g，黄芪、茯苓、板蓝根、山豆根、连翘各 10g，苍术 6g，柴胡 5g，干姜 3g，丹参 20g。本方健脾利湿，清热解毒，活血化瘀。适用于慢性乙型肝炎。肝区痛加枸杞、白芍；腹胀加陈皮、枳壳；胃痛加木香；腰痛加熟地黄、枸杞；阴虚者去苍术、干姜、猪苓，加沙参、麦冬、生地黄。水煎服，每日 1 剂。治疗 65 例，基本治愈 22 例，好转 28 例，无效 15 例，总有效率 76.9%。［易章俊. 祛湿解毒汤治疗慢性乙型肝炎 65 例. 湖北中医杂志. 1995，17（1）：22］

5. 养阴化瘀解毒汤

南沙参、黄精、石斛、赤芍、白芍、虎杖各 15g，枸杞子、丹皮、麦冬各 12g，生山楂 30g。本方养阴、化瘀、解毒。适用于慢性乙型肝炎。黄疸、苔黄腻者去枸杞子、山楂、黄精，加茵陈、郁金、山栀；纳差、腹胀、便溏者加茯苓、薏苡仁、炒扁豆；肝痛者加香橼、元胡、川楝子；齿鼻衄者加白茅根；瘀血症状明显者加丹参、当归尾、炙鳖甲、炒鸡内金；抗原持续阳性者加黄芩、夏枯草、木贼草、柴胡。水煎，每日 1 剂，分 2 次温服。治疗 60 例，显效 14 例，好转 32 例，无效 14 例，总有效率 76.7%。［庄克莹. 养阴化瘀解毒法治疗慢性乙型肝炎 60 例. 陕西中医. 1994，15（1）：9］

6. 乙肝泰汤

仙灵脾 15g，仙茅 10g，板蓝根 20g，山豆根 12g，茵陈 12g，炙甘草 6g。本方温肾助阳，清热解毒。适用于病毒性乙型肝炎。肝郁脾虚加柴胡 9g，怀山药 5g，麦、谷芽各 30g；肝肾阴虚加生地黄 24g，枸杞 12g；湿热缠绵者板蓝根用至 30g，茵陈用至 30g，再加土茯苓 12g。水煎服，每日 1 剂。另配维生素 C 0.2g，酵母片 0.9g，每日 3 次，治疗 3~6 个月为 1 个疗程。治疗 35 例，基本治愈 12 例，好转 16 例，无效 7 例。本方对肝郁脾虚型和肝肾阴虚型的肝炎效果较好，总有效率 80%。HBsAg 阴转率 71.4%。［王怀芝，等. 乙肝泰汤对 HBsAg 阴转的疗效观察. 福建中医药. 1994，25（5）：19］

7. 乙肝拮抗丸

黄芪、何首乌、知母、仙灵脾、丹参、赤芍、郁金、桃仁、白英、胡黄连、山豆根、蚤休、白花蛇舌草、虎杖、大黄、土茯苓、茵陈、猪苓、厚朴、山楂、生麦芽各 200g，党参、葛根、女贞子、木通、半枝莲、当归、桑寄生、丹皮、茯苓、藿香、白茅根、鸡内金各 150g，枸杞子、生地黄、连翘、贯众、板蓝根、生薏苡仁、苦参、柴胡、地榆、黄芩、甘草各 100g。本方清热利湿，解毒活血，扶正祛邪。适用于慢性乙型肝炎。诸药烘干共研细末，制成水丸或蜜丸备用。每次 10g，每日 2 次，用大枣煎汤送服。患者在服用本药期间，应停用一切其他中西药品。一般治疗 3 个月为 1 个疗程，以治疗 1～2 个疗程为宜。治疗 42 例，基本治愈 19 例，占 45%；显效 10 例，占 23.8%；有效 7 例，占 16.7%；无效 6 例，占 14.3%。总有效率为 87.6%。[唐光钰. 乙肝拮抗丸治疗慢性乙型肝炎 42 例. 实用中医内科杂志. 1995，9（3）总：127]

8. 黄贯虎金汤

黄芪、山楂、蒲公英各 30g，丹参、党参各 20g，当归、白术各 15g，贯众、柴胡各 10g，虎杖 25g，生大黄 6～10g（后下），郁金 12g，三七末 3g（分冲），蜂房、炙甘草各 6g。本方疏肝清毒，实脾保肝，活血化瘀。适用于慢性乙型肝炎。水煎服，每日 1 剂，3 个月为 1 疗程，停用其他药物。治疗 113 例，结果：痊愈 57 例，显效 45 例，无效 11 例，总有效率 90.3%。[晋中恒. 黄贯虎金汤治疗慢性乙型肝炎 113 例. 新中医. 1999，31（9）：41]

9. 黄芪愈肝汤

生黄芪 45～90g，淫羊藿 10～30g，板蓝根、虎杖、夏枯草、丹参、赤芍各 30g。黄疸加茵陈、郁金；胁痛甚加元胡、川楝子；齿鼻衄加白茅根、茜草、生地黄；阴虚甚者淫羊藿减量，加鳖甲、白芍、旱莲草、女贞子。本方活血解毒，益气强身，可增强机体免疫功能。适用于慢性乙型肝炎。水煎服，每日 1 剂，3 个月为 1 疗程。治疗 100 例，治愈 81 例，有效 12 例，无效 7 例，总有效率 93%。[郜德圣，等. 黄芪愈肝汤治疗慢性乙型肝炎 100 例观察. 实用中医药杂志. 1999，15（9）：8]

10. 乙肝解毒丸

虎杖 20g，栀子 10g，郁金 10g，茵陈 20g，蒲公英 15g，板蓝根 15g，连翘 20g，白花蛇舌草 20g，龙胆草 12g，蜂房 10g，紫草 10g，生薏苡仁 15g，丹参 15g，黄芪 15g，甘草 3g。本方清热解毒，健脾化湿，活血消瘀。适用于慢性乙型肝炎。按上方比例加大 100 倍，粉碎为细末，炼蜜为丸，每丸含生药 6g。每日 3 次（儿童每日 2 次），每次 1 丸，温开水送服，2 个月为 1 个疗程，需连用 3 个疗程。治疗 430 例，近期治愈 267 例，显效 70 例，好转 54 例，无效 39 例，总有效率 90.94%。[朱传伟，等. 乙肝解毒丸治疗慢性乙型肝炎 430 例. 山东中医. 1998，17（10）：440]

11. 乙肝康泰散

生黄芪 30g，炒白术 15g，茯苓 20g，丹参 15g，赤芍 15g，泽兰 15g，白花蛇舌草 30g，柴胡 10g，当归 10g，甘草 6g。本方清热利湿，益气养阴，解毒化瘀，调肝理脾。适用于慢性乙型肝炎。将药物碾碎，过 100 目筛，每包 9g，每次 1 包，每日 3 次，饭后冲服。3 个月为 1 疗程，服用乙肝康泰散期间停用其他治疗药物。治疗 68 例，临床基本治愈 15 例，显效 28 例，好转 16 例，无效 9 例，总有效率为 86.77%。［刘冠军，等．乙肝康泰散治疗慢性乙型肝炎 68 例．山西中医．1998，14（2）：14］

12. 六芍白虎汤

六月雪 30g，赤芍 15g，白花蛇舌草 30g，虎杖 15g，败酱草 15g，蒲公英 15g。脾胃虚弱，症见乏力，便溏者加黄芪、白术；伴有黄疸者加茵陈。本方疏肝活血，清化湿毒。适用于慢性乙型肝炎。水煎，每日 1 次，2 次分服。2 个月为 1 疗程。治疗 120 例，临床治愈 45 例，好转 67 例，无效 8 例，总有效率 93.3%。［胡晓峰．六芍白虎汤治疗慢性乙型肝炎 120 例．山西中医．1998，14（6）：10］

13. 愈肝汤

黄芪 15～60g，柴胡 9～15g，怀山药 15～30g，大黄 6～10g，山豆根 6～15g，板蓝根 15～40g，丹参 30～50g，赤芍 30～60g，仙灵脾 10～15g，鸡内金 10～15g，青皮 10～15g，土茯苓 20～50g，乌梅 10～15g。本方清热解毒，理气活血，健脾益气，扶正祛邪。适用于慢性活动性乙型肝炎，水煎服，每日 1 剂。治疗 100 例，治愈 75 例，好转 18 例，无效 7 例，总有效率 93%。［陈新元．愈肝汤治疗慢性活动性乙型肝炎 100 例．湖南中医杂志．1998，14（2）：45］

14. 龙刚汤

党参、白术、白芍、黄芪各 20g，黄精、阿胶、砂仁、青黛各 10g，蚤休、虎杖各 30g。本方补肝健脾，清热解毒。适用乙型肝炎之肝脾两虚者。水煎服，每日 1 剂，1 个月为 1 个疗程，可连用 1～3 个疗程。治疗 100 例，基本治愈 98 例，无效 2 例，总有效率 98%。［张云龙．龙刚汤治疗乙型肝炎 100 例．陕西中医．1998，19（3）：98］

15. 自拟乙肝汤

肉桂 2～3g（冲），茯苓 10g，苍术 10g，白术 10g，泽泻 10g，绵茵陈 20g，车前子 15g（包），柴胡 10g，赤芍 10g，白芍 10g，厚朴 10g，丹参 10g，五味子 10g，甘草 3g。本方温补脾肾，扶正燥湿，疏肝解郁，活血化瘀。适用于乙型病毒性肝炎。水煎服，每日 1 剂。治疗 124 例，总有效率 95%。［傅东海．自拟乙肝汤治疗病毒性乙型肝炎 124 例．福建中医药．2000，1（31）：31］

第四节　丙型肝炎

丙型肝炎是指感染丙型肝炎病毒（HCV）所引起的以肝脏损害为主的全身性传染病，是病毒性肝炎之一。

相比较于乙型肝炎，我们对于丙型肝炎（丙肝）的认识时间更晚。丙型肝炎曾经被称为经血液传播的"非甲非乙型肝炎"，经过近 20 年的艰苦探索，科学家终于在 1989 年发现了"丙型肝炎病毒"（HCV）。

丙型肝炎在我国曾经主要经输血或血液制品传播，其慢性化率高，如不经有效治疗可导致肝硬化和肝细胞癌（HCC）。本病症状一般较轻，无黄疸型较为常见，无症状隐性感染患者估计更多。丙型肝炎的临床表现与乙型肝炎相似，常见乏力、厌油腻、腹痛、尿色深或肝大等。

HCV 感染易导致慢性肝炎，其转为慢性的发生率比 HBV 更高，至少 40% ~ 50% 的病人转为慢性，最后发展为肝硬化或肝癌。按其不同的病理阶段和主要临床表现，多可归入中医"胁痛""郁证"范畴。

一、临床诊断

（一）辨病诊断

1. 症状与体征

（1）急性丙型病毒性肝炎：输血后丙型肝炎的潜伏期约为 2 ~ 26 周，平均 7 周。潜伏期的长短与输入血量，即输入的病毒量有关。非输血后散发性病例的潜伏期尚待确定。

与甲型肝炎和乙型肝炎比较，急性丙型肝炎无黄疸型占绝大多数，病起时甚少发热，全身症状和消化道症状亦较少出现，有典型急性肝炎发病和临床经过的只占少数，多数表现为轻型肝炎或无任何症状。

（2）慢性丙型病毒性肝炎：多由急性丙型肝炎演变而来，慢性化率一般为 40% ~ 50% 或更高。慢性丙型肝炎分慢性迁延性和慢性活动性两种类型。慢性丙型肝炎的临床症状与体征不甚显著，单项 ALT 增高为唯一异常现象的为数甚多，因此，根据临床资料来区分慢性迁延性或慢性活动性丙型肝炎是比较困难的，常需进行肝穿刺做病理检查才能确诊。

2. 实验室检查

多为 ALT 异常，慢性者可有絮状反应及浊度试验异常、球蛋白增高等。

血清抗 – HCV 阳性。急性丙型肝炎常在发病一个月内获得阳性结果，亦有部分病例抗 – HCV 出现较迟。早期特异性诊断需做血清 HCV – RNA 的 PCR 测定。ALT 多是轻度或中度升高，抗 – HCV 和 HCV – RNA 阳性。HCV – RNA 常在 ALT 恢复正常前转阴，但也有 ALT 恢复正常而 HCV – RNA 持续阴性者。

HCV 一过性感染的病例，ALT 多在病程 3 个月内恢复正常，其时抗 – HCV 效价达峰值，以后逐步下降，至 1 年时转为阴性或弱阳性。如果急性丙型肝炎发生慢性化，不仅 ALT 反复波动，抗 – HCV 亦持续阳性。

（二）辨证诊断

丙型肝炎有急性、慢性之分，急性丙型肝炎亦有"黄疸型"与"无黄疸型"之别。与甲型肝炎和乙型肝炎相比，本病无黄疸型占绝大部分。根据临床表现多归属于中医"胁痛""郁证"范畴，辨证诊断与乙型肝炎大致相同。

1. 肝气郁结型

（1）临床表现：胁痛以胀痛为主，走窜不定，胁痛每因情志波动而变化，胸闷气短，纳差，嗳气。舌淡红，苔薄白，脉弦。

（2）辨证要点：胁胀痛走窜，随情志波动而变化。舌淡红，苔薄白，脉弦。

2. 肝胆湿热型

（1）临床表现：胁痛口苦，胸闷纳呆，恶心呕吐，或身黄、目黄、小便黄。舌红，苔薄黄腻，脉弦滑数。

（2）辨证要点：胁痛口苦，纳呆恶心。舌红，苔黄腻，脉弦滑数。

3. 痰瘀胶着型

（1）临床表现：形体肥胖，胁肋刺痛，痛有定时并有坠胀感，身体困重，恶心痰多，口淡不渴或渴不欲饮。舌暗有瘀点，边有齿痕，苔白腻或黄腻，脉沉涩。

（2）辨证要点：胁肋刺痛有坠胀感，胸脘胀满，恶心痰多。舌暗有瘀点及齿痕，苔腻，脉沉涩。

4. 肝郁脾虚型

（1）临床表现：胁肋胀满疼痛，胸闷善太息，精神抑郁或性情急躁，纳食减退，口淡乏味，脘痞腹胀，四肢倦怠，面色萎黄，少气懒言，大便溏泻，肠鸣矢气。舌淡红，苔白腻，脉沉弦或弦细。

（2）辨证要点：胸闷善太息，脘痞腹胀，少气懒言。舌淡苔白，脉沉弦。

5. 心脾两虚型

（1）临床表现：精神抑郁，情绪不宁，多思善虑，少寐健忘，面色不华，头晕神疲，食欲不振。舌淡苔薄，脉细弱。

（2）辨证要点：少寐健忘，面色不华，头晕神疲。舌淡苔薄，脉细弱。

6. 肝阴不足型

（1）临床表现：胁肋隐痛，悠悠不休，遇劳加重，口干咽燥，心中烦热，头晕目眩。舌红少苔，脉细弦或数。

（2）辨证要点：胁肋隐痛不休，口干咽燥，头晕目眩。舌红少苔，脉细弦或数。

二、鉴别诊断

1. 急性丙型肝炎鉴别诊断可参考"甲型肝炎""急性乙型肝炎"有关章节。

2. 慢性丙型肝炎鉴别诊断可参考"慢性乙型肝炎"有关章节。

3. 重型丙型肝炎鉴别诊断可参考"重型肝炎"有关章节。

三、治疗

（一）提高临床疗效的思路提示

丙型肝炎病因病机、临床表现与甲型肝炎、乙型肝炎大致相同。唯其发病更加隐匿，更易慢性化，究其根本，乃是湿邪较重，缠绵难祛。故其治疗应着重在祛湿上下功夫。祛邪除湿，一主健脾，二重芳化，三宜渗利。脾胃乃后天之本，气血生化之源，主运化水谷及水湿。脾胃功能强健，则水湿得以运化而不停滞，邪无内援，自当退却；芳香之品，性味辛燥，与湿性相反，在健脾的基础上，加以芳香化湿，则湿邪化气蒸腾，云消雾散；湿为阴邪，其性重着趋下，在健脾芳化之时，适时配以淡渗清利之品，使湿从小便而下，邪自除矣。

丙型肝炎的特点为湿邪重着黏腻，常由湿致痰、由滞成瘀，痰瘀胶结则变证丛生，如此则病程日久，缠绵难愈。治疗时要紧紧抓住化痰散结这一大法，以有利于祛除胶结凝滞的痰瘀。痰滞得通，则瘀热易清，病趋向愈。脾为生痰之源，亦为抑痰之枢。脾主运化，又易被痰湿所困，故健脾、治痰是治疗痰瘀胶结的有效方法。研究资料表明，通过健脾燥湿、化痰降浊，可以调整肝脏脂质代谢，降低血中脂质的含量，从而间接起到了活血化瘀的作用。当然，在健脾、治痰的同时，亦应适当配合活血化瘀之品。

其他有关诸如清热化湿、活血化瘀、顾护脾胃等要素的论述，请参阅"甲型肝炎""乙型肝炎"有关章节。

（二）中医治疗

1. 内治法

（1）肝气郁结型

治法：疏肝理气。

方药：柴胡疏肝散化裁。

柴胡、枳壳、川芎、香附各10g，茯苓、白芍、白术、虎杖各15g，板蓝根30g，甘草6g。

胁痛重者，酌加青皮、川楝子、郁金；若气郁化火，证见胁肋掣痛，心烦急躁，口干口苦，溺黄便秘等，可去川芎，加丹皮、栀子、黄连、川楝子、元胡等；若气郁化火伤阴，证见胁肋隐痛，心烦头晕等，可去川芎，加当归、何首乌、枸杞子、丹皮、栀子、菊花等；若肝气横逆，脾运失常，证见胁痛肠鸣腹泻者，可加薏苡仁、山药、泽泻等；若胃失和降，证见恶心呕吐者，可加陈皮、半夏、藿香、砂仁、生姜等。

（2）肝胆湿热型

治法：清热利湿，疏肝利胆。

方药：龙胆泻肝汤化裁。

龙胆草、黄芩、半夏各9g，大青叶30g，栀子、柴胡、川楝子、青皮、泽泻、木通各10g，车前子15g，郁金12g。

若发热、黄疸者，加茵陈、黄柏；若热盛伤津，大便秘结，腹部胀满者，加大黄、芒硝。

（3）痰瘀胶着型

治法：化痰除湿，祛瘀散结。

方药：涤痰汤合活络效灵丹化裁。

陈皮、半夏、胆星、当归、川芎、枳壳各10g，竹茹、桃仁、红花各12g，茯苓、丹参各15g, 乳香、没药各8g, 甘草6g。

胁痛明显者, 加元胡、川楝子、山甲、九香虫; 纳呆食减者, 加焦三仙、炒莱菔子; 顽痰难去者加明矾、川贝母适量, 研极细之末, 每次随药吞服0.5g。

(4) 肝郁脾虚型

治法: 疏肝解郁, 健脾和胃。

方药: 逍遥散化裁。

柴胡、郁金、当归、陈皮各10g, 白芍、茯苓各15g, 白术12g, 制香附、薄荷、甘草各6g。

胁痛明显者, 加川楝子、元胡, 并加大白芍用量; 纳呆脘痞明显者, 加炒枳壳、白蔻; 腹胀甚者, 加草蔻、厚朴、炒莱菔子、大腹皮; 腹泻重者, 加葛根、川黄连、木香。

(5) 心脾两虚型

治法: 健脾养心, 益气补血。

方药: 归脾汤化裁。

党参、白术、茯苓、龙眼肉各12g, 黄芪20g, 郁金、当归、酸枣仁、远志、木香、炙甘草各10g。

(6) 肝阴不足型

治法: 养阴柔肝。

方药: 一贯煎化裁。

生地黄、沙参、枸杞子、白芍各15g, 麦冬、川楝子各10g, 当归12g。

心中烦热者, 加炒栀子、酸枣仁、地骨皮; 头晕目眩者, 加黄精、女贞子; 内热口干, 舌绛少津者, 加玄参、石斛。

2. 外治法

(1) 针刺疗法: 取穴至阳、足三里、胆俞、太冲。每日1次, 中度刺激。肝区疼痛甚者, 酌加期门、阳陵泉、丘墟; 转氨酶升高者, 酌加大椎、肝俞、中封、阳陵泉; 肝脾肿大者, 酌加痞根 (第一腰椎棘突下旁开3.5寸。肝脏肿大针右侧, 脾脏肿大针左侧)、肝俞、脾俞。

(2) 外敷药物: ①苦杏仁、生桃仁、栀子、桑椹各适量, 压成糊状, 与黄黏米和醋调匀, 敷于肚脐处。2天换1次。主治胁痛、痞块。②白芥子、吴茱萸各等份, 共为细末。用时水调如糊, 涂布于章门、京门穴, 干后换药, 1

日数次。主治胁痛。

（3）吹鼻法：公丁香适量，研细末，取少许吹鼻，每日 3 次。主治胁痛。

（4）贴脐法：炒穿山甲末 100g，乳香、没药醇浸液各 70mL。将山甲末喷入乳香、没药醇浸液内，烘干，再研细，再加入鸡矢藤挥发油 0.5mL，冰片少许。每次用 0.2g，食醋调成膏，纱布裹之，敷脐上，5～7 天换药 1 次。主治各类胁痛。

（5）耳穴压豆法：于耳郭相应穴位或痛点中，选胸、枕、神门、皮质下等穴，以王不留行籽置压穴位上，胶布固定，2～4 天换 1 次。

（6）湿敷法：鲜麻菜 1 棵，切碎煎汤，以毛巾或纱布浸药液，趁热湿敷痛处。1 日 3～4 次。每次 20 分钟，药液不可内服。

（三）西医治疗

PEG IFN α－2a（180μg/w）/RBV（1000mg/d），治疗 48 周，这是中国丙肝防治指南推荐的标准治疗方案之一。

研究显示，PEG IPN α－2a/RBV 对基因 2/3 型患者与基因 1 型患者的疗效相当，SVR 率分别为 82.1% 和 82%。

既往 IPN 治疗不佳者 PEG IFN－α－2a/RBV 对既往普通 IFN 治疗复发患者仍可获得较理想疗效。一项含 14 项研究（包括 11 项多中心研究）、3898 例无应答再次治疗患者的荟萃分析［J Hepatol 2009；51（4）：6751 显示，PEG IFN α－2a 方案的 SVR 率显著优于 PEGIFNα—2b 方案（21.2% 对 13.4%，P＝0.029）］，PEGIFN α－2a 方案是既往 IFN 治疗无应答患者获得 SVR 的阳性预测因子。

另一项荟萃分析显示，强化治疗较常规方案可进一步提高普通 IFN 无应答患者的 SVR 率。

特殊类型患者与普通 IFN 相比，PEG IFN α－2a 对透析合并慢性丙肝患者的疗效与安全性更优，SVR 率分别为 48% 对 20%，因不良反应停药患者分别为 0% 对 20%。且该类患者治疗越早，治愈率越高。

对 HIV/HCV 合并感染者，两项研究（APRICOT 和 PRESCO）均采用 PEG IFN α－2a/RBV 方案治疗 48 周，前者的 SVR 率为 29%（基因 1/4 型）和 62%（基因 2/3 型），后者采取应答指导治疗策略优化治疗后，SVR 进一步提高至 36%（基因 1/4 型）和 72%（基因 2/3 型）。

对于丙肝肝硬化患者，2009 年发表的 MIST 研究显示，对纤维化分级为

S0-2、S3-4、S5-6的患者，PEG IFNα-2a方案的SVR率相当，分别为47%、51%和44%，而PEG IFN ct-2b方案的疗效受纤维化程度影响，SVR分别为44%、21%和24%，对中重度纤维化患者的疗效劣于PEG IFNα-2a方案。我国台湾一项前瞻性多中心研究则显示，PEG IFNα-2a对中国丙肝肝硬化和肝痛患者的疗效良好，SVR率分别为64.4%和48.8%。

PEG IFN（a-2a）对肝或肾移植术后丙肝患者疗效较好，且安全性高，患者可耐受。PEG IFNα-2a/RBV对合并血友病的丙肝患者治疗的有效性和安全性也已被一项前瞻性研究证实。

欧洲肝病研究学会2010年会议发表的一项研究显示，与常规剂量相比，强化治疗可提高SVR率并降低复发率。

另有研究显示，丙肝抗病毒治疗还可改善糖代谢、胰岛素抵抗和胰岛细胞功能。

丙肝抗病毒治疗能够有效缓解疾病发展，获得持续病毒学应答（SVR）的患者肝病相关死亡率、肝癌发生率下降。直接抗病毒药物（DAA）上市后，DAA联合SOC的三联疗法使美国丙肝患者SVR率提高至70%。

中国丙肝患者临床特征与国外不同。在中国患者中，与SOC方案治疗应答密切相关的等位基因以有利基因型CC为主（国外多见CT），故二联SOC方案已经达到国外SOC加DAA三联方案的疗效。同时，中国患者最主要的HCV基因型是对SOC方案应答最佳的基因1b型，故中国患者对SOC方案治疗的应答优于国外。

强化治疗的适应人群广泛，对特殊类型的HCV感染者也有良好疗效。研究显示，其可有效治疗肝硬化患者，且与肝纤维化水平无关。PRED-C研究证实其可有效治疗儿童丙肝患者，2011年已获美国食品与药物管理局（FDA）批准，用于儿童丙肝患者的治疗。老年患者对强化治疗的应答率虽低于年轻患者，但SVR率也可达到39%。

常规治疗对HCV/HIV共感染患者的SVR率可达到40%，长程治疗的SVR率更高（PRESCO研究显示常规治疗方案治疗基因1型患者72周时SVR率达59%）。常规治疗（小剂量）方案对透析治疗合并丙肝患者很实用，在预防肝移植后丙肝复发方面有良好的临床效果。

近年来，多种直接抗病毒药物（DAA）的研发，开启了无干扰素抗丙型肝炎病毒（HCV）治疗的新时代。DAA治疗通过抑制HBV复制，可在早期迅速增强HCV特异性免疫。研究首次提出，机体免疫增强是病毒抑制的结果，并不需要外源性干扰素的免疫刺激。

在证实 DAA 治疗能够维持长时间的 SVR 之前，我们还不能说完全不需要 IFN 了。

在我国，DAA 治疗时代也终将来临，我们也会选择它作为战胜丙肝的武器。

但是，由于我国大多数患者的白介素（IL）28B 基因型有利于对 IFN 产生应答，因此，IFN＋RBV 治疗获得的 SVR 率很高。在资源相对匮乏的地区，IFN＋RBV 在今后一段时间里，仍会是主要的丙肝治疗方案。

我国幅员辽阔，有可能在不同地区发现各种 HCV 基因型（均占一定比例）。因此，我们更需要能覆盖多种基因型的 DAA。

IFNa 的副作用是影响其应用的主要原因之一，而新型 IFN lamda 的副作用小，其获得的 SVR 率与 IFNa 相似。因此，未来 IFN lamda 在我国的应用将与欧美国家大不相同。

即使在 DAA 诞生的今天，如果患者有肝纤维化，我们也必须尽快给予 IFN＋RBV 治疗。

自 1922 年起，我国开始在献血员中强制实行丙型肝炎抗体筛查，同时推广安全注射等预防血源传播疾病的措施，人群中丙型肝炎抗体的阳性率由 1992 年的 3.2% 已明显下降至 2006 年的 0.43%。但由于不规范的血液透析，不安全注射等以医源性途径引发的丙型肝炎局部暴发仍时有发生，而且在注射毒品、多性伴者等高危人群中，丙型肝炎的感染率仍很高。

（四）中医专方选介

1. 灵芝茯苓散

新疆梧桐灵芝 50g，茯苓 60g，柴胡、虎杖各 40g，丹参、三棱、白术、肥耳草、铁刺草各 30g，三黄菊 20g。本方疏肝活血，解毒化瘀。适用于丙型肝炎。诸药共研细末，每次 2g，每日 2 次，饭前温开水冲服，1 个月为 1 疗程。治疗 60 例，3 个月治愈 40 例，4 个月治愈 14 例，服药 4 个月减轻者 6 例。有效率 100%。［中医药信息报.第 4 版.1994，4：9］

2. 虎平利肝汤

虎杖、平地木、生白术各 30g，车前子 12g。本方利湿清热，疏肝利胆，扶肝培土。适用于病毒性肝炎之急性黄疸型、无黄疸型、慢性迁延型。水煎服，日 1 剂。治疗 40 例，临床治愈 37 例，好转 2 例，无效 1 例。治愈率

92.5%。［史亦谦，等．虎平利肝汤治疗病毒性肝炎．浙江中医学院学报．1985，9（4）：27］

3. 清热解毒活血汤

田基黄、白花蛇舌草、板蓝根各 30g，虎杖、丹参、赤芍、茵陈各 20g，草河车 15g，大黄、桃仁各 10g，生甘草 6g。肝区疼痛加郁金、川楝子各 10g；泛恶加竹茹 10g；脘腹胀加枳壳 15g；尿黄加金钱草 30g；纳差加焦山楂 15g。本方清热解毒，活血化瘀。适用于病毒性肝炎。水煎服，日 1 剂，早晚分服，15 剂为 1 个疗程。急性肝炎 2～4 个疗程，慢性肝炎 4～6 个疗程。治疗 35 例，治愈 23 例，有效 5 例，无效 7 例，总有效率 80%。［安铡．清热解毒活血利湿治疗肝炎 35 例．中医药研究．1995，（2）：28］

第五节　丁型肝炎

丁型肝炎（HD）是由丁型肝炎病毒（HDV）所引起的一种病毒性肝病。HDV 是一种缺陷 RNA 病毒，必需在有 HBV 感染存在时才能感染人体而致病。乙型肝炎合并丁型肝炎病毒感染时，常使病情加重或慢性化，甚至发展成为暴发性肝炎，其病情比其他类型的病毒性肝炎严重。

乙肝重叠感染 HDV 者，临床表现多为病情反复发作，迁延不愈，病情呈进行性，易发展为肝硬化、肝功能衰竭，常并发上消化道出血，有的病例可出现急性肝炎症状。根据其不同的病理阶段和临床表现可分别归入中医"黄疸""急黄""郁证""胁痛""积聚""鼓胀"等证的范畴。

一、临床诊断

（一）辨病诊断

1. 临床诊断

（1）HDV 感染的临床类型：只有 HBV 感染者才可能发生 HDV 感染，故 HDV 感染的临床表现取决于伴随的 HBV 感染。HBV 感染有一过性感染和持续性感染，发生 HDV 感染时可分为同时感染和重叠感染，于是 HBV 与 HDV 感染后就形成不同的感染状态，由此产生轻重不一、预后不同的各种临床类型。

①同时感染：指机体在原本无 HBV 感染的情况下，同时受到 HBV、HDV 的感染。临床表现和生化异常类似急性 HBV 感染，但发生暴发性肝炎的较

多，高达 5%。此时 HDV 对肝细胞的破坏与 HBV 所引起的机体排斥 HBV 的细胞免疫反应相加，其临床症状比单纯 HBV 感染更为严重。常见转氨酶升高为双相性经过，这可能是 HBV 与 HDV 相继感染的表现。同时感染大多可自行缓解，不发展成为慢性。

②重叠感染：当机体原先有 HBV 感染，再感染 HDV 时则发生重叠感染。如原先系 HBsAg 携带者，则表现为急性发作，病情通常较重，发生暴发性肝炎者达 10%。此时除 HBsAg 阳性外，因 IgM 抗 - HBc、IgM 抗 - HA 阴性，临床易疑为 HBsAg 携带者并发丙型肝炎，故必须借血清做鉴别诊断。重叠感染者大部分（70%）呈持续感染，特别是原先系慢性乙肝患者常因 HBV 与 HDV 持续感染引起双重肝损害而表现为慢性进行性肝病。

③持续感染：指 HBV、HDV 在肝细胞内增殖复制并不断排出病毒超过半年以上。主要来自 HBV 与 HDV 重叠感染，也可来自同时感染。

（2）临床表现

①急性丁型肝炎：系指 HDV 与 HBV 同时感染。因患者原无慢性 HBV 感染，且 HDV 的复制抑制 HBV 的复制，故 HBV 及 HDV 迅速被机体清除，感染自限，呈急性肝炎过程。潜伏期 4 ~ 20 周，临床有乏力、厌食、尿黄、黄疸、腹痛、肝痛及肝肿大。部分患者有双峰型 ALT 增高，两峰相间约 2 ~ 4 周。于前一峰期，可测得 HDAg 阳性；于后一峰期，出现抗 - HD 阳性。急性丁型肝炎转为慢性的机率仅在 5% 以下。

②慢性丁型肝炎：系指在原有慢性 HBV 感染的基础上重叠感染 HDV。重叠感染者往往有一时性 HBsAg 消失，约 70% 的重叠感染者最后变为慢性携带者，抗 - HD - IgM 及 IgG 均升高。HDV 可促使慢性肝炎演变为肝硬化，HDV 如感染于无症状 HBsAg 携带者，可发展为慢性肝病。有人称慢性丁型肝炎为慢性进行性丁型肝炎，肝细胞核中 HDAg 持续阳性，但血清 HDAg 仅一过性出现，抗 - HD - IgM 及 IgG 高滴度并持续下降。一般而言，慢性丁型肝炎，大部分发展为慢性肝炎或慢性肝炎过程中急性加重，甚或发展为重型慢性活动性肝炎、重型肝炎或肝衰竭。

（3）临床诊断：凡遇以下情况，即应疑及丁型肝炎，并做病原学诊断或血清学检测。

①无症状性 HBsAg 携带者，突然发生急性肝炎症状者。

②急性乙型肝炎，呈双相性转氨酶升高者。

③慢性活动性乙型肝炎活动期，但无 HBV 复制依据者。

④慢性乙型肝炎合并重型肝炎者。

2. 病原学诊断

HDV 感染的指征是肝内出现 HDAg。HDV 和 HBV 同时感染后，先在血清中出现 HBsAg，随之产生肝内 HDAg。急性丁肝出现 HDAg 血症，持续时间较短，与肝内 HDAg 表达高峰出现相平行。于起病后 4～60 天血中出现抗－HD，并在慢性感染期中长期保持。抗－HD－IgM 在急性丁型肝炎中短暂存在，而在慢性感染中长期存在。

（1）肝内 HDAg 检测：HDAg 在肝内呈细粒状、小球状或弥散分布，大部分在肝细胞核内，是诊断 HDV 的直接证据。

（2）血清 HDAg 检测：血清中检出 HDAg 是诊断急性 HDV 感染的又一直接证据。HDAg 在血中存在时间较短，一般 3～83 天，平均 21 天。在慢性 HDV 感染中，由于血中高滴度抗－HD 可与实验过程中经解离处理暴露出的 HDAg 结合，而出现假阴性，故一般不易检出。

（3）抗－HD 检测：急性 HDV 感染，血清抗－HD 多在发病后 3～8 周出现，滴度 $<1:100$；慢性 HDV 感染时，血清抗－HD 多呈持续高滴度（$>1:10^4$）。但慢性感染如伴有免疫缺陷，抗－HD 可始终阴性。

（4）抗－HD－IgM 测定：其出现时间几乎与 HDAg 相近，一般持续 2～20 周。急性感染时滴度超过 $1:10^3$ 即为阳性，一般均在 $1:5000$ 以下；慢性感染时可达 $1:10^7$ 以上，且常与高浓度（$1:10^5$ 以上）抗－HD 同时存在。

（5）HDV－RNA 检测：是目前确定 HDV 病毒血症最敏感的方法。由于检测方法操作麻烦、费时、费用高、不敏感，易出现假阳性或假阴性结果，故临床上未能普遍开展。

（二）辨证诊断

可参考"急性乙型肝炎""慢性乙型肝炎"及"重型肝炎"有关章节。

二、鉴别诊断

可参考甲、乙、丙型病毒性肝炎及"重型肝炎"的有关章节。

三、治疗

（一）提高临床疗效的思路提示

可参考甲、乙、丙型病毒性肝炎及"重型肝炎"的有关章节。

（二）中医治疗

可参考"急性乙型肝炎""慢性乙型肝炎"及"重型肝炎"有关章节。

（三）西医治疗

目前对 HDV 感染尚无特异性治疗手段，已证实免疫抑制剂，如强的松、硫唑嘌呤等对 HDV 感染的治疗无效。

干扰素、阿糖腺苷等抑制 HBV 的药物可以试用。特别是应用基因重组干扰素，经临床证实有抑制 HBV – DNA 和 HDV – RNA 的双重作用。但远期疗效不肯定，且停药后容易复发。目前推荐方案为每次肌注 α – IFN（a2b 或 2a）9×10^6U，每周 3 次，或每次 3 ~ 5MU，每日 1 次。疗程在 1 年以上。

磷甲酸盐为病毒 DNA 聚合酶的抑制剂，对 HBV – DNA 聚合酶有抑制作用，但目前治疗病例不多，尚待进一步临床观察。

德国学者于 2011 年报道的一项随机对照临床试验证实，PEG – IFNa2b 单用或联合阿德福韦酯用 48 周，停药观察 24 周时有四分之一的患者可以清除 HDV – RNA，而单用阿德福韦酯者对清除 HDV – RNA 无效。

另外，肝脏移植似乎是一种积极的治疗方法，但由于它不仅受移植技术、术后排异等因素的制约，而且一些接受肝移植术的患者还可以发生移植肝的 HBV 和 HDV 再感染。显然，肝移植不能作为常规治疗手段。

（四）中医专方选介

目前报道治疗丁型肝炎的专方尚不多见。但丁型肝炎往往是合并乙型肝炎的，且丁型肝炎病毒只有在乙型肝炎病毒感染人体时，才能感染致病。故治疗乙型肝炎在某种程度上就是治疗丁型肝炎。故此，专方选介可参考乙型肝炎的有关部分。

第六节　戊型肝炎

戊型病毒性肝炎，简称戊型肝炎。是由戊型肝炎病毒（HEV）引起的急性传染病，是经粪 – 口途径传播的病毒性肝炎。常暴发或流行。20 世纪 80 年代以来，在亚洲、非洲、拉丁美洲约 20 个国家报告有本病流行。我国也于 1986 年在新疆发现有戊型肝炎流行。其临床和流行病学特点与甲型病毒性肝炎相似，但本病黄疸型多见，常见于青壮年，孕妇易感性高，病情较重，经及时治疗，预后较好。

戊型肝炎（已知的第 5 型人类病毒性肝炎）很可能是全球急性肝炎和黄疸最常见的原因。然而，在美国和其他发达国家，戊型肝炎不常见，并且其在导致肝病中的作用尚未得到充分确定。1980 年，该疾病首次被鉴定为"流行性、非甲非乙型肝炎"（一种与甲型肝炎相似的感染性水传疾病，在发展中国家常见，但在其他地区罕见）。3 年后，米哈伊尔·巴拉杨用免疫电子显微镜检查自己的粪便样本（他自己服用感染性物质后预先收集），观察到了戊型肝炎病毒（HEV）。随后有人利用从实验性感染的食蟹猴获取的胆汁样本对该病毒基因组进行了分离和测序。

灵敏的酶联免疫（吸附）测定显示，抗–HEV 抗体在美国和其他发达国家是常见的，几种哺乳动物物种（特别是猪）抗体阳性率高。1997 年，有人辨别出一种猪 HEV 毒株，并将其归类为基因 3 型。

此后不久，有人报告了在美国人中有基因 3 型 HEV 导致的急性肝炎病例。后来欧洲、新西兰和澳大利亚也报告了（急性肝炎）病例。在日本和中国，有人辨别出一种不同的猪 HEV 毒株（基因 4 型）。在过去几年中，发达国家报告的散发性和地方性（在当地获得的）基因 3 型和 4 型 HEV 感染病例（包括急性肝衰竭、慢性肝炎、肝硬化和戊型肝炎导致的终末期肝病病例）越来越多。根据其特有的临床表现，戊型肝炎归属于中医"黄疸""瘟黄"的范畴。

一、临床诊断

（一）辨病诊断

戊型肝炎的诊断，主要根据流行病学资料和临床表现，结合实验室检查（如急性期血清抗–HEV IgM 阳性，或急性期病人粪便中用免疫电镜找到 HEV 颗粒，或急性期抗–HEV 阴性而恢复期抗–HEV 阳性）即可确诊。

1. 临床表现和类型

戊型肝炎潜伏期较乙型肝炎短，比甲型肝炎略长，一般为 2～9 周，平均 6 周。戊型肝炎的传播方式、临床表现、转归和预后均酷似甲型肝炎，但孕妇的肝炎病死率高为本病的一大特点。

（1）急性戊型肝炎：戊型肝炎约 90% 以上表现为急性肝炎，分黄疸型和无黄疸型两种，其中黄疸型占 75% 左右。

表 4 - 4　地方性戊型肝炎与流行性类型的区别

特征	基因 1 型和 2 型（流行性）	基因 3 型和 4 型（地方性）
地理分布	仅在发展中国家发生	发展中国家和发达国家均有发生
传播模式	流行性和散发性	散发性
在美国的发生	旅行相关性、境外传入	地方性
物种特异性	人类	猪、人类（人类为偶见宿主）
主要传播模式	粪－口、水传	食传
继发性传播	少见	极罕见
黄疸疾病的发生率	高	低
年龄分布	青少年和年轻成人发病率最高	老年人发病率最高
性别分布	男性和女性发病率相似	男性发病率较高
死亡率	在妊娠女性中高	在老年人中高
肝外表现	少见	神经系统并发症
慢性感染	无	在免疫受抑制的人中常见
治疗	没有可行的治疗	利巴韦林，聚乙二醇干扰素（实验性）
预防	疫苗*	疫苗*

*这种 HEV 疫苗在中国已获准（上市），但在其他地方未获准。

急性戊型肝炎的潜伏期为 3 ~ 8 周，前驱期短，黄疸期持续数天至数周。在已发表的系列研究中，大多数病例为自限性，并且均未导致慢性肝炎。病死率范围为 0 ~ 10%，平均大约为 5%，但在地方性戊型肝炎中，没有急性重型肝炎与 HEV 感染（常见基因 1 型感染）相关的报告。确实，在美国的急性肝衰竭大型调查中，归因于 HEV 感染的病例罕见，在成人病例中所占比例 <1%。

地方性戊型肝炎具有区分于流行性类型（见表 4 - 4）以及其他类型病毒性肝炎的独特临床特征。特定的年龄和性别分布是地方性戊型肝炎的特征。在大多数病例的系列研究中，患者平均年龄 >60 岁，男性多于女性，比例至少为 3 比 1，其他类型的病毒性肝炎没有这些特征。例如，在一艘游轮上发生的一次戊型肝炎暴发中，33 例患者中只有 7 例有黄疸（21%），并且大多数病例发生于老年男性。这些结果表明，地方性 HEV 感染通常为亚临床和轻型，特别是在女性和年轻人中，这有可能解释 21% 的美国成人有抗 - HEV 抗体但很少有急性肝炎史的现象。

地方性戊型肝炎还有明显的严重并发症，包括慢加急性肝衰竭、神经系统病症和慢性肝炎。慢加急性疾病是指此前有肝病者迅速出现肝衰竭，腹水和肝性脑病的体征。此前存在的肝病有可能为亚临床性并且未被疑及本病。HEV 感染是该临床类型的常见促进因素，并且在多数情况下重型地方性戊型肝炎符合这种临床类型，而不符合典型的急性重型肝衰竭临床类型，后者在甲型肝炎或乙型肝炎时出现。

报告的戊型肝炎肝外表现包括关节炎、胰腺炎和再生障碍性贫血以及多神经根病、吉兰－巴雷综合征、贝尔麻痹、周围神经病变、共济失调和精神错乱等神经系统并发症。这些神经系统表现可掩盖肝损伤，致使有可能不被怀疑是肝炎。戊型肝炎自发消退或通过治疗消退后，神经系统症状通常缓解。

急性无黄疸型戊型肝炎的临床表现较黄疸型轻，部分患者无临床症状（呈亚临床型），多见于儿童病例。

（2）重型戊型肝炎：多见于妊娠期妇女，老年人和病毒重叠感染者（尤以乙型肝炎患者再感染 HEV 者为多）也易发生重型肝炎。重型戊型肝炎起病急，消化道症状、全身中毒症状与黄疸同步并进，轻、中度黄疸时即出现一系列重型肝炎的临床表现，多伴自发性出血（多在产后发生阴道出血），有的可出现中毒性鼓肠、肝臭。肝性脑病程度不一，主要表现为极度萎靡、嗜睡，进入浅、深昏迷；也有经短暂的表情淡漠、沉默寡言后，出现狂躁或阵发尖叫，然后进入深昏迷。肝浊音界正常或进行性缩小。后期出现肝肾综合征、电解质紊乱、脑水肿和脑疝而死亡。多数病例因多脏器功能衰竭而死亡。

（3）淤胆型肝炎：症状仅有轻度乏力。黄疸深，一般持续 3 周以上，有长达 120 天尚未消失者。常伴皮肤瘙痒和陶土色大便，肝不大或略大，脾不大，肝功能检测除胆红素升高外（血清胆红素升高可达 $300\mu mol/L$），碱性磷酸酶及其同工酶、谷酰胺转肽酶、胆固醇亦升高，谷丙转氨酶仅轻度升高。

淤胆型戊型肝炎极为少见，预后良好。

2. 实验室检查

（1）病原检查：潜伏期时，在粪便和血清中可检出 HEV－RNA，随后出现抗－HEV 抗体 IgM 和 IgG。IgM 抗体水平早期达到峰值，并且恢复期时无法检出，而 IgG 抗体水平继续升高，并且长期持续存在，血清丙氨酸氨基转移酶（ALT）水平升高后不久开始出现临床症状（疲劳、恶心和黄疸）。恢复期

HEV - RNA 从血清中消失，而粪便中可检出的病毒通常持续较长时间。

　　和其他类型的病毒性肝炎一样，戊型肝炎潜伏期出现病毒血症，并且抗体（IgG 和 IgM）于临床起病时出现，正好早于血清氨基转移酶水平升高及症状出现（如图 4 - 1），恢复的标志是病毒清除、IgG 浓度升高以及 IgM 水平降低。HEV 还存在于粪便中（通常在潜伏期、整个活动性感染期以及恢复初期）。病毒排出的持续时间不一，抗体存在的持续时间也各异。抗 - HEV - IgM 抗体仅在 3～12 个月可检出，而抗 - HEV - IgG 抗体持续数年，甚至终身。

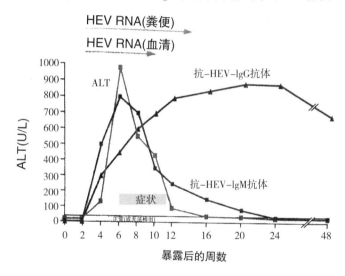

图 4 - 1　急性 HEV 感染的病程

　　抗 - HEV 抗体检测试剂（包括 IgG 和 IgM 特异性检测试剂）已有市售，但是均没有获得美国食品和药物管理局（FDA）的正式批准。遗憾的是，可得到的检测试剂的敏感性和特异性变异很大，这有可能解释已发表的文章中提到的不同人群中抗 - HEV 抗体阳性率的差异。在来自英国的研究中，献血人群中抗 - HEV 抗体的检出率在用一种市售检测试剂检测时为 3.6%，而用另一种时为 16.2%。相似的，从急性 HEV 感染（根据急性期检出的 HEV - RNA 证明）患者获取的血清样本中，用一种检测试剂检测时，44% 的患者样本有反应，用另一种检测时，98% 有反应。

　　在检测试剂获得 FDA 批准前，医师必须依靠当地可用的各种检测。原因不明的急性或慢性肝炎患者应检测抗 - HEV - IgM 抗体，阳性结果提示持续感染。血清和粪便中的 HEV - RNA 检测具有证实作用，但当前仍为实验性。在有限的基础上，可从美国疾病控制和预防中心得到血清学和病毒学检测。

（2）肝功能检查

①血清总胆红素（TB）：可随病情发展逐步升高，但在戊型肝炎中，TB值不能反映病情的轻重。此点是戊型肝炎肝功能变化的特点之一。

②谷丙转氨酶（ALT）：其异常率和异常值均随病情的发展逐步升高，但与胆红素结合来判断病情，发现重型肝炎不出现酶胆分离，此为戊型肝炎功能变化的又一特点。

③乳酸脱氢酶（LDH）：其升高与病情的严重程度呈正相关，即与肝细胞损害的轻重平行。

④碱性磷酸酶（ALP）：据统计资料提示，ALP 的异常率随病情加重而增高，而异常值随病情加重下降。

⑤总胆固醇（T－ch）及高密度脂蛋白胆固醇（HDL－ch）：均在肝脏内合成，重型戊型肝炎患者 T－ch 和 HDL－ch 均有不同程度的降低，可见检测 T－ch 和 HDL－ch 可以反映肝细胞的损伤程度。因 T－ch 影响因素较多而 HDL－ch 影响因素少，故 HDL－ch 可代替 T－ch，成为衡量戊型肝炎病情严重程度的一项客观指标。

⑥凝血因子：戊型肝炎中的重型肝炎，尤其妊娠期肝炎出血为临床恶化的焦点（出血主要是由于肝细胞损害和凝血系统障碍所致），故检测凝血因子的变化就显得非常重要。

一般在重型肝炎时，常检测凝血酶原时间（PT）或凝血酶原活动度（PTA），这实际上是测定 Ⅱ 因子是否缺乏。此项检查对妊娠期戊型肝炎十分重要，可用做提示向重型发展的依据，对估计病情，判断预后有重要价值。

另外，经研究发现，Ⅴ 因子亦为反映出血的灵敏指标，故也是重型肝炎的筛选指标。

综上所述，对戊型肝炎病人进行肝功能检测时，Ⅱ、Ⅴ、HDL－ch 三项为必查项目。

3. 诊断要点

（1）流行病学：在发展中国家，戊型肝炎既可散发，也可呈流行性发生，影响人群中大的比例，并且主要由基因 1 型导致（墨西哥和非洲部分地区的病例由基因 2 型导致）。这些地区已发表的成人抗－HEV 抗体阳性率范围为 30%～80%。在孟加拉国，有人对一般人群和两个队列的妊娠女性（这类人群尤其易发生急性重型戊型肝炎）HEV 感染的发生率进行了前瞻性研究。在未限定人群中，包括各年龄的大约 1200 人中，HEV 感染的发生率为 6.4%。在妊娠女性的两个队列中，HEV 感染的年发生率为 4.6% 和 5.6%。对女性微量营养状态和血清细胞因子水平的评估表明，营养和免疫特征在重型感染的易感性中起了作用。这些结果提示了在努力降低 HEV 感染相关的发病率和死亡率过程中可能的切入点。

欧洲和美国的一股人群的抗 – HEV 抗体阳性率低于亚洲和非洲。然而，1988 ~ 1994 年基于人群的调查显示 21.0% 的美国成人有抗 – HEV 抗体，这一比例低于抗 – HAV 抗体（38.3%），但高于抗乙型肝炎抗体（5.7%）或抗丙型肝炎抗体（2.0%）。抗 – HEV 抗体阳性率随着年龄增长而显著升高，从 6 ~ 19 岁人群的 10% 到高于 60 岁人群的 40%。令人吃惊的是，存在抗 – HEV 抗体的特异性危险因素与其他类型肝炎的不同。黑人的抗 – HEV 抗体阳性率（14.5%）低于非西班牙语裔白人（22.1%），同性恋男性（23.1%）低于非同性恋男性（23.9%），用可卡因者（16.8%）低于不用可卡因者（23.6%），生活在美国南部者（14.7%）低于生活在东北部（20.8%）、中西部（26.6%）或西部（25.0%）者。男性抗 – HEV 抗体阳性率略高于女性（21.6% 对 20.4%），经常食用肝脏或内脏者高于不经常食用者（26.5% 对 20.4%）。最后，在同性恋男性中，感染人类免疫缺陷病毒（HIV）的男性的抗 – HEV 抗体阳性率（12.8%）低于无 HIV 感染男性（19.2%）。美国最近基于人群的初步调查结果显示的抗 – HEV 抗体阳性率总体上比以往低得多，但根据危险因素，抗 – HEV 抗体阳性率的分布相似。

在发展中国家，急性戊型肝炎病例占急性肝病病例的比例大，但在发达地区，如欧洲和美国所占比例较小（尽管具体比例未知）。

在发达国家，个别病例和小规模暴发与暴露于猪和食用未煮熟的猪肉或野生猎物有关。确实，对欧洲和美国商品杂货店的猪肝和香肠样本的检测中，在高百分率样本中辨别出 HEV – RNA。此外，实验室分析显示生的或三分熟的肉类中存在感染性 HEV。病例报告也将戊型肝炎与食用贝类及输血联系起来，但在未经选择的患者中这些危险因素的总比例低。因此，大多数患地方性戊型肝炎的患者报告没有特异性危险因素，例如暴露于猪或食用未煮热的猪肉或香肠。此外，继发性传播罕见（如果真有发生的话）。在美国只报告了少数病例，其中许多病例被误诊为药物性肝损伤。

（2）病原诊断：过去主要用排除诊断法，近年来逐步开展基因诊断，具有高度敏感性和特异性，可达到早期诊断。

病毒 RNA 的长度大约为7.2kb，并且有短的5，和3′非编码区以及3个重叠可读框（ORF）。ORFl 编码非结构蛋白，包括甲基转移酶、巯基蛋白酶、解旋酶和 RNA 聚合酶以及 3 个功能未知的区域（Y、H 和 X）。ORF2 编码结构衣壳蛋白。ORF3 编码一种被认为有多种功能（包括病毒从细胞释出）的小（分子）蛋白。RNA 基因组的 5′末端有 7 - 甲基鸟苷（^{7m}G）的帽子结构，3′末端被多腺苷酸化。病毒体的组装从衣壳单体（有或无 N 末端区域）的产生开始，单体自行组装成二聚体，随后组装成十聚体。缺乏衣壳 N 末端的十聚体组装成 HEV 疫苗和血清学试剂来源的病毒样小颗粒。全长衣壳单体的十聚体使病毒 RNA 衣壳化，以形成全长病毒体。

HEV 是一种小的无包膜病毒，单链 RNA 基因组长度为 7.2kb，并且包含 3 个部分重叠可读框（ORF）（两端为短的 5′端和 3′端非翻译区 1. 2021）（如图 4 - 2）。ORFl 编码病毒复制所需的非结构、酶活性（蛋白），ORF2 编码包含中和表位的结构病毒衣壳。ORF3 的功能尚不清楚，但它似乎为病毒从细胞释出所必需。HEV 的基因组结构独特，并且可定义戊型肝炎病毒科，HEV 是戊型肝炎病毒科中首个被辨别出的成员（肝炎病毒属）。HEV 在细胞质中复制，亚基因组 RNA 产生衣壳蛋白，全基因组 RNA 编码非结构蛋白，并且作为复制的模板。

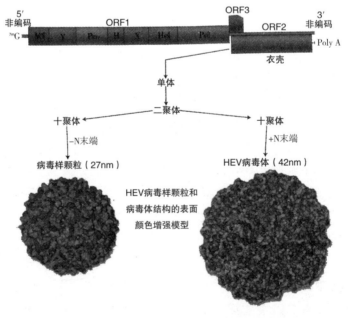

图 4 - 2　戊型肝炎病毒（HEV）的结构及其 RNA 基因组

已被辨别出的 4 种 HEV 基因型分为两大类。基因 1 型和 2 型已被辨别出是导致流行性肝炎的人类病毒，并且与水传和粪－口传播相关。基因 3 型和 4 型是在家猪和野猪中常见的猪病毒，并且似乎可感染人类（偶见宿主），因此，这些病毒可致人畜共患病。在 4 种 HEV 基因型中存在交叉－中和，这表明尽管存在临床和流行病学差异，但它们属于同一血清型。HEV 在体外生长差，但最近有人建立了几种基因 3 型和 4 型的细胞培养体系。辨别出 HEV－RNA 中短的人类序列插入片段是一项重要发现，这些插入片段促进了组织培养。值得注意的是，有人在有明显的戊型肝炎神经系统并发症患者的 HEV－RNA 中辨别出了相似的人类序列插入片段。这些结果提示重组事件有可能改变 HEV 的复制能力、组织特异性和致病性，并使该病毒在人类肝炎病毒中显得独特。

在猪以外的几种哺乳动物物种（包括鹿、马鹿、羊、牛、大鼠和兔）中已检出 HEV 毒株。这些病毒中的一些有可能代表新的 HEV 基因型，但是大多数与基因型 3 型和 4 型相似。尽管几种病毒已显示在猪中具有感染性，但这些哺乳动物病毒在人类中感染及致病的可能性（即它们的人畜共患可能性）尚不清楚。最近，有人在鸟和鱼中辨别出其他 HEV 样病毒，但它们很可能是不同属的病毒，不太可能感染人类。

（3）临床分型

①急性戊型肝炎：分急性黄疸型和急性无黄疸型。

②重型戊型肝炎：分急性重型和亚急性重型。

③淤胆型戊型肝炎

④慢性戊型肝炎

（4）临床特点

①急性黄疸型戊型肝炎的黄疸前期持续时间长，病情重且黄疸深，大多见于儿童病例，婴幼儿罕见发病。

②重型戊型肝炎孕妇发病率高，黄疸在轻、中度时即出现肝昏迷，孕妇常易发生早产或流产，产后导致大出血，出血后常使病情急剧恶化致多脏器功能衰竭而死亡。

③戊型肝炎的重型以急性重型为主，亚急性重型病例少。抢救成活者恢复缓慢，但不出现肝炎后肝硬化。

④肝功能检测：急性戊型肝炎检查 ALT 和 TB 即可；重型戊型肝炎患者，凝血因子 Ⅱ、Ⅴ 及 HDL－ch 为必查项目。

⑤淤胆型戊型肝炎极为少见，发病率仅为 0.1%，多见于老年人，预后

良好。

⑥慢性戊型肝炎：人们最初认为 HEV 与甲型肝炎病毒相似，仅导致急性、自限性感染，因此，当有人描述慢性戊型肝炎时是令人惊讶的。慢性感染几乎只在免疫受损者中被辨别出来，包括器官移植接受者、接受化疗的癌症患者和 HIV 感染者。在血清和粪便中检出的 HEV－RNA 为中高水平，并且可持续数年。血清氨基转移酶水平也异常，并且一些患者有进行性肝病伴纤维化或肝硬化（如图 4－3）。慢性 HEV 感染也有可能发生于没有明显免疫缺陷的成人，尽管这类病例罕见。感染源通常未知，但在少数病例中，输血或移植器官本身似乎是感染源。在该人群中，HEV 抗体检测不可靠，需要直接分子测定以检测 HEV 感染，这给诊断带来了挑战。

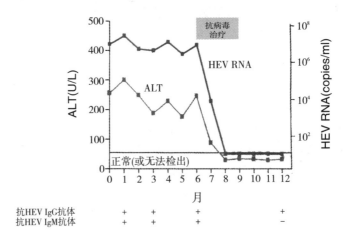

图 4－3　慢性戊型肝炎和抗病毒治疗的应答

实体器官移植后对患者进行监测的研究显示，2/3 的获得性戊型肝炎患者发生了慢性感染。降低免疫抑制水平可使 1/3 的患者自发清除病毒。慢性戊型肝炎也对抗病毒治疗敏感。个别病例报告和小型病例系列研究显示，聚乙二醇干扰素、利巴韦林或这两种药物联合使用，可使大多数患者清除病毒，并且在高比例患者中产生持续性应答。单纯利巴韦林（剂量为 600～800mg/d，治疗 12 周）在至少 2/3 的慢性戊型肝炎患者中产生持续性病毒学应答。利巴韦林的成功使治疗重型急性戊型肝炎取得了有希望的结果。然而，目前戊型肝炎的治疗为实验性，尚未制定指南，并且利巴韦林和聚乙二醇干扰素均未获准用于该治疗。

慢性戊型肝炎的特征为血清和粪便中持续存在 HEV－RNA（通常伴有血

清 ALT 水平波动，轻至中度升高）以及低或中等滴度的抗 – HEV – IgG 和 IgM 抗体。聚乙二醇干扰素或利巴韦林抗病毒治疗通常导致血清 HEV – RNA 水平迅速降低，继而血清 ALT 水平下降。在一些情况下，一旦停止治疗，HEV – RNA 保持无法检出（提示持续性病毒学应答），通常伴有肝病的长期改善和抗 – HEV – IgM 抗体消失。

（5）病理特点：可参阅"病毒性肝炎防治方案"有关内容。但急性戊型肝炎病理以水肿、气球样变为主。急性重型戊型肝炎中，急性水肿性重型肝炎和急性坏死性重型肝炎各占一半。

（二）辨证诊断

中医诊断的确立，主要是以临床表现为依据的。戊型肝炎的临床表现酷似甲型肝炎，故此栏目内容可参阅"甲型肝炎"辨证诊断有关章节。如戊型肝炎转成重型肝炎、淤胆型肝炎者，请参阅"重型肝炎""淤胆型肝炎"有关章节。

二、鉴别诊断

1. 急性戊型肝炎与各型病毒性肝炎的鉴别

请参阅"甲型肝炎"鉴别诊断部分的"各型肝炎鉴别表"。

2. 重型戊型肝炎与其他重型肝炎的鉴别

（1）急性重型戊型肝炎

①多见于妊娠期妇女（57% ~66%），尤以妊娠晚期发病多（约70%）。

②病情进展迅猛，多数孕妇在产后（正常生产或早产）病情急剧恶化。

③胆红素值不能反映病情的轻重，黄疸在轻度或中度时即出现一系列重型肝炎的临床表现，但无酶胆分离现象。

④凝血因子检测Ⅱ因子低下，Ⅴ、Ⅶ因子减少。

⑤自发性出血症状较突出，出血程度与黄疸深度呈相关。

⑥肝浊音界几乎半数不缩小。

⑦肝昏迷发生率高（几乎100%），病死率高（10% ~30%或更高）。

⑧抢救成活者无肝炎后肝硬化表现。

（2）亚急性重型戊型肝炎

①发病除常见于孕妇外，尚见于老年人和其他病毒重叠感染者，尤其为乙型肝炎病毒。

②黄疸相对较深（在 200μmol/L 以上），成活者黄疸持续时间长。

③肝浊音界正常。若在 HBV 感染基础上再感染 HEV 者可见肝脾肿大。

④均有不同程度的腹水、下肢浮肿和低蛋白血症。

⑤肝昏迷程度较轻。

3. 淤胆型戊型肝炎与其他淤胆型肝炎的鉴别

淤胆型戊型肝炎多发生于老年人，症状较轻，黄疸相对较深，常见黄疸与消化道症状、谷丙转氨酶、凝血酶原时间三分离现象。

三、治疗

（一）提高临床疗效的思路提示

可参阅"甲型肝炎""急性乙型肝炎""重型肝炎""淤胆型肝炎"有关章节。

（二）中医治疗

可参考"重型肝炎""淤胆型肝炎"有关章节。

（三）西医治疗

戊型肝炎的治疗与甲型肝炎相同。对患戊型肝炎的孕妇的处理，特别强调早期诊断，早期治疗。对重型戊型肝炎患者除一般综合治疗外，应加强支持疗法，密切观察病情变化，早期应用白蛋白并输注新鲜血液、血浆，这对防止出血、促进肝细胞新生、增强机体免疫力和肝功能恢复等均有积极作用。另外，应积极防治脑水肿及肝肾综合征等并发症的产生。对晚期妊娠患者，预防产后出血是抢救成功的关键。

1. 急性戊型肝炎的治疗

目前尚无很好的治疗方法。与其他各型病毒性肝炎一样，首先要求隔离，据戊型肝炎排毒期，初步定 30 天为隔离期。其次是休息、营养、药物三大基本治疗原则。急性期应早期卧床休息直到黄疸消退。能进食者应给予清爽可口、易消化、有营养并富含维生素的饮食；不能进食者应静脉补充液体。

具体治疗措施可参考"甲型肝炎""急性乙型肝炎"有关章节。

2. 重型戊型肝炎的治疗

治疗原则与其他重型肝炎一样，仍应以综合疗法为主。因重型戊型肝炎以孕妇多见，故对孕妇的肝炎治疗较其他型肝炎更为重要。具体治疗措施可参考"重型肝炎"有关章节。

3. 妊娠期戊型肝炎的治疗

妊娠期戊型肝炎的临床表现有两种：普通急性肝炎和重型肝炎。制定治疗方案的原则是"升级治疗"，即高于现有病情选择治疗方案，对普通型急性肝炎应按重型肝炎治疗和监护，对重型肝炎则应重点监测和纠正凝血异常，在综合治疗的基础上，根据每个病人的特点，针对主要矛盾加强监护和调整治疗方案。积极防治并发症是治疗妊娠期重型戊型肝炎的关键，因为出现并发症往往是预后不良的标志。

纠正凝血因子异常是治疗妊娠期肝炎关键中的关键，应力争在产前达到纠正目的。分娩前应无一例外地输入新鲜血液、血浆或凝血酶原复合物等，补充凝血因子，以防产后出血。在产程中应密切观察，注意有出血倾向时及时止血。产后要检查胎盘，必要时应清理宫腔。产后要监护 3 天，如有出血倾向应局部和全身同时采取措施，避免出现大出血。

妊娠期出现不可避免的流产或死胎时应果断终止妊娠。因目前尚无理想的终止妊娠的手段，故一般情况下不主张终止妊娠，应积极治疗肝炎待其自然分娩。中、晚期妊娠合并重型肝炎时，为抢救孕妇，往往要放弃胎儿，终止妊娠。为避免麻醉药后剖腹产对肝脏的影响，多数医家主张使用宫缩剂引产（一般不用麦角类药物）。催产素因能引起黄疸加深，对肝脏不利，故其使用一定要格外慎重。一般妊娠 36 周后小量的催产素即可引起子宫收缩，可用 2.5～5U 催产素加入 10% 葡萄糖液 500mL 中，静脉滴注，控制滴数以调节子宫收缩和持续时间，使其与正常分娩产程相似。大多数病人均能产生有规律的宫缩而顺利分娩。分娩后可继续使用催产素 20～30U 静点 1～2 天，以防止出血。上述方法如使用 1～2 天无效，原则上不再应用。

4. 淤胆型戊型肝炎的治疗

可参考"淤胆型肝炎"有关章节。

5. 预防

因为戊型肝炎可人畜共患，因此预防可从限制其在动物中传播开始。对养猪场的调查显示，大部分猪群有持续感染或既往感染的证据。养猪场的废水径流中检出了 HEV 的分子，这种径流有可能到达饮用水区或贝类收获区。目前，没有关于在商品化猪群中预防 HEV 感染、隔离感染动物或监测废水径流中 HEV 的法规。然而，传播的可能性是强化彻底煮熟猪肉［71℃（160℉）加热至少 20 分钟］和避免食用生贝类建议的理由，特别是对于免疫受损者。

有人报告了几个 HEV 通过输血传播的病例。对混合血浆的 HEV - RNA 检测显示，西方国家每 4000 ~ 8000 名献血者中有 1 名携带该病毒。在美国国立卫生研究院临床中心的研究中，对约 1000 名献血者的检测显示 22% 的献血者抗 - HEV 抗体阳性，然而，在献血者中未检出 HEV - RNA。在前瞻性随访的输血者中没有检出输血传播的 HEV 感染。因此，输血是 HEV 传播的一个可能但罕见的途径。

戊型肝炎可通过疫苗接种来预防。一项包括 1794 名尼泊尔军人的对照试验显示，一种重组基因 1 型的 HEV 疫苗，预防感染和治疗临床疾病的有效率为 95%。最近，在一项多于 100000 名志愿者的基于人群的对照试验中，中国生产的一种重组基因 1 型 HEV 疫苗显示有效性 >95%。基因 1 型和 4 型的感染均可预防，因此不同的 HEV 基因型之间存在交叉保护。

（四）中医专方选介

柴胡栀子散

柴胡、山栀、川芎、茯苓、白术各 6g，赤芍、白芍、当归各 10g，甘草 3g，车前草 15g。口苦恶心呕吐者加黄连、生姜各 3g；苔黄厚腻加砂仁 3g，竹茹 6g。本方疏肝清热，解毒化湿。适用于急性戊型病毒性肝炎。水煎服，每日 2 剂。治疗 33 例，均可临床治愈。［俞新中.柴胡栀子散为主治疗戊肝 33 例.实用中医药杂志.2000，3（16）：14］

第七节　重型肝炎

重型肝炎是病毒肝炎的一种特殊危重类型，其发病率不高，约占肝炎病例的 0.2% ~ 0.4% 以下。其特点是急性发病，黄疸急剧加深，肝脏迅速缩小并出现肝臭、出血（凝血酶原时间明显延长、凝血酶原活动度低于 40%）、肝性脑病、脑水肿、肝肾综合征等临床表现，病情进展快，短期内出现肝功能衰竭、肾功能衰竭，病死率高。本病各型病毒性肝炎均可发生，在我国，重型肝炎多由甲、乙、丙三种肝炎病毒所致，其中乙肝病毒约占致病总数的 90%。

根据临床表现，重型肝炎大体可归属于中医急黄（瘟黄）、血证、膨胀、昏迷等证范畴。

一、临床诊断

（一）辨病诊断

肝衰竭是由多种因素引起的肝细胞大块、亚大块坏死或严重损害导致其合成、解毒、排泄和生物转化等肝脏功能发生严重的障碍或失代偿，出现以黄疸、肝性脑病和腹水等为主要表现的一种临床严重症候群。对于病毒性肝炎引起的肝衰竭，国内将其称为重型肝炎。

1. 临床诊断

（1）临床分型：①急性重型；②亚急性重型；③慢性重型。

（2）各临床分型的诊断依据

①急性重型肝炎：急性起病，2 周内出现Ⅱ度及以上肝性脑病（按Ⅳ度分类法划分）并有以下表现者：A. 极度乏力，有明显厌食、腹胀、恶心、呕吐等严重消化道症状；B. 短期内黄疸进行性加深；C. 出血倾向明显，血浆凝血酶原活动度（PTA）≤40%（或 INR≥1.5），且排除其他原因；D. 肝脏进行性缩小。

②亚急性重型肝炎：起病较急，2～26 周出现以下表现者：A. 极度乏力，有明显的消化道症状；B. 黄疸迅速加深，血清总胆红素大于正常值上限 10 倍或每日上升≥17.1μmol/L；C. 伴或不伴有肝性脑病；D. 出血倾向明显，PTA≤40%（或 INR≥1.5），并排除其他原因者。

③慢加急性（亚急性）重型肝炎：在慢性肝病基础上，短期内发生急性或亚急性肝功能失代偿的临床症候群，表现为：A. 极度乏力，有明显的消化道症状；B. 黄疸迅速加深，血清总胆红素大于正常值上限 10 倍或每日上升≥17.1μmol/L。C. 出血倾向，PTA≤40%（或 INR≥1.5），并排除其他原因；D. 失代偿性腹水；E. 伴或不伴有肝性脑病。

④慢性重型肝炎：在肝硬化基础上，肝功能进行性减退或失代偿：A. 血清总胆红素明显升高；B. 白蛋白明显降低；C. 出血倾向明显，PTA≤40%（或 INR≥1.5），并排除其他原因；D. 有腹水或门静脉高压等表现；E. 肝性脑病。

2. 病原学诊断

详参各型"病毒性肝炎"有关章节。

3. 临床表现

（1）急性重型肝炎：患者早期就出现体质极度虚弱，全身情况极差，高度乏力，可伴有中度发热或高热。有严重的消化道症状，食欲极度减退，顽固性恶心，呕吐频繁，重度腹胀，亦可出现顽固性呃逆。

患者早期即尿色加深，以后迅速出现身黄、目黄，平均每日血清总胆红素上升超过 17μmol/L。少数无黄疸或轻度黄疸者，可迅速出现兴奋、狂躁、谵妄、抽搐（甚至误诊为精神病），多迅速发生昏迷而死亡。

肝脏进行性缩小，肝功能明显异常，谷丙转氨酶最初明显升高，但在达到一定高峰后，随病情急剧恶化而迅速下降，甚至降至正常。与此同时，黄疸持续升高，临床称之为"酶－胆分离"现象。

急性重型肝炎患者一般都有严重的凝血机制障碍，表现为皮肤紫癜或瘀斑，牙龈及口腔黏膜自发性出血，鼻衄和注射部位渗血。少数病人可直接以上消化道出血的症状起病（如黑粪）。严重时可发生上消化道出血、颅内出血以及 DIC。

急性重型肝炎最突出并具有诊断意义的早期临床表现是肝昏迷。通常于起病 10 天以内迅速出现精神神经症状，其特点为进行性精神神经变化。从性格改变开始，然后迅速出现记数力或定向力失调，睡眠节律倒置，继而出现谵妄、狂躁不安、嗜睡加深，最后迅速进入昏迷。神经系统病变的体征在早期即出现腱反射亢进、踝阵挛，而扑翼样震颤是肝性昏迷的特征性表现。进入昏迷后，各种反射减弱或消失，肌张力从增高变为降低，瞳孔常散大或明显缩小。

肝昏迷前期可出现肝臭，在患者呼气中可闻及，严重者在尿中亦可闻到。

急性重型肝炎病人常伴有肾功能不全，临床上出现尿少、无尿与氮质血症。患者尿中可出现蛋白、管型、红白细胞，血中尿素氮、肌酐增加，二氧化碳结合力下降。

急性重型肝炎患者可出现心脏受损情况，临床上表现为心悸、气短、胸闷、心前区疼、顽固性低血压及休克等。亦可发生心衰及肺水肿。

急性重型肝炎早期，呼吸中枢受毒素或其他因素影响，可发生呼吸过度；到后期，因脑干功能受抑制，呼吸可减慢或完全停止。

急性重型肝炎病人亦常发生电解质紊乱、低血糖或脑水肿。

（2）亚急性重型肝炎：与重型肝炎一样，患者早期就出现乏力、纳差、呕吐、恶心、腹胀，随着病情的发展，迅速出现腹水。

与急性重型肝炎一样，亚急性重型肝炎患者在发病早期就可出现不同程度的精神神经症状。在出现肝昏迷时可出现肝臭、扑翼样震颤、锥体束征、踝阵挛等，常常伴有内毒素血症或继发感染。

亚急性重型肝炎亦有"酶-胆分离"现象和凝血功能障碍，亦可发生电解质紊乱、肝肾综合征、呼吸衰竭、肺水肿等。

（3）慢性重型肝炎：患者有慢性肝炎或肝炎后肝硬化病史，病情拖延，逐渐加重而出现进行性高度黄疸、内毒素血症症状、肝性脑病逐渐加重、大量腹水、低钾血症、严重出血现象。肝脏有不同程度缩小，脾肿大，可伴食道静脉曲张，部分病人有肝掌和蜘蛛痣。

4. 早期诊断要点

有些学者提出了重型肝炎前阶段的概念，即急性重度黄疸型肝炎。重型肝炎早期诊断、早期治疗、早期预防对控制病情发展十分重要，故对重型肝炎前阶段要高度重视。重型肝炎的早期诊断可以从症状、体征及实验室检查三个方面找出特点。

（1）症状方面

①黄疸程度深：短期内黄疸迅速加深，总胆红素浓度超过 171μmol/L 为重度黄疸，如超过 342μmol/L 则为极重度。普通型肝炎病人在黄疸出现后不久即感到全身症状有好转，若黄疸出现后自觉症状加重，如高度乏力、食欲极度减退，或自觉心情烦躁、坐卧不安等，要警惕发展为重型肝炎。

②恶心、呃逆、呕吐频繁：可能由于严重的肝脏损害不能将来自肠道的内毒素灭活，以致引起内毒素血症，导致膈神经或迷走神经被刺激，应引起注意。

③腹胀明显、腹水迅速出现：如出现明显腹胀、肠鸣音减弱或消失，有可能是内毒素血症引起中毒性肠功能失调。腹水多见于亚急性或慢性重型肝炎，常显示肝脏合成白蛋白障碍以及一定程度的门静脉高压。

④出血倾向：皮肤紫癜或瘀斑，齿龈自发性出血或鼻衄，少数病人直接以上消化道出血的症状起病，如呕血或黑粪，提示病人已有凝血机制障碍，表示肝细胞功能严重不良，病情严重。

⑤性格改变、行为乖僻：如病人性格突变、睡眠节律倒置、语言重复、行为乖僻、随地便溺等，均提示病人已进入肝昏迷前期，少数重型肝炎可无

预兆而迅速出现意识障碍。一旦出现意识障碍，即表示病人已进入肝昏迷。

（2）体征方面

①肝脏进行性缩小：通过触诊、叩诊或 B 超对肝脏进行动态观察，可发现由于肝坏死致肝脏进行性缩小。

②扑翼样震颤：病毒性肝炎病人，扑翼样震颤的出现往往有特征性意义。

③神经系统征：有的病人四肢张力增强，出现巴彬斯基征，踝阵挛也可出现，提示病人可能有脑水肿存在。当病人出现构思能力障碍及（或）定向能力障碍时，实际已属肝昏迷征象的范畴。

④其他：肝臭为病人口内排出含有硫醇的挥发性气体，表示病人肝脏损害严重，肝脏不能清除这种气体。血压下降常示预后不良，应注意内出血，有时是由于内毒素引起心肌收缩功能减退、血管张力降低所致。

（3）实验室检查方面

①凝血酶原时间明显延长，出现凝血机制障碍：这是正确反映肝脏损害程度的最有价值的指标，一旦肝细胞严重损害，凝血因子很快减少，甚至消失，出现凝血酶原时间延长。

②胆碱酯酶明显降低：此酶由肝细胞合成，故肝细胞严重损害可影响该酶的合成，因而在血中浓度降低。

③胆酶（胆红素/谷丙转氨酶）分离现象：胆红素进行性增高，而谷丙转氨酶达一定高峰后又逐渐下降的现象，简称"胆酶分离"，常提示预后不良。

④其他：普通型肝炎患者的周围血象呈现病毒感染的一般特点，白细胞计数、分类正常或总数偏低，淋巴细胞比值偏高。而重型肝炎时，白细胞计数常升高，有时中性多核细胞百分比也增高，反映有可能存在内毒素血症甚至细菌感染，并可伴发持续低热。

（二）辨证诊断

重型肝炎毒热炽盛，湿气秽浊，郁闭于内，湿浊之邪胶凝成痰，造成痰火交攻之热，引起窍机不利，或嗜睡，或烦躁；由于毒邪弥漫周身，三焦不利，决渎失司，所以小便既少且浊，更使邪无出路，留滞体内，以致出现腹水胀满；至于血分原有伏热者，内外勾引，毒热很快迫入营血，热盛动血，皮肤黏膜可见出血、瘀斑，其脉弦大而数，舌质红绛，舌苔垢腻；痰火交炽，血热相结，以至脉络瘀阻，可见皮肤呈斑纹状发花，甚者四肢发凉。

1. 热毒炽盛型

（1）临床表现：黄疸急起，迅速加深，高热烦渴，呕吐频繁，脘腹胀满，烦躁不安，口臭秽重，大便燥结不通或黏腻如胶，尿少而赤。舌质红，苔黄燥或黄厚浊腻，脉洪大弦滑。

（2）辨证要点：黄疸急起，高热烦渴，烦躁不安。舌红苔黄燥或浊腻，脉洪大弦滑。

2. 湿浊内闭型

（1）临床表现：黄疸深重但颜色垢晦无泽，口臭呕恶，胸脘痞满，身热不扬，神志时明时昧，喉中痰鸣，尿黄而少，大便黏腻不爽。舌质暗红，舌苔白腻或淡黄垢浊，脉濡滑或浮大而软。

（2）辨证要点：黄色垢晦无泽，口臭呕恶，身热不扬，神志时明时昧。舌苔垢腻，脉濡滑。

3. 痰火交攻，三焦不利型

（1）临床表现：身热不宁，烦闷躁扰，时出鼾声或惊叫，甚者手足抽搐，神昏谵语。舌绛而干，脉弦而数。

（2）辨证要点：烦闷躁扰，鼾声或惊叫。舌绛而干，脉弦而数。

4. 热毒内陷型

（1）临床表现：身黄如金，口臭秽重，小便短赤，鼻衄、齿衄、皮下瘀斑或呕血、黑便，或躁扰不宁，甚至狂乱，或神志恍惚、嗜睡、昏睡，以至昏迷不醒。舌红绛或舌体卷缩，舌苔秽浊，脉弦细而数。

（2）辨证要点：衄血，皮下瘀斑或呕血、黑便，神志昏乱。舌红绛，脉弦细而数。

5. 脉络瘀阻型

（1）临床表现：黄色晦暗，尿少尿闭，四肢发凉，皮肤呈斑纹状发花，口气及体气腥臭。舌暗红卷缩，少苔或无苔，脉细涩。

（2）辨证要点：尿少尿闭，皮肤呈斑纹状发花，口气及体气腥臭。脉细涩。

6. 清窍受蒙，正虚邪陷型

（1）临床表现：神志深度昏迷，呼之不应，四肢逆冷，或腹大如鼓、青筋暴露，色败脉微。

（2）辨证要点：深度昏迷，色败脉微。

二、鉴别诊断

1. 急性普通型黄疸型肝炎

一般来说急性普通型黄疸型肝炎乏力程度较轻，黄疸持续时间较短，消化道症状也较轻，持续时间较短。发生黄疸后 2 周开始退黄，凝血酶原时间变化不大。

2. 淤胆型肝炎

淤胆型肝炎病人的黄疸加深也较迅速，而且血总胆红素常升至 $170\mu mol/L$ 以上，但淤胆型肝炎有"三分离"特征：①黄疸与消化道及全身症状分离，即黄疸逐步加深，而消化道及全身症状较轻或逐步减轻；②黄疸与转氨酶分离，即黄疸加深，而转氨酶上升幅度不高，甚或逐步下降；③黄疸与凝血酶原时间分离，即黄疸加深而凝血酶原时间延长不明显，甚或正常。

淤胆型肝炎实验室检查表现梗阻性黄疸：血胆红素明显升高，以直接胆红素为主，碱性磷酸酶、γ-转肽酶、胆固醇均明显增高，另淤胆型肝炎常有肝脏明显肿大，与重型肝炎肝脏逐步缩小明显有别。

3. 药物性肝炎

患者有应用可引起肝脏损害的药物病史。如为中毒性药物性肝炎，肝损害程度与用药剂量有关；如为变态反应性药物性肝炎，则病人可有发热、皮疹、关节痛、嗜酸性粒细胞升高等变态反应的征象。药物性肝炎多数无黄疸前期发热症状，主要是谷丙酶升高，絮浊反应可阳性。停药观察并定期复查肝功能为有效的鉴别方法。详细鉴别可参阅"中毒性肝病"有关章节。

4. 中毒性肝炎

生活中的一些有毒物质有导致肝脏产生毒素的作用，可使肝脏发生脂肪变性或引起肝小叶中心性坏死，临床上可表现为肝肿大、触痛、黄疸及肝功能损害。根据接触毒物史、无黄疸前期发热、谷丙酶升高显著而絮浊反应多正常的病史和临床表现，可帮助鉴别，详参"中毒性肝病"有关章节。

5. 心源性肝硬化

心力衰竭，尤其是右心衰时肝脏瘀血、肝细胞缺氧，引起肝细胞变性、小叶中央性缺血性肝细胞损害。临床上出现肝脏肿大、谷丙酶升高、黄疸，严重者血清总胆红素浓度可超过 $340\mu mol/L$，谷丙酶可超过 1000U。本病鉴别不难，除有关病史外，病人有肝脏显著肿大、肝颈返流征阳性等临床表现。

心力衰竭得到控制后，临床情况及肝功能即可较快好转。

6. 精神分裂症

重型肝炎患者常有精神、行为异常，且可在无明显黄疸时发生，故容易被误诊为精神病人而送至精神病院。精神分裂者有既往史或精神受强烈刺激史，主要症状为精神、思维障碍，行为异常，病人意识清楚，智力良好，无感染症状，肝功能检查正常。

三、治疗

（一）提高临床疗效的思路提示

1. 掌握病机转化，正确辨证施治

本病热毒炽盛，黄疸来势迅猛，有高热烦渴、神昏谵语等症，预后十分险恶，属中医"急黄""瘟黄"范畴。其病始发，受邪深重，邪毒充斥气血、三焦，正气尚盛，标本俱实；其病演变，脏气败坏，邪盛正衰，则标实本虚。然疾病发展，邪正矛盾之间，可以相互转化，互为因果，多数患者，由于正不胜邪可恶化致危，故临床必须掌握病机转化特点及其主证，正确辨证论治。

本病因热毒深重，火势燎原，极易由脾胃肝胆迅疾内窜营血，侵犯心包，出现昏迷、出血之变。故治疗宜清热解毒，泄浊退黄。黄连解毒汤、清瘟败毒饮为常选之方。银花、连翘、虎杖、大黄等清热解毒、通腑泄浊之类的药物，尽早使用，可获良效。若病邪深入，攻伐心肝，耗竭真阴，临床出现高热烦渴、烦躁不安者，宜用安宫牛黄丸、紫雪丹等重剂清心解毒、镇惊开窍，不必待神昏谵语等症俱见而后用之。

在本病治疗的整个过程中，应注意祛邪扶正这一原则，治必得体，药必适当，并可配合针刺、外敷等多种疗法，不可拘泥一法。

2. 尽早中西治疗，注重凉血攻下

本病毒热疫邪，侵入营血，内陷心包，变化多端，极为凶险。根据以往的治疗报道统计，临床治疗采取中西医结合效果较好。中医主要在辨证论治原则指导下，以清热、理血、利湿、利胆等法治疗。配合西医对症支持营养疗法，输血、输液，纠正水、电解质紊乱，调整酸碱平衡及稳定内环境，对控制病情，促使病势向愈有积极的作用。早期抓好急性期的治疗，积极预防感染等并发症，以阻断病势恶化，是治疗本病的关键所在。

本病出血是常见症状之一，西医认为是肝脏严重损害的一种表现，中医

认为其病理机制为邪毒深入营血，迫血妄行，瘀凝脉络，治宜清热解毒，凉血消瘀，当以犀角地黄汤合黄连解毒汤化裁，尤需重用大黄解毒降浊，凉血化瘀。如不注重凉血消瘀，则不仅不能有效制止出血，反可使病情加重，邪陷心包。

本病最后阶段多发生肝性昏迷，其病机错综复杂，风、火、痰、湿、瘀等证候往往在一定时间内同时出现，宜分清主次及其发展趋势，随证施治。对邪实内闭之神昏，如能准确辨证，及时采取中西医联合治疗，可望渐有机转，转危为安；若脏气衰败，气血虚竭，邪从内陷，阴阳乖违，以致内闭外脱，则甚难救治。其时症见昏迷不醒，手撒遗矢，气息低微，汗出肤冷，脉细如丝。用大剂益气敛阴，救逆固脱之药，或可回天。

攻下之法对本病昏迷的救治亦属重要，攻下得当可迫邪从粪而解，疫毒实火随之而降，终致源肃流清而神志苏醒。但须中病即止，切勿下之太过，以免伤正竭阴，戕伐胃气。

（二）中医治疗

1. 内治法

（1）热毒炽盛型

治法：清热解毒，泄浊退黄。

方药：黄连解毒汤合五味消毒饮，或清瘟败毒饮化裁。

茵陈60g，黄芩、黄连、栀子、大黄各10g，赤芍、金银花、连翘各20g，板蓝根、车前草各30g。

高热便秘而神昏者，配合大承气汤泻下通便，清泄救阴；若热毒深重，大热烦渴，皮肤发斑，齿龈出血者，主以清瘟败毒饮清热解毒，凉血救阴。

（2）湿浊内闭型

治法：化湿泄热，泄浊开窍。

方药：菖蒲郁金汤化裁。

菖蒲、栀子、竹叶、藿香各10g，丹皮、郁金、连翘各15g，豆蔻、灯心草、木通各6g，玉枢丹2g。

阴寒重者，加服苏合香丸；热邪重者用至宝丹；胸膈痞满、时时呕恶者，配小陷胸汤；腹胀尿少者加车前草、马鞭草；黄疸重者加茵陈、泽兰、丹参。

（3）痰火交攻，三焦不利型

治法：清热平肝泻火，涤痰凉血解毒。

方药：羚角钩藤汤化裁。

羚羊角粉 2g（冲服），桑叶、菊花、钩藤、竹茹、胆星各 10g，川贝母、生地黄、丹皮、赤芍、白芍、茯神各 15g，丹参、白茅根、金银花、蒲公英各 30g。

（4）热毒内陷型

治法：清营凉血，解毒开窍。

方药：清营汤或犀角地黄汤化裁。

水牛角粉 30g（冲服），生地黄、赤芍、金银花各 30g，丹皮、连翘、板蓝根各 20g，玄参、麦冬、丹参各 15g，栀子、黄连、竹叶、大黄炭各 10g。

神昏谵语，配服安宫牛黄丸、紫雪丹之类；痰热互结或痰湿蕴滞，配服至宝丹、猴枣散之类，甚至"三宝"同用，合力攻邪；若久病转虚，虚风内动，意识昏蒙，抑郁烦躁，表情淡漠，视物不清，四肢发凉，蜷卧头伏，呕恶吐衄，急以至宝丹加人参，以扶正固脱开窍；若热毒煽动肝风，出现颤抖、抽搐者，加羚羊角、钩藤、珍珠母以清热凉肝息风；兼有真阴耗伤者，用三甲复脉汤；如见吐衄、便血、斑疹，速投犀角地黄汤加侧柏叶、仙鹤草、地榆炭、藕节等凉血止血，同时配合西药抢救。

（5）脉络瘀阻型

治法：益气养阴，活血化瘀。

方药：生脉饮合桃红四物汤。

西洋参、人参各 10g（另炖），丹参、玄参各 30g，麦冬、益母草各 20g，生地黄、赤芍、川芎、泽兰各 15g，桃仁、红花、延胡索、五味子、郁金各 10g。

少尿、无尿、昏迷者，可用导泻灌肠法，取生大黄、芒硝各 30g，地榆、槐米各 15g，水 100～150mL，加食醋 10mL，保留灌肠。每日 1～2 次。

（6）清窍受蒙，正虚邪陷型

治法：回阳救逆。

方药：参附汤合生脉饮化裁。

西洋参 15g（另炖），人参 30g（另炖），制附片 10～15g（先煎），麦冬 12g，干姜 15g，三七粉 3g（冲服）。

伴有出血者加白及 20g，大黄 10g，生地黄炭 30g，白茅根 60g，配服云南白药。

2. 外治法

（1）催嚏开窍法

①通关散：猪牙皂、细辛、薄荷、苦参各等份，麝香适量。诸药共为细末，每次1~2分，吹入鼻孔，取嚏则醒。适用于痰闭。

②降秽散：延胡索4.5g，皂角、川芎各3g，藜芦1.5g，踯躅花0.6g。共研细末，少许吹鼻取嚏。适用于热闭。

③避瘟散：苍术15g，细辛9g，大黄、贯众、生姜、厚朴、半夏、川芎、藿香、羌活、柴胡、前胡、甘草、防风、白芷、荆芥、独活、枳壳、香附、薄荷、陈皮、神曲、石菖蒲、草豆蔻、香薷、木香、丁香、雄黄、桔梗各3g，朱砂1.5g，皂角30g。诸药共研细末，少许吹鼻取嚏。适用于痰闭。

（2）滴鼻法：蟾酥、龙脑、麝香各1.8g，朱砂6g，青黛3g，炮白附子、炒干蝎各0.3g。诸药共为细末，以猪胆汁相和为丸如绿豆大（蟾酥丸）。昏迷时，取1粒以乳汁化开，滴鼻取嚏。每次2~3滴，可连用2~3次，适用于闭证。

（3）擦牙开噤法：乌梅肉适量或青盐、白矾各等分，擦牙至醒。

（4）敷贴法

①石菖蒲、柑子叶各7片，生姜30g。诸药共捣烂，酒炒敷胸，每日换1~2次，3~5日为1疗程。开窍醒神。

②以醋调吴茱萸末或苏合香丸敷涌泉穴，回阳救逆。

③白芷6g，栀子15g。两药水煎后，用布包药渣趁热敷胸口。主治胃热吐血。

④生附子捣如泥，外敷涌泉穴，主治吐血暴脱。

⑤阿魏9g，硼砂6g，蓖麻子16g，松香36g，皮硝18g。诸药共研极细末，上火熬膏约5分钟，加入干姜、雄黄粉各15g，调匀，摊油纸上备用。用时贴水分穴。利尿逐水，适用于气滞血瘀型鼓胀。

（5）敷脐法

①癞蛤蟆1个刮腹，撒雄黄少许于其内，外敷脐部。每日更换1只，有条件者同时以河沙垫卧，用至回苏。主治热厥。

②大戟、甘遂、沉香、肉豆蔻、木香各12g，共研细末，以酒250mL和匀，装入猪膀胱里，置于神阙穴，外盖塑料薄膜以宽布带环扎固定，药酒干时再换新药。适用于气滞湿阻、阳虚水溢之鼓胀。

③雄黄53g，硼砂18g，炉甘石17g，淡牙硝21g，冰片23g，麝香8g。诸药共研极细末，每取0.6g纳入脐内，胶布固定，5~7天换药1次。适用于血瘀气滞，肝肾阴虚之鼓胀。

④取田螺1个捣烂，入冰片1分。敷脐。每日换药1次，一般3日即可见

效。醒神。

⑤以皂角、半夏、麝香、葱白泥敷神阙穴，清热利湿，开窍醒神。

⑥生大黄 30g，研极细末，以醋调成厚膏敷脐，外以纱布、胶布固定。每日 1 次，待脐发痒、吐血止时可去掉。适用于胃热吐血。

⑦轻粉 6g，巴豆霜 12g，生硫黄 3g，诸药共研细末，制成药饼。用时以药饼 1 片敷脐上，外以纱布、胶布固定。敷药后自然泻下，泻 5 ~ 6 次后除去药饼，然后进服温粥调养。主治腹水，尤宜于寒湿型鼓胀。

（6）灌肠法

①生石膏 120g，知母、赤芍、丹皮、炙僵蚕、生大黄（后下）、生地黄、菖蒲各 15g，炙全蝎 3g，钩藤 12g。诸药浓煎 500mL，直肠点滴，每分钟 30 ~ 50 滴，每日 1 ~ 2 次，5 日为 1 疗程。适用于热闭神昏。

②将云南白药 30g 溶于生理盐水 150 ~ 200mL 中，保留灌肠。每日 1 次。适用于原因不明之便血。

（7）熏法

①人参、黄芪、白术、附子等份研末置壶中，注醋入壶，置猛火炉上，用竹管一端插入壶嘴，一端对准患者口鼻，熏之，至神志苏醒。

②以食醋适量淬于烧红铁器之上，醋烟熏患者口鼻即醒。适用于大出血后昏厥。

③巴豆 60g，去壳捣烂，用黄草纸裹卷之，外黏麻油，点燃熏鼻，待出痰沫即醒。适用于痰闭。

（8）熨法

①将炒过食盐放温后，填放神阙、气海穴，以麦麸加醋炒热，以布包之，放穴上热熨，气通即苏。适用于亡阳之证。

②小茴香、川椒各等份与葱、姜适量捣合一处，加盐炒热，放脐部熨之（或于脐中放少许麝香），以神清厥回为度。适用于阳衰厥逆证。

③川椒 100g，炙鳖甲、三棱、莪术、阿魏各 15g。诸药研细末，加白酒适量炒烫后装入布袋，置于神阙穴，上覆热水袋以保持温度。利尿逐水，适用于肝肾阴虚，气滞血瘀型鼓胀。

④水红花 6g，大黄、芒硝、栀子、石灰各 3g，酒曲 1 块。诸药共捣烂，贴于神阙穴，上盖厚布数层，再用水壶熨烫。每日 2 ~ 3 次，每次 30 分钟。利尿逐水，适用于气滞湿阻型鼓胀。

（9）灸法

①将病人两拇指以麻丝缚好，再用生姜片放在拇指少商穴，以艾茸丸置于上，灸至苏醒为止。

②将食盐炒热放温后填满脐窝，高出肚皮少许，取艾炷置于盐上灸之，至苏醒为止。

③取穴中脘、膻中、神阙、气海、关元，按艾灸法操作，不计壮数，每日1~2次。适用于虚证、脱证。或取风池、百会、大椎、身柱、人中、命门、内关、涌泉、足三里、阳陵泉等穴，虚证用之。

④取至阴（双）、气海、足三里（双），隔薄棉各灸5~7壮，每次5~10分钟或以苏醒为度。

⑤肉桂、北细辛、公丁香、干姜各15g，诸药共研细末备用。每取15~20g，填满肚脐，用生姜1片覆盖药末，以艾炷放姜片上灸之，壮数不拘，至患者苏醒为止。属虚属寒者尤宜。

⑥艾条悬灸胸膛，主治吐血呕逆。悬灸天枢，主治吐血腹痛雷鸣。每穴灸5~10分钟，每日1~2次，3日为1疗程。

（10）膏贴法

①牛心、党参、熟地黄、茯苓、黄芪、白术、当归、远志、枣仁、柏子仁、益智仁、木鳖仁、麦冬、半夏各32g，酒芍、五味子、陈皮、甘草各15g，黄连12g，肉桂6g，陈胆星24g，朱砂21g，生龙齿、郁金、菖蒲各15g，麻油适量，黄丹少许。先用麻油熬牛心去渣，入前20味药，麻油熬，黄丹收，朱砂、龙齿末、郁金、菖蒲涂布上，贴于胸口处，1~2日换药1次，3次为1疗程。适用于一切神志病。

②根据药典的炮制方法，取一般常用量之黄芪、当归、生地黄、熟地黄、柴胡、桃仁、三棱等制成膏药。取期门（双）穴敷贴72小时。可降低门脉压力，预防上消化道出血。

③大生地黄64g，白芍、黄芩、黄柏、黑山栀、甘草各32g，丹皮、水牛角各15g。诸药用麻油500g熬汁，黄丹222g，石膏128g收膏。贴于脐，每日1次，3~5天为1疗程。主治胃中积热引起的便血。

④苍术、白术、香附、当归、苏梗、黄连、栀子、枳实、山楂、木香、槟榔、赤茯苓、木通、泽泻、生姜（均为一般常用量），麻油熬，黄丹收膏。贴于气海穴，利尿逐水。适用于气滞湿阻型鼓胀。

（11）发疱法

①毛茛捣烂敷贴列缺、足三里、中脘穴，引起发疱后放液，用于退黄。

②巴豆霜9g，硫黄1g，共研细末，用油或酒精调成膏，纱布包裹，压成饼状，敷神阙穴，胶布固定。1~2小时后，局部有刺痛感而发泡，取下药饼，放去泡液，静待水泻，如不泻，片刻后再敷。主要功能是排水，可用于水臌。

（12）涂搽法：茵陈、栀子、大黄、芒硝各30g，杏仁18g，常山、鳖甲、巴豆霜各12g，豆豉50g。浓煎取汁，用纱布或棉花蘸药汁轻轻搽脐部，并炒药渣熨脐部。每日1~2次，每剂药用2~4次。适用于阳黄、急黄。

（13）敷鸡（鸽）疗法：取活鸡（鸽）一只，剖开胸腹，不去内脏，连血和毛一起，趁热敷在患者胸部，待凉后取下，以流黄水为度，用消毒纱布擦净。适用于急黄。

（14）针刺疗法：基本穴以至阳、阳陵泉、太冲为主。热重加大椎；神昏加人中、中冲、少冲（放血）；高热伤阴动风加百会、风府、风池、大椎、涌泉；热入营血，迫血妄行加曲泽、劳宫、委中、行间、十宣；鼻衄加神庭、天府、合谷、风府、兑端；便血加长强、次髎、上巨虚、承山、足三里。每次选穴3~5个，每日针刺1~2次，每次30分钟。

（15）穴位注射

①取穴肝俞、胆俞、至阳，注射双黄连或清开灵或苦黄注射液1mL。每日或隔日1次。退黄。

②取穴足三里，注射黄芪注射液1mL。每日或隔日1次。止血。

③取穴章门、期门、长强，注射丹参或灯盏花注射液1mL，每日或隔日1次。利水。

④取穴涌泉、人中，注射醒脑静注射液0.5~1mL。每日1~2次。醒神。

（16）耳针：取耳穴肝、胆、三焦，施行针刺，肝炎点埋针，有利胆退黄，开窍醒神之效。

（三）西医治疗

对重型肝炎的治疗应采取抗病毒、调整免疫功能、预防和控制内毒素血症、改善肝脏微循环、防治出血及肝肾综合征、控制感染、促进肝细胞再生及针对二高（血氨增高、血清与脑脊液芳香族氨基酸增高）、三低（低血糖、低血钾、低蛋白血症）、二水肿（脑水肿、继发肺水肿）的治疗。

1. 一般基础支持治疗

由于重型肝炎的存活率较低，又无特效治疗方法，一般基础支持治疗仍十分重要。对确诊为重型肝炎的病人最好在专门的肝病监护病房中密切观察和治疗，以便能及时发现问题，及时处理。

一般基础支持治疗包括：①绝对卧床休息，减少体力消耗，减轻肝脏负担；②加强病情监护；③未昏迷者在急性期应予适量低蛋白、低脂肪、高碳水化合物及多种维生素饮食，进食不足者，每日静脉补给足够的液体和维生素 C、B、K，保证每日 1200～1500 千卡以上的总热量；④积极纠正低蛋白血症，补充白蛋白或新鲜血浆，并补充凝血因子；⑤注意纠正水电解质及酸碱平衡，特别要注意纠正低钠、低氯，低钾血症和碱中毒；⑥注意消毒隔离，尤其是口腔护理，预防医院内感染发生；⑦由于患者病情重，进食及服药均较困难，而且输入的液体及药物比较多，病程长，周围静脉输入较困难，最好建立一个深静脉插管输液通路。

2. 针对病因和发病机制的治疗

（1）针对病因的特异性治疗——抗病毒治疗

①过去对重型肝炎是否适宜进行抗病毒治疗一直有异议，自从拉米夫定（LVD）等核苷类抗病毒药的问世，近来通过大量临床研究结果得出，通过有效的抗病毒治疗能降低患者机体的病毒载量，缓解过强的免疫反应，从而缓解病情，这已成为目前治疗重型乙肝的一种可行而有效的治疗方法。选择合适的时机，用起效快、疗效确切、副作用较小的药物对重型肝炎进行抗病毒治疗，能够提高患者的生存率。抗病毒时机，往往选择乙型重肝早期，HBV-DNA 水平在 5log 以上，血清总胆红素水平在 $342\mu mol/L$ 以下时，选用拉米夫定等治疗，能在短期内控制病毒的大量复制，药物副作用小而轻，可以提高患者的生存率和改善临床症状，晚期患者抗病毒效果差，抗病毒治疗获得效果后，不宜随便停药，出现耐药或病毒变异时，要尽早使用替代药物继续抗病毒治疗。现有核苷类抗病毒药可分为三类：a. L-核酸类，包括 LVD、FTC、特必夫定、托西特定及克拉夫定等。b. 无环核酸磷酸盐，以 dAMP 类似物为代表，包括 ADV、特罗福韦。c. 脱氧鸟苷类似物，包括恩替卡韦及阿巴卡韦，这类药物不良反应较干扰素低，大部分患者耐受良好。

②根据国内"六五""七五"攻关组对重型肝炎病毒的研究结果显示，重型肝炎病人血清中干扰素水平较低，有人曾提出早期应用大剂量干扰素 300～400 万 U，可使重肝的存活率提高到 50% 左右，较一般传统治疗为优，但还未有聚乙二醇干扰素治疗重肝的资料。由于干扰素有一些副作用，加上病人的

病情重，抵抗力低下，近年大多主张慎用或不用，待病人的肝功能稳定或病人身体情况好转后再作考虑。

除干扰素外，膦甲酸钠（可耐）也能抑制乙肝病毒DNA的合成，但有人提出，该药抑制T细胞和B细胞的增殖作用大于抑制病毒DNA的合成，因此认为治疗重型肝炎时，膦甲酸钠主要是改善免疫功能。其他抗病毒药有无环鸟苷、单磷酸阿糖腺苷等。

（2）针对免疫反应异常时免疫调控剂的合理应用：20世纪80年代末期至今，免疫学检测方面取得明显进步，重型肝炎时周围血液中循环免疫复合物呈强阳性，并认为不同阶段可出现不同的免疫反应，故对免疫治疗的合理应用有不同的方法。

①免疫腺糖皮质激素的应用：肾上腺糖皮质激素作为一种免疫抑制剂，被广泛用于治疗各型病毒型肝炎，经历了不同阶段的认识过程。目前认为，用皮质激素治疗重型肝炎弊多利少，不宜常规应用。目前对于肾上腺皮质激素在肝衰竭治疗中的应用尚存争议。非病毒感染如自身免疫性肝病及急性酒精中毒等所致者是其适应范围，对于急性肝衰竭早期，且病情发展迅速的患者，也可酌情使用紧上腺皮质激素治疗，也有用皮质激素进行穴位注射。

②免疫增强的应用：为调节肝衰竭患者机体的免疫功能，可酌情使用胸腺肽（如常用的目达仙）等免疫调节剂。虽然是一种免疫增强剂，从重肝发病机理上讲，却有可能加重病情，但国内外通过观察，大多认为其安全有效。此外还有免疫核糖核酸、转移因子、IL－2、LAKL细胞、干扰素诱导剂、乙肝DNA疫苗等均有调节免疫作用。

（3）针对肝细胞坏死的措施：目前能对抗重型肝细胞坏死的疗法还不够理想，常用的方法有如下几种。

①胰高糖素－胰岛素（GI）疗法：在病理研究上发现G1有防止肝细胞坏死，促进肝细胞再生，加速受损肝细胞恢复的作用。国内重肝攻关组也曾应用G1疗法，存活率在50%～65%。静脉点滴时需注意滴注速度不宜太快，要配比正确，以免引起低血糖反应，胰高糖素有舒张血管之用，故有可能增加食道曲张静脉出血的可能性，所以此法要慎用。

②促肝细胞生长素（HPGF）的临床应用：能明显降低亚急性肝坏死动物模型的过氧化脂质水平，并能减轻急性肝坏死时脂质过氧化，稳定细胞膜，减轻肝细胞损害。且能促进线粒体的修复和增生及影响粗面内质网的变化，活跃肝细胞生物氧化功能，为肝脏修复提供了需要的能量，从而对肝细胞起

到保护作用。国内曾有 51 个单位，在综合治疗的基础上加用 HPGF 治疗重肝，结果，HPGF 组死亡率为 36.2%，对照组为 58.8%，P < 0.01，HPGF 综合治疗重肝可以降低其病死率约 20%，并在重肝早期应用为好，药品副反应小。

③胆碱能受体阻滞剂的应用：654 – 2 属于胆碱能受体阻滞剂，能调节环磷腺苷和环磷鸟苷的比值，解除平滑肌痉挛，扩张微血管，改善微循环，增加肝脏组织血流量，防止肝细胞坏死，有利于肝细胞再生。

④PGE1 治疗重型肝炎：可发现生化和组织学指标有很大改善，并能改善微循环、利胆，对抗 R – A – S 系统而防治 DIC 及出血，并有退黄、利尿等作用，可用凯时 10 ~ 20μg 泵注，1 ~ 2 次/日。

⑤N – 乙酰半胱氨酸（NAC）：近年来，氧自由基学说在病毒性肝炎中的作用日益受到重视，谷胱苷肽是机体抗氧化作用的主要细胞内防线，是保持细胞完整性，维持细胞生理功能所必需的物质。重型肝炎患者细胞内谷胱甘肽水平明显下降，谷胱甘肽浓度降低可加速免疫损伤，抑制淋巴细胞功能，使 CD4、CD8、CD20 变化，加快疾病的发展，尤其是炎性细胞因子（TNF，1L – 1，1L – 6）浓度升高的机体。NAC 是谷胱甘肽前体，在体外具有抗病毒、来源丰富、副作用小、药物动力学明确的特点，以 NAC 来补充某些疾病时造成的谷胱甘肽降低是一个合理的治疗方法，国外 NAC 主要用于乙酰氨基中毒所致的 ALF，也有学者提出用 NAC 治疗重型肝炎及艾滋病、暴发性肝衰竭，使谷胱甘肽浓度升高，并提高存活率。剂量：140mg/kg，2 天后改为 70mg/（kg·d）。

其他药物如还原型谷胱苷肽（TAD），有明显的解毒、保护肝细胞膜的作用，对药物性重肝的治疗有较好效果。

在重肝的临床治疗中，还应经常观察病人水电解质是否失衡，有无肝心综合征、呼吸窘迫综合征（ARDS）、肝肺综合征（HPS）以及弥漫性血管内凝血（DIC），如发现，及时处理。

3. 并发症的防治

（1）肝性脑病：发病机理迄今尚未完全阐明，发病并不是单一因素引起的，而是多种因素综合作用的结果。在各型肝性脑病患者中，甚至同一类型患者处于不同病期中，其发病机制可能是不一样的，即发病机理是多样化的。

预防及治疗措施如下：①防止出血。②积极治疗已有感染，口服抗生素和微生态制剂以消除、抑制肠道内有害细菌繁殖，限制饮食中的蛋白摄入，供给足够能量。③慎重放腹水。注意水电解质酸碱平衡。④禁用麻醉性安眠药，禁用引起血氨升高的药物。⑤特别要防止缺氧、低血钾和脑水肿的发生。⑥应用乳果糖或拉克替醇，口服或高位灌肠，可酸化肠道，促进氨的排出，减少肠源性毒素吸收，使用益生菌制剂包括益生元和益生菌，可以扶植肠道正常的有益菌群的增长或促进有益细菌分泌活性物质，干扰肠道内产氨菌的繁殖，消除和抑制患者肠道有毒物质的产生和吸收。益生元是一种类似于乳果糖样的碳水化合物，不在小肠吸收，但在结肠中的细菌发酵中产生乳酸性物质。益生菌是种活的非致病菌。如培菲康、丽珠肠乐、整肠生、康力得口服液、三株口服液等。⑦视患者的血电解质和酸碱情况酌情选用谷氨酸钠、谷氨酸钾、精氨酸、乙酰谷氨酰胺、阿波莫司等降氨药物。⑧酌情使用支链氨基酸或支链氨基酸＋精氨酸混合制剂等纠正氨基酸失衡。

（2）肝肾综合征：诊断指标主要有：①有肝功能衰竭的基础。②每日尿量少于400mL。③有明显的血清电解质异常。④氮质血症。⑤尿常规及比重多数正常或基本正常。

肝肾综合征的早期，常有功能性肾衰竭，表现为尿渗透压和血渗透压比值 >1.5；尿钠排出量 <130mmol/d（12mmol/L）；尿肌酐与血肌酐之比 >20；肾小球结构相对正常，肾小管保持良好的再吸收和浓缩功能。进一步发展可转变为急性肾小管坏死，此时尿比重低（<1.015）而固定；尿渗透压与血渗透压比值 <1.3；尿钠浓度较高（>261mmol/24h）；尿肌酐和血肌酐的比值 <20；尿沉渣出现较多蛋白、细胞成分及管型。重型肝炎还可因长期低钾而造成低钾性肾病，此时如及时补钾，病情可改善。

防治措施如下：①测定尿量、血清肌酐、尿钠和心血管充盈压（CVFP）对判断是否存在肾功能障碍至关重要。②减少肾功衰竭的诱发因素。③处理时应先明确病因，禁用有肾毒性的药物，如庆大霉素。④用654－2缓解由内毒素、缓激肽等造成的肾微血管痉挛，首剂60mg静注，每日可180mg，分次静滴。⑤有氮质血症时，可应用蛋白同化激素促进蛋白合成，抑制蛋白质分解。⑥尿量减少时，可给予20%甘露醇250mL，半小时内静滴，若应用后尿量增强不明显则不可再用。可试用呋塞米（速尿）大剂量冲击，佐以小剂量多巴胺（每小时2～4μg/kg体重）静滴。也可用丁尿胺肌注或静注。⑦对少尿患者要严格限制入水量，一般用量为每日700mL，加前一日尿量，注意调节好电解质，特别要限制钠钾的摄入量。对于高血钾或严重高尿素氮患者可试用腹膜透析或人工肾治疗。⑧腹水过滤后浓缩，再从患者静脉回输。⑨如果肾功能衰竭与脑水肿同时存在，用甘露醇前应进行血液透析或连续动静脉血液过滤（CAVH），以避免甘露醇造成危险性高渗扩容，血液透析有诱发颅内压增高并发生危象之忧，因此国外认为采用 CAVH 更可取，灌注压不足者可应用白蛋白扩容或加用特利加压素等药物，但急性肝衰竭患者慎用。其他治疗如输入丹参、多巴胺、间羟胺等，以增加肾血流量及肾小球的过滤。

此外还可用扩容治疗，腹腔穿刺大量放液，每次放腹水量可达 5～6L 或全部放完，需静脉补充白蛋白 40g，也可进行腹腔颈静脉分流术等。

（3）感染：由于重型肝炎患者抵抗力非常低下，易发生继发感染，其病原菌主要是革兰氏阴性杆菌、金黄色葡萄球菌或表皮球菌，其次是真菌的厌氧菌。感染以自发性腹膜炎、肺部感染最常见，其次是尿路感染、败血症和静脉插管感染。重型肝炎时凡出现不明原因血压下降、全身血管阻力降低、不明原因尿量减少、肝性脑病突然恶化、严重酸中毒及合并弥漫性血管内凝血时，就应考虑有继发感染，预防感染的核心是提高警惕、精心治疗、抓好护理、增强患者抗病能力。

具体做法如下：①尽可能单间隔离。②重视患者的口腔护理，做穿刺、导尿、插管时严格无菌操作，及时用药预防创口感染，可能时及早拔管。③若患者有发热、咳嗽等主诉时，应仔细检查血、尿、痰、便的常规和细菌、真菌培养，并做 X 线胸片及 B 超，尽早明确感染部位，重症肝炎患者病情一度好转后又加重，黄疸降后复升，腹围增加，骤然尿少及腹泻，均应考虑有继发感染的可能，应及时检查，早期进行针对性抗感染治疗。④避免长期或大量使用糖皮质激素，不要滥用抗生素做预防用药。⑤经常输入新鲜血浆、高效价免疫球蛋白、免疫增强剂，可以提高机体免疫力，以减少感染的发生。一旦发生感染，应首先根据经验用药，选用对肝肾毒性最小的药，强效抗生素或联合应用抗生素，同时加服微生态调节剂，及时进行病原体检测及药敏试验，并根据药敏结果调整用药，对厌氧菌感染可选用灭滴灵、甲硝唑，一日一次或一日两次静滴。尿路、深部霉菌感染可用大扶康等。

（4）出血：①对门脉高压性出血患者，为降低门脉压力，首选生长抑素类似物，也可使用垂体后叶素，或联合应用硝酸酯类药物，或用三腔管压迫止血。②对弥漫性血管内凝血患者，可给予新鲜血浆、凝血酶原复合物和纤维蛋白原等补充凝血因子，血小板显著减少者可输血小板，可选用小剂量分子肝素或普通肝素，可应用氨甲环酸或止血芳酸等抗纤溶药物，应用止血药

· 116 ·

或云南白药胶囊 1~2 粒，1 日 2~3 次，口服，防止有出血倾向的患者发生出血。③应用质子泵抑制剂：奥美拉唑（洛赛克）20mg，每日 1 次，口服或静注。其他同类药物有潘托拉唑（富诗坦）、兰索拉唑（达克普隆、潘立苏）、雷击拉唑（波利特）、埃索拉唑（耐信）等。④施他宁是 14 肽生长抑素，可抑制胃泌素和胃蛋白酶的释放，使胃酸分泌减少，并可降低内脏的血流量，急性上消化道出血时，首剂 250μg，1~2 分钟内静注，然后用 3mg，24 小时内均匀滴入，或微泵注入，或用善得定止血。⑤补充凝血因子，最好是新鲜血浆每日 200mL，凝血酶原复合物 400 单位，6 小时输一次为宜。⑥内窥镜下止血法用于判定为上消化道正在出血的患者，局部注射硬化剂及微波组织凝固止血，必要时采用急诊外科手术。

（5）脑水肿：肝功能衰竭引起肝性脑病，虽有肝昏迷程度轻重之分，但肝性脑病本质属于一种非致死的、具有潜在可逆性的代谢紊乱疾病，而肝功能衰竭并发脑水肿，绝无慢性过程，其发生基础是广泛快速肝细胞坏死，基本无可逆性，往往演变成脑疝而致死，重肝时脑水肿的发生率达 28%~80%，25%~30% 的重型肝炎脑水肿可发生脑疝，其余脑水肿在临床上常伴随肝性脑病而存在（都呈现意识障碍），经内外科积极救治可望恢复。重型肝炎脑水肿诊断指征是：①重型肝炎患者出现意识状态急剧变化，昏迷快速加深。瞳孔对光反射异常，频繁抽搐，肌张力增强，没有出血征象，呼吸、脉搏及血压突然改变。②脑电图异常，当出现瞳孔大小不等时，常提示脑血栓已形成。

治疗原则：头抬高 30 度；避免咳嗽、呕吐，使用血管扩张剂等消除颅内压升高等诱因；控制高热、高血压；避免输液过多；纠正高碳酸血症和严重低氧血症；甘露醇静注；低温疗法；戊巴比妥钠静注；必要时紧急肝移植。

具体治法如下：①有颅内压增高者，给予高渗性脱水剂，如 20% 甘露醇。②合理使用糖皮质激素。③交叉使用非渗透性利尿剂。④短期过度换气可有效而迅速地降低重型肝炎患者的颅内压。因为低碳酸血症可降低脑血流量，从而使颅内压降低。但长期过度换气不能阻止脑水肿的进展。⑤输注白蛋白并与呋塞米合用可维持正常血容量，还可有效降低颅内压。⑥人工肝支持治疗及紧急肝移植。

（四）中医专方选介

1. 通腑泻热凉血解毒方

大黄 6~12g（后下），郁金、丹皮、枳实各 9g，黄连、厚朴各 6g，茵陈

30g，玄参 15 ~ 24g，连翘 24g，赤芍、丹参、生地黄各 15g。热盛者加金银花、蒲公英、黄芩、犀角；湿盛者加茯苓、泽泻、木通、菖蒲；腹水明显者加大腹皮、槟榔；伤阴显著者加麦冬，倍用生地黄。本方通腑泻热，凉血解毒。适用于重型肝炎肝昏迷。水煎，鼻饲，每日 2 剂。救治肝昏迷 21 例，发生昏迷 24 例次，在静点葡萄糖、谷氨酸钠的配合下，神志转清者 14 例次，无效者 10 例次。［罗国钧 . 通腑泻热凉血解毒法对肝昏迷苏醒作用的初步观察 . 中西医结合杂志 . 1984，4（5）：287］

2. 化瘀解毒汤

赤芍 30 ~ 60g，大黄 10 ~ 30g，郁金 12g，泽兰、车前子各 15g，茵陈、板蓝根各 30g。本方化瘀解毒。适用于重型肝炎。水煎服，日 1 剂。治疗 12 例，1 例死亡，存活者黄疸消退时间为 10 ~ 15 天。［方立成 . 化瘀解毒汤治疗高黄疸肝炎 12 例 . 湖南中医学院学报 . 1988，9（1）：14］

3. 重型肝炎方

赤芍 60 ~ 120g，丹参 30 ~ 60g，茵陈 30 ~ 50g，栀子、大黄、黄芩均 10 ~ 15g，连翘 10g，秦艽 15g，郁金 20g。本方凉血活血，清热解毒。适用于重型肝炎。水煎服或保留灌肠，每日 1 剂。治疗组在一般西医常规治疗的基础上，加用本方，共治疗 39 例，存活 19 例，存活率为 48.7%；对照组用一般西医常规治疗，共治疗 30 例，存活 5 例，存活率为 16.7%。两组相比，P < 0.01，差异非常显著。［道立孝，等 . 中西医结合治疗重型肝炎疗效观察 . 实用中西医杂志 . 1990，3（2）：78］

4. 血宁冲剂

黄连 330g，大黄 1000g，黄芩 500g。本方泻火降逆，祛瘀通腑止血。适用于上消化道出血。诸药经水煎、过滤、浓缩、提取，然后混匀、制粒、干燥，合装成 100 包，每包含生药 18.3g，每次服 1 包，每日 3 ~ 4 次。治疗 103 例，痊愈 93 例，占 90.3%；显效 7 例，占 6.8%；好转 1 例，占 1%；无效 2 例，占 1.9%。［杨明均，等 . 血宁冲剂治疗上消化道出血 103 例报告 . 中医杂志 . 1986，27（5）：31］

5. 止血散

白及粉 4g，三七粉、元胡粉各 3g，乌贼骨粉、珍珠母粉各 10g，丹参粉、白术粉各 6g，山药粉 7g。本方健脾和胃，和血化瘀，凝血止血。适用于上消化道出血。上药过 80 目筛，为 1 次口服量，1 日 3 次，用米汤调和冲服。出血量多者，可配合输血输液；伴有感染者，配合抗生素治疗。用药 2 天为 1 疗程。观察 28 例，1~2 个疗程治愈 4 例，3 个疗程治愈 12 例，4 个疗程治愈 8 例；显效 2 例；无效 2 例。治愈率为 85.8%，总有效率为 92.8%。[卢国珍，等. 止血散治疗上消化道出血 28 例. 河北中医. 1994, 16（2）：27]

6. 消水汤

防己 60g，牛膝、苍术、白术、女贞子、旱莲草各 30g。本方健脾胃、益肝肾、活血除湿。适用于鼓胀。水煎，日 1 剂，早晚温服。治疗 49 例，全部缓解 22 例，占 44.9%；部分缓解 19 例，占 38.78%；无效 8 例，占 16.32%。总缓解率为 83.68%。[陈维亚，王国三，等. 运用消水汤治疗水臌 49 例分析. 河北中医. 1990, 12（2）：17]

7. 十鼓取水膏

大戟、甘遂、麻黄、乌梅、胡芦巴、葶苈子、芫花、黑丑、细辛、防己、槟榔、陈皮、海蛤壳、桑白皮各等份，共为细末。本方利水除胀，适用于各型腹水。以食醋洗脐，取药粉 6~9g，用生姜汁、葱白寸许共捣烂，和药为泥，纳脐覆盖固定。每次敷 3 小时，隔日或 3 日 1 次。治疗 38 例，痊愈 12 例，显效 23 例，无效 3 例。痊愈率为 31.6%，总有效率为 91.2%。[王雪苔，等. 当代中药外治临床精要. 北京：中国中医药出版社，1993：52]

第八节　淤胆型肝炎

胆汁淤积性肝病是各种原因引起的胆汁形成、分泌和（或）胆汁排泄异常引起的肝脏病变。根据病因可分为肝细胞性胆汁淤积、胆管性胆汁淤积及混合性胆汁淤积。胆汁淤积持续超过 6 个月为慢性胆汁淤积。

淤胆型肝炎主要临床表现为黄疸较深，且持续时间较长，可伴有全身皮肤瘙痒、大便颜色浅或灰白，而消化道症状及乏力等表现常常相对较轻。本病属中医"黄疸"病范畴。

一、临床诊断

（一）辨病诊断

1. 急性淤胆型肝炎

（1）临床表现：急性淤胆型肝炎的起病与急性黄疸型病毒性肝炎极为相

似，患者可有发热、乏力、尿黄、食欲不振、厌油腻食物、恶心、呕吐、关节痛等症状。通常在病程第一周末至第二周出现黄疸。黄疸出现前后数天，患者可有皮肤瘙痒、大便颜色变浅、大便次数增多等症状。当黄疸出现后，多数患者消化道症状及乏力可明显减轻，甚或基本消失。于病程第 2～3 周患者逐渐出现淤胆型肝炎的典型表现，临床表现为黄疸具有"三分离"及"梗阻性"两个特征。

①黄疸的"三分离"特征：a. 黄疸与消化道症状分离。黄疸重而消化道症状往往较轻，且不随黄疸的加深而加剧，有时反而减轻。b. 酶－胆分离。黄疸重而 ALT 上升幅度低，约半数患者仅轻度至中度增高，或在发病初期 ALT 虽有明显升高，但黄疸加重后 ALT 反而迅速下降。c. 黄疸与凝血酶原分离。黄疸重而凝血酶原时间延长不明显，或凝血酶原活动度下降不明显。

②黄疸的"梗阻性"特征：淤胆型肝炎除了黄疸重、持续时间长之外，更重要的是在临床上出现类似于梗阻性黄疸的表现，但特殊检查并无肝外梗阻的证据。a. 全身皮肤瘙痒及大便颜色变浅或灰白，血清胆汁酸浓度明显升高，可达正常水平的 10 倍左右。与普通黄疸型患者可出现一过性皮肤瘙痒及大便灰白不同，其持续时间较长，可达 3～8 周或更长。皮肤瘙痒常在夜间为甚，严重者常难以入眠或安睡。皮肤可因搔抓而出现广泛的条索状破损或皮下瘀斑。b. 血清 AKP、γ－GT、总胆固醇（T－Ch）、血清蛋白（LP－X）等可有轻度至中度增高，而尿胆原明显减少或消失。c. B 型超声、CT 等影像学检查均没有肝内外胆管扩张或肝内外胆管梗阻的证据，也无肝脏肿瘤征象。d. 一般无进行性体力衰退、体重下降改变。

体格检查除有明显黄疸外，常伴有心率减慢。肝脏多有明显肿大，伴有触痛及肝区叩击痛。约 1/4～1/5 患者伴有脾脏肿大，但胆囊肿大者很少见。

（2）实验室检查及其他辅助检查：参阅上面"临床表现"或下面"诊断"有关内容。有关肝炎病毒抗原、抗体检查，可参阅各型病毒性肝炎有关章节。

（3）诊断：起病类似急性黄疸型肝炎，但自觉症状常较轻，常有明显肝肿大、皮肤瘙痒。肝功能检查血胆红素明显升高，以直接胆红素为主，表现为梗阻性黄疸，碱性磷酸酶、γ－转肽酶、胆固醇均明显增高，谷丙转氨酶中度增高。梗阻性黄疸持续三周以上，并排除其他肝内外梗阻性黄疸（包括药源性的）者，可诊断为急性淤胆型肝炎。在慢性肝炎基础上发生上述临床表现者，可诊断为慢性淤胆型肝炎。

（4）诊断依据

①临床符合急性病毒性肝炎诊断，肝炎病毒有关抗原、抗体检测阳性；

②黄疸色深而持续时间长，并具有"三分离"和"梗阻性"特征（持续3周以上）；

③可除外药物等原因所致的肝内胆汁淤积，并除外肝、胆、胰等部位原发性或继发性肿瘤及胆系结石等原因所致的肝外梗阻性黄疸；

④肝组织活检符合急性淤胆型肝炎的组织学特征。

2. 慢性淤胆型肝炎

（1）临床表现：由于慢性淤胆型肝炎是在慢性活动性肝炎（CAH）或肝硬化（PHC）病变基础上发生的，故既有 CAH 或 PHC 的临床表现，又有梗阻性黄疸的临床特征。梗阻性黄疸的表现与急性淤胆型肝炎相似，CAH 或 PHC 的临床表现可参阅该病有关章节。

（2）实验室检查及其他辅助检查：有关 CAH 或 PHC 的实验室检查及其他辅助检查请参阅该病的有关章节。其他请参阅前面"急性淤胆型肝炎"有关部分。

（3）诊断：请参阅"急性淤胆型肝炎"诊断部分。

（4）诊断依据：①临床符合 CAH 或 PHC 的诊断。多有 HBV 及（或）HCV 现症感染的血清学证据；②有梗阻性黄疸的临床特征，且持续时间长达3周以上，并排除肝外梗阻性黄疸及其他原因所致的肝内梗阻性黄疸；③肝活检符合 CAH 或 PHC 的组织学改变，并有淤胆型肝炎的形态学特征。

（二）辨证诊断

1. 热重于湿型

（1）临床表现：身黄鲜明，目黄，尿黄，身痒，发热口渴，或胁痛，大便秘结。舌苔黄腻，脉弦数。

（2）辨证要点：身黄鲜明，发热口渴，大便干。舌苔黄腻，脉弦数。

2. 湿重于热型

（1）临床表现：身目俱黄，其色不甚鲜明，或身热不扬，口淡不渴，胸脘痞满，厌油，纳差，腹胀便溏，尿黄。舌苔厚腻微黄，脉濡数。

（2）辨证要点：身黄无热或身热不扬，口淡不渴。舌苔厚腻微黄，脉濡数。

3. 肝郁气滞型

（1）临床表现：身黄、目黄、小便黄，右胁疼痛，脘痞腹胀，得矢气而稍缓，乏力，纳差，身痒，眠差，大便颜色变浅。舌淡红，苔薄白，脉弦滑。

（2）辨证要点：黄疸，胁痛，脘痞腹胀，得矢气而稍缓。舌淡，苔薄，脉弦。

4. 痰湿瘀结型

（1）临床表现：身目发黄，面色晦暗，面目虚浮，目眶暗滞，形体肥胖，胸脘胀满，肢体沉重，困倦乏力，纳减多痰，大便溏而不爽，女子白带量多。舌体胖嫩，边有齿痕，舌苔黄腻或白腻，脉弦滑或濡。

（2）辨证要点：身目发黄，胸脘胀痛，纳差，多痰，肢体沉重。舌胖有齿痕，苔腻，脉弦滑。

5. 寒湿阻遏型

（1）临床表现：身目色黄而晦暗，纳少，腹胀，尿黄，大便不实，神疲畏寒。舌淡苔白腻，脉濡缓。

（2）辨证要点：身目色黄而晦暗，大便不实，神疲畏寒。舌淡苔白腻，脉濡缓。

6. 肝郁血瘀型

（1）临床表现：身目发黄而晦暗，口唇紫暗，胁下有痞块或刺痛，脘腹胀满，腹部青筋暴露，皮肤可见赤纹丝缕。舌紫暗或有瘀斑，舌下脉络青紫迂曲，脉弦涩或细涩。

（2）辨证要点：身目发黄而晦暗，脘腹胀满，胁下刺痛，皮肤赤纹。舌暗瘀斑，脉弦涩。

7. 脾虚血亏型

（1）临床表现：面目肌肤萎黄不泽，肢体乏力，心悸气短，便溏。舌淡，脉濡细。

（2）辨证要点：面目肌肤萎黄不泽，心悸气短。舌淡，脉濡细。

二、鉴别诊断

1. 与急性黄疸型肝炎的鉴别

急性黄疸型肝炎黄疸或轻或重，但持续时间较短，通常为1周，临床症状相对较重，以消化道症状为主。而淤胆型肝炎黄疸较重且持续时间长，一般在3周以上，但临床症状较轻。

2. 与肝外梗阻性黄疸鉴别

肝外梗阻性黄疸病因较为复杂，其中较常见的有壶腹周围癌（包括胰头癌、壶腹癌、总胆管下端癌、十二指肠乳头癌等）、胆系结石、肝癌、肝门区或总胆管周围淋巴结肿大压迫胆管（可因转移、血白细胞浸润、炎症或结核等引起），其他较少见的原因有原发性硬化性胆管炎、胆管囊肿合并感染、胆管息肉等。肝外梗阻性黄疸超声波检查可见胆囊增大，餐后不收缩，超声波断层扫描或 CT 可发现胆管扩张、结石或癌肿，纤维十二指肠镜逆行胆道造影可发现梗阻现象。以上均有助于鉴别。皮质激素治疗性试验有一定意义。肝外梗阻者，治疗后黄疸无下降，必要时可剖腹探查。

3. 与重型肝炎鉴别

重型肝炎肝细胞坏死的临床表现突出：在黄疸进行性加重的同时，全身情况也明显恶化，如极度乏力、明显腹胀、肝脏缩小、迅速出现腹水及明显出血倾向等。而淤胆型肝炎症状较轻，且有黄疸"三分离"特征。

4. 与药物性胆汁淤积鉴别

药物性胆汁淤积黄疸出现前有服用药物（如甲基睾丸素、硫脲嘧啶、保泰松、氯丙嗪等）的病史；起病时常有过敏现象，如发热、皮疹、瘙痒、关节痛及嗜酸性粒细胞增多等，黄疸多在服用可疑药物 1～4 周内出现，停药后病情好转，黄疸迅速消退。

5. 与原发性胆汁性肝硬化鉴别

原发性胆汁性肝硬化好发于 40 岁以上女性（约占 90%），起病隐匿，以瘙痒为初发症状，约数月或一年后出现黄疸，病情发展缓慢，但一般情况相对较好。肝脾均可肿大，常见黄色瘤，AKP 显著增高，抗线粒体抗体 96% 呈阳性，血铜亦升高。用肾上腺皮质激素治疗常无显著效果。

三、治疗

（一）提高临床疗效的思路提示

1. 阳黄凉血攻下

淤胆型肝炎的主要病机为湿热疫毒侵袭，蕴结肝胆，致肝失疏泄，胆汁外溢而发黄疸。肝为藏血之脏，湿热疫毒蕴结肝胆，主要是蕴结血分，病在百脉。临床治疗，当须从治血入手，在清热祛湿基础上，加用活血凉血之法。

凉血活血解毒是治疗本病的第一要法，清代程仲龄曾说："祛瘀生新，而黄自退。"关幼波也说："黄疸为血脉受病，治疗要从治血入手。"丹皮、赤芍、泽兰、红花、郁金等，皆可随证选用。

本病病位在肝胆脾胃，湿热蕴结脾胃，可致热毒积滞，阻结肠道而使腑气不通。腑气不通，浊邪不得宣泄，反过来又可加重湿热黄疸。故临床遇此，应尽快清理肠道，用通里攻下之法，重用大黄或承气之类，使毒邪从大便排出，釜底抽薪，肃源清流。

2. 阴黄温阳活血

淤胆型肝炎病因的一大特点是湿浊盛于热毒。湿为阴邪，易伤阳气，阳气受损，加之湿浊蕴阻肝胆，可发阴黄。辨证要点是黄色晦暗，神疲畏寒，脘闷腹胀，大便溏薄。治疗关键在于温阳化浊，茵陈术附汤、茵陈四逆散为常用之方。

湿浊阻遏中焦，脾虚失运，故病势较为缠绵，黄疸往往持续不退，久病入络，血脉为之瘀滞，治疗除温阳化浊外，还应配合活血化瘀之法，主以温阳活血退黄。至于活血化瘀药物的选择，就目前国内中西医结合治疗的经验而言，若黄疸以结合性胆红素为主时，可选葛根、丹参；若以非结合性胆红素为主时，可选赤芍、红花，或用西药中的酶诱导剂（如苯巴比妥）。

湿浊阻遏，临床表现常复杂多变，临证应细心审辨，应在辨证论治原则的指导下合理用药，切勿拘泥于一法一方，或一药一得之见，也不宜按西医诊断对号入座。使用温阳之法治疗阴黄，若服药期间，出现较明显的湿热蒸腾之象，说明病证已变，内寒转热，应及时调改治疗方案，不可刻舟求剑，死守温阳之法，否则热毒炽盛，内陷心包，祸不远矣。

3. 退黄健脾化痰

淤胆型肝炎常见痰湿阻络、血行瘀滞之证，临床多表现为身目发黄，面色暗滞，形体肥胖，肢体倦困，胁肋刺痛或有痞块，胸脘胀满，口渴不欲饮或不渴，舌体胖，质暗，苔腻，脉弦滑。其病机关键在于痰与瘀结。痰瘀搏结，黄疸胶固难化，故持续难消，治疗应紧紧抓住化痰散瘀这一关键环节，健脾以化痰，健脾以燥湿。健脾可以化痰，化痰必须健脾，故健脾化痰是痰湿瘀结的治本之法。有关研究资料表明，通过健脾燥湿，化痰降浊，可以调整肝脏的脂质代谢，减低血中脂质的含量，从而间接起到活血化瘀的作用。化痰药有多种，功效各有不同，如杏仁通调水道，利肺化痰；橘红降痰湿，和脾胃，行气化痰；山楂消食化痰；草决明清肝化痰；半夏燥湿化痰；白术健脾化痰；海浮石清热化痰；郁金活血化痰；川贝清热散结化痰；麦冬清热养阴化痰；旋覆花清上焦中焦之顽痰；白矾清血中之顽痰。临床可根据病情酌情选用。

（二）中医治疗

1．内治法

（1）热重于湿型

治法：清热利湿，通腑泄浊。

方药：茵陈蒿汤加减。

茵陈 30g，栀子、大黄各 10g，连翘 15g。

若呕逆者，加竹茹、黄连；右胁疼痛甚者，加柴胡、郁金；腹胀者，加枳实、厚朴；热甚者，加黄柏、黄芩；烦躁失眠，发热口干，衄血者，加赤芍、丹皮。

（2）湿重于热型

治法：利湿化浊，清热解毒。

方药：茵陈五苓散加减。

茵陈 30g，茯苓 15g，猪苓、泽泻、白术各 10g。

呕逆者，加半夏、陈皮；食滞不化、大便尚通者，加枳实、神曲；腹胀甚者，加木香、厚朴；兼表证者，可先用麻黄连翘赤小豆汤；湿热并重者，用甘露消毒丹化裁。

（3）肝郁气滞型

治法：疏肝理气，利湿退黄。

方药：柴胡疏肝散合茵陈蒿汤加减。

柴胡、当归、白术、白芍各 10g，茯苓、茵陈、栀子、大黄各 15g。

若恶心厌油，加半夏、神曲、陈皮。

（4）痰湿瘀结型

治法：化痰除湿，祛痰散结。

方药：涤痰汤合活络效灵丹加减。

半夏、陈皮、胆星、川芎、枳壳各 10g，竹茹 12g，茯苓、丹参各 15g，乳香、没药、甘草各 6g，山楂 20g。

（5）寒湿阻遏型

治法：温中健脾，化湿祛浊。

方药：茵陈术附汤加减。

茵陈30g，茯苓、泽泻各15g，白术、附子、干姜、炙甘草各10g。

若气虚甚、腹胀苔厚者，去白术、甘草，加苍术、厚朴；皮肤瘙痒者，加秦艽、地肤子。

（6）肝郁血瘀型

治法：疏肝活血，化瘀退黄。

方药：柴胡疏肝散合失笑散加减。

柴胡、栀子各10g，赤芍、枳壳、五灵脂、蒲黄各12g，茵陈30g，川芎、香附、酒大黄、炙甘草各6g。

（7）脾虚血亏型

治法：健脾温中，益气养血。

方药：黄芪建中汤或归脾汤加减。

黄芪30g，白芍、当归各15g，桂枝、炙甘草、生姜、饴糖各10g，大枣10枚。

气虚者加党参，血虚者加熟地黄，阳虚者加附子。

2. 外治法

（1）针刺

①取穴胆俞、太冲、合谷、阳陵泉、大肠俞、内庭、期门、日月、支沟、足三里、章门、行间。用泻法，每日1次，每次10~15分钟。适用于阳黄。

②取穴足三里、三阴交、中极、关元、气海等。用补泻兼施法，每日1次，每次10~15分钟。适用于阴黄。

（2）艾灸

①在肝俞及胁肋部的俞穴，隔蒜灸或艾条灸，每日1~2次，每次15~20分钟。适用于阳黄。

②主要灸中极、关元、气海，亦可配合三阴交，每日2~3次，每次10~15分钟。适用于阴黄。

（3）推拿

①于肝区及脘腹区域，轻轻按揉，每日1~2次，每次10~20分钟。适用于阳黄。

②于肝俞、肾俞及胁肋与脘腹区域轻轻揉按，每日 3~5 次，每次 15~20 分钟。适用于阴黄。

③淤胆型肝炎多在背部第九胸椎右侧附近有压痛点，可用一指禅法推 4~5 分钟，然后点按 1~2 分钟，再点按胆俞、肝俞、脾俞、膈俞各 1 分钟，以稍胀为度，然后在上背部两侧膀胱经使用摩法 5~6 分钟，最后用擦法擦搓背部；让病人仰卧，在肝区（右胸下部及右上腹部）用揉法，即用手掌按顺时针方向慢慢揉动，用力不宜过大，以局部有热感为宜，每次 3~5 分钟，可改善肝区血液循环，减轻肝区不适感。然后按揉内侧章门、日月、期门各 1 分钟，以稍胀为度。最后用两手拇指点按两侧阳陵泉穴，用力较重，以局部 胀痛感为宜。

（4）埋植疗法：中脘透上脘，日月透期门，肝俞透胆俞，神道透肝热穴（第五胸椎棘突旁开 0.5 寸），植入羊肠线，20~30 天 1 次。

（5）耳针疗法：针刺肝炎点、交感、神门、脾、三焦、肝阳。

（6）穴位注射法：取右侧肝热穴，缓缓注射清开灵或丹参注射液 1~2mL。每日 1 次。

（7）耳穴按压：取耳穴肝、胆、脾、内分泌。将王不留行籽分别贴于各穴上，按压刺激穴位。每日 2~3 次，每次 2~3 分钟。

（8）外敷药物

①黄柏、黄芩、大黄等量，青黛半量，研成细末和匀，以水和蜜各半调成膏，摊于油纸敷右胁期门穴，每日 1 贴，20 天为 1 疗程。

②大黄、皮硝各 6g，同大蒜捣碎，加当归、龙胆草、栀子、黄连、川芎、青皮、木香各 5g，芦荟 0.5g，共研细末，加麝香 0.5g，姜汁调敷胁下。

（9）吹鼻法：苦丁香、白胡椒、白丁香各等份，或赤豆、苦丁香、冰糖各等份，麝香少许，诸药研为细末，装瓶备用。用时取少许，吹入鼻中，以流出黄水为度，隔日 1 次，10 次为 1 疗程。

（10）涂搽法：茵陈、栀子、大黄、芒硝各 30g，杏仁、常山、鳖甲、巴豆霜各 12g，豆豉 50g。浓煎取汁，装瓶备用。用时以纱布或棉花蘸药汁，轻轻搽脐部，并炒药渣熨脐部。每日 1~2 次，每剂药用 2~4 次，10 日为 1 疗程。

（11）敷脐疗法

①大黄、生明矾、栀子各等份研末。取适量填脐，外用胶布固定，2~3 天换药 1 次。适用于阳黄。

②丁香 10g，茵陈 30g。共研末，用生姜汁调敷脐部，外用胶布固定，热水袋热敷 15~20 分钟，每日 1 次。适用于阴黄。

（12）灌汤疗法：桃仁、赤芍、枳壳各 15g，茵陈、丹参各 30g，或大黄、芒硝、黄芩、桃仁各 10g，赤芍、茵陈各 30g。水煎，取浓汁 150mL，保留灌肠 20~30 分钟。

（13）塞鼻疗法：苦素丹（甜瓜蒂）烘干、研末、过筛。取 0.1g 分 6 包。先以 2 包深深地吸入两鼻孔，隔 40 分钟，清洁鼻腔；再吸入 2 包，隔 40 分钟后，清洁鼻腔；再吸入 2 包。6 包共分 3 次吸完。间隔 7~10 天，依上法再吸 0.1g。以此类推，共吸 0.4g 为 1 疗程。适用于阳黄。

（14）穴位敷贴加热熨法：姜黄、蒲黄、红花各 250g，滑石 125g，栀子 420g，猪肝 500g（焙干）。诸药共研为粉，用米醋调成糊状，敷于肝区（厚约 2~3 枚硬币），再用温灸器在药上熨半小时。每日 1 次，20 天 1 疗程。

（15）气功疗法：可采用内养功法，通过"入静""放松""调息"的主动锻炼，培养正气，疏通经络，调和气血，以增加机体的能力。

（16）心理疗法：淤胆型肝炎一般病程较长，患者思想负担较重，这对疾病的康复十分不利。因此，要积极开导病人"怡情放怀"，帮助其克服和消除急躁、忧郁、疑虑、悲伤等不良情绪。还应多向病人做切合实际的解释工作，说明治疗上的难易，克服病人急躁情绪，热情耐心地治疗、护理病人，并向家属多做工作，通过家属给病人开导，医患配合，以取得较好的疗效。

（三）西医治疗

对病毒性肝炎治疗的一般原则亦适用于淤胆型肝炎，如适当休息、加强营养、补充维生素、抗病毒治疗等。由于淤胆型肝炎突出的临床表现是黄疸及皮肤瘙痒，故对症治疗（退黄、止痒）就显得特别重要。

1. 促进黄疸消退

目前在促进黄疸消退方面已不乏治疗方法，其中比较有效和常用的有以下几种。

（1）肾上腺皮质激素：是多年来一直用于治疗淤胆型肝炎的常用药物，从实践经验来看，其对淤胆型肝炎患者的疗效大多是肯定的。尽管其促进黄疸消退的机制尚不完全清楚，但直到目前，仍有许多医家将其列为治疗淤胆型肝炎的首选药物。一般认为，本药的退黄作用与其具有非特异性消炎作用、能增加胆汁流量和促进胆汁排泄有关。

肾上腺皮质激素常用的制剂有：强的松龙或泼尼松。口服有困难的，可用琥珀酸钠氢化可的松或地塞米松静脉滴注。用法：强的松龙（或泼尼松）

30～60mg/d，早上顿服。由于本药使用不当可直接影响疗效，或引起"反跳"，或出现严重副作用，故在使用本药前后应注意以下问题。

①治疗前应注意患者有无肾上腺皮质激素的禁忌证，如溃疡病、糖尿病、结核病、高血压病、精神病或有精神病家族史。对在急、慢性乙型肝炎基础上发生的淤胆型肝炎患者，是否采用肾上腺皮质激素治疗，各家意见不很一致，多数人倾向不用。

②治疗取得疗效、黄疸明显消退后，应逐步减量，一般认为每5～7天减5mg为宜。待每日剂量减至20～15mg时，减量速度宜放慢。

③用药1周后血清胆红素不见下降，一般视为无效，应有计划地逐渐撤药，改用其他方法治疗，不宜盲目加大剂量，以免出现严重副作用。

（2）苯巴比妥：本药为酶诱导剂，有促进黄疸消退并减轻瘙痒的作用。但本药对肝脏有一定损害，故应用时应十分慎重。

苯巴比妥常用剂量为90～180mg/d，分3次口服。一般患者在服药1～2周内即可见到黄疸消退，当血清总胆红素下降超过5%时，可适当减量，总疗程为4～8周。

G-I疗法有增加胆汁流量、促进胆汁分泌排泄的作用。给药方法通常是将胰高血糖素1mg与正规胰岛素10U加入5%～10%的葡萄糖注射液250～500mL中，静脉滴注，每日1次。

（3）熊去氧胆酸：可促进胆汁分泌、增加胆汁流量。一般每日服用500～1000mg，20天1个疗程。

2. 止痒

一般认为瘙痒的发生与胆汁酸在皮肤中堆积，刺激皮肤感觉神经末梢有关。近年来研究认为，这种顽固性瘙痒可能是中枢性的。

（1）考来烯胺（消胆胺）：6～15g/d，分3次口服。待瘙痒明显缓解后，即可逐渐减量至1～3g/d维持。

（2）苯巴比妥：参阅上文"退黄"部分。

（3）氢氧化铝：8～15g/d，分3次口服。

（4）纳洛酮：0.8mg，皮下注射或2mg静脉输注，每日1次。

（四）中医专方选介

1. 淤胆型肝炎方

赤芍60～80g，葛根30g，生地黄、丹皮各15g。皮肤瘙痒重者，加地肤子、防风、白鲜皮；胃脘胀满者，加莱菔子 30g；便秘者加生大黄 10g，元明粉 4g。本方凉血活血退黄。适用于重型黄疸肝炎（淤胆型肝炎）。水煎服，日 1 剂。治疗 195 例，治愈 185 例，治愈率 94.8%。[汪承柏，等．凉血活血重用赤芍治疗重度黄疸肝炎血浆血栓素 B_2 变化的研究．中西医结合杂志．1985，5（6）：326]

2. 淤胆合剂

茵陈 30~60g，金钱草 30g，大黄 10~30g，郁金、桃仁、枳实、厚朴、山楂各 10g。腹胀纳呆者，加藿香、佩兰各 12g，生薏苡仁 30g，车前子 18g；口苦欲饮者，加黄芩、龙胆草各 10g，或加重大黄剂量；肝区疼痛、肝脾肿大者，加元胡、制乳香、制没药各 10g。本方活血化瘀，通里攻下，利湿退黄。适用于淤胆型肝炎。水煎服，日 1 剂。治疗 22 例，全部有效。后经门诊随访，肝功能复查未见有复发病例。[朱立专．淤胆合剂治疗瘀胆型肝炎 22 例．江苏中医杂志．1984，5（1）：22]

3. 利胆活血汤

茵陈 40g（后下），板蓝根 30g，赤芍、苍术、茯苓、山楂、元胡、金钱草各 20g，炒栀子、丹参各 15g，生大黄 12g（后下），当归、红花、黄芩各 9g，生甘草 6g。本方清热利湿，疏肝利胆，活血化瘀。适用于淤胆型肝炎。水煎服，日 1 剂。同时口服泼尼松 10~15mg，每日 2 次，或静滴地塞米松 5mg/d；口服苯巴比妥钠 0.03g，每日 2 次。治疗 12 例，显效 4 例，有效率为 100%。随访 6~12 个月，病情未见反复，症状消失，肝脏恢复正常。[李志荣，等．中西医结合治疗淤胆型肝炎．山西中医．1994，10（2）：25]

4. 荡黄汤

莪术 12g，丹参、泽泻各 25g，茵陈 30g，当归 10g，甘草 6g。本方活血养血，利湿退黄，疏肝解郁。适用于淤胆型肝炎。每日 1 剂。煎汤约 400mL，每剂分 2 次口服。治疗 30 例，治愈 26 例，好转 3 例，无效 1 例。总有效率为 96.6%。[刘心想，等．荡黄汤治疗淤胆型肝炎 30 例．河南中医．1995，（1）：51]

5. 金氏铁霜丸

五倍子（炒黑）60g，制苍术 120g，制香附（醋炒）60g，西茵陈 60g，炒陈皮 60g，醋煅针砂（水飞）120g，白芷 60g，苦参 30g，松罗茶叶 60g，海金沙（醋炒）60g，砂仁 60g，青皮 30g，苦丁茶 30g，全当归 30g，泽泻 60g，秦艽（酒浸晒干）30g，干漆炭 60g，百草霜 30g，煨诃子 30g，皂矾（醋煅）60g，浮小麦（姜汁炒）120g，广木香60g，胡桃肉150g，豨莶草60g，高良姜（炒透）45g，上药依法制炒共研细末，水泛为丸如绿豆大。每次6g，日服1~2次。

6. 金氏褪金丸

煅针砂（水飞）120g，炒香附180g，苍术60g，厚朴30g，煅皂矾30g，甘草30g，大麦粉250g，上药共研细末，水泛为丸如莱菔子大。每次1~1.5g，日1次。

7. 金氏补血丸

五倍子（炒）60g，高良姜（炒）40g，白芷60g，制苍术120g，煨诃子30g，松罗茶叶60g，煅针砂（水飞）120g，炒陈皮60g，海金沙60g，苦丁茶30g，砂仁60g，青皮30g，皂矾（炒透）120g，全当归30g，制香附60g，百草霜30g，广木香60g，秦艽30g，胡桃肉150g，干漆炭60g，党参（另研）60g，白芍（另研）60g，肉桂（另研）60g，金毛狗脊（去毛另研）60g，上药依法炮制，共研细末，水泛为丸如绿豆大。另研者泛外层，代赭石粉为衣。每次6g，日1~2次。［单书健，等．古今名医临证金鉴．黄疸胁痛鼓胀卷（上）．北京：中国中医药出版社，1998：233~235］

第五章 肝硬化

肝硬化是各种慢性肝病发展的晚期阶段，病理上以肝脏弥漫性纤维化、再生结节和假小叶的生成为特征。临床上起病隐匿，病程发展缓慢，晚期以肝功能减退和门静脉高压为主要表现。发病年龄以 35 ~ 50 岁居多，占 85.2% 。男性多于女性，男女比例为 3.6 ~ 8.1 ∶1。

肝硬化早期可无症状，肝功能代偿期可有乏力、食欲不振或伴有恶心呕吐、腹胀、腹泻、肝区隐痛或不适等症状，但多轻微。体征不明显，肝脏常肿大，部分可伴脾肿大，并可出现蜘蛛痣、肝掌。失代偿期可有上述症状的加重，可有不规则发热，严重腹胀，甚则出现腹水、呕血、黄疸、昏迷等。体征可有肝脏肿大或缩小、质硬。晚期多出现脾肿大、腹水，部分病人可有发热、黄疸、出血、低蛋白血症等。中医学没有肝硬化这个名称，但按其不同的病理阶段和主要临床表现，本病当属于中医"积聚""鼓胀"等证的范畴。

一、临床诊断

（一）辨病诊断

晚期肝硬化的诊断一般不难，而早期肝硬化的诊断比较困难。因早期可无症状，或仅有一些消化系统的非特异性症状，所以对遇到的可疑病例，诸如病毒性肝炎，长期酗酒及不明原因的肝肿大患者，应及时进行各项检查，特别是监测肝纤维化的血清学指标，严密随访观察，以期早期诊断和及时治疗。

现临床上，多依据肝硬化的表现，将其分为肝功能代偿期和失代偿期。

1. 肝功能代偿期

（1）临床表现：疲倦乏力多为早期症状，另外还常有食欲不振、消化不良、恶心、呕吐、腹胀、右上腹隐痛和腹泻等。

（2）体征：不甚明显，可出现肝肿大，部分患者可伴脾肿大，可有肝掌、蜘蛛痣、肝病面容、肝舌、灰指甲及毛发异常（男性呈女性阴毛分布、腋毛和阴毛脱落）等。

（3）实验室检查

①肝功能检查：代偿期检查结果多在正常范围内。即使异常，也多为血清转氨酶或 γ-GT 水平轻度增高。

②肝纤维化的检测：下列血清指标可监测肝纤维化。

A. 血清Ⅲ型前胶原肽（PⅢP）测定：此肽从前胶原氨基末端分解而来，其水平与肝组织病理所见纤维化呈正相关。肝纤维化早期 PⅢP 已增高，持续升高提示肝纤维化在进展，并有可能发展为肝硬化。但肝脏炎症坏死时，Ⅲ型原胶原降解，PⅢP 可同时反映肝内炎症。也有报道 PCⅢ（Ⅲ型原胶原）与 PⅢP 有相似的临床意义，更能反映肝纤维化。但现多认为 PⅢP 是目前诊断肝纤维化的最佳指标。

B. 脯氨酸羟化酶（PH）：是胶原合成的关键酶，可作为诊断肝纤维化活动的一个指标。

C. 血清透明质酸酶（HA）测定：是较好反映肝间质细胞合成 HA 增加的标志。在肝损伤时，HA 在肝脏内的降解能力降低。在严重肝纤维化时，影响门腔静脉分流，使流经肝内需清除的 HA 减少，更增加了血中 HA 的浓度。故 HA 可反映肝纤维化的不同环节。有报道称 HA > 250μg/L 为诊断肝硬化的标准，用放免法测定肝硬化病人的 HA，结果阳性率为 76.66%，高于肝功能常规检查各项指标的阳性率，由此认为 HA 可作为诊断肝硬化的一项新的血清学标志。

D. 血浆脯氨酸肽酶（PLD）活力测定：此酶可裂解脯氨酸和羟脯氨酸羧基末端的氨基二肽，故在胶原降解中起重要作用。该指标仅在肝纤维化早期升高。有报道称其诊断肝硬化的敏感性达 90%，特异性 60%，可作为慢性肝病胶原分解增强的一个参考指标。

E. Ⅳ型胶原：检测指标有血中Ⅳ型前胶原羧基端肽（NC₁）及氨基端肽（7S-Ⅳ型胶原）。肝纤维化时可有Ⅳ型胶原升高，两者有较好的相关性。

F. 血清脯氨酸和乳酸测定：能反映酒精性肝损害和易患酒精性肝硬化患者的酒精代谢异常。

G. 赖氨酸氧化酶：此酶可催化胶原共价键形成，其活力的升高与组织学早期纤维分隔形成密切相关。

H. 血清腺苷脱氨酶（ADA）测定：肝纤维化时的突出特征是成纤维细胞数量增加及细胞合成胶原的能力增强，核酸代谢加速而引起 ADA 活力增加。因此测定 ADA 对纤维化的诊断有一定的价值。最近认为 ADA 是肝损害的一个标志，大体与 ALT 一致，且反映肝病的残存病变较 ALT 为优。

I. 层粘连蛋白（LN）：是基底膜的主要成分，其升高表明更新率增加，与肝纤维化有良好的相关性。

J. 单胺氧化酶（MAO）：与胶原代谢有关，其活性可以反映肝纤维化形成的过程与程度。在肝轻度纤维化时，其活性大致正常，若肝内有明显纤维形成时，其活力升高。约80%以上肝硬化患者 MAO 升高。若肝硬化病人纤维化形成已处于静止或瘢痕期，由于成纤维活力不明显，MAO 可以正常。值得注意的是肝外疾患如慢性心功能不全、糖尿病、甲亢等 MAO 亦可升高。

（4）影像学检查：B 型超声波检查和 CT、MRI 扫描可显示肝脏大小和形态学变化，早期可发现肝脏肿大。

（5）组织学检查：可采用肝穿活检，但具有一定的盲目性，可通过腹腔镜检查直接观察肝表面的病变，并且镜下穿刺活检可获得较大的组织标本，易于提供准确的组织学诊断依据。与盲穿相比可提高肝硬化诊断的阳性率。但缺点为这是一种创伤性检查手段。

2. 肝功能失代偿期

（1）临床表现：可出现肝功能减退和门脉高压所致的两大临床表现。除代偿期出现的一切症状程度加重外，还可有显著营养不良、黄疸、发热、夜盲、皮肤黏膜瘀斑及出血点、牙龈鼻腔出血、呕血和黑便，女性常有月经过多，男性性欲减退、阳痿，并可出现神经精神症状，如嗜睡、兴奋和木僵等症状，即肝性脑病。

（2）体征：可出现面容黝黑、污秽、无光泽，手掌纹理和皮肤皱褶等处色素沉着，可有面容消瘦、枯萎，面颊部、下肢小血管扩张，口唇干燥及皮肤、手掌、足心呈黄色（胡萝卜素血症）、黄疸、蜘蛛痣、肝掌，指甲有白色横纹或苍白或呈匙状、睾丸萎缩、男性乳房女性化，皮肤和黏膜还可出现瘀斑、瘀点、血肿及新鲜出血灶，并可出现皮肤粗糙、毛囊角化、舌光滑、口角炎、阴囊炎、脂溢性皮炎以及胸腹壁静脉曲张、胸腹水、脾肿大等。

（3）实验室检查

①血常规检查：肝功能代偿期，血常规多在正常范围，而失代偿期可因

脾肿大、脾功能亢进出现血中白细胞及血小板降低，并可因出血、营养不良和脾亢进等因素而发生轻重不等的贫血，多数病例呈正常细胞性贫血，少数病例可为大细胞性贫血。

②尿常规检查：肝功能失代偿期可出现尿液异常，如可出现尿蛋白及管型等，有黄疸时尿胆红素和尿胆原呈阳性。

③肝功能检查

A. 血清胆红素测定：在失代偿期约半数左右病人出现黄疸，血清直接胆红素、总胆红素含量均有升高。

B. 血浆蛋白质测定：肝功能失代偿后，因肝功能明显减退，白蛋白合成减少。γ球蛋白虽然不是在肝脏中制造，但由于坏死的肝细胞可以作为抗原，刺激淋巴细胞制造大量的球蛋白，从而导致白蛋白和球蛋白的比例倒置，多 < 1。

C. 血清转氨酶测定：有 ALT 与 AST 检测。可反映肝细胞损害的程度。ALT 与 AST 均存在于胞质中，但 AST 还存在于胞质线粒体内。因此，肝硬化时可有 ALT 或 AST 增高。一般以 ALT 升高较显著，但在肝细胞严重坏死时，则 AST 可高于 ALT。正常 AST/ALT 比值为 0.56 ~ 1.12 之间；> 1.2 提示肝损害程度较大；一般慢性活动性肝炎引起的肝硬化（大结节性），ALT 可持续升高；胆汁性肝硬化 ALT 活性较高，可与黄疸平行；AST 升高不似 ALT 显著；门脉性肝硬化时则以 AST 升高为多。

D. 胆碱酯酶（ChE）：可反映肝脏的贮备能力。肝硬化失代偿期，ChE 活力常明显下降，其下降程度常与血清白蛋白平行，若明显降低，提示预后不良。ChE 活性与肝功能代偿状况呈正相关，与白球比值降低相平行。动态观察 ChE 变化对评价肝功能状态有一定的临床价值。

E. 凝血酶原时间测定：早期肝硬化者凝血酶原时间多正常，而晚期活动性肝硬化和肝细胞严重损害时，凝血酶原则明显延长。若经维生素 K 治疗不能纠正，提示预后不良。

F. 甲胎球蛋白（AFP）：肝硬化时由于肝细胞坏死和再生，AFP 可升高，尤其是活动性肝硬化，AFP 可明显增高，但一般在 300mg/mL 以下。经治疗，若肝功能好转后，AFP 即逐渐下降至正常。若持续增高，应警惕肝癌的存在。

（4）腹水检查：肝硬化时腹水为淡黄色的漏出液。若并发腹膜炎，则为渗出液，细菌培养可为阳性，而乳酸含量（大于 3.663mmol/L）的检测对诊断并发腹膜炎的敏感性可达 100%，特异性为 96%。若为革兰阴性杆菌感染则腹水鲎试验可为阳性。

（5）超声波检查：肝硬化时，因肝内纤维性变，使肝实质内回声致密，回声增强增粗。实时超声显示均匀、弥漫、密集点状的回声。晚期肝脏缩小，回声增强，如有门静脉高压存在，则门静脉主干内径常增宽，可大于 13mm，脾脏增厚，脾静脉内径可大于 8mm。

（6）食道钡餐 X 线检查：食管静脉曲张时，由于曲张的静脉高于黏膜，钡剂在黏膜上分布不均，可出现虫蚀样或蚯蚓样充盈缺损，纵行皱襞增宽；胃底静脉曲张时，钡剂呈菊花样充盈缺损。

（7）纤维食管镜或胃镜检查：可直接观察到食管、胃底是否有静脉曲张及曲张的程度和范围，不仅有助于上消化道出血的鉴别诊断，而且检查正确率高于 X 线检查，且可在出血时进行。

（8）放射性核素扫描：早期显像肝脾一般性肿大，但中晚期肝脏缩小，肝区可见放射性、普遍稀疏不均匀或斑点状放射减低区；脾脏多明显肿大，且放射性密集度超过肝脏。

（9）计算机 X 线断层扫描（CT）与核磁共振（MRI）：均可看到肝脏外形不规则，早期肝肿大，晚期肝缩小，肝左右叶比例失调，伴脾肿大和腹水，但因其价格较贵，且诊断价值并不十分突出，因此临床上对肝硬化病人的应用并不广泛。

（10）选择性肝动脉造影：可反映肝硬化的程度、范围和类型，对与原发性肝癌的鉴别诊断有一定的意义，但为有创伤性的检查，临床不宜作为常规检查。

（11）门静脉造影：临床上常用的有经皮脾静脉造影、肝门静脉造影，可观察脾静脉、门静脉及侧支循环的程度和血流方向及测定门静脉压，了解门静脉压的改变，为分流术提供依据。

综上所述，肝硬化在肝功能代偿期，因其无特异性临床表现，诊断比较困难，应仔细询问病史。对有肝肿大疑为肝硬化者，特别是肝质地坚实、表面不光滑者，须采用各种方法包括超声波、腹腔镜、肝活组织检查等来确定其性质。若肝脾均大者，则肝硬化的可能性更大。在肝功能失代偿期，临床表现较为明显，主要表现为两大类：A、门静脉梗阻及高压所产生的侧支循环形成，包括脾肿大、脾功能亢进和腹水等；B、肝功能损害所引起的白蛋白降低、水肿、腹水、黄疸和肝性脑病等，据此不难诊断失代偿期肝硬化。

（二）辨证诊断

肝硬化临床上分为肝功能代偿期及肝功能失代偿期两种类型，分别属于中医"积聚""鼓胀"的范畴。虽然分别属于中医不同病名，但依据病机，参考中国中西医结合学会消化系统专业委员会在 1993 年召开的第五届学术交流会上制定的中医辨证标准，将其合而论之。

1. 肝气郁结型

（1）临床表现：胁肋胀痛或窜痛，烦躁易怒，善太息，口干口苦，或咽部有异物感，纳差或食后胃脘胀痛，腹胀，乳房胀痛或结块，便溏。舌质淡红，苔薄白或薄黄，脉弦。

（2）辨证要点：胁肋胀痛或窜痛，烦躁易怒，善太息，纳差或食后胃脘胀痛。脉弦。

2. 脾虚湿盛型

（1）临床表现：纳差或食后胃脘胀，恶心或呕吐，腹胀，自汗，气短乏力，口淡不欲饮，面色萎黄，便溏或黏滞不畅。舌质淡，舌体胖或齿痕多，苔薄白或腻，脉沉细或细弱。

（2）辨证要点：口淡不欲饮，气短乏力，便溏或黏滞不畅。舌质淡，舌体胖或齿痕，苔薄白或腻。

3. 湿热内蕴型

（1）临床表现：皮目黄染，黄色鲜明，脘闷纳呆，腹胀，恶心或呕吐，口干苦或口臭，胁肋灼痛，小便黄赤，大便秘结或黏滞不畅。舌苔黄腻，脉弦滑或滑数。

（2）辨证要点：皮目黄染，黄色鲜明。舌苔黄腻。

4. 肝肾阴虚型

（1）临床表现：腰痛或腰酸腿软，眼干涩，五心烦热或低烧，口干咽燥，耳鸣耳聋，头晕眼花，胁肋隐痛，劳累加重，小便短赤，大便干结。舌红少苔，脉细或细数。

（2）辨证要点：腰痛或腰酸腿软，眼干涩，五心烦热或低热。舌红少苔。

5. 脾肾阳虚型

（1）临床表现：纳差或脘闷腹胀，神疲乏力，形寒肢冷，腰膝酸软，阳痿，早泄，耳鸣耳聋，下肢水肿，小便清长或夜尿频数，便溏或五更泻。舌质淡胖，苔润，脉沉细或迟。

（2）辨证要点：神疲乏力，形寒肢冷，腰膝酸软，纳少便溏或五更泻。脉沉细或迟。

6. 血瘀阻络型

（1）临床表现：胁痛如刺，痛处不移，脸色晦暗或面部红纹赤缕，面颈胸部蟹爪纹，朱砂掌，或腹壁青筋暴露，胁下积块，或大便色黑。舌质紫暗或瘀斑，脉弦或沉涩。

（2）辨证要点：胁痛如刺，痛处不移。舌质紫暗或瘀斑。

二、鉴别诊断

失代偿期肝硬化因具有典型的肝功能减退和门脉高压的临床表现，诊断一般不难，而肝硬化的早期诊断比较困难，因早期肝硬化无特异性临床表现，仅可出现一些非特异性的消化系统症状，甚至可无任何症状。因此临床上欲及早做出肝硬化的诊断，要注意以下几个方面。

1. 要注意患者的既往病史、饮食习惯、化学品接触史、居住地地方病及流行情况、家族史等，如对原有病毒性肝炎、长期酗酒、长期营养缺乏、长期接触有肝脏损害的化学毒物、长期应用致肝损害的药物、慢性肠道感染等患者，应严密随访观察，尤其是有典型肝掌、蜘蛛痣者更应高度怀疑。

2. 排除慢性肝炎、原发性肝癌和肝脂肪浸润等所致的原因不明的肝肿大，特别是肝质地较硬或表面不光滑及（或）脾大于正常，而无其他原因可解释时，肝硬化的可能性更大。应采用超声波、腹腔镜、肝活组织检查等方法来确定其性质。

3. 对于脾肿大的患者应与疟疾、何杰金病、白血病及血吸虫病等相鉴别。疟疾有反复发作史，血中可查到疟原虫；何杰金病常伴淋巴结肿大，淋巴结活检可确诊；白血病其周围血白细胞分类中可见幼稚细胞，骨髓检查可确诊；血吸虫病有反复疫水接触史，晚期也有窦前性肝内门静脉阻塞和高压、脾功能亢进和腹水表现，血吸虫环卵试验、血吸虫补体结合试验及皮肤试验等检查为阳性，直肠黏膜活检可找到血吸虫卵。

4. 肝硬化腹水需与结核性腹膜炎、腹膜癌肿、卵巢癌、缩窄性心包炎等相鉴别。结核性腹膜炎有结核中毒症状，腹部有柔韧感、压痛及反跳痛，腹水性质为渗出液；腹膜癌肿可因癌肿转移至腹膜而产生腹水，部分可导致原发灶，患者老年人尤多，腹水可为血性，腹水中可查到癌细胞，且腹水增长迅速；卵巢癌特别是假黏液性囊腺癌，常以慢性腹水为主要表现，腹水性质也为漏出液，腹腔镜及妇科检查可帮助诊断；缩窄性心包炎因体循环瘀血可出现肝肿大、颈静脉怒张、大量腹水。但可有奇脉、心音增强、脉压差缩小。

5. 肝硬化并发的上消化道出血应与消化性溃疡、出血性胃炎等原因所致的出血相鉴别。

消化性溃疡病人常有节律性上腹痛史，无脾肿大及脾功能亢进的表现，尤其值得注意的是肝硬化时，因门静脉高压导致胃黏膜屏障破坏，消化性溃疡的发生率显著增高，需通过急诊做胃镜相鉴别；出血性胃炎可由药物、酗酒等因素引起，伴胃部疼痛，但肝硬化时因胃黏膜充血、水肿等因素也可导致门脉高压性胃黏膜病变，此时鉴别则较困难，其鉴别诊断的可靠方法为胃镜检查。另外还要与其他原因所致的上消化道出血如食道贲门撕裂症、胃黏膜脱垂、上消化道肿瘤、胆道及胰腺出血等相鉴别。

6. 肝硬化时出现的肝性脑病应与颅内病变、尿毒症、糖尿病酮症等所致的昏迷相鉴别。

三、治疗

（一）提高临床疗效的思路提示

1. 遵守病机，注重实脾

《金匮要略》指出："见肝之病，知肝传脾，当先实脾。"肝硬化病人多由各种慢性肝病迁延不愈，久病伤及脾胃，致使脾失健运，肝失血养而成。脾失健运，木横侮之，土不制水，腹水乃成。因此，肝硬化病人久病致虚，正气耗伤是发病的一个重要病理机制，为本虚标实之证。治疗当注重调理脾胃，健脾益气，辅以疏肝通络，活血祛瘀，清热利湿。尤其是对久病年老体弱者，脾胃耗损较重，更不能简单地活血化瘀，清热利湿，而应首先考虑实脾，因培土可恢复脾胃功能，抑制肝木太过，使其恢复元气，促使病情好转。古人云："气行则血行。"益气有助于活血祛瘀。肝硬化，尤其是晚期肝硬化病人，因存在凝血机制障碍、门脉高压症和食管胃底静脉曲张，所以会有出血倾向，单纯活血化瘀有加剧出血之虞，而脾主统血，所以在注重实脾的基础上加以活血，则能免除活血导致的出血之弊端。肝病及脾，脾失健运，水湿内停，久生湿热，而清热利湿之品，其性略带苦寒，用之不当，易伤脾胃，使脾虚更甚，则湿热更难祛除。对湿热内蕴之证，应在扶脾固本之中，佐以清热及不伤正气之淡渗利湿之品。

2. 溯本求源，不忘补肾

肝硬化病人，尤其是中晚期并发腹水者，多为肝郁脾虚日久及肾，致肾阳亏虚，导致膀胱气化不利。水为阴邪，易于寒化，脾肾之阳衰微，则水寒不行，腹水长期停留，临床以形寒肢冷，腰膝酸软等肾阳虚为主要表现。从现代医学来看，晚期肝硬化多灌注不足，肾素－血管紧张素－醛固酮系统激活致水、钠潴留，腹水难以消退，而温补肾阳可改善微循环，增加机体血液灌注，提高机体对疾病的反应能力，而久病亦可致肾阴亏损，加之晚期肝硬化病人长期应用利尿剂，伤阴更重，致水不涵木。滋肾可以养肝，肝得所养则肝之条达疏泄功能正常，此即滋水涵木，虚则补其母之意。但给药应有偏重，以妥善解决阴阳二者之间的矛盾。肾虚多见于中晚期肝硬化患者，此时若在认真辨证的前提下，不忘补肾，可达到满意的疗效。

3. 审时度势，攻补兼施

肝硬化之证候为本虚标实，临床上应仔细辨本虚、明标实。早期肝硬化多以实证为主，而晚期肝硬化则以虚证为主，故在治疗时应根据虚实之侧重决定给予攻药、补药之主次。实者先攻后补，使瘀血得行，湿热得清，再辅以补虚，则病情可持久缓解，若单纯攻逐，虽可暂收一时之效，但体虚加重，复发难疗。虚中兼实者，因以虚为主，所以当注重补虚，补虚的同时亦应考虑祛邪（古人认为腹水因病而生，为病理产物，又转而成为继发病证的病因，故认为腹水同样属于邪）。补虚只宜缓图，若不兼以祛邪，治疗难以奏效，故治疗应根据病人邪正斗争的情况和虚实的变化，抓住主要矛盾，决定攻补施治之侧重点。

4. 中西合用，提高疗效

现代医学认为肝硬化是各种致病因素长期反复作用于肝脏，致纤维结缔组织过度增生，肝脏失去了正常的结构和功能，从而进一步发展（出现有再生结节的假小叶，肝脏萎缩变硬）而形成。治疗除预防各种病因外，现尚无逆转肝脏纤维化的有效药物，即使实验研究证实有抗纤维化作用的药物，诸如青霉胺、秋水仙碱等，亦因疗效不肯定，不良反应多，临床很少应用。而部分中药虽然通过现代研究发现有改善肝脏微循环，恢复肝组织细胞正常代谢，促使肝细胞再生及抗纤维化的作用，但疗效也不十分理想，故中西医结合治疗本病已成为一种新的发展趋势，尤其是肝硬化腹水的治疗，采用中医专方加减或辨证论治，以中药扶正活血治本，祛邪利水治标，结合西药保肝、支持、利尿和对症处理，可弥补中医、西医的一些不足，疗效可有较大提高。

5. 内外结合，协同施治

现代医学认为肝脏是人体最大的一个"化工厂"，一方面从消化道吸收进入体内的物质以及体内的储存物质需经过肝脏的再加工方可变成人体生命活动的基础物质，以供组织器官的需要；另一方面吸收进入体内和体内代谢过程中所产生的废物和毒物，都要在肝脏解毒之后排出体外。因此，长期大量的内服药物，不仅可损伤胃肠功能，还可加重肝脏负担，甚至可引起药物性肝损伤，使本已破坏的肝功能进一步加剧恶化，加之肝硬化时门脉高压，胃黏膜充血水肿，影响药物的吸收，故在内服中、西药物治疗的同时辅以外治法，一可提高疗效，二可适当减少内服药物的种类及药量，减轻药物的副作用，取得更佳的治疗效果。

6. 明辨病证，中西合参

辨证论治是中医理论之精髓。中医重视辨证。"证"是疾病某个阶段的主要矛盾和个性，是对疾病发展到某阶段的病理概括，是认识疾病、治疗疾病的主要依据。"病"是对疾病全过程的病理概括。辨证是对疾病进行动态的观察，是对疾病的程序的诊断；而辨病是对疾病进行静态的鉴别。肝硬化为西医病名，隶属于中医"积聚""鼓胀"等病。但同一种病，病人不同，或同一病人病理发展阶段不同，中医辨证亦不同，切不可拘泥于一病一方或以方机械套病，即使按西医的"肝硬化"辨病，亦有其发展的不同病理过程。如肝硬化晚期可并发上消化道出血、肝肾综合征、肝性脑病，属中医"血证""癃闭""昏迷"的范畴，应根据具体情况辨证后再行施治。若不辨病则胸中无全局观念，不辨证则不能抓住疾病某阶段的主要矛盾，论治无依据，难以获得良好的治疗效果。尤其应把西医的"病"与中医的"证"结合起来，弥补中医辨证与西医辨病的不足。如肝硬化早期肝脾肿大不重时，肋下并不能触及包块，但可通过B超等现代手段检查确诊之后即可按中医的"积聚"辨证论治。因肝硬化的各种理化指标是建立在现代医学科学发展的基础上的，故特异性较强，中医辨证虽然有许多优越之处，但毕竟受历史条件的限制，反映的病理过程并不确切，若二者能有机地结合起来，将会使中医辨证水平大大提高，对疾病的疗效及转归更能做到心中有数。

（二）西医治疗

肝硬化的治疗目前尚无特效药物。代偿期主要以合理调护为主，辅以一般药物。但应避免应用较多的药物，以防加重肝脏负担，对肝脏组织修复不利；失代偿期肝硬化除考虑应用一般药物治疗外，还应注意防治各种并发症。

1. 一般药物治疗

（1）保护肝脏及促进肝细胞再生的药物

①葡萄糖醛酸内酯（肝泰乐）：有保肝解毒、阻止糖原分解、增加肝糖原数量的作用。成人口服每次 0.1~0.2g，每日 3 次。肌注或静脉注射每次 0.1~0.2g，每日 1~2 次，或每日 0.3~0.4g，加入 250~500mL 液体中静脉点滴。

②肌苷：为细胞激活剂，在体内可提高三磷酸腺苷的水平，并可转变为多种核苷酸参与能量代谢和蛋白质的合成。0.1~0.2g，每日 1~2 次，口服或静滴。

③水飞蓟素（益肝灵、西利马灵）：有保护肝细胞膜和对抗多种肝脏毒素的作用，每次 70mg，每日 3 次。

④马洛替酯：具有改善蛋白质代谢，恢复肝功能与抑制肝纤维化发展的作用。用于代偿期肝硬化的肝功能改善及有低蛋白血症者。每次 200mg，1 日 3 次。

⑤复方树舌片（维肝福泰）：可营养肝脏，降低转氨酶，提高机体免疫能力，促进肝脏核酸及蛋白质合成，提高肝脏解毒能力及促进肝组织再生。每次 2~3 片，1 日 3 次。

⑥磷酸胆碱（氯磷胆碱）：具有促进肝脏卵磷脂的合成、保肝、解毒的作用。用于早期肝硬化。每次 0.25~0.5g，1 日 2~3 次，口服，或每次 0.2g，每日 1~2 次，皮下或肌肉注射。

⑦凯西莱（硫普罗宁）：可保护肝线粒体结构，改善其功能，促进肝脏细胞再生及活性氧的清除，对抗多种肝损伤。每次 1~2 片，1 日 3 次。

⑧联苯双酯：为合成五味子丙素的中间体，对肝脏中 ALT 活性有较强的抑制作用，有保肝、解毒作用。适用于肝硬化、ALT 持续升高的患者。每次 50mg，1 日 3 次。ALT 降至正常后宜逐渐停药，突然停药易致反跳。

⑨甘草甜素（强力宁、甘利欣）：为中药甘草中提取的甘草酸（强力宁由甘草酸单胺、L-半胱氨酸、甘氨酸配伍制成；甘利欣为甘草酸二铵）。具有

皮质激素样作用，而无皮质激素的副反应，有较强的抗炎、保护肝细胞膜及改善肝功能的作用。适用于肝硬化伴有 ALT 升高者。强力宁每次 40～80mL，加入 10% 葡萄糖注射液 250～500mL 中滴注，每日 1 次。甘利欣每次 30mL，加入 10% 葡萄糖注射液 250mL 中滴注。每日 1 次。

⑩易善力（肝得健）：本品为大豆中提取的 1，2－二亚油酸磷脂酰胆碱（胆碱磷酸甘油二脂），因其含有大量多不饱和脂肪酸（主要是亚油酸），在人体内不能合成，因此称为"必需磷脂"，为构成细胞膜和细胞器的重要成份，可通过与人体细胞膜，尤其是肝细胞的结合而起到保护、修复及促进肝细胞再生的作用。临床上可改善肝硬化病人的主要症状，降低血氨、胆红素及 ALT，提高血浆白蛋白，改善肝功能，增强肝脏解毒功能，促进肝细胞再生。其针剂含必需磷脂、维生素 B_6、维生素 B_{12}、D－泛酸钠、烟酰胺，每次 0.5～1.0g，加入 5%～10% 葡萄糖注射液 250mL 中静脉滴注。每日 1 次。忌与含电解质的溶液混合。胶囊制剂含必需磷脂、维生素 B_1、维生素 B_2、维生素 B_6、维生素 B_{12}、维生素 E、烟酰胺。每次 0.25g，每日 3 次，口服。

⑪注射用促肝细胞生长素：本品是从健康未哺乳的新生牛肝脏中提取的小分子量生物活性多肽物质，再加适量稳定剂和赋形剂制成的一种无菌冻干品。可明显刺激肝细胞的 DNA 合成和促进肝细胞再生，加速肝脏组织修复，并对 CCL_4 诱导的肝细胞损伤有较好的保护作用，有降低血清胆红素（TSB）和谷丙转氨酶（ALT）的作用，对 D－氨基半乳糖诱致的肝衰竭有明显的提高存活率的作用。适用于各型重型病毒性肝炎的辅助治疗。用法为 80～100mg加入 10% 葡萄糖注射液 250mL 中缓慢静脉滴注。每日 1 次。疗程视病情而定，一般为 4～6 周。在肝炎后肝硬化基础上继发的慢性重症肝炎，疗程不少于 8～12 周。

⑫疗尔健：本品的主要活性成份为肉毒碱乳清酸盐、肉毒碱盐酸盐、盐酸吡哆醇、肝脏提取的抗毒成份、维生素 B_{12}、腺苷等。肉毒碱乳清酸盐为一特异性活性成份，肉毒碱和乳清酸盐形成的离子复合盐，进入体内后比各自的原始形式肉毒碱、乳清酸盐更易吸收，并存在显著的协同效力。乳清酸盐是核酸（DNA、RNA）生物合成过程的前体，是促进损伤细胞增殖、蛋白质合成的重要物质，故乳清酸盐可使肝细胞增殖和肝酶系统正常化，阻止损伤肝细胞的坏死，恢复正常肝功能。肉毒碱作为脂肪代谢的生物兴奋剂，促进肝脏游离脂肪酸的 β－氧化过程，所以乳清酸盐能作为亲脂因子发挥有效的作用。肝提取物抗毒成份作为纯化的去毒的肝提取物，对许多类型的中毒性

物质有很高的去毒效果。因此这些肝提取物可推荐用于肝病障碍治疗，减轻内因或外因引起的中毒综合征。$VitB_{12}$、$VitB_6$、腺苷对肝病治疗有协同效果，本品适用于急性、亚急性、慢性肝炎，脂肪肝，肝硬化和由药物或化学物质引起的肝中毒。用法为1～2支/日，加入5%葡萄糖注射液中，缓慢静脉滴注，禁止加入含电解质的溶液。

（2）维生素类药物：肝硬化时可有维生素缺乏的表现，可相应补充所需的各种维生素。其中维生素C有促进代谢和解毒作用，每次0.2g，每日3次；维生素B族参与糖、蛋白质、脂肪的代谢，有保护肝细胞的作用。常用的有复合维生素B、酵母片等制剂。每次2～3片，每日3次。维生素E有抗氧化和保护肝细胞的作用。每次0.1g，每日3次。有凝血障碍者可给予维生素K_1，每次10mg，每日2次，肌注或静注。

（3）抗纤维化药物：本类药物在动物实验中可阻止肝纤维化，但临床应用中的疗效尚不十分理想，因此临床使用并不广泛。

①青霉胺：为青霉素的代谢产物，含有疏基的氨基酸，与铜络合，抑制含铜的氨基氧化酶如赖氨酰氧化酶的活力（即单胺氧化酶），切断胶原形成过程中的前胶原的共价交联，使胶原纤维的形成受阻，激活胶原酶，促进胶原分解及吸收。因其不良反应较多，且疗效不肯定，临床较少应用。每次200mg，每日4次。注意用前应做青霉素皮试。

②秋水仙碱：可抑制胶原纤维的组合并增加胶原酶的产生，对胶原有分解作用，自1977年试用于治疗肝硬化以来，经过20年的随访观察，其有增加肝硬化患者生存率，抗炎、抗纤维化的作用。每日1～2mg，每周用药5天。

③肝立克（葫芦素）：本品是从甜瓜蒂中提取的葫芦素，具有抑制肝脏纤维增生，减轻肝脏脂肪变性的作用，对实验性肝硬化有一定的防治作用，也可保肝降酶，纠正白、球蛋白比例倒置，促进肝细胞再生，防止肝细胞变性坏死。另外还具有一定的增强免疫力，抑制及杀伤肿瘤细胞的作用。每次1～3片，日3次。

2. 肝硬化腹水的处理

（1）限制钠、水摄入：肝硬化腹水病人宜采用低盐饮食及限制水的摄入量。因摄入每克钠可潴水200mL，部分病人可由于未严格控制钠的摄入，导致腹水持续存在，一旦限制钠的摄入，可有约15%的轻症病人产生自发性利尿，另一些病人的腹水可转为易治性。钠的摄入量（以氯化钠计）应控制在每日不超过 2g 为宜。若限盐影响病人食欲及营养状况时，可适当放宽，但不应超过 5g/d。水的摄入应限制，不超过 1000mL/d，稀释性低钠血症者应限制，不超过 500mL/d。

（2）利尿剂的应用

①醛固酮拮抗剂：主要有螺内酯（安体舒通）和氨苯蝶啶。作用于远端肾曲小管，可抑制 Na^+、K^+ 交换，排 Na^+ 保 K^+，排 Na^+ 作用较弱，能排出滤液中 2% 的 Na^+，常作为基础利尿剂。螺内酯用量 80~120mg/d，高度醛固酮增多者最高剂量可达 600mg/d。临床研究表明，此剂量是安全有效的，但长期应用可引起男性乳房肿大，可改服氨苯蝶啶 100~200mg/d。

②管襻利尿剂：主要有呋塞米（速尿）、依他尼酸（利尿酸）。作用于肾小管襻的升支段，抑制 Na^+ 回收，排 Na^+、K^+、Cl^-，排 Na^+ 作用较强。其中呋塞米的排 Na^+ 量约占滤过 Na^+ 的 30%，使用时注意补充钾盐或与其他类利尿剂合用。呋塞米：用量 40~160mg/d，可分 2~3 次口服或肌注，缓慢静注，或依他尼酸 25mg，每日 1~3 次口服。但应注意利尿要适度，通常腹水最大回收量每日不超过 900mL，大量过度利尿虽能消除水肿，但易使血容量减低。适度的利尿标准是：无浮肿者每日体重减少 0.5kg；有浮肿者可减少至 1.0kg；若体重减少小于 0.3kg 则利尿效果不好；若体重减少高于 1.0kg 则利尿过度。应用利尿剂时，还要经常监测电解质的变化，防止水、电解质及酸碱失衡以及肝肾综合征的出现。

（3）扩容治疗：有效血液循环量的不足及肾灌注的不足常是腹水难治的重要原因之一。因此可考虑输入白蛋白、右旋糖酐或代血浆，纠正有效血液循环量的不足。白蛋白每日 10~20g 静滴（也可输血浆或全血），可提高胶体渗透压，增加有效血容量，改善肾血流与肾小球滤过率，减少醛固酮及抗利尿素的分泌，但一次用量不宜过大，滴速要慢，否则可致门静脉压进一步升高而诱发食管静脉破裂出血。另外可加用呋塞米 40~60mg，或 20% 甘露醇 250mL 静滴。临床上常用呋塞米 40~60mg 加入 20% 白蛋白 50mL，混合静滴，因二者可形成一种络和物，在近曲小管周围血管呈游离型进入肾小管管腔而阻断亨氏襻的升支对游离钠的重吸收，进一步加强利尿效果。白蛋白因价格昂贵，输入量可根据病人的具体情况使用，但至少应将血浆白蛋白提高到 30g/L 以上。

（4）放腹水：肝硬化难治性腹水可采用放腹水疗法。此法可缓解腹水对下腔静脉的压力，减轻腹内压和门静脉压，改善肾循环，增加肾小球滤过率，减少血浆肾素－血管紧张素水平，使尿量和尿钠排出增加。近年来国内外医学界多主张大量放液（4000～6000mL）及输注大量白蛋白（30～40g）至腹水消失，可取得较好效果。但大量放腹水，虽大量输注白蛋白可提高血浆胶体渗透压，但引起如肝性脑病等严重并发症的危险性仍然存在，尤其是 Childc 级的病人，每次放液1000～4000mL（腹腔注射多巴胺20mg＋呋噻米40mg），同时输注白蛋白10～20g较为稳妥。另外近年来也用腹水超滤器或人工肾透析将自身腹水浓缩，除去50%的水分后，再给病人回输入静脉，其并发症有感染、发热、心衰、肺水肿、食管静脉破裂出血、电解质紊乱等，个别病例可诱发肝昏迷。近期上消化道出血、严重凝血障碍、感染性腹水或癌性腹水者忌用。

（5）Le－Veen腹腔－颈静脉转流术或腹腔－颈静脉分流术：采用装有特殊压力感受器的单向阀门硅胶管（Le－Veen管），一端固定于腹腔内，另一端固定在颈静脉内，腹水可由导管的侧孔吸入，通过导管和单向阀门引流入颈内静脉，而颈内静脉血流不会倒流入腹腔。此法可使腹水很快消失，尿量增加，全身状况改善，但可出现DIC、急性肺水肿、上消化道出血、败血症及导管堵塞等并发症。肝性脑病、心肺功能不全、腹腔感染者忌用。

腹水是晚期肝病患者最常见的并发症，当今对此类患者的一线治疗包括低盐饮食，限制水的摄入量，适时调整利尿剂种类及剂量。然而仍有10%的患者因大剂量利尿剂疗效不佳，发展为难治性腹水。

20世纪对此类患者的治疗包括腹腔－颈静脉分流术、腹水超滤浓缩回输、经颈静脉肝内门腔静脉分流术（TIPS）和腹腔穿刺大量放液（LVP）等。但由于技术、设备、经济和患者情况的不同，前述疗法在世界范围内使用的普遍程度不相同。进入二十一世纪后，虽已将LVP列为难治性腹水的一线治疗，但其在临床上也有一定的应用限制；TIPS疗法虽被列为二线治疗，但亦有相当比例的患者不适宜应用此治疗。

近期，欧洲四国（西班牙、德国、瑞士和比利时）的医生共同完成的一项多中心研究表明，对于伴有难治性腹水的肝硬化患者，自动低流量腹水泵系统（ALFA）可有效地将腹腔内腹水移除至膀胱。尽管结果显示，该系统的安全性为中等，但研究者认为，其在不同国家的广泛应用将有助于改善该技术的手术技巧以及相应的监测数据。

3. 食管胃底静脉曲张破裂出血的治疗

肝硬化门脉高压症导致的上消化道出血病因较多，如食管胃底静脉曲张破裂出血、门脉高压性胃病、肝源性溃疡、异位静脉曲张、胃窦毛细血管扩张症及肝性胃肠功能衰竭等。前三者临床常见，尤以食管胃底静脉曲张破裂出血最为常见，且因其出血量大，来势凶险，死亡率高，为肝硬化的主要死亡原因，故本处重点论述食管胃底静脉曲张破裂出血的处理。

（1）监护：临床注意平卧休息、禁食、吸氧、保温、密切观察并记录生命体征（体温、脉搏、呼吸、血压）及神志变化。注意观察记录呕吐物及粪便的性状及单位时间的出血量，保持呼吸道通畅，以防止呕血引起的窒息。记录24小时出入水量，有条件者可监测中心静脉压，并监测血红蛋白、红细胞压积、尿素氮、血肌酐，注意并发症的出现。烦躁不安者可给予非那根或安定，禁用吗啡或巴比妥类药物。

（2）扩容治疗：大量出血时可出现低血容量性休克，进一步加重肝细胞损害，诱发肝性脑病等。此时宜给予扩容治疗，而不应寄希望通过升压药物提高血压来纠正休克。扩容最好采用输入新鲜全血（3日内），因库存的血含氨较多，易诱发肝性脑病。输血指征不能拘泥于血红蛋白低于80g/L，而应根据出血量、血压情况综合判断。因大出血，早期组织液尚来不及渗入血管补充血容量稀释血液，而在3~4小时后才开始显示血红蛋白、红细胞压积比值的下降，故早期血红蛋白和红细胞压积值并不能反映失血的程度。输血量宜在正确估计失血量的基础上，给予失血量的1/3~2/3，最多不超过3/4，以防输血过多进一步增加门静脉压力，加重食管胃底静脉曲张破裂程度。在配血过程中可首先补入生理盐水、林格氏液、糖盐水等晶体液及706、佳乐施（血定安）等代血浆。晶体液的输入只限于每日水分的需要量，不宜过多，以免发生组织水肿，且它的扩容作用只是暂时的，而代血浆用品只能扩容，不能携带氧，并能弥散至血管外间隙，故均不如全血理想。当出血逐渐停止后，若红细胞压积达到40%，可暂缓输血，期间应注意水、电解质及酸碱平衡。

（3）药物降门脉压治疗：20世纪80年代初Lebrec首先将药物应用于降门脉压治疗，通过十余年来的临床观察发现，药物降门脉压治疗不仅可明显提高急性出血期的抢救成功率，而且在预防再出血中有重要作用。此类药物可分为缩血管药物和扩血管药物两大类。

①缩血管药物

血管加压素（VP）及其衍生物：其中垂体后叶素是目前临床应用最为广泛的治疗食管胃底静脉曲张破裂出血的药物，它可直接收缩内脏血管的小动脉和毛细血管前括约肌，使内脏血流量下降，从而降低门静脉血流，并可收缩肝动脉，减少肝动脉血流，使肝窦内压下降，从而降低门脉压力，还可减少胃左静脉和奇静脉的血流灌注，降低曲张的食管胃底静脉的张力和压力。临床疗效在 40% ~ 90% 之间。目前多主张持续静脉滴注，0.2 ~ 0.4U/min，12 ~ 24 小时后未有继续出血者，可减半药量，维持 24 ~ 72 小时，若减量或停药后发生再出血，则重新应用初始剂量。近期止血率约 40% ~ 60%。因其可使全身小动脉和平滑肌收缩，导致血压升高、心肌梗塞、心衰、心律失常、心跳骤停、缺血性肠坏死、腹绞痛、加重肝实质损害、里急后重等，老年人，尤其是冠心病患者不宜使用。近年来有文献报道其长效衍生物——特利加压素亦即三甘氨酰赖氨酸加压素（TLV）与 VP 同样有效，且副作用小。首剂 2mg 静注，之后每 4 ~ 6 小时 1mg，近期止血率为 70%。

生长抑制素（SS）：为一种胃肠道激素，能抑制胰岛素、胰高糖素和其他胃肠激素的分泌，选择性地收缩内脏血管，明显减少内脏血流，进而降低门脉压。现临床常用其类似物善得定（生长抑制素八肽）、施他宁（人工合成制品）。用法：善得定，首剂 0.1mg + NS 20mL，缓慢静注，继之以 0.3mg + NS 500mL，以 25μg/h 持续静滴 36 ~ 48 小时，出血停止后逐渐减量；施他宁，以 250μg/h 的速度持续静滴，静滴开始后 1 ~ 2 分钟给予 250μg 作为首剂负荷量静脉缓注，注意滴注不能中断，可持续 24 ~ 48 小时。本类药物价格比较昂贵，但鉴于其止血效果确切，并可减少病人的输血量，还能防止进一步出血后出现肝功能恶化、肝性脑病及肝肾综合征等，并且使用较垂体后叶素安全、方便、副作用少，因此近几年临床应用逐渐增多。

β 受体阻滞剂：其作用机制有：a. 通过 $β_1$ 受体阻滞作用，减慢心率、降低心输出量及内脏循环血量，从而影响门静脉血流量，降低门静脉压力。b. 通过阻滞 $β_2$ 受体，增加 α 受体的兴奋性，使内脏循环阻力增加，肠的血流量减少，门脉压力下降。c. 奇静脉血流量代表胃上部和食管曲张静脉的血流量，本类药物可选择性减少奇静脉血流量，故可减少食管胃底曲张静脉的腔内压和管壁的张力，多用于预防首次出血和出血后再发出血。代表药物为普奈洛尔（心得安）：自 1980 年被 Lebec 应用到临床以来，为 β 受体阻滞剂中应用时间最长，疗效最佳的预防静脉曲张破裂出血的药物，剂量可自 20mg/d 开始，分 2 次服，3 ~ 6 日内逐渐递增剂量，至患者心率下降约 25% 为宜。长期应用的副作用有嗜睡、性功能减退、气促、雷诺现象、恶心、头晕、头痛、肝性脑病等。长期服药后如突然停药，可引起再度出血和 β 受体阻滞剂停药综合征，甚至心律失常、猝死。心衰、哮喘、COPD 病人忌用。

②扩血管药物：临床上最常用的为硝酸盐类扩血管剂。代表药物为硝酸甘油、二硝酸异山梨酯、5 - 单硝酸异山梨酯；另有 α 受体阻滞剂、α_2 受体激动剂、S_2 受体阻滞剂、钙通道阻滞剂、血管紧张素转换酶抑制剂等。

硝酸酯类：可通过血管平滑肌细胞的压力受体介导起作用，刺激细胞产生 cGMP，从而使细胞内质网 Ca^{2+} 浓度下降，松弛并扩张静脉，使血压下降，反射性地引起内脏血管收缩，减少门脉血流，还可直接松弛门脉侧支，减低肝脏侧支循环的阻力，以及松弛肝血窦前纤维和窦隔的肌纤维，降低肝内阻力。常用量为：硝酸甘油 $40\mu g/min$ 静滴，每 15 分钟增加 $40\mu g$，直至 $400\mu g$，使平均动脉压 $\geqslant 13.3kPa$ 为止。二硝酸异山梨酯 10mg，3 次/日，舌下含服。5 - 单硝基异山梨酯因其为已经活化的单硝基化合物，不需再经肝脏脱硝基，且半衰期长，尤适用于肝肾功能明显损害者。用量为 20~40mg/d。

α 受体阻滞剂如酚妥拉明：α_2 受体激动剂如可乐定；S_2 受体阻滞剂如酮舍林；钙通道阻滞剂如脑益嗪、汉防己甲素；血管紧张素转换酶抑制剂如依那普利等，通过近几年的临床观察，均有降低门脉压的作用，这里不再一一详述。

③缩、扩血管药物的联合应用：目的在于加强降低门脉压的作用，同时减少缩血管药物对全身血液动力学的副作用，在当今临床中最为常用。其中最常用的药物联合有：垂体后叶素＋硝酸甘油，在急性出血期多为首选，垂体后叶素＋十二硝酸异山梨酯，普奈洛尔＋二硝酸异山梨酯或 5 - 单硝酸异山梨酯等，后者多用于预防出血的治疗。

（4）其他止血药物的应用

①局部止血治疗：胃内降温：可通过胃管以 10~14℃的水反复灌注胃腔而使胃内降温，从而使血管收缩，血流减少，出血部位的纤维蛋白溶解酶活力下降而达到止血目的。也可在冰盐水 100mL 中加入去甲肾上腺素 4~8mg，10~15 分钟重复 1 次，加强止血作用；凝血酶：口服或内镜下直接喷洒在出血部位，促使纤维蛋白原变成纤维蛋白，使血凝块堵塞小血管残端而起到止血作用。用量为 2000~8000IU，2~6 小时使用 1 次。此药在酸性环境中易失活，故应同时应用抑酸剂；孟氏液：为碱式硫酸镁 $[Fe_4(OH)_2(SO_4)_5]$，可使血液凝固，闭塞出血的血管，每次 30~50mL，经胃管注入，1~2 小时重复 1 次，可用 2~3 次，不能口服。

②静脉给予药物治疗：因肝硬化病人可使凝血酶原时间延长，血小板减

少，所以应酌情选用维生素 K_1 20～30mg，止血敏 0.75～1.0g，6－氨基己酸 4.0～6.0g，止血芳酸 0.4g。静滴。另外，近年来也多应用巴曲酶（立止血）治疗，本药为自巴西蝮蛇中提取的高效止血剂，含类凝血酶和类凝血激酶活性成份，能促进出血部位的血小板聚集，为临床中可口服、肌注及静脉注射的一种制剂。每次 1～2 单位，每日 2 次，直至出血停止。

（5）三腔二囊管压迫止血：为传统的治疗食管静脉曲张大出血的首选方法，但仅为控制出血的一种临时措施，其近期止血率为 70%～90%，其并发症有食管壁缺血坏死、破裂、呼吸道阻塞窒息、吸入性肺炎。少数可出现心脏并发症，如心律失常、心脏骤停等。

（6）内镜下硬化剂注射及结扎术：近几年来国内外对食管胃底静脉曲张破裂出血采取镜下治疗，现已广泛应用，因疗效肯定，其止血率可达 80%～100%，治疗后静脉曲张消失率为 90% 左右，因此已成为治疗食管、胃底静脉曲张出血的重要手段。

①食管静脉曲张硬化剂治疗：目前常用的硬化剂有 5% 鱼肝油酸钠、1% 乙氧硬化醇、乙醇胺油酸盐、无水酒精。在急诊出血时，经药物或三腔管压迫止血，同时通过输血、补液等稳定生命体征 4～6 小时以上后，经胃管或三腔管洗胃至洗液清淡为止。拔除胃管或三腔管，经胃镜边注气、边观察食管和胃底曲张静脉，找到出血灶，在其上方或下方 2～3cm 处的曲张静脉内进行穿刺，注射上述硬化剂中的一种。静脉旁注射时，只刺入黏膜层，注射后可见局部水肿，形成皮丘即可。注射点应尽量靠近曲张静脉根部，注射部位要尽量避开红色征部位，选其远端进行。注射完成后应在内镜监视下边退针边继续注药，以便在注射孔局部黏膜内形成水肿封闭针孔。术中术后注意其并发症，如胸骨后疼痛、吞咽困难、发热及溃疡，甚至穿孔。

②食管静脉曲张皮圈结扎治疗：本法包括使用外套管的单个皮圈结扎法和不使用外套管的连续结扎法。前者于 1989 年由美国的 Stiegmann 首先应用于临床，国内于 1992 年方开始应用；后者始见于 1996 年，在日本有应用报道，国内于 1997 年开始应用于临床。为一种简单、易行、安全、有效的新方法，较单纯硬化疗法的急诊止血率及静脉曲张消失率略高，且并发症少。

（7）外科治疗：目前国内在急性出血期多采用断流术。断流术常用的有贲门周围血管离断术、胃底贲门周围血管结扎术和胃底横断术。一般多采用脾切＋贲门周围血管离断术，止血效果满意，并可保证肝脏门脉血流灌注，手术操作相对简单，创伤小。而早期开展的门腔静脉分流术，虽降压效果较好，再出血率低，但因大量门静脉血分流至体循环，发生肝性脑病的机率较高。另外还有选择性分流术等，虽可保留部分门静脉的向肝血流，但降压效果差，吻合口较多，易发生栓塞。

（8）介入治疗

①脾动脉栓塞术：应用 Seldinger 法经股动脉穿刺插管选择性地进行脾动脉造影，确定脾动脉的走行及分支。将浸泡着广谱抗生素药液的明胶海绵颗粒经导管注入脾动脉进行栓塞，注入量视脾动脉分支血流减慢的程度而定，栓塞面积最好达70%左右，以减少脾动脉血流，降低门脉压力来达到止血目的。优点是保留了部分的脾脏免疫功能，尤其是伴有脾功能亢进者。并发症有发热、脾区疼痛、胸腹腔积液和脾脓肿。

②经皮经肝食管胃底曲张静脉栓塞术：方法为经肝穿刺，将导管置入门静脉并选择插入胃冠状静脉及胃短静脉，然后经导管注入栓塞剂。常见并发症有刺破肝被膜或肝外大血管引起腹腔内出血、刺破胸腔引起气胸及脾门血栓等。

③经颈静脉肝门体分流术（TIPS）：本法尚不作为控制和预防食道静脉曲张破裂出血的基本措施，多用于硬化剂或套扎治疗失败及不宜外科手术分流者，或为肝移植的术前准备。方法为：局麻下经颈静脉穿刺，将 TIPS 专用器械经上腔静脉送入肝静脉（一般为肝右静脉），在肝内以细穿刺针向门静脉方向穿刺，直至穿入门脉左干或右干，以球囊导管对该段肝实质进行扩张，以形成肝内分流通道，选择直径和长度合适的金属内支架置于分流道内，有活动出血或明显食管胃底静脉曲张者，可同时对胃冠状和胃短静脉及食管胃底静脉进行硬化栓塞治疗。其优点为可显著降低门静脉压力，止血速度快，创伤小，对肝功能差者尤为适用。与外科分流术相比，肝性脑病的发生率较低，程度较轻，且多数患者腹水可消退及肝功能得到改善。其并发症有分流道狭窄或肝静脉狭窄；支架移位，肝门附近血管和（或）器官穿孔，肝包膜穿破致血性腹膜炎；支架位置放置不当，压迫肝动脉及穿破胆管、肝动脉、胆囊及右肾；还有菌血症、急性心肌梗塞、肾衰等。

④组织黏合剂栓塞治疗术：食管曲张静脉硬化剂注射和皮圈结扎治疗对控制食管静脉曲张出血和清除曲张静脉、降低早期再出血率，虽有相当疗效，但并不如初始期望的那样理想，尤其对出血性胃静脉曲张疗效较差，常可于早期再发出血。有报道称其发生率最高可达30%左右，为最常见的致死原因。1985 年 Soehendra 最先使用组织黏合剂栓塞治疗术，即通过内镜向曲张静脉血

管内直接注射组织黏合剂，使得上述棘手问题得到较为满意的解决。Mostafa 等报告经内镜注射治疗 100 例血吸虫肝病门脉高压患者胃静脉曲张出血，止血率 100%，再出血率为 12.5%。Bimmoeller 等认为对于胃静脉曲张出血，组织黏合剂 – 碘化油混合剂是唯一有效的内镜治疗方法。Pretis 等治疗 129 例食管胃静脉曲张出血，即时止血率 100%，再出血率 6.1%。Thakeb 等比较研究显示组织黏合剂即时止血率 100%，乙醇胺油酸盐为 96.4%，但前者再出血率仅 8.6%，后者为 25%。近年来我国部分较大医院已陆续开展本项技术。组织黏合剂为氰基丙烯酸类高分子化合物的一种，组织毒性低，具有抑制细菌生长和立即止血的双重活性，为水溶性液体，空气中在生理环境下 20 秒钟将完全固化，遇血则立即发生固化，能有效地闭塞血管和控制曲张静脉出血，而且在限量情况下将其直接注射入局部曲张静脉内不会造成其他部位静脉栓塞。其适应证为：a. 急性活动性食管和/或胃底曲张静脉出血；b. Ⅲ°红色征（＋）的食管静脉曲张；c. Ⅱ°、Ⅲ°胃底静脉曲张。方法为将组织黏合剂与脂溶性碘剂按 0.5∶0.8 的比例吸入 2mL 的注射器内混合，总量为 1.3mL，可防止组织黏合剂固化过快引起操作困难。另外混合脂溶性碘剂可以进行 X 线透视和拍片。注射导管中应事先注入 1mL 碘化油，然后推入空气或蒸馏水，使其排出，令碘化油在导管内壁留下一层油性薄膜，可预防组织黏合剂堵塞导管。在内镜前端蛇骨管、镜面涂抹硅油并在工作通道内吸入硅油，形成硅油保护膜，以防黏合剂损害内镜。在内镜直视下，采用内镜注射针头准确对准曲张静脉出血部位或曲张静脉最隆起部位，直接静脉穿刺，快速注射组织黏合剂混合液，闭塞局部曲张静脉管腔，活动性出血立即停止，穿刺部位变硬，退针 20 秒内不进行内镜吸引，以防黏合剂黏堵内镜。尽可能避免静脉旁及过深而使注射达食管肌层，以减少并发症的发生。其并发症主要因栓塞技术错误或黏合剂混合液用量过大，静脉旁、黏膜下或过深食管肌层注射及过量注射，造成再发大出血、食管狭窄或穿孔（深大溃疡所致）。

（9）肝移植：各种原因引起的肝硬化末期均可考虑肝移植。肝硬化合并食管胃底静脉曲张的治疗，均以止血为主。而对肝硬化的根本问题难以解决，且以上治疗措施不仅对肝脏本身无益，反而有害。因此肝移植成为用其他方法不能治愈的各种慢性、不可逆的肝脏疾病的有效治疗手段。但由于技术较为复杂，且供肝来源困难，国内仅有少部分医院开展。因报道例数不多，其成功率及生存期尚难准确统计。

4. 肝性脑病的治疗

肝硬化病人因上消化道出血、感染、大量放腹水、镇静药或麻醉剂、严重脱水、利尿或呕吐所致低钾碱中毒、摄入过量蛋白、酗酒、便秘、低血压、缺氧及门腔分流术、TIPS 等因素作用下，可发生肝性脑病。其发病机制有：血脑屏障在结构与功能上发生改变，以氨为主的多种毒性物质在血内沉积，致脑能量代谢障碍、支链氨基酸比例失衡、假性神经递质及 γ-氨基丁酸兴奋等。临床主要表现为性格改变，睡眠颠倒，定向力、理解力减退，书写错误，神志恍惚，以及木僵、嗜睡等，终至昏迷。昏迷前也可有抑制和兴奋交替出现，以及取物不准、握物不牢、步履蹒跚等运动失常的表现，但以扑翼震颤最具特征性。其治疗尚无特效方法，应以去除病因，减少肠内毒物的生成和吸收，促进有毒物质的代谢清除，纠正氨基酸代谢紊乱及其他综合措施为主。

（1）去除诱因：确诊肝性脑病后，要注意寻找并去除其诱发因素（如上所述）。胃肠出血和便秘为肝性脑病的常见诱发因素，有效地止血及排空结肠的措施有利于减少肠道对有害物质的吸收。肝硬化时因药物在体内半衰期延长，清除缓慢，大脑对药物的敏感性增加，对麻醉剂、止痛剂、安眠镇静剂耐受减低，使用不当可致昏睡，直至昏迷。因此，禁用吗啡类、巴比妥类及镇静安眠类药物。烦躁不安者，可使用异丙嗪、扑尔敏等抗组织胺药代替安定类药物，避免快速大量放腹水和利尿，及时处理急性感染，防止水、电解质和酸碱失衡及肝肾综合征等并发症的出现。

（2）减少肠腔毒物的来源、生成和吸收

①饮食与营养：以糖类为主，并给予足量维生素，限制蛋白质摄入量，严重者须禁食蛋白质。脂肪可延缓胃的排空，宜少用。每日供给热量应为1200~1600kcal，可给予25%葡萄糖或蔗糖鼻饲，下鼻饲管困难或胃不易排空者，可给予高渗葡萄糖及小剂量胰岛素供能并降低体内蛋白质分解。在大量静滴高渗葡萄糖的过程中，应警惕低钾血症、脑水肿及心衰。长期禁食蛋白质不利于机体的修复并降低机体的抗病能力，故神志趋于正常后，可酌情增加蛋白质饮食，由每日每公斤体重0.5g渐增至1.0g，直至总量达到40~60g而不诱发肝性脑病为止。摄入的蛋白宜先用植物蛋白，因它富含支链氨基酸（芳香族氨基酸和蛋氨酸含量较少），并因含有纤维素，可改变肠道菌群，有消化道积血者，还有利于清除积血。

②减少肠中氨的生成：主要为抑制肠道菌群。可用新霉素 2~4g/d，或选

用氟哌酸、甲硝唑、卡那霉素、氨苄青霉素、黄连素等口服或灌肠，也可选用乳酸杆菌、地依芽胞杆菌等生物活菌制剂口服，具体宜根据患者肝肾功能情况及药物代谢途径而定。

③减少肠中氨的吸收：肠腔内积存的食物和含氮物质及消化道出血病人肠道内的积血，均可增加肠中氨的吸收。可给予生理盐水或稀释米醋类的弱酸溶液灌肠，使肠腔 pH 值在 5~6 以下，有利于 NH_3 从黏膜逸出并排出体外。灌肠时应垫高臀部，使灌肠液进入脾曲，再取右侧卧位，之后半卧位，促使灌肠液充分进入右半结肠，才能有效地降低右半结肠的 pH 值。另外还可给予乳果糖 20~30mL，每日 3~4 次口服，以每日排 3~4 次软便为宜，亦可取乳果糖 100~200mL 加水至 500~700mL 灌肠，还可口服或鼻饲 25% 硫酸镁 30~60mL 导泻。

（3）促进体内毒物代谢清除，纠正氨基酸代谢比例失衡

①降血氨药物

精氨酸：可促进肝内鸟氨酸循环，增加尿素合成，降低血氨，但需精氨酸酶、ATP 和 Mg^{2+} 的参与才能获得较好的疗效。而肝硬化患者中肝内 5 种鸟氨酸循环所需的酶的活性均降低，故疗效并不肯定，且因其呈弱酸性，有可能使血中 pH 值略有下降而不利于氨通过血脑屏障。本品不含钾、钠，常用量为 10~20g，加入葡萄糖液 500mL 中静滴。每日 1 次。

谷氨酸盐：有谷氨酸钾和谷氨酸钠。可与氨结合成无毒的谷氨酰胺而降低血氨。本品不易透过血脑屏障，且易加重碱中毒，应用时应先静脉给予维生素 C 2~5g。谷氨酸与氨的结合过程中需消耗 ATP，应及时补充。用量：60~80mL 加入葡萄糖液 500mL 中静脉滴注，每日 1~2 次。腹水、水肿明显者慎用钠盐，尿少者少用钾盐，碱中毒时选用精氨酸，酸中毒时选用谷氨酸盐。

乙酰谷酰胺：此药易透过血脑屏障，有降血氨和恢复脑功能作用。用法：每次 600~900mg 加入葡萄糖液 500mL 中静滴。

门冬氨酸钾镁：含钾盐、镁盐各 500mg/10mL。门冬氨酸为草酚乙酸的前体，在三羧循环中起重要作用，同时也参与鸟氨酸循环，与氨结合后形成天门冬酰胺，使血氨下降，较精氨酸、谷氨酸疗效为佳，常用量 20~40mL，加于葡萄糖液 500mL 中静滴。

γ-氨酪酸：可降低血氨、参与脑组织糖代谢、增加乙酰胆碱的生成、恢复脑细胞功能并具有苏醒作用。用量为 1.0~2.0g/d，分 3~4 次口服，或 2.0~4.0g 加入葡萄糖液 500mL 中静滴。每日 1 次。注意滴速过快时可有

血压下降。

鱼精蛋白：含精氨酸80%，与ATP和Mg^{2+}并用，对伴有出血者更佳。用量100mg加入葡萄糖液中静滴，每6~8小时1次。

②支链氨基酸：支链氨基酸是维持大脑功能必需的物质，它可竞争性地进入脑内，使芳香族氨基酸进入大脑的数量减少，从而使芳香族氨基酸在脑内的代谢物——假性神经递质及5-羟色胺的聚集减少，并可刺激肌肉内蛋白质的合成，抑制分解，但对代偿期肝硬化病人的肌内蛋白质的合成与分解无作用，因此不能用于预防性治疗。对失代偿期肝硬化、肝性脑病患者，尤其对于需限制蛋白质饮食者，外源性支链氨基酸可使其他氨基酸减少分解和释放，使支芳比值增加，有防止和控制肝性脑病发作的价值。用法：每日250~500mL，静滴。

（4）纠正假性递质

①左旋多巴：为神经介质多巴胺的前体，自70年代始用于临床，易通过血脑屏障，在脑内形成多巴胺而取代假性神经递质，使神经传导功能恢复正常，形成的多巴胺可改善肾功能，促进肾脏排泄，使血和脑中的氨减少，肝性脑病得到改善。本品不宜与维生素B_6合用，因其为多巴脱羧酶的辅酶，可使多巴在周围神经处形成多巴胺，影响多巴进入脑部，宜与多巴脱羧酶抑制剂如卡比多巴合用，防止左旋多巴在血中转变为多巴胺，从而维持血中左旋多巴的浓度，合用时可减少左旋多巴的用量。本品不能阻止肝坏死，并可引起恶心、呕吐、体位性低血压、不自主运动和自身免疫形成，长期应用可出现药物性黄疸。用法：0.5~1.0g，日3次，口服，逐渐加量至5.0g/d，或经胃管注入及保留灌肠，也可取0.2g加入500mL葡萄糖液中静滴，每日1次。

②溴隐亭：为特异性多巴胺受体兴奋剂。可扩张脑血管，增加脑血流，改善脑代谢，并可激动突触后多巴胺受体，加强神经传导，对治疗顽固性慢性肝性脑病可获较好效果，开始口服25mg，每3日递增2.5mg，直至增加15mg时至少维持8~12周。副作用有恶心、呕吐、腹痛、腹泻或便秘、眩晕、乏力等，若持续用药副作用可逐渐减轻。

（5）GABA-BZ复合受体拮抗剂：γ-氨基丁酸（GABA）是哺乳动物脑内的主要抑制性神经递质，由谷氨酸经肠道细菌分泌的谷氨酸脱羧酶催化而产生，可经门静脉进入肝脏，在肝细胞内分解，极少数可进入体循环。肝功能衰竭及门体分流时，肝脏不能正常分解来自肠道内的GABA，并且肠内的GABA能够通过侧支循环和分流绕过肝脏进入体循环，这都可引起血中GABA

升高，并经通透性增高的血脑屏障进入脑内。而肝性脑病患者大脑 GABA 受体的数量及亲和力均增加，这种受体不仅与 GABA 结合，还可在其表面的不同部位与苯二氮卓和巴比妥类药物（BZ）结合（故称 GABA - BZ 复合体），因此也可认为肝性脑病时苯二氮卓和巴比妥的配位体数量增加，也就增加了脑组织对于安定及巴比妥类药物的敏感性，这就是此类镇静剂易诱发肝昏迷的原因。

近年来报道称使用氟马西尼治疗肝昏迷可以获得良效。用法：0.5mg + NS250mL，于 5 分钟内静注，之后 2.0mg + 250mL NS 中，静滴 1 小时。研究表明本品可能在肝功能衰竭时拮抗了大脑原位苯二氮卓受体的配体或其他内源性物质。

（6）其他综合治疗

①维持水、电解质和酸碱平衡：肝硬化腹水病人，每日补液量应控制在 1500 ~ 2000mL，或前 1 日尿量加 500 ~ 700mL；稀释性低钠及功能性肾衰者，应前 1 日尿量加 300 ~ 500mL，以免补液过多，致血钠过低而加重昏迷。每日尿量 <700mL，即使无低钾血症，也应每日补充氯化钾 3.0 ~ 6.0g，低钾时可增至 6.0 ~ 9.0g；若低钾不易纠正，应考虑有无低镁血症，补镁可用门冬氨酸钾镁；若有低钙血症，可给予 10% 葡萄糖酸钙 10mL 缓慢静注，每日 1 ~ 2 次；碱中毒者，可给予精氨酸静滴。

②保护脑细胞，防治脑水肿：烦躁、抽搐、动脉收缩压高于昏迷前 2.67kPa（20mmHg）时，应考虑脑水肿，可静滴高渗葡萄糖、20% 甘露醇等脱水剂治疗，同时记出入水量，使出量稍大于入量；并保持头部 10 ~ 30° 上倾，可使颅内压下降 0.8kPa 左右。

③保持呼吸道通畅并给氧：保持 PaO_2 在 13.3kPa、$PaCO_2$ 在 2.0 ~ 4.0kPa。深昏迷者可考虑气管切开。

④防止出血与休克：有出血倾向者可考虑给予维生素 K_1 静滴或输全血，并注意纠正休克。

肝硬化肝性脑病的治疗仍以氨中毒学说为基础，而营养支持是最基础的治疗措施。鉴于肠道中食物蛋白分解是氨的主要来源，长期以来临床上有一个误区，即饮食中蛋白限制越严格越好。

2013 年国际肝性脑病和氮代谢学会发表了关于《肝性脑病患者营养管理的共识》，其核心推荐意见包括：有或无肝性脑病的肝硬化患者每天的热量和蛋白质摄入量均应分别控制在 35 ~ 45kcal/kg 和 1.2 ~ 1.5g/kg；植物蛋白和奶类蛋白比动物蛋白的耐受性更好，支链氨基酸对于不能耐受蛋白质的患者可能有帮助；少量多餐和夜间加餐有助于减少机体蛋白消耗；尽管食物纤维可能有所帮助，但益生元和益生菌制剂的确切疗效尚待进一步证实；对失代偿期肝硬化患者应短期补充多种维生素；血钠过低的纠正不能过快。值得注意的是，推荐意见所依据的临床证据级别总体偏低。

5. 肝肾综合征的处理

肝硬化晚期，尤其有过度利尿、消化道出血、大量放腹水、腹泻的患者，有效血容量减少，交感神经张力增加，肾小球血管阻力增加，以及体液因素如血管收缩因子（肾素－血管紧张素、前列腺素 PGF_2、血栓素 TXA_2、肠道内毒素等）增加，血管扩张因子（如缓激肽、前列腺素 PGI_2 和 PGE_2、心钠素、肾小球加压素等）减少，引起肾脏有效循环血量减少，肾小球滤过率降低，可致功能性肾衰。临床表现为尿少、尿常规检查多无蛋白、尿沉渣无异常、尿钠减少、尿渗透压及比重升高、血尿素氮增加等。后期可有恶心、呕吐、口渴加重、嗜睡等，有时不易与肝性脑病区别。治疗尚无较好办法，预后极差。原则上应在积极改善肝功能的基础上酌情采用以下措施：①及早防止和消除可能的诱发因素如感染、出血、电解质紊乱、过度利尿及放腹水等；②避免使用有肾损害的药物；③扩容、控制输液量；④给予血管活性药物；⑤清除肠道内毒素；⑥小量多次放腹水或腹水浓缩回输；⑦腹腔颈静脉分流术；⑧血液透析；⑨肝移植。

6. 继发感染的处理

多出现细菌及真菌感染。细菌感染多为肠道的内源性感染，以 G^- 杆菌居多，可通过肠壁、肠淋巴管进入腹腔，引起原发性腹膜炎，或通过侧支循环进入体循环，也可逆行至上部肠道进入胆道，还可通过接触医源性操作进入呼吸道、泌尿道等。深部真菌感染以念珠菌属多见，可根据感染的病因采取相应的抗菌治疗，并注意药物的肝肾功能损害及加强支持治疗。

7. 脾功能亢进的处理

脾功能亢进最有效的治疗是脾切除。但单纯脾切除仅可暂时使门静脉压力下降及血象（尤其是血小板）好转，而脾与周围组织之间丰富的侧支循环，一旦在术中被切断，反使门静脉压力升高，给以后的脾肾静脉吻合术造成困难。故脾切除的同时应行脾－肾静脉吻合术，对降低门静脉压更有利。另外，还可经导管血管闭塞术栓塞脾动脉和末梢血管，副作用有肝区疼痛、发热、脾脓肿和肺炎等。

8. 原发性肝癌的治疗

肝硬化时易并发肝癌，尤其是肝炎后肝硬化多见，治疗可酌情给予免疫治疗、化疗、肝动脉栓塞化疗等，肝硬化早期并发肝癌者可考虑外科手术。

9. 肝移植

各种原因引起的肝硬化，伴或不伴顽固性腹水、原发性细菌性腹膜炎、反复上消化道出血、肝肾综合征、肝性脑病，并除外严重肝外疾病者，可酌情考虑肝移植。

在我国及亚太地区的其他国家，慢性乙型肝炎仍是肝硬化的主要病因。已有多项研究表明，乙型肝炎病毒（HBV）高载量与疾病进展为肝硬化、终末期肝病及肝细胞癌密切相关。目前乙肝肝硬化的首要治疗仍是积极地抗病毒。

作为国内外主要指南推荐的抗乙肝病毒单药治疗的一线药物，恩替卡韦能够强效抑制病毒复制而且耐药发生率很低，还可在组织学上逆转肝纤维化及早期肝硬化。最近的两项大样本研究表明恩替卡韦可以改善肝硬化患者的临床结局。

香港中文大学黄（Wong G）等进行的一项单中心回顾 - 前瞻性队列研究也显示，长期接受恩替卡韦抗病毒治疗尤其是获得持续病毒抑制的乙肝肝硬化患者出现肝硬化并发症、肝细胞癌及死亡的风险明显下降。

而中国台湾学者廖运范的研究也证实，在失代偿期肝硬化患者中·采用TDF 或恩替卡韦治疗不仅可有效抑制 HDV – DNA 复制，而且可以改善患者肝硬化及终末期盰病模型的肝功能。

众所周知，丙型肝炎病毒（HCV）感染导致的代偿期肝硬化对于干扰素联合利巴韦林治疗的疗效和耐受性均较差，而失代偿期肝硬化更是干扰素治疗的禁忌证。

目前已有研究初步表明，运用小分子化合物可取得较好的效果。第一代小分子化合物博赛泼维和特拉泼维因副作用过多而限制其应用。

对于新一代小分子化合物的相关研究在过去的一年取得较大进展。Simeprevlr 是 NS3/4A 聚合酶抑制剂，已于 2013 年 11 月被美国食品与药物管理局（FDA）批准上市。据 2013 年欧洲肝脏研究学会年会的报道，simeprevlr 与长效利巴韦林联用有良好的治疗安全性。

Sofosbuvir 是 NS5B 聚合酶抑制剂，也是首个实现口服用药的抗丙肝药物，已于 2013 年 12 月被美国 FDA 批准应用于慢性丙型肝炎的治疗。

针对基因 2、3 型患者的临床研究结果显示，sofosbuvir（400mg/d）联合长效干扰素及利巴韦林治疗 12 周时，91% 的患者获得病毒学应答或持续病毒学应答，基因 1a 型应答率高于 1h 型（92% 对 82%），基因 2 型肝硬化患者的 SVRl2 分别为 91%、94%、60%；基因 3 型肝硬化患者的 SVR12 分别为 34%、21%、19%。将基因 3 型肝硬化患者的治疗时间延长至 16 周时，SVR12 提高至 61%，提示对于感染 HCV 基因的 3 型肝硬化患者可能需要延长治疗时间或者同时加用其他小分子化合物或者长效干扰素。

新近的临床研究结果显示，针对 HCV 基因 1 型患者，加用 faldaprevir 的治疗组与安慰剂组比较，SVRl2 显著提高（79% ~ 80% 对 52%），其中肝硬化患者的 SVR12 为 56%。

在 SOUND – C2 研究中，faldaprevir 与另一种非核苷类聚合酶抑制剂联用治疗基因 1 型初治患者，因治疗剂量及持续时间不同，肝硬化患者的 SVR12 率为 36% ~ 76%。皮疹、恶心、呕吐、腹泻、一过性高胆红素血症为肝硬化患者的常见副作用。

近年来，非酒精性脂肪性肝病（NAFLD）导致的肝硬化越来越受到人们的重视，其确切发病率尚不清楚。在严重肥胖人群中，NAFLD 发病率超过 90%，其中高达 5% 的患者存在潜在肝硬化。

针对非酒精性脂肪肝的治疗，主要是积极改变生活方式，特别是减轻体重。对血脂异常的 NAFLD 肝硬化患者，采用他汀类药物治疗尚存争议。最近一项荟萃分析结果显示，他汀类药物可以改善血清转氨酶水平及肝脏超声表现，但不能改善组织学及肝病相关的死亡率。

2013 年《肝脏病学》杂志发表了美国肝病研究学会更新的肝硬化腹水诊疗指南，其推荐意见更详尽、更具可操作性。

新指南将肝硬化腹水的治疗选择分为一线、二线、三线 3 个层次，其核心是一线治疗，包括病因治疗（如抗病毒治疗及戒酒等）、饮食限钠、应用利尿剂、避免应用非类固醇类抗炎药及进行肝移植评估。已有研究证实，口服米多君可改善顽固性腹水患者的临床转归和生存率，可考虑应用。抗利尿激素 V2 受体拮抗剂（普坦类药物）可改善肝硬化腹水患者的血钠，但因其费用高、存在潜在风险及长期疗效尚不确切，故未给予明确推荐。

新指南的另一个特点是增加了介绍肝硬化腹水患者应避免或慎用的药物

的相关内容。动脉血压是对肝硬化患者判定存活率要考虑的因素，平均动脉压为 82 mmHg 的患者 1 年生存率为 70%，而平均动脉压≤82mmHg 的患者仅为 40%。原因可能是肝硬化腹水患者体内缩血管物质（如垂体后叶素、血管紧张素等）的水平代偿性升高，而抑制上述缩血管物质的药物会使血压下降，从而降低患者生存率。故新指南指出，在肝硬化腹水患者中，应当避免或谨慎应用血管紧张素转换酶抑制剂和血管紧张素受体拮抗剂。

应用 α 受体阻滞剂常并发低血压，故治疗顽固性腹水患者时，必须仔细权衡其风险与效益。如果患者出现血压下降，应考虑中止或不使用。非类固醇类抗炎药可减少尿钠排泄，诱发氮质血症．故除特殊情况外，肝硬化腹水患者应避免使用此类药物。

新指南推荐，将饮食限钠和利尿剂作为肝性腹水患者的一线治疗，经颈静脉肝内门体分流术可考虑作为顽固性肝性腹水的二线治疗，明确指出不应留置腹腔引流管。

（三）中医治疗

1. 内治法

（1）肝气郁结型

治法：疏肝理气。

方药：柴胡疏肝散加减。

柴胡、白芍、香附、枳壳、川芎各 10g，炙甘草 6g。

胁肋及乳房胀痛者，酌加元胡、郁金、青皮、陈皮；合并纳差，腹胀，便溏者，可加香砂六君汤，酌加山楂、麦芽、建曲、鸡内金等；若口干苦，舌质红，苔黄，脉弦数者，可加龙胆草、黄芩、栀子。

（2）脾虚湿盛型

治法：补脾益气，化湿利水。

方药：加味异功散化裁。

党参 30g，白术 15g，白芍 10g，橘红 9g，广木香 9g，沉香末 2g，茯苓 15g，薏苡仁 30g。

气短乏力者，重用黄芪；腹胀者，加用莱菔子、川楝子、大腹皮；有腹水者，加车前子、猪苓、冬瓜皮、泽泻；恶心呕吐者，可加用生姜、半夏、吴茱萸；兼胁下痞块，舌质紫暗者，可加当归、桃仁、红花、鳖甲等。

（3）湿热内蕴型

治法：清热利湿。

方药：龙胆泻肝汤加减。

龙胆草、柴胡、黄芩、栀子、泽泻各 9g，车前子 30g，茵陈 30g，黄柏 12g，生大黄 9g（后下），川楝子 12g，元胡 9g，木香 9g。

纳差、腹胀、胸脘痞满者，加枳实、白术；恶心、呕吐者，加用竹茹、黄连；大便不畅者，重用大黄；胁肋灼痛者，可加郁金、柴胡、白芍；兼有面部红斑赤缕、皮下紫斑、蜘蛛痣、肝掌、舌质紫暗或瘀斑者，加用丹参、当归尾、赤芍、桃仁；湿热郁久伤阴者，可加生地黄、沙参、麦冬、枸杞子等。

（4）肝肾阴虚型

治法：滋养肝肾。

方药：一贯煎或六味地黄丸加减。

沙参 12g，麦冬 5g，生熟地黄各 20g，枸杞 12g，当归 20g，川楝子 12g，炮甲珠 15g，丹皮 9g，泽泻 9g。

若五心烦热或低热，口干咽燥，舌红少苔者，可加秦艽、玄参、石斛、酸枣仁；头晕、眼花、耳鸣耳聋者，可加龟板、生龙牡之类；大便干结、小便短赤者，加猪苓、白茅根、通草；胁肋隐痛、劳累加重者，可加郁金、元胡；腹水重者，可用五苓散；鼻衄、齿衄及呕血、黑便者，加用白芍、大蓟草、茜草根、藕节；出血过多伤气者，可合用生脉散；合并湿热者，可加用茵陈、金钱草、黄柏、车前子、白术等；神昏、谵语者，急用紫雪丹、安宫牛黄丸。

（5）脾肾阳虚型

治法：温肾健脾。

方药：附子理中汤加减。

炙黄芪 20g，党参 20g，白术 15g，干姜 9g，制附子 6g，肉桂 9g，甘草 6g。

脾虚湿盛者，加用黄芪、茯苓、薏苡仁等；五更泻者，合用四神丸；腰膝酸软、阳痿、早泄、耳鸣耳聋者，加用肉苁蓉、菟丝子、鹿角胶、淫羊藿等；小便清长或夜尿频数，可酌加牡蛎、龙骨、桑螵蛸等固涩之品；腹水重或尿少、尿闭者，合用五苓散或五皮饮；下肢水肿者，可加服济生肾气丸。

（6）血瘀阻络型

治法：活血化瘀，通络软坚。

方药：膈下逐瘀汤化裁。

香附、乌药、桃仁、红花、丹皮、五灵脂各 9g，川芎、赤芍、丹参各 15g，枳壳、元胡各 12g，当归 20g。

肝脾肿大者，加三棱、莪术、鳖甲；合并脾虚湿困者，去香附、乌药、元胡，加党参、白术、郁金、茯苓、泽泻；血虚甚者，加制首乌、鸡血藤、枸杞、阿胶；阴虚者加生地黄、麦冬、秦艽等；腹水量大者合用五苓散或五皮饮；若腹水量大，胀满过甚，体质尚好者，可加用十枣汤，之后给予五苓散或五皮饮。

2. 外治法

（1）针刺治疗：取中脘、肝俞、脾俞、内关为主穴。肝胃不和配胃俞；脾虚湿滞者加足三里；湿热未清者配阴陵泉；肝肾阴虚者加太溪；肾虚配肾俞；血瘀加膈俞、气海；腹水者配肾俞、三焦俞、中极、气海、三阴交、阴陵泉；鼻衄及齿龈出血者加风府、大椎、天柱、合谷、手三里、三阴交、太溪；消化道出血者加膈俞、胃俞、肠风、阳陵泉、曲泽、郄门；烦躁不安者加神门；昏迷者加合谷、人中、十宣、涌泉。方法：实则泻之，虚则补之。每日 1 次，10 次 1 疗程。

（2）三棱针：取肝俞、脾俞、大椎、足三里，点刺出血 3~5 滴，隔日或数日 1 次。并注意针具消毒。

（3）灸法：取肝俞、脾俞、期门、太冲，每日灸 1~2 次，每穴灸 3~5 壮。肝郁气滞者加膈中、内关；血瘀加膈俞、阳陵泉；有鼻衄、齿衄及消化道出血者加血海；利水加三焦俞、膀胱俞、肾俞、气海。

（4）耳针：取肝、胆、脾、胃等穴。肝区疼痛加神门、皮质下；食欲不振、腹胀加胰、胆、皮质下；尿少加肾、膀胱。一般留针 30~40 分钟。每日 1 次，10 次 1 疗程。行针前要严格消毒，以防感染。

（5）穴位注射

①取章门、期门二穴，交替注射 5% 的麝香注射液，每次每穴注射 2mL，1 周注射 1 次，4 次 1 疗程。

②取穴足三里（双）、阳陵泉（双）。配穴根据辨证取相应的夹脊穴。找好穴位，常规消毒用 $4 \sim 4\frac{1}{2}$ 号皮试针头刺入穴位，有针感后每穴注入 $0.5 \sim 1$mL 注射用水。第 1 周每日 1 次，第 2 周隔日 1 次。有腹水或尿少者可加中

极，方法同上。注射完毕立即用拇指按水沟穴 1~2 分钟，这样既可防治晕针，又可减轻局部的胀痛感，必要时可 2 小时后重复注射，直至患者排尿。参考上述取穴也可给予复方丹参注射液或 654-2 进行穴位注射，可一种药单独注射，也可交替使用。3~4 周为 1 疗程。

（6）拔罐法：取穴分两组，第一组为大椎、肝俞、胃俞、期门。第二组为脾俞、胆俞、至阳、中极。方法用刺络拔罐法，两组穴交替使用，每日一组，10 天为 1 疗程。

（7）贴敷法

①化积膏取鳖甲、阿魏、红花、乳香、没药各 30g，五灵脂、党参、白芍、当归各 60g，黄芪、茯苓各 40g。其中鳖甲先熬，煎后去渣，加入阿魏（醋煮化），余药用麻油熬，黄丹收膏，每次取化积膏 1/3，分别敷于肝俞、脾俞、期门，用纱布敷盖，每日热烫令药气深入，每日换贴 1 次，6 次为 1 疗程。适用于肝脾肿大者。

②水红花子、朴硝、三棱、莪术、当归、赤芍。上药各取等量、研末，将药末醋调，敷于患处，隔日 1 次。用于肝硬化早期，肝区疼痛者。

③鳖鱼 1 只，苋菜 1000g。先将苋菜煎水浓缩，再与鳖鱼熬成浓膏，最后将药膏摊于纸上，贴于脐部。适用于肝脾肿大者。

④生栀子 15g，生大黄 15g，陈米醋适量，研成细末，醋调成厚膏状，以膏敷脐，外敷纱布，胶布固定。主治肝硬化上消化道出血。

⑤阿魏 9g，硼砂 6g，蓖麻子 16g，松香 36g，皮硝 18g。上药共研极细末，上火熬膏约 5 分钟，加入干姜、雄黄粉各 15g，调匀，摊油纸上，使用时可贴于水分穴上。主治肝硬化腹水之气滞血瘀型，若肝脾有肿大者，可同时贴于肝脾部位的皮肤上。

⑥轻粉 6g，巴豆霜 12g，生硫黄 3g。上药共研末，制成药饼。以药一片敷脐上，外以纱布固定。敷药后自然泻下，泻五六次后去药饼，然后以温粥送服调养。主治寒湿型肝硬化并大量腹水者。

⑦大戟、甘遂、沉香、肉豆蔻、广木香。上药各 12g，烘干共研细末，以酒 250mL 和匀，装于猪膀胱里，置于神阙穴，外盖塑料薄膜，以宽布带环扎固定，药酒干时再换新药。主治气滞湿阻，阳虚水泛型肝硬化。

⑧雄黄 53g，硼砂 18g，炉甘石 17g，淡牙硝 21g，冰片 23g，麝香 8g。上药共研极细末，瓶贮备用。治疗时每次取药粉 0.6g，纳入脐内，胶布固定，5~7 天换药 1 次。适用于血瘀气滞，肝肾阴虚等型。

⑨逐水方取甘遂适量，研末，连头葱白 7 根捣烂，先以醋涂脐部，然后将药泥适量敷于脐上，纱布覆盖，胶布固定。每日 1 次，5 次为 1 疗程。适用于肝硬化大量腹水者。

（8）发泡法：巴豆霜 9g，硫黄 1g。共研细末，用油或酒精调成膏，纱布包裹，压成饼状，敷神阙穴，胶布固定。1~2 小时后，局部可出现刺痛感，可取下，待水泻后再敷，如不泻，片刻后再敷。若局部出现水泡则停用，若水泡溃破可涂 10% 的龙胆紫，加盖纱布保护，预防感染。适用于肝硬化腹水者。

（四）中医专方选介

1. 黄芪莪术汤

生黄芪 20g，莪术 30g，炒白术 15g，草红花 20g，醋柴胡 10g，地鳖虫 10g，白矾 2g，生甘草 12g。本方活血化瘀，疏肝理气，益气健脾。适用于早期肝硬化。水煎，每日 1 剂，早晚饭后分服，3 个月为 1 疗程。治疗 78 例，显效 37 例，好转 33 例，无效 8 例，总有效率 89.7%。[高荣慧. 黄芪莪术汤治疗早期肝硬化的临床观察. 中医杂志. 1990，（7）：31]

2. 鼓胀汤

柴胡 15g，焦白术 15g，大腹皮 15g，广郁金 10g，桂枝尖 10g，猪苓 10g，鸡内金 10g，春砂仁 10g，人参 10g，炒白芍 20g，神曲 20g，板蓝根 20g，车前子（布包）20g，炮附子 5g。本方疏肝利水，活血散结。适用于肝硬化。水煎，每日 1 剂，早晚分服。治疗 30 例，治愈 22 例，显效 3 例，无效 5 例。总有效率 83.33%。[刘斌启. 鼓胀汤治疗肝硬化 30 例临床观察. 山西中医. 1995，11（5）：15]

3. 益气软坚利水汤

生黄芪 30~60g，生白术 30~50g，茯苓皮 30g，泽泻 15g，干蟾皮 15g，炮甲珠（先煎）15g，炙鳖甲（先煎）20~30g，京三棱 15g，蓬莪术 15g，炒贯众 15g，马鞭草 30g，紫丹参 30g，广郁金 20g，制大戟 10g，蝼蛄 3~5 只，商陆 6g，全当归 12g，京赤芍 15g，水红花子 12g。本方补气健脾，软坚利水。适用于肝硬化腹水。每日 1 剂，水煎，早晚分服。ALT、黄疸升高者加垂盆草、茵陈、焦栀子；大便出血者加三七、白茅根；大便干燥者加制大黄。治疗 240 例，治愈 84 例，好转 100 例，无效 16 例，总有效率为 93.33%。[黄昌荣. 益气软坚利水法治疗肝硬化腹水 240 例. 山东中医杂志. 1995，14

（9）：394]

4. 圣术煎

生白术 60g，干姜 6g，广陈皮 10g，肉桂 6g。本方软坚散结消积，活血化瘀祛湿。适用于肝硬化腹水。水煎，每日 1 剂，早晚分服。10 天为 1 疗程。气滞湿阻者，加枳实、厚朴各 10g；湿热蕴结者，去肉桂，加茵陈 30g，黄芩 10g；脾肾阳虚者，加茯苓 30g，制附子 10g；腹水甚者，重用生白术 90 ~ 120g，泽泻 60g。治疗 96 例，痊愈 61 例，好转 33 例，无效 2 例，总有效率 97.92%。[郑乃庚. 圣术煎治疗肝硬化腹水 96 例. 浙江中医杂志. 1995，30（4）：153]

5. 归芍六君子汤

当归 12g，白术 12g，白芍 12g，党参 12g，茯苓 12g，陈皮 9g，半夏 9g，炙甘草 4.5g。本方益气健脾，柔肝缓急。适用于早期肝硬化。水煎，每日 1 剂，早晚分服。兼食积湿滞，出现纳呆、嗳气、脘腹胀满者，加莱菔子、旋覆花、枳实、厚朴、神曲；呕恶加竹茹、藿香、白豆蔻；便溏、乏力加白扁豆、生薏苡仁、葛根；兼气血瘀滞，出现肝脾肿大者，加瓦楞子、牡蛎、丹参；胁痛加全蝎、郁金、川楝子；肝掌、蜘蛛痣加丹参、泽兰、红花；兼湿热内蕴，出现胸闷、困倦、目黄、舌质红、苔黄者，加虎杖、茵陈、黄芩、连翘；水肿腹满加赤小豆、栀子、泽漆、葫芦等。治疗 100 例，总有效率为 100%。[沈伟生. 归芍六君子汤治疗早期肝硬化 100 例. 辽宁中医杂志. 1992，（11）：34]

6. 软肝缩脾方

柴胡 6g，黄芩 10g，蝉衣 6g，白僵蚕 10g，片姜黄 6g，水红花子 10g，炙鳖甲 20g，生牡蛎 20g，生大黄 10g，焦三仙各 10g。本方行气开郁，活血化瘀，软肝缩脾。适用于早期肝硬化之肝硬、脾大者。每周服 5 剂，每剂煎取 500mL 左右，分 2 ~ 4 次温服。服药 3 个月后，改为每周 3 剂。胸胁满闷，喜叹息，脉沉而滞，气郁显著者加佛手 10g，香附 10g；厌食呕恶，胁胀不舒，舌苔白腻，湿郁较甚者加藿香 10g，佩兰 10g，姜半夏 10g；心烦失眠，急躁易怒，舌红起刺，有火郁之象者加川黄连 6g，丹皮 10g，龙胆草 3g；嗳气频作，食后脘部有堵塞感，积滞明显者加保和丸 10g；腹壁青筋暴露，肝掌、蜘蛛痣等体征明显，舌有瘀斑等血瘀之征者重用鳖甲、牡蛎各 30g，加莪术 6g，三棱 6g；形体消瘦，神疲乏力，脉沉细软弱，气虚，舌淡脉虚者加白术 10g，太子参6g；血虚，面色苍白，口唇色淡，脉细者加阿胶10g；舌淡苔滑，脉象濡缓，中阳不足加干姜3g，吴茱萸3g；舌尖红绛，少苔且干，下焦阴亏者加生地黄20g，枸杞子10g，女贞子10g。忌食辛辣、油腻食物，以清淡素食为主，坚持每日早晚散步。［赵绍琴．软肝缩脾方．中国中医药报．第3版．1990，11：5］

7. 二甲调肝汤

炒山甲15g，鳖甲24g，三七6g，丹参15g，茵陈30g，田基黄30g，太子参18g，茯苓18g，黄芪18g，白芍15g，女贞子15g，糯稻根须24g。本方消癥，活血，清热，益气，养阴。适用于早期肝硬化，慢性肝炎。水煎，每日1剂，早晚分服。内热盛，口苦便秘者去黄芪，加虎杖、栀子各12g；里湿盛，便溏，腹满痛者去女贞子，加苍术9g，厚朴6g；胁痛隐隐，痞闷不舒者加柴胡12g，郁金9g；胁痛阵发如刺者加川楝子、元胡各9g；气分偏虚，面黄、倦怠，短气，纳差者加白术12g，山药24g；阴虚，口干，舌燥，虚烦，火盛者加玉竹24g，麦门冬12g；有腹水者茯苓增至30g，用皮肉各半，加车前子15g，砂仁6g，白茅根30g。［何炎荣．二甲调肝汤．中国中医药报．第3版．1990，2：141］

8. 复方三甲散

鳖甲、龟板、穿山甲、三棱、莪术、鸡内金各100g，大黄60g，䗪虫、水蛭各50g。本方破血祛瘀，软坚散结，健脾消食。适用于肝硬化。共研细末，根据患者年龄、病情、体质和性别的不同，每次5~20g，每日3次，每疗程20~25天，停药3~6天后服用第2疗程，3疗程后，观察疗效。腹水较多者，给予小剂量利尿剂，如双氢克尿塞、安体舒通；上消化道出血加云南白药或三七粉；素体虚弱、病情较重，炖服人参、黄芪、枸杞子、当归、麦冬、山楂、大枣、甘草等，或配服肌苷、肝泰乐、维生素等保肝药物。共治疗86例，基本治愈49例，显效20例，有效8例，无效7例，死亡2例，总有效率89.5%。［何保军，等．复方三甲散等治疗肝硬化86例．辽宁中医杂志．1999，26（9）：407］

第六章 中毒性肝病

中毒性肝病是指不论经任何途径（皮肤、黏膜、呼吸道、消化道等）侵入机体之毒物，在经过肝脏解毒的同时，使肝脏发生急、慢性损害为主的一类病变。肝脏是机体对外来毒素的主要解毒及排泄器官，其损害程度，需视各种毒物的性质、分量和肝脏本来的功能以及营养状况而定。

第一节 药物性肝病

药物性肝病是由于一部分药物本身的毒副作用或其代谢产物对肝脏造成损害而引起的肝病。

药物性肝病按其临床表现可分为急性和慢性两大类。急性损害与急性病毒性肝炎的表现相仿，患者出现乏力、食欲不振、恶心、呕吐、黄疸、肝脏肿大并有压痛等。慢性损害与肝硬化的表现相似，按其病理分类，可分为肝细胞损伤型、胆汁淤积型、混合型、慢性活动型肝炎型、胆汁性肝硬化型、肝血管瘤型、肝肿瘤型等。

药物性肝损最常见的形式是特异质型肝损伤，从定义上看，特异质型肝损伤出现在药物的治疗剂量范围内，但仅发生于易感个体。特异质型肝损伤的易感性取决于基因和环境危险因素，这两者决定了药物的体内分布、代谢以及组织对毒性的易感和适应。

目前，能预测的肝损伤危险因素有限，已相对明确的危险因素为：年龄、性别、基因和家族遗传、药物间相互作用、交叉反应、酗酒、营养状况、基础肝脏疾病和其他疾病等。

1. 年龄

20% 的老年肝炎由药物引起。有数据表明，19～64 岁的成人有 30% 使用处方药，而超过 65 岁的成年人中有 74% 使用处方药。因此，老年人的不良反应成倍增加。19~64 岁人群中约有 19% 使用两种或两种以上药物，而在 65~74 岁人群中则为 51%，其中有 12% 使用 5 种或更多的处方药。多重用药后，药物相互作用的风险增加。随着年龄增长，以前暴露过的某种药物增加或重复暴露，亦可产生免疫特异质反应。

药物分布和代谢障碍也存在年龄相关性。随着年龄增长，肝肾功能逐步下降，导致药物在体内的蓄积增加。老年人肝脏血流减少，血液中主要的药物载体蛋白为血清白蛋白和 α1-酸性糖蛋白，这两者也均下降。

2. 性别

在两个大规模的研究中，61%~66% 的药物性肝损伤发生于女性，约为男性的 1.5 倍。根据健康与营养普查，使用处方药产生药物性肝损伤的性别差异出现在 20 岁以后。

药物引起的慢性肝损伤在女性中较为常见，这是一种特殊类型的肝损伤。这种肝损伤有自身免疫性肝损伤的若干特征，如：高丙种球蛋白血症，血清自身抗体阳性和对免疫抑制剂治疗应答。

3. 药物间的相互作用

药物通过诱导毒性代谢产物的生成，抑制或竞争解毒作用，来增强另一种药物的肝毒性。

利福平和异烟肼联合用药，比单用异烟肼产生毒性更早，血清丙氨酸氨基转移酶（ALT）水平更高。使用异烟肼后发生肝损的时间平均是 1 个月，而联合使用利福平则为 15 天。一项临床研究表明，单用异烟肼导致肝损的发生率是 1.6%，单用利福平是 1.1%，而二者联用是 2.6%。反应性毒性代谢物是通过 CYP 微粒体酶产生的。

4. 交叉反应性

对于某些结构相似的药物，药物肝损的病史应被认为是一个重要的危险因素。这些反应被称为交叉反应性，交叉致敏，或交叉肝毒性。交叉反应性可能由能引起免疫变态反应的相似性结构引起，或由代谢中共同的遗传多态性引起。

血管紧张素转换酶抑制剂之间，红霉素盐、氨苄西林和头孢呋辛之间，呋喃类的呋喃妥因和呋喃唑酮之间，卤代烷类麻醉药及非甾固醇类抗炎药如萘普生和菲诺洛芬之间，三环类抗抑郁药安咪奈丁和氯米帕明之间，以及曲米帕明、地昔帕明和吩噻嗪氰美马嗪之间的交叉反应都有过报告。

5. 酗酒

酗酒可以通过诱导 CYP2EI 降低对乙酰氨基酚中毒的阈值，其毒性代谢产物能降低谷胱甘肽的解毒功能。酗酒会诱导 CYP2E1 产生更多的 N–乙酰对苯醌亚胺（NAPQI），禁酒后这种诱导会逐渐消失。

乙醇可阻止线粒体从胞浆中摄取谷胱甘肽，从而导致线粒体选择性耗尽谷胱甘肽。线粒体对谷胱甘肽解毒作用的选择性消耗和随后产生的线粒体毒性，是对乙酰氨基酚中毒的主要原因。

6. 营养状况

药物进入小肠上皮细胞后一部分由 CYP3A 代谢，即所谓的"药物代谢联合作用"，是小肠首过效应的决定性因素。

西柚、石榴、杨桃和柚子汁可抑制 CYP3A。西柚汁抑制 CYP3A 药物代谢作用最大，且可增加某些口服药物的吸收，抑制一些糖蛋白结合药物的转运，增强了对 CYP3A 的影响。有报道称 1 例使用环孢素 A 并摄取足量西柚汁试图增加其吸收的病人，发生了环孢素 A 吸收过量导致的胆汁淤积。

在实验性动物和人类中，禁食可以降低对乙酰氨基酚中毒的阈值。禁食耗尽了大量的肝糖原，导致尿苷二磷酸葡萄糖（UDPG）丢失，亦消耗谷胱甘肽。

7. 肝脏的基础疾病

药物性肝损可导致慢性肝病的病人发生失代偿。有研究表明，使用他汀类药物时，有肝脏基础疾患的患者肝功能异常的风险性更高。抗结核治疗的调查结果显示，病毒性肝炎和肝脏基线测试异常被认为是危险因素。

艾滋病患者中，复方磺胺甲唑片引起的肝损伤约占 20%。有假设认为，在这类群体中存在谷胱甘肽缺陷，谷胱甘肽可防止羟胺氧化为毒性更大的亚硝基磺胺甲唑代谢物。也有人认为，与系统免疫功能改变诱发过敏有关。

当前，较为确定的药物诱导肝损伤的危险因素仍不甚明确，评价药物性肝病的危险因素尚有相当程度的困难，这就需要我们更加深入、系统地进行研究。

中医学对本病虽无系统认识，但按其主要临床表现，可归入"胁痛""黄疸""积聚""鼓胀"等病的范畴。

一、临床诊断

（一）辨病诊断

1. 临床诊断

药物性肝病的临床诊断有一定的难度，有相当一部分病人被误诊或漏诊。首先，药物性肝病的临床表现和实验室检查并无特异性，故常易被诊断为"病毒性肝炎""阻塞性黄疸"等肝胆系疾病。其次，药物性肝病也往往被原有疾病的表现所掩盖，因而得不到及时准确的诊断。纵然药物性肝病的临床诊断符合率相对较低，但如果我们能以高度负责和精益求精的态度去诊治病人，还是可以根据病人的服药史、临床症状、血象、肝功能试验、肝活检以及停药后的反应等做出综合诊断的。特别应注意投药剂量、疗程、有无合并用药、服药和出现肝损害的时间关系、是否合并其他肝外表现（皮肤、黏膜、血象、肾、关节）等。对于过敏型的药物性肝病，应进行药物刺激的巨噬细胞（或白细胞）移动抑制试验和/或淋巴母细胞转化试验，部分病例可获得阳性结果。

DILI 临床表型复杂，可表现为目前已知的所有肝损伤类型，因此，传统观点认为，DILI 的组织学特征对其诊断价值有限。

最近，US-DILIN 将 249 例疑似 DILI 患者的组织学切片在盲态下进行系统评估，界定了 18 种 DIU 的组织学特点，同时，对收集的病例进行临床分型。研究分析了不同病理表现在不同临床表型中出现的频率，并探讨了临床表型、生化指标和组织学特征间的关联。

结果表明．肝细胞损伤性 DILI 的主要组织学特征包括严重的炎症、细胞坏死和凋亡、肝小叶结构紊乱等；而胆汁淤积性 DILI 的主要组织学特征包括胆栓和胆道缺失。

与临床结局相关性的分析表明，与严重致死性 DILI 可能相关的病理学特征为严重的肝细胞坏死、纤维化、小泡性脂肪变和胆小管反应性增生，与轻微肝损伤可能相关的病理学特征为嗜酸性粒细胞浸润和肉芽组织。这项研究为今后研究组织学改变与 DILI 的诊断及临床结局的关联奠定了基础，具有重要意义。

2. 实验室检查

（1）肝功能、尿三胆试验：本试验有助于判断药物性肝病的轻重程度。

若转氨酶增高，尿三胆阳性，说明肝脏已受损害。

迄今，药物性肝损伤（DILI）诊断的生化标志主要是血清丙氨酸氨基转移酶（ALT）、天冬氨酸氨基转移酶（AST）、碱性磷酸酶（ALP）和总胆红素（TBIL），其中 ALT 被认为是更具有特异性的肝损伤指标。

Hy's 法则就是据这些指标制定的，且一直广泛应用于 DILI 的生化诊断中。但这些指标都是反映已经发生的肝损伤，且在 DILI 发生早期只有 40% 的患者出现上升，因此寻觅新的生化诊断来判断 DILI 的发生及预告，成为目前研究的重点。

DILI 生物标志物主要有肝细胞损伤类和胆汁淤积类两大类。肝细胞损伤类包括微小 RNA（miR）、细胞坏死凋亡指标、线粒体损伤指标和免疫指标等。

可作为 DILI 生物标志物的 miR 包括 miR-122，miR-192、miR-802、miR-193、miR-144、miR-200a，miR-21、miR-29c 和 miR-802，其中 miR-122 作为肝特异性 miR，在对乙酰氨基酚（APAP）导致的 DILl 的早期诊断中，其特异性和敏感性明显高于 ALT，有一定的应用价值。

线粒体作为肝细胞代谢及细胞活力的主要细胞器，其受损是 DILI 发生发展的主要原因。线粒体受损的标志物包括谷氨酸脱氢酶（GLDH）、线粒体 DNA（mtDNA）以及降解的 DNA 片段等，因此也可作为 DILI 的诊断指标。

GLDH 是含锌的金属合成酶，主要分布于肝细胞线粒体内，只有在肝细胞受到损害或发生坏死时进入血流，才可作为线粒体损伤的特异性酶类；线粒体氧化呼吸链的氧化过程受阻，还可直接或间接影响 mtDNA 的复制和完整性，反之，持续的 mtDNA 复制是线粒体保持氧化磷酸化功能正常的保证。而在线粒体氧化呼吸链氧化过程中受损的 mtDNA 累积过多，可诱发细胞凋亡的级联反应，因此受损的 mtDNA 累积增多，可作为 DILI 的生物标志物之一。而线粒体的裂解和自噬是线粒体降解的最终过程，检测线粒体裂解和自噬的标志物也对 DILI 的诊断提供了很大的帮助。

细胞凋亡指标角蛋白 K18〔Keratin-18（cc）〕和细胞坏死指标 Keratin-18（FL）也可作为 DILl 的生物标志物。细胞凋亡的早期，Keratin-18（cc）会逐渐累积在细胞浆内，而坏死性细胞死亡时，则会被动释放全长 Keratin-18（FL）。因此，在对动物模型和患者的治疗药物监测时，Keratin-18（cc）和全长 K18 的血清定量检测可分别作为细胞凋亡和坏死的标志物。

高迁移率族蛋白 1（HMGB1）可作为 DILI 主要的免疫指标，HMGB1 是一种重要的晚期炎症介质，对于 DILI 严重程度和预后的判断有重要价值。

胆汁淤积性 DILI 生物标志物主要为正常肝细胞胆盐输出泵（BSEP）抑制剂（各种不同种类的胆汁酸. 在兔如 UDCA、DCA、TCD－CA、CDCA、TCA、GCA、CCDCA、CA、LCA、TLCA、HDCA、TDCA，TUDCA、THDCA、BMCA 和 MCA；在狗如 aMCA、TCA、TCD－CA、GCDCA、MDCA、CA、UDCA、TLCA、CDCA、LCA、TDCA 和 TUDCA），但目前尚缺乏人体相应的指标。

此外，人类白细胞抗原（HLA）的不同表型也对 DILI 的诊断具有价值。如 HLA DRPI－1501 可预测阿莫西林/克拉维酸的肝细胞毒性，HLA UGTIAI 可作为帕唑帕尼的肝细胞毒性预测指标。

尽管目前发现了多个 DILI 生物标志物，但基本都处于实验室研究阶段，进入临床尚需时日。同时，由于药物品种繁多，人群个体的差异性和复杂性，DILI 生物标志物的研究还有大量的工作需要完成，需相关医学生物公司、临床医生、管理部门的密切合作。

（2）血象：有一些药物所致的肝损害可使周围血液的嗜酸性粒细胞增多，其增多大于 6% 有诊断参考价值。

（3）药物或其代谢产物的血液浓度测定：本测定对醋氨酚、阿司匹林等少数药物有价值。服用醋氨酚后 4 小时血药浓度 >200mg/L，8 小时 >100mg/L，12 小时 >50mg/L，将发生严重的肝脏损害。在服用阿司匹林期间，血清水杨酸钠浓度常在 200mg/L，则可发生肝脏损害。

（4）药物激发试验：用小剂量有关药物做激发试验，用药后分别测定多种血清酶活性。如用药后连续多次测定均较用药前明显增多，则为阳性，可考虑为药物性肝病。但药物激发试验的阳性率仅为 40%～60%，另外有些药物需要重复给药较长时间（1～2 周），才能出现肝损害，故激发试验阴性，也并不能排除药物性肝病的可能。激发试验有一定的危险性，易诱发严重的肝损害，故不可轻易采用。

（5）肝活检：适用于能引起较典型的病理组织学改变的药物性肝病。如四环素、门冬酰胺酶引起的微泡性脂肪变性，醋氨酚过量引起的大块性肝坏死，丙戊酸引起的小叶中心性坏死和微泡性脂肪变性，以及保太松、奎尼丁、磺胺类、磺脲类降糖药引起的肝肉芽肿等。

（二）辨证诊断

药物性肝病临床上可分为急性和慢性两大类，其中急性黄疸型属中医

"黄疸"范畴，急性无黄疸型属"胁痛""郁症"范畴，慢性有肝脾肿大而无腹水者属中医"积聚"，慢性有肝脾肿大伴腹水者为"鼓胀"。病名虽多，但辨证分型均以病机为据，故辨证诊断合而论之。

1. 肝脾不调型

（1）临床表现：胸闷胁痛，性情急躁或精神抑郁，善太息，脘痞纳差，腹胀便溏或大便不调，倦怠懒言。舌苔白，脉弦。

（2）辨证要点：胁痛，善太息，脘痞纳差。脉弦。

2. 湿热蕴结型

（1）临床表现：心中懊恼，倦怠身困，身目俱黄，小便短赤，脘腹胀满，纳差，厌油腻，恶心呕吐，大便秘结或溏而不爽，或有发热。舌苔黄腻，脉弦滑或滑数。

（2）辨证要点：身目俱黄，倦怠身困。苔黄腻。

3. 毒入营血型

（1）临床表现：身热夜甚，黄疸迅速加深，狂躁不安，有时谵语，心烦不寐或嗜睡，频繁呕吐，衄血，呕血，便血，或斑疹显露。舌质红绛，苔黄燥或少苔，脉细数。

（2）辨证要点：身热夜甚，衄血，便血。舌质红绛。

4. 肝脾血瘀型

（1）临床表现：或腹大坚满，脉络怒张，胁腹攻撑作痛，面色暗黑，或头颈胸壁有蛛纹血痣，或肝掌赤痕，唇色紫褐，口渴不能饮，大便色黑。舌质紫红或有紫斑，脉细涩。

（2）辨证要点：腹大坚满，攻撑作痛，蛛纹血痣，面暗唇紫。舌有紫斑，脉涩。

5. 肝肾阴虚型

（1）临床表现：腹大胀满，甚则青筋暴露，面色黧黑，咽干目涩，五心烦热，腰膝酸软，眩晕耳鸣，小便短少。舌红少津，脉弦细数。

（2）辨证要点：腰膝酸软，眩晕耳鸣，五心烦热。舌红少苔。

6. 脾肾阳虚型

（1）临床表现：或腹大胀满不舒，入夜尤甚，或面色苍黄，神倦怯寒，或下肢浮肿，小便短少不利，或呕血、便血，或汗出如油，或冷汗淋漓，或渐由嗜睡、昏眩转入昏迷。舌质淡胖而紫，脉沉细而弦。

（2）辨证要点：神倦怯寒，下肢浮肿，冷汗出，昏睡。

二、鉴别诊断

1. 病毒性肝炎

药物性肝病以肝细胞损害为主者，有类似病毒性肝炎的临床表现，但病毒性肝炎经病原学检查即可明确诊断，而药物性肝病则有服用损肝药物史，停药后病情迅速好转，再次服药则肝损害的表现重复出现。

2. 阻塞性黄疸

药物性肝病淤胆型应与阻塞性黄疸相鉴别。二者主要从病因上区别，前者为药物引起肝细胞损伤使胆汁分泌失常和细小胆管及胆小管上皮损害所致，后者是由于结石、寄生虫、炎症、肿块或术后胆管狭窄等原因导致胆管阻塞。前者常无腹痛，胆囊无肿大，胆管无扩张，用强的松、苯巴比妥治疗有效，后者则不然。

3. 肝硬化

药物性胆汁淤积性肝硬化型，肝细胞学显示胆汁淤积，小叶间胆管消失，纤维变性以致肝硬化，酷似原发性胆汁性肝硬化。二者的主要区别是药源性的黄疸出现时间较早。

三、治疗

（一）提高临床疗效的思路提示

1. 祛毒为先，使药毒外出

药物性肝病的原因是由药物本身的毒副作用引起的肝脏损害，故以迅速清除肝脏或机体内的药毒，免其继续作祟为治疗的关键。正如张子和所言："邪气加诸身，速攻之可也，速去之可也。"故在本病出现的早期，可根据服药量的大小，中毒的轻重及患者的体质情况酌情采用吐法、下法等治法，另外也可根据药物在体内的代谢过程及排泄途径，采用相应的利尿法、利胆法、发汗法等。总之，无论采用何种攻邪排毒的方法，将致害药毒快速从体内排出当为治法中的上上之策。

2. 见微知著，制肝补脾

药物性肝病的中医病机主要是肝失疏泄，气机不畅。肝木失于条达，最易横犯脾土，造成脾胃功能失调，升降转输不利。临床所见，在病人出现胁痛或黄疸症状的同时，常伴有乏力、纳差、腹胀等肝病传脾的症候群。治疗上，在运用舒肝理气，柔肝抑木的同时，不可忽视实脾培土，此举可以防止疾病的进一步发展。据现代研究，健脾的中药本身不但具有一定的解毒保肝作用，而且还有助于内源性保护剂的生成而解毒。张仲景《金匮要略》首创治肝实脾之论，指出："夫治未病者，见肝之病，知肝传脾，当先实脾。"认识到肝病易传脾的规律，提出了治肝当先实脾的论点。在具体治疗上又指出："夫肝之病，补用酸，助用焦苦，益用甘味之药调之，此治肝补脾之要妙也。"这不仅是治疗药物性肝病的原则，也是治疗各类肝病的大法。

3. 谨守病机，注重活血化瘀

药物性肝病在发病过程中，无论是邪毒造成的各种类型的肝脏损害，还是邪毒本身稽留肝内，其总的病理基础是肝气郁滞。"气行则血行，气滞则血滞"，肝郁气滞最易导致肝络瘀阻，并且这种瘀阻会贯穿整个病程的始终。故活血化瘀就成为治疗本病的必用法则，其显著的作用是：①减轻肝细胞的脂肪变性，阻止或减慢脂肪肝的形成，对已形成的脂肪肝能促使其恢复。②抑制肝纤维化增生，促进肝内纤维吸收，防止其演变为肝硬化，对已形成的肝硬化，有软化治疗作用。

4. 中西结合，诸法同求

药物性肝病的现代治疗方法是立即停用有关或可疑的药物，根据药物的性质给予相应的解毒剂或对症处理，这对已形成的各类复杂的肝损害有着明显的不足。相反，中医药对这种复杂的临床表现及证型却能应对自如，理、法、方、药俱全，特别是在保肝降酶，利胆退黄，活血祛脂，破瘀软坚等方面有着独特的功效。故我们认为，临床治疗要中西合璧，以科学、合理、完备的综合治疗方法来治疗药物性肝病，会更有利于提高疗效，使本病早日康复。

5. 巧用外治，减免肝之新戕

药物性肝病本身就是药物（内服或注射用）的毒副作用引起的肝损害，又要用药物（内服或注射用）去治疗，这里先不谈其临床疗效如何，单从仍要经过肝脏的解毒和代谢角度看，就有两项弊端：其一是这些药物或多或少都会有一定的副作用，用之不当，有可能加重肝脏的损害；其二是这些药物在治疗肝病的同时，又不可避免地会加重其负担，如果再滥用药物，必然会造成疾病的不良发展。而诸多外治疗法（包括非药物性的自然疗法）却能扬长避短，趋利避害，不但方便快捷，无毒副作用，而且疗效肯定。只要在辨证施治的核心理论指导下恰当运用，外治疗法定能在药物性肝病的治疗中发挥重要作用。

（二）中医治疗

1. 内治法

（1）肝郁脾虚型

治法：疏肝解郁，健脾助运。

方药：逍遥散合金铃子散加减。

柴胡、当归、太子参、茯苓各12g，白芍、陈皮、白术、郁金、川楝子各10g，甘草6g。

胁肋胀痛明显者，重用白芍、郁金、川楝子，加元胡；腹胀重者，加厚朴、木香、大腹皮；气短乏力者，加党参、黄芪。

（2）湿热蕴结型

治法：清热祛湿，利胆退黄。

方药：茵陈五苓散加减。

茵陈30～60g，茯苓、猪苓各15g，泽泻、白术、藿香、佩兰叶、白茅根各12g，丹参、郁金、车前子各10g。

若热偏重表现为阳黄者，加大黄、栀子、黄柏；若湿偏重，则重用祛湿药如茵陈、藿香、佩兰、车前子。

（3）毒入营血型

治法：清营解毒，凉血止血。

方药：犀角地黄汤加味。

水牛角30g（研粉冲服），生地黄20g，赤芍、丹皮、玄参各15g。

神昏谵语者加服安宫牛黄丸或至宝丹，或肌注醒脑静注射液，每次2～4mL，4个小时后可重复使用；抽搐者加羚羊角粉；呕血者加三七粉、白及粉、大黄粉；便血者加侧柏炭、槐花炭或加服十灰丸。

（4）肝脾血瘀型

治法：活血化瘀。

方药：调营饮加减。

川芎、当归、赤芍、丹参、鳖甲各20g，三棱、莪术、桃仁各12g，红花、泽兰、甘草各 6g。

若有少量腹水，加葶苈子、桑白皮、汉防己；若腹水甚，体质尚好者，可暂用舟车丸攻逐水气，中病即止。

（5）肝肾阴虚型

治法：滋肝益肾，凉血化瘀。

方药：一贯煎合膈下逐瘀汤加减。

生地黄、沙参、麦冬、枸杞子、山茱萸各 15g，当归、川芎、赤芍各 12g，川楝子、茯苓、泽泻各 10g，莪术、红花各 6g。

口干甚者加玄参、石斛；午后潮热者加银柴胡、地骨皮、白薇；鼻齿衄血者加仙鹤草、白茅根。

（6）脾肾阳虚型

治法：温补脾肾，回阳救逆。

方药：右归丸加减。

肉桂、熟地黄各 15g，制附子、山药、杜仲、山茱萸、仙茅、巴戟天各 12g，甘草 10g。

若见神志昏迷，四肢厥冷，面色苍白，汗出不止之亡阳证，宜急用参附汤灌服或鼻饲，待阳气复苏，病情稳定后，再进行辨证调理。

2. 外治法

（1）针刺治疗

①急性药物性肝病（下称急性）：主穴取足三里、太冲、阳陵泉。呕吐配内关、中脘；胁痛配章门、期门、肝俞；黄疸配至阳；腹胀配天枢。采用泻法或平补平泻手法，留针 30 分钟，每隔 10 分钟捻针 1 次，每日针治 1 次，10 次为 1 疗程。

②慢性药物性肝病（下称慢性）：主穴取肝俞、大椎、足三里。肝区痛、腹胀甚者配期门、章门；肝脾肿大者，肝俞透胆俞，胆俞透脾俞。采用平补平泻手法，留针 30 分钟，每隔 10 分钟捻针 1 次，每日针治 1 次，10 次为 1 个疗程。

③针刺金氏穴：本穴在足背第 3 跖骨与第 4 跖骨间的第 3 蚓状肌部位（双），直刺 1.5cm，留针 10 分钟，每日 1 次，10 次为 1 个疗程。可治疗本病无症状的肝肿大，除恶性肿大外，多数能在 1 个疗程内恢复。

（2）刺血疗法：急性者主穴取肝俞、胆俞，配穴行间、太冲、阳陵泉，点刺出血 3～5 滴。隔日或数日 1 次。

（3）灸法：慢性者取肝俞、脾俞、胆俞、足三里、阴陵泉等穴，每日灸 1～2 次，每次 3～5 壮，或艾条灸，每穴每次 5～10 分钟，10 日为 1 个疗程。

（4）耳针：取肝、胆、脾、胃、神门、皮质下等穴。留针 30 分钟，每日 1 次，10 次为 1 个疗程。或采用莱籽、王不留行籽耳穴贴压法，仍取上述穴位，每天按压各穴数次，3 天更换，2 周为 1 个疗程。

（5）穴位注射：可根据针刺取穴原则，并参考其取穴，选用丹参注射液、当归注射液、柴胡注射液、毛冬青注射液等进行穴位注射，上药可单独或配合使用，每次选 2～4 个穴，每穴注射药液量为 1mL，每日或隔日 1 次，10 次为 1 个疗程。

（6）拔罐法

①急性者取穴大椎、肝俞、胆俞、章门、期门。用刺络拔罐法，每日 1 次，每次取 2～3 个穴，留罐 20 分钟，1 周为 1 个疗程。

②慢性者取足太阳膀胱经之膈俞至三焦俞，用走罐法，每日 1 次，每次 10 分钟，1 周为 1 个疗程。

（7）贴敷法

①桃红止痒膏贴敷：药用桃仁、红花、杏仁、生栀子各等分，冰片适量，共研细面，加凡士林或蜂蜜调成膏状，制成大小适宜的药饼，直接敷于神阙穴上，纱布胶布固定，每日换药 1 次。用于药物性肝病胆汁淤积型之皮肤瘙痒者。

②瓜蒂散填脐：药用甜瓜蒂、秦艽各 60g，青皮、紫草、黄芩、丹参各 30g，铜绿 15g，冰片 6g。上药共研细粉，取适量填脐，胶布固定。用于药物性肝病以谷丙转氨酶增高为主症者。

③阿魏膏贴敷：取阿魏 10g，薄荷油适量。先将阿魏研粉，再加上薄荷油摊在布上，贴右胁处（肝脏体表相应部位），用绷带固定，连贴 1 周。用于药物性肝病之肝脏肿大者。

（三）西医治疗

1. 立即停用有关或可疑的药物。

2. 卧床休息，饮食疗法，维生素 B 族和 C。

3. 深度黄疸者应静脉滴注高渗葡萄糖、维生素 C 并维持电解质平衡。

4. 根据药物性质给予相应的解毒剂。

5. 明显淤胆者可试用肾上腺皮质激素，口服强的松 15～30mg/d。能减轻毛细胆管的炎症，增加胆汁流量，但因其不良反应，应用时间不宜过长。可同时服用消胆胺，以置换胆酸盐而阻断"肠肝循环"，减少胆酸的再吸收，能明显降低血中胆酸盐的浓度，对消除瘙痒疗效较好。常用剂量：30mg，早晚各 1 次。丙谷胺有促进胆汁分泌的作用，可退黄、止痒。用法：0.6g/d，餐前 30 分钟，口服。强力宁为甘草胺，甘利欣为甘草二铵，有类激素样作用，但无激素样的副作用，可退黄、降低转氨酸。用法：强力宁 80～100mL 或甘利欣 20～40mL，加入葡萄糖注射液中静滴，每日 1 次。对胆汁淤积型者，有报道用苯巴比妥治疗，每次 30～60mg，每日 4 次，与胆酪胺合用疗效更佳。也可应用腺苷蛋氨酸 800mg，每日 1～2 次，口服，或 500mg，静脉滴注，每日 1 次。黄疸重者也可采用中成药茵栀黄注射液静脉滴注。

6. 合并暴发性肝功能衰竭者，按暴发性肝炎的治疗原则处理。对醋氨酚引起的肝衰竭，可用人工肝或人工肾并清除引起肝衰竭的药物。

7. 醋氨酚引起的肝坏死可用某些特殊解毒剂，如 N－乙酰半胱氨酸。用法：初次口服 140mg/kg，以后每 4h70mg/kg，共 72 小时。或首次静滴 150mg/kg（加在 5% 葡萄糖 200mL 内静滴 15 分钟），以后静滴 50mg/kg（500mL/4h），最后 100mg/kg（1000mL/16h）。

8. 还原型谷胱甘肽（GSH）对某些药物性肝病有较好疗效。一般病例可予 300mg，肌注，每日 1 次。重型病例可每日静滴 600mg。2～4 周为 1 疗程。

（四）中医专方选介

1. 贯蚤解毒汤

贯众、蚤休各 30g，白花蛇舌草 20g，连翘、生黄芪、五味子各 15g，柴胡、苍术、木香各 10g，龙胆草 6g。转氨酶持续不降加升麻 20g；黄疸不退加赤芍 18g；肝脾肿大加炮穿山甲 9g；厌油、纳差加砂仁、半夏各 9g。本方清热解毒，疏肝益脾。适用于药物性肝病之急性肝损害者。水煎，每日 1 剂，分 2 次服，7～14 天为 1 个疗程。临床治疗 42 例，住院者 15 例，余为门诊。男 26 例，女 16 例。年龄最小 11 岁，最大 65 岁，平均 41 岁。诊断依据：有明确服用损害肝脏药物的病史，本组使用抗肿瘤药物 12 例，抗痨抗化疗药 18 例，抗甲亢制剂 8 例，其他 4 例，均有不同程度的肝功能损害，消化系统有厌油、纳差、黄疸、乏力及肝脾肿大症状，否认既往甲、乙、丙肝炎病史。治疗结果：痊愈（症状、体征消失，肝功能正常）22 例；显效（症状、体征消失，肝功能基本正常）14例；好转（症状、体征改善，肝功能酶学指标下降）5例；无效（抗肿瘤药损害机体，难以耐受中药）1例。总有效率97.6%。疗程多在7～10天，最短3天。[哈锦明，等. 贯蚕解毒汤为主治疗药物性肝炎42例. 陕西中医. 1996，17（7）：296]。

2. 降脂复肝汤

生山楂、制首乌各30g，丹参20～30g，益母草15～30g，菊花20g，草决明、白芍各15g，醋柴胡10g。本方疏肝清肝，活血降脂。适用于药物性脂肪肝。煎成水剂360mL，每日分3次服，每次120mL，28天为1个疗程。疗效标准：①肝脏复原至正常；②肝功能2次化验正常；③血脂全部下降至正常范围；④B超检查恢复正常。服药4个疗程后，上述指标全部达到者为临床治愈；达到3项者为显效；达1～2项者为有效；1项未达到者为无效。服药期间，每28天复查1次。治疗效果：治疗4个疗程后，临床治愈15例，显效8例，有效10例，无效2例。总有效率为94.3%。随访半年，未见复发。[李书奎. 降脂复肝汤治疗脂肪肝35例. 陕西中医. 1990，11（5）：208]。

3. 软肝煎

柴胡、枳壳、三棱、莪术、鳖甲各10g，香附、生麦芽、茯苓、赤芍各20g，丹参30g，黄芪40g，甘草5g。本方疏肝解郁，活血软坚。适用于药物性肝硬化。水煎，每日1剂，早晚分服。治疗46例，结果：显效（临床症状消失，体征好转，肝功正常）24例；有效（主要症状及体征有改善，肝功好转）18例；无效（临床症状、体征及肝功无变化，或有加重趋势）4例。总有效率86.9%。[李宗平，等. 软肝煎治疗肝硬化46例. 陕西中医. 1997，18（7）：295]。

第二节　酒精性肝病

酒精性肝病是由于长期大量饮酒导致的肝脏疾病，初期通常表现为脂肪肝，进而可发展成酒精性肝炎、肝纤维化和肝硬化。严重酗酒时可诱发广泛的肝细胞坏死，甚至肝功能衰竭。

酒精性肝病的共有临床表现为：肝脏肿大、压痛，黄疸，恶心，呕吐，脾脏肿大，腹大，肝掌，蜘蛛痣等。

中医学对嗜酒所生的疾病早有认识，认为酒食不节可发"酒疸""胁痛"

"积聚""鼓胀"等。

一、临床诊断

（一）辨病诊断

酒精性肝病是依靠病史、体征、参考实验室检查进行临床诊断的，以肝活组织检查进行最后确诊。

1. 病史

有长期饮酒史，一般超过 5 年，乙醇量男性 ≥40g/d，女性 ≥20g/d，或两周内有大量饮酒史，折合乙醇量 >80g/d。但应注意性别、遗传易感性等因素的影响。乙醇量（g）换算公式 = 饮酒量（mL）×乙醇含量（%）×0.8。

2. 症状

酒精性肝病多数无症状。在被肝活检证实了的酒精性肝病患者中，仅11% 出现肝区不适，沉坠感，肝区胀痛等肝脏症状；35% 有食欲不振、恶心呕吐、腹胀腹泻等胃肠道症状；其余 54% 可无任何症状或可能出现其他系统的临床表现。症状虽对酒精性肝病的诊断有指引价值，但据此不能做出酒精性脂肪肝、酒精性肝炎与酒精性肝硬化三者的诊断与鉴别。

3. 体征

酒精性脂肪肝及酒精性肝炎患者可有肝脏肿大、轻度压痛。酒精性肝炎和肝硬化可出现肝脏肿大、腹大、黄疸、脾脏肿大等。也有许多酒精性肝病无任何体征，故体格检查无异常并不能排除酒精性肝病的诊断。另外，肝硬化时可见肝掌、蜘蛛痣、男性乳房发育等。

4. 实验室检查

血清门冬氨酸氨基转移酶（AST）、丙氨酸氨基转移酶（ALT）、γ - 谷氨酰转肽酶（GGT）、总胆红素（TBil）、凝血酶原时间（PT）、平均红细胞容积（MCV）和缺糖转铁蛋白（CDT）等指标升高。其中 AST/ALT > 2，GGT 升高，MCV 升高为酒精性肝病的特点，而 CDT 测定虽然较特异但临床未常规开展，禁酒后这些指标可明显下降，通常 4 周内基本恢复正常，有助于诊断。

5. 肝活检

肝活组织检查，是对本病进行诊断及分类鉴别的唯一可靠的手段，此项检查不仅能明确有无酒精性肝损伤及损伤程度，还可对酒精性脂肪肝、酒精性肝炎及酒精性肝硬化做出鉴别。三者在肝活检中的主要区别是：脂肪肝时可见大量脂肪滴积聚于肝细胞，有中心静脉周围和窦周的纤维化；酒精性肝炎可见肝细胞气球样变及排列紊乱，并伴有巨噬细胞浸润；肝硬化时有假小叶形成。

6. 影像学检查

影像学检查用于反映肝脏脂肪浸润的分布类型，粗略判断弥漫性脂肪肝的程度，提示是否存在肝硬化，但不能区分单纯性脂肪肝与脂肪性肝炎，且难以检出 <33% 的肝细胞脂肪变。应注意弥漫性肝脏回声增强以及 CT 密度值降低也可见于其他慢性肝病。

（1）超声显像诊断：具备以下三项腹部超声表现中的两项者为弥漫性脂肪肝：①肝脏近场回声弥漫性增强，回声强于肾脏；②肝脏远场回声逐渐衰减；③肝内管道结构显示不清。

（2）CT 诊断：弥漫性的肝脏密度降低，肝脏与脾脏的 CT 值比≤1 者为轻度；肝与脾 CT 比值≤0.7 但 >0.5 者为中度；肝与脾 CT 比值≤0.5 者为重度。

鉴于 NAFLD 与代谢综合征的密切联系及其在预测糖尿病和心血管疾病中的重要价值，诊断 NAFLD 的同时应判断患者是否合并代谢综合征，并对其糖尿病和心血管疾病风险进行评估。在询问既往史、饮食习惯、吸烟史、饮酒史、运动习惯等基础上，常规筛查体质指数、腹围、血压、血脂、血糖、尿酸、肌酐等。对于无糖尿病病史者，应口服葡萄糖进行糖耐量试验（OGTT），以早期筛查糖尿病或糖耐量异常。行心电图、心脏彩超、外周血管彩超等检查评估心血管健康状况。在筛查的基础上，制定针对性干预方案，以期降低糖尿病、心血管疾病的发病风险。

肝组织活检是诊断 NAFLD 的金标准，但存在一定的合并并发症的风险。由于合并代谢综合征的 NAFLD 患者肝脏病变程度常重于普通患者，因而对于合并代谢综合征且可能存在非酒精性脂肪性肝炎和进展期肝纤维化的 NAFLD 患者，推荐行肝组织活检是合理的。

在 NAFLD 治疗过程中，除了定期评估肝脏本身变化之外，还应观察代谢综合征相关部分的变化。强调通过行为干预减轻体重在 NAFLD 和代谢综合征防治中的重要性，以控制饮食和适当运动为主的行为干预是治疗 NAFLD 和代谢综合征的基石。

（二）辨证诊断

酒精性肝病按其病理诊断分类，可分为脂肪肝、酒精性肝炎及肝硬化，三者可单独出现，也可合并出现，故临床上的"证"有时表现得较为复杂，轻者单独出现黄疸或胁痛，重者则黄疸、胁痛、积聚、鼓胀并存。不论临床表现如何纷繁复杂，中医总是在对病机的把握上进行辨证诊断。

1. 湿热蕴结，热重于湿型

（1）临床表现：身目俱黄，其色鲜明如橘，发热汗出不解，口渴欲饮，心中懊侬，恶心呕吐，口气酒味或臭秽，或腹部胀满，或胁下胀满疼痛，大便秘结，小便短少色黄。舌质红，苔黄腻或兼灰黑，脉弦数。

（2）辨证要点：身黄鲜明如橘，心中懊侬，口渴欲饮，大便秘结。舌质红，脉弦数。

2. 湿热蕴结，湿重于热型

（1）临床表现：身目俱黄，其色稍暗，多无发热或身热不扬，头重身困，口淡不渴，心中懊侬，脘腹痞满，不欲食，腹胀便溏而不爽，小便短黄，舌苔厚腻或淡黄，脉濡稍数或弦滑。

（2）辨证要点：头重身困，口淡不渴，心中懊侬，大便溏而不爽。舌苔厚腻。

3. 胆热郁蒸型

（1）临床表现：黄疸，胁肋灼胀疼痛，高热烦躁，口干口苦，恶心呕吐，腹胀纳呆，大便秘结，小便短赤。苔黄糙，脉弦滑数。

（2）辨证要点：胁肋灼胀疼痛，高热烦躁，口干苦。苔黄糙，脉弦滑数。

4. 肝郁脾虚型

（1）临床表现：胸胁胀满窜痛，善太息，情志抑郁或急躁易怒，身困乏力，纳呆腹胀，肠鸣便溏或腹痛泄泻，泻后痛减。苔白或腻，脉弦。

（2）辨证要点：胸胁胀痛，善太息，腹胀便溏。脉弦。

5. 血结正虚型

（1）临床表现：胁下痞块且疼痛不舒，腹大坚满，按之如鼓，腹壁青筋暴露，面色萎黄或黧黑，唇色紫褐，朱纹血痣，大便色黑，小便不利，神疲倦怠，气短懒言。舌质暗或瘀斑，舌苔花剥或光红无苔，脉细涩或芤。

（2）辨证要点：胁下积块，唇紫舌瘀，神疲气短。脉细涩。

6. 脾阳不振型

（1）临床表现：腹大胀满不舒，或按之如囊裹水，入暮尤甚，面色苍黄，脘闷纳呆，神疲怯寒，肢冷或下肢浮肿，大小便不利。舌胖淡紫，苔白腻，脉沉细而弦。

（2）辨证要点：腹胀纳呆，怯寒肢冷。

7. 肝肾阴虚型

（1）临床表现：腹大，青筋暴露，面色晦滞，唇紫，或形瘦神疲，午后低热，五心烦热，腰膝酸困，口燥咽干，或时有鼻齿衄血，或朱纹血痣，小便短赤，大便色黑。舌红少津，苔黄少或剥脱，脉弦细数。

（2）辨证要点：腰膝酸软，五心烦热，口燥咽干。舌红少津。

二、鉴别诊断

急性酒精性肝病应与病毒性肝炎、药物性肝病、毒物性肝炎进行鉴别，如表6-1。

表6-1　酒精性肝病的鉴别诊断

	急性酒精性肝病	病毒性肝炎	药物性肝病	毒物性肝炎
流行病学	有长期大量饮酒史	与类似病人密切接触史，输血史	有明确的服药史	有明确的亲肝毒物接触史
年龄	中、老年多	儿童、青壮年多	无差别	无差别
性别	男性居多	无差别	无差别	无差别
起病	大量饮酒后发作，呕吐，厌食等胃肠症状明显，全身可有发热，毒血症状轻	全身毒血症状多明显，胃肠症状亦突出	症状与体征轻微或无，可有纳少、恶心、呕吐、腹疼腹泻，停药后恢复较快	急性：起病急，迅速出现恶心呕吐、腹胀、食欲不振等消化障碍。慢性：起病缓慢，逐渐出现疲劳、腹胀、恶心、食欲不振、肝区痛等
肝肿大	明显增大	一般不超过肋下3cm	常见	常见
AST	明显增加	增加	无或轻微增加	正常或升高 > ALT
ALT	不如 AST 高	明显增加 > AST	明显升高	正常或轻度升高

	急性酒精性肝病	病毒性肝炎	药物性肝病	毒物性肝炎
甘油三酯	明显升高	多无变化	多无变化	多无变化
HBsAg	（－）	（±）	（－）	（－）
治疗反应	戒酒后多很好快转	对治疗反应较慢，有其自然过程	停药后症状或体征恢复较快，再次给药时肝损害症状可重现	对治疗反应较快

三、治疗

（一）提高临床疗效的思路提示

1. 祛邪为先，首重除湿清热

酒精性肝病，在病变的急性阶段是以湿热为主要病因的，酒性的湿热与脾胃受损后产生的湿热内外合并，相互交蒸，可产生一系列的病理变化，并可能使病情进一步发展加重，故祛除湿热之病邪就显得尤为重要。其治疗原则可根据湿热的孰轻孰重，脾胃功能的强弱，气机受阻的情况等采用清热化湿、清热燥湿、芳香化湿清热、淡渗利湿清热、健脾化湿、理气化湿等法。总之，使湿祛热清，方能逆转因酒所生之患。

2. 顾护脾胃

从"饮入于胃，游溢精气，上输于脾，脾气散精……"可知，饮酒过度，损害机体，脾胃首当其冲，由于脾胃受损，功能失调，从而产生了内源性致病因素——湿邪，湿邪再进一步滋生诸邪而损害肝胆乃至全身。如果脾胃功能不恢复，湿邪将不断产生，使病变形成恶性发展。从酒精性肝病的临床表现可知，多数以胃肠道症状为主或只出现胃肠症状。可见，重视调理脾胃，强健运化功能，使中焦畅通，清阳得开，浊阴得降，是治疗酒精性肝病和提高临床疗效的重要环节。

3. 戒除酒瘾，消除病因

戒酒，是治疗酒精性肝病的关键，但对已产生强烈酒精依赖或自觉症状不明显的患者，戒酒也并非易事。对戒酒不易者，可采取心理疏导，行为治疗，配合戒酒中西药等措施，以提高患者戒酒的信心及决心，提高戒酒的成功率。每位戒酒成功的患者，也可以说是酒精性肝病最有的痊愈希望的患者。

4. 中西结合，扬长避短

西医目前治疗酒精性肝病仍然是以对症和营养支持疗法为主，有些治疗性药物还在实验研究中，或对重症病例疗效难以确定。而中医的辨证论治和中药的高效低毒低副作用则可在本病的治疗中发挥独特优势。据现代药理研究表明：清热解毒类中药能抗菌消炎，清除肝毒性物质，减轻肝细胞坏死。活血化瘀及祛湿类中药能减轻肝细胞脂肪变性，防止肝细胞肿胀及抗纤维化而防止肝硬化形成等。中西结合，优势互补，无疑会使临床疗效倍增。

（二）中医治疗

1. 内治法

（1）湿热蕴结，热重于湿型

治法：清热祛湿，和胃除烦。

方药：茵陈蒿汤合栀子大黄汤加减。

茵陈 30~60g，大黄 10~20g（后下），枳实、栀子、茯苓、猪苓、泽泻、黄柏、黄芩、豆豉各 15g。

呕吐者加半夏、竹茹；右胁痛甚者加柴胡、郁金、元胡；热甚、口干苦、渴喜冷饮、目赤者，合用龙胆泻肝汤。

（2）湿热蕴结，湿重于热型

治法：利湿化浊，和中清热。

方药：茵陈五苓散加减。

茵陈 30~60g，茯苓 20g，猪苓、泽泻、白术、藿香、蔻仁、滑石各 10g，厚朴、栀子各 9g。

兼呕逆者加半夏、陈皮；腹胀甚者加大腹皮、木香；便溏不爽者加葛根、赤芍、槟榔。

（3）胆热郁蒸型

治法：清热利胆退黄。

方药：清胆汤加减。

金钱草、丹参各 30g，茵陈、蒲公英各 20g，金银花、连翘各 15g，柴胡、黄芩、半夏、枳实、大黄各 10g。

胁痛甚者加郁金、川楝子、元胡；高热烦躁，口干口苦不减者合龙胆泻肝汤。

（4）肝郁脾虚型

治法：疏肝解郁健脾。

方药：逍遥散加减。

白芍、当归、茯苓各15g，柴胡、白术、郁金、元胡、太子参、薄荷各10g，甘草、生姜各6g。

（5）血结正虚型

治法：活血化瘀，补益气血。

方药：膈下逐瘀汤合八珍汤加减。

桃仁、当归、川芎、赤芍各15g，香附、党参、白术、茯苓、生地黄、熟地黄、乌药、元胡各12g，红花、五灵脂各10g。

瘀血甚者，加三棱、莪术、土鳖虫；积块坚硬作痛者，吞服鳖甲煎丸；有腹水者合己椒苈黄丸。

（6）脾阳不振型

治法：温中健脾，化气行水。

方药：实脾饮合茵陈术附汤或五苓散加减。

附子、干姜、茯苓、大腹皮、泽泻各15g，白术、木瓜、厚朴、木香、草果仁各12g，车前草10g，甘草6g。

（7）肝肾阴虚型

治法：滋养肝肾，活血行水。

方药：六味地黄丸或一贯煎合膈下逐瘀汤加减。

当归、白芍各15g，生地黄、山茱萸、山药、茯苓、泽泻、丹皮、栀子各12g，柴胡、元胡、川芎、桃仁、红花、枳壳各10g。

若阴虚而兼湿热者，去生地黄、山茱萸，加厚朴、茵陈；若出现潮热者，加地骨皮、银柴胡、白薇；若鼻齿衄血加仙鹤草、白茅根；若阴虚阳浮，出现戴阳者，加龟板、鳖甲、牡蛎。

2. 外治法

（1）针刺治疗

①急性酒精中毒性肝病：主穴取足三里、行间、太冲、阳陵泉。配穴取内关、胆俞、至阳、肝俞、章门。每次选主穴2个，配穴2~3个，采用提插泻法，留针20分钟，每日针治2次，1周为1疗程。

②肝硬化期：主穴取肝俞、大椎、足三里。肝胀痛甚者配期门、章门；

肝脾肿大者肝俞透胆俞、胆俞透脾俞。采用平补平泻手法，留针 30 分钟，每隔 10 分钟捻针 1 次，每日针治 1 次，10 次为 1 个疗程。

（2）刺血疗法：急性酒精性肝炎可取中冲、少商，点刺出血，或舌下金津、玉液，点刺出血。另取太阳、阳陵泉、耳尖，点刺出血 3～5 滴。隔日或数日 1 次。

（3）灸法：适用于酒精性肝硬化之血虚阳虚者。取穴：足三里、关元、三阴交、涌泉、阴陵泉、肝俞、脾俞、胆俞。每次取穴 3～5 个，每日灸 1次，每穴灸 3～5 壮，2 周为 1 个疗程。

（4）耳针

主穴：肝、胆、脾、胃。

配穴：食欲不振加胰；肝区痛加神门、皮质下；腹胀加皮质下、胰、大肠；转氨酶高者加肝阳、耳尖。

操作：针刺双耳，每次选 4～6 穴，中等刺激，每日或隔日 1 次，留针 1小时，10 次为 1 个疗程。

（5）穴位注射

选穴：肝俞、期门、日月、阳陵泉。

用药及操作：药物可选用维生素 B_1 注射液、黄芪注射液、当归注射液、丹参注射液，每次选 1 种药进行穴位注射，每穴 1mL，每日 1 次，10 次为 1个疗程。

（6）贴敷法

①行气消瘀膏：川芎 12g，香附 10g，柴胡、白芍、青皮、枳壳各 6g。将上药研细末，麻油调成稠膏状，贴敷于大包、期门、章门等穴位处。用治肝脾肿大。

②软坚化癥膏：鳖甲 60g，穿山甲 30g，三棱 20g，莪术 15g。研细末，用凡士林调膏外贴肝脾体表部位，用治肝脾肿大。

③甘遂敷脐散：甘遂、芫花各等份，共研细末，取适量敷神阙穴内，胶布固定，每 48 小时换药 1 次。用治肝硬化腹水者。

（三）西医治疗

酒精性肝病的治疗原则是减轻酒精性肝炎的严重程度，消除肝脂肪浸润，防止或逆转肝纤维化，并改善已存在的继发性营养不良。

酒精性肝病的治疗原则是戒酒和营养支持，减轻酒精性肝病的严重程度，改善已存在的继发性营养不良和对症治疗酒精性肝硬化及其并发症。

1. 戒酒

戒酒是治疗酒精性肝病的最重要的措施，戒酒过程中应注意防治戒断综合征。

2. 营养支持

酒精性肝病患者需良好的营养支持，应在戒酒的基础上提供高蛋白、低脂饮食，并注意补充维生素 B、维生素 C、维生素 K 及叶酸。

3. 药物治疗

（1）糖皮质激素可改善重症酒精性肝炎（有脑病者或 Maddrey 指数 > 32）患者的生存率。

（2）美他多辛可加速酒精从血清中清除，有助于改善酒精中毒的症状和行为异常。

（3）S－腺苷蛋氨酸可以改善酒精性肝病患者的临床症状和生物化学指标。多烯磷脂酰胆碱对酒精性肝病患者有防止组织学恶化的趋势。甘草酸制剂、水飞蓟素类、多烯磷脂酰胆碱和还原型谷胱甘肽等药物有不同程度的抗氧化、抗炎、保护肝细胞膜及细胞器等作用，临床应用可改善肝脏生物化学指标。双环醇也可改善肝脏生物化学指标，还可改善酒精性肝损伤，但不宜同时应用多种抗炎保肝药物，以免加重肝脏负担及因药物间相互作用而引起不良反应。

（4）酒精性肝病患者的肝脏常伴有肝纤维化的病理改变，故应重视抗肝纤维化治疗。目前有多种抗肝纤维化的中成药或方剂，今后应根据循证医学原理，按照新药临床研究规范进行大样本、随机、双盲临床试验，并重视肝组织学检查结果，以客观评估其疗效和安全性。

（5）积极处理酒精性肝硬化的并发症（如门静脉高压、食管胃底静脉曲张、自发性细菌性腹膜炎、肝性脑病和肝细胞肝癌等）。

（6）严重的酒精性肝硬化患者可考虑肝移植，但要求患者肝移植前戒酒 3 ~ 6 个月，并且要保证没有其他脏器的严重酒精损害。

（四）中医专方选介

1. 清肝解酒饮

茵陈蒿 20g，葛根 20g，铁观音茶 20g，白茅根 20g，茯苓 15g，佩兰 10g，

山楂15g，本方清利酒湿，和肝祛积。适用于各型酒精性肝病。水煎服，每日1剂，早晚分服，服6周。在中医辨证施治的基础上，以清肝解酒饮为基本方，加减分型治疗酒精性肝病42例，其中酒精性肝炎12例，合并脂肪肝21例，合并肝硬化9例。辨证属湿热郁蒸，肝胃不和（肝炎型）者，用清肝解酒饮加蒲公英15g，大黄6g，山栀10g；辨证属湿困脾虚，肝气郁结（脂肪肝型）者，用清肝解酒饮加半夏10g，白术15g，厚朴10g，草决明15g；辨证属湿瘀夹阻，肝脾两虚（肝硬化型）者，用清肝解酒饮加赤芍12g，当归10g，桃仁10g，红花8g，土鳖虫6g，高丽参3g（另炖）。结果临床治愈22例（52.4%），显效15例（35.7%），无效5例（11.9%），总有效率88.1%。[崔闽鲁. 清肝解酒饮治疗酒精性肝病临床研究. 中医杂志. 1998，39（1）：31]。

2. 解酒保肝汤

枳椇子15g，山楂30g，泽泻15g，猪苓15g，鸡内金15g，神曲10g，柴胡15g，栀子15g，黄芩15g，白芍15g，砂仁10g，郁金20g，甘草5g。本方疏肝清热，解酒化浊，消坚降脂。适用于酒精性脂肪肝。水煎，每日1剂，两次分服。治疗23例，均为男性，年龄30～53岁，饮酒史5～20年，平均每日饮酒（42度白酒）约150～200mL。全部患者均有肝区钝痛或刺痛，肝肋下可触及，边缘圆钝有压痛。8例SGPT升高，9例血清胆固醇升高，11例血清甘油三酯升高。B超均提示肝脏明显肿大，脂肪变性。治疗结果，痊愈8例，好转13例，无效2例，总有效率为91.3%。[王天舒，等. 解酒保肝汤治疗酒精性脂肪肝临床观察. 中国中西医结合杂志. 1995，15（7）：439]

3. 涤脂复肝汤

黑白丑各15g，制首乌10g，生山楂30g，泽泻10g，萆薢15g，柴胡10g，丹参20g，茵陈20g。本方清泻湿热，活血涤脂。适用于酒精性脂肪肝。水煎，每日1剂，早晚分服，20天为1疗程。治疗48例，男29例，女19例，其中32例为酒精性脂肪肝。全部病例均经B超、血脂分析、肝功能等实验室检查而确诊。治疗结果，痊愈28例，有效14例，无效6例，总有效率87.5%。[杨林. 涤脂复肝汤治疗脂肪肝48例. 中医药研究. 1997，13（3）：21]。

4. 清肝活血汤

柴胡9g，黄芩12g，丹参、鳖甲各30g。若酒湿郁蒸，加山栀、蒲公英、制大黄；酒湿困脾加姜半夏、白术、厚朴；酒湿夹瘀加当归、桃仁、红花；

阴虚夹瘀加川楝子、生地黄、西洋参。本方清肝利湿，活血散结。适用于酒精性肝病。水煎服，每日1剂，3个月为1疗程。治疗期间戒酒。治疗30例，肝大回缩者占80％，脂肪肝消失者占57.1％，总有效率93.3％。[季光，等.清肝活血汤治疗酒精性肝病疗效观察.辽宁中医杂志.1999，26（5）：209]

第三节 毒物性肝病

毒物性肝病是由于亲肝毒物本身或通过干扰各种酶系统而妨碍肝细胞正常代谢等因素造成肝脏的实质性损害而引起的肝病。亲肝毒物包括矿产品，工业生产过程中的原料、中间和最后产物，自然界的动物性、植物性及化学品类等。其对肝脏的毒性损害，有以下共同特征：能引起肝脏明显的组织学改变，其损害的严重程度与剂量的大小有直接关系，人群中有普遍的易感性，损害类似，但个体轻重有别，可以预测，并可在实验动物复制，临床症状经过一个短暂的潜伏期后出现，但也有少数为慢性病变者。

毒物性肝病在临床表现上犹如急性肝炎或慢性肝硬化，并出现食欲不振、疲倦乏力、恶心呕吐、黄疸、腹胀或腹泻、肝脾肿大、压痛、腹水、肝掌、蜘蛛痣等相应的症状。中医学对毒物性肝病认识较少，但根据临床主要证候的不同表现，可分别归属"黄疸""胁痛""积聚""鼓胀"等病的范畴。

一、临床诊断

（一）辨病诊断

1. 症状与体征

急性中毒性肝病有明显的毒物接触史，发病时间明确，诊断并不困难。但如果其他系统的中毒症状比较突出而肝损害较轻时，易被忽略。慢性中毒性肝病起病缓慢或隐匿，又缺乏特异的诊断指标，诊断比较困难。

因毒物性肝病的临床表现类似于急性肝炎或慢性肝硬化，而被称之为"肝炎型"和"肝硬化型"。

肝炎型发病较急，潜伏期仅一二天或数天。常见症状与体征有食欲不振、疲倦无力、恶心、呕吐、黄疸或无黄疸、肝脾肿大并有压痛等。严重病例可见黄疸进行性加深，肝脏缩小，自发性出血，凝血酶原时间延长。

肝硬化型起病较缓，潜伏期可达数日或更长，可由肝炎型发展而成，或起病即呈慢性。常见症状与体征有乏力，食欲减退，腹胀或腹泻，出现腹水，可见肝掌及蜘蛛痣，肝脏肿大或缩小，质地变硬，或有发热、黄疸、出血、贫血、浮肿等。

2. 实验室检查

（1）血常规检查可有白细胞总数及中性粒细胞增加。

（2）肝功能检查时，如果碱性磷酸酶活性及胆固醇含量增高，而脑磷脂胆固醇絮状试验及麝浊试验正常，可考虑为毒物性肝病。

（3）必要时尚须检测病毒性肝炎标志物，并做肝、胆、脾超声波，胆道造影等检查，以与其他肝病相鉴别。

（4）有时需要做血、尿、粪、头毛、指甲等生物组织及排泄物内毒物测定，并对劳动、生活环境中的空气、饮用水、食物等进行毒物种类和含量的测定，以确定与所中毒物的联系，明确诊断。

（二）辨证诊断

毒物性肝病临床上一般分为"肝炎型"和"肝硬化型"两种，其中肝炎型有黄疸者属中医"黄疸"范畴，无黄疸者多属中医"胁痛""积聚"范畴，肝硬化型多属中医"积聚""鼓胀"范畴。虽病名有别，但辨证分型均以病机为据，故辨证诊断合而论之。

1. 肝胆湿热型

（1）临床表现：胁肋胀满或疼痛，口苦心烦目赤，食欲不振，恶心厌油腻，体倦乏力，小便黄赤而短。苔黄腻，脉弦数。

（2）辨证要点：胁胀痛，口苦心烦。苔黄腻，脉弦数。

2. 热毒内蕴型

（1）临床表现：发热，重度黄疸，黄色鲜明，头昏晕，精神疲惫，身困乏力，食少或不能食，恶心呕吐，胁肋胀满疼痛，大便秘结或黏滞不爽，小便黄赤，或腹部膨胀隆起。舌质红绛，苔厚腻干燥或焦黑芒刺，脉洪大或滑数。

（2）辨证要点：发热，深度黄疸，胁痛呕吐。苔黄厚干燥或焦黑芒刺。

3. 血瘀血热型

（1）临床表现：右胁灼痛拒按，可触及胁下痞块，可见肝掌或蜘蛛痣，身目俱黄，黄色稍暗，低热或五心烦热，口干口苦，咽痛口糜，鼻齿衄血。

舌红或紫暗，或瘀点或瘀斑。

（2）辨证要点：右胁灼痛，胁下痞块，口干苦，鼻齿衄血。舌瘀。

4. 肝脾血瘀型

（1）临床表现：两胁下疼痛如针刺，夜间尤甚，面色青灰不华，或伴腹胀，体倦乏力，肝脾肿大，触诊可及。舌边有瘀斑，苔白，脉弦而涩。

（2）辨证要点：两胁下痛如针刺，肝脾肿大。脉涩，舌瘀。

5. 气阴两虚型

（1）临床表现：神疲懒言，语音低微，心悸气短，自汗出，腰膝酸软，食少形瘦，右胁隐痛，腹胀便溏，口咽干燥，低热或午后潮热，五心烦热，眩晕耳鸣，失眠多梦。舌红有裂纹，或少苔或无苔，脉细无力。

（2）辨证要点：神疲气短自汗出，形瘦咽干，五心烦热。

二、鉴别诊断

1. 毒物性肝病肝炎型应与急性病毒性肝炎相鉴别。前者有明显的毒物接触或服用史，或在血、尿、粪等标本中发现毒物或其代谢产物，后者做病原学检测即可明确诊断。

2. 毒物性肝病的肝硬化应与其他肝病之肝硬化鉴别。肝硬化为其共有的临床表现，但毒物性肝硬化有明显的毒物接触和服用史，药物性肝硬化有服用肝损害之药物史，酒精性肝硬化有长期酗酒史，血吸虫性肝硬化有血吸虫感染史，肝炎后肝硬化则有相应的病因及感染病史。

三、治疗

（一）提高临床疗效的思路提示

本病与药物性肝病在病因病机、临床表现及治疗方面都大体相似，故本条可参照药物性肝病。

（二）中医治疗

1. 内治法

（1）肝胆湿热型

治法：清热解毒，疏肝利胆。

方药：龙胆泻肝汤加减。

龙胆草、茵陈各15g，土茯苓、凤尾草各12g，柴胡、黄芩、蚤休、栀子、泽泻各10g，木通、甘草各6g。

（2）热毒内蕴型

治法：辟瘟败毒，清热退黄。

方药：清瘟败毒饮加减。

茵陈60g，水牛角30g，石膏20g，生地黄、赤芍、玄参、丹皮、栀子各15g，知母、黄连、黄芩、连翘、竹叶各12g，桔梗、甘草各10g。

若大便秘结，出现腹实证者合大承气汤；若毒入心包而见神昏谵语者加用安宫牛黄丸或紫雪丹。

（3）血瘀血热型

治法：活血化瘀，清热凉血。

方药：桃红四物汤合犀角地黄汤加减。

桃红、丹参、赤芍各15g，生地黄、丹皮、玄参各12g，红花、当归、竹叶各10g。

血热妄行而出血者，加仙鹤草、水牛角、白茅根；肝脾肿大、质地偏硬者，合鳖甲煎丸吞服。

（4）肝脾血瘀型

治法：疏肝行气，软坚消癥。

方药：膈下逐瘀汤加减。

鳖甲、牡蛎各15g，桃红、当归、丹皮、赤芍、元胡各12g，香附、红花、柴胡各10g，甘草5g。

（5）气阴两虚型

治法：益气养阴。

方药：补中益气汤合六味地黄汤加减。

黄芪、党参、山茱萸、生地黄各15g，白术、茯苓、山药、麦冬、五味子各12g，女贞子、柴胡各10g，甘草6g。

若午后潮热者加地骨皮、银柴胡；腰膝酸软者加川续断、杜仲、牛膝。

2. 外治法

（1）针刺疗法

①毒物性肝病"肝炎型"：主穴取太冲、阳陵泉、足三里、支沟。湿热熏蒸配大椎、阳纲；热毒内盛配涌泉、十二井；恶心呕吐配中脘、内关；腹胀

便秘配天枢、大肠俞；胁下痞块配章门、期门。每次选主穴 1~2 个，配穴 2~3 个，用提插泻法，留针 30 分钟，隔 10 分钟捻针 1 次。每日针治 1 次，10 日为 1 个疗程。

②毒物性肝病"肝硬化型"：主穴取章门、期门、肝俞、脾俞、胆俞、足三里。口干口苦、午后潮热配膈俞、肺俞；气短乏力配气海；眩晕耳鸣配肾俞、关元；小便不利兼腹水者配肾俞、膀胱俞、中极、会阴。每日取主穴 2~3 个，配穴全取，用提插补法或平补平泻法，留针 30 分钟，每日针治 1 次，10 次为 1 个疗程。

（2）刺血疗法：肝炎型取①中冲、少商；②胆俞、肝俞，配阳陵泉、行间、金津、玉液，点刺出血 3~5 滴。每日或隔日 1 次。

（3）灸法：取肝俞、脾俞、胆俞、足三里，每日灸 1~3 次，每穴 3~5 壮。神疲乏力，大便溏泻加关元、气海；畏寒肢冷加神阙（隔姜灸）。肝炎型者不宜施灸。

（4）耳针：取肝、胆、脾、胃、交感、神门、皮质下等穴。留针 30 分钟，每日 1 次，10 次为 1 个疗程。或采用菜籽、王不留行籽耳穴贴压，仍取上述穴位，每日按压各穴数次，以加强刺激，2~3 天更换，2 周为 1 个疗程。

（5）穴位注射：取足三里、阳陵泉、太冲、支沟等穴。选用茵陈注射液、柴胡注射液、丹参注射液等穴位注射。每次选 1 种药物注射各穴，每穴药量 1mL，每日或隔日 1 次，10 次为 1 个疗程。

（6）拔罐法

①肝炎型取穴大椎、至阳、肝俞、胆俞、章门。用刺络拔罐法，每日 1 次，每次 2~3 个穴，留罐 20 分钟，1 周为 1 个疗程。

②肝硬化型取足太阳膀胱经背部穴位，自膈俞至膀胱俞共 12 穴，用走罐法，每日 1 次，每次 10~20 分钟，1 周为 1 个疗程。

（7）贴敷法

①越鞠加味膏：苍术、香附各 60g，陈皮、川芎、栀子、神曲、枳实、青皮、半夏、麦冬、吴茱萸、黄连、赤苓、砂仁、木香、山楂、干姜、甘草、苏子、莱菔子、白芥子各 30g，麻油 500g，黄丹 250g。共熬成膏。贴中脘处，用于毒物性肝病之气郁者。

②琥珀膏：大黄、皮硝各 6g，同大蒜捣，再以当归、龙胆草、栀子、黄连、川芎、青皮、木香、芦荟各 3g，麝香少许，姜汁调敷痛处。适用于毒物性肝病之胁痛者。

③消散泄水膏：商陆 60g，芫花、大戟各 40g，穿山甲、厚朴各 20g。用麻油炸枯，黄丹收膏。贴敷肚脐或后腰处。用前先将贴处用生姜擦净。适用于毒物性肝病肝硬化腹水者。

（三）西医治疗

1. 去除病因

对疑诊或确诊有毒物性肝损害时，应立即停止毒物之接触或摄入，若属摄入毒物后不久，要尽可能地使毒物从体内排出，可采用催吐、洗胃、导泻、利尿、输液等措施。

2. 应用特殊解毒剂

相应解毒剂应及早应用。铅化合物中毒者，可用依地酸二钠钙或二巯基丁二酸钠排毒；锑化合物或砷化合物中毒可用二巯基丙醇、二巯基丁二酸钠或二巯基丙磺酸钠排毒；口服钡化合物中毒者，可立即予 20%～30% 的硫酸钠或硫酸镁 100～150mL 或以 2%～5% 的硫酸钠或硫酸镁溶液洗胃；口服磷或磷化锌中毒可分次给服 0.5% 的硫酸铜 120～160mL（总量），使形成不溶性、无毒的磷化铜，也可用 0.1% 的硫酸铜洗胃；误服甲醛可用 0.1% 的氨水洗胃，氨可与甲醛结合成毒性较小的乌洛托品而起解毒作用；误服苦味酸可用 2% 的碳酸氢钠溶液洗胃，以中和其酸性作用；误服砒霜可口服氢氧化铁，配备 12% 的硫酸亚铁溶液和 2% 的氧化镁混悬液，二者临用时等量混合，每 5～10 分钟给服 1 茶匙，直至呕吐，同时肌注二巯基丙醇解毒；无机汞农药中毒，可肌注二巯基丙磺酸钠驱汞；氟硅酸钠口服中毒可给服 1% 的氯化钙或 10% 的石灰水澄清液使形成不溶性无毒的氟化钙，再予引吐，或以这些可溶性钙溶液洗胃；苯胺、苯肼等中毒引起的高铁血红蛋白血症，可静注小剂量美蓝（1～2mg/kg），使之还原为血红蛋白。

3. 卧床休息及保肝措施

被疑诊或确诊为毒物性肝病的患者应及时卧床休息，先给予静脉补液，滴注高渗葡萄糖加维生素 B 族及 C，再给予氨基酸、血浆或全血等。以维护正常的血液循环，预防休克的发生。

4. 对症处理

毒物性肝病在临床上可出现复杂多变的症状，对表现突出的症状，除上述治疗外还要给予相应的对症药物，以减轻患者的痛苦及不适。本病的肝硬化型与肝硬化的治疗基本相同，重症毒物性肝病，与暴发性肝衰竭的治疗原则相同，可参照。

（四）中医专方选介

1. 肝炎 1 号方

柴胡 15g，虎杖 30g，丹参 20g，贯众 30g，黄芪 20g，白花蛇舌草 30g。本方疏肝降酶，活血解毒。适用于毒物性肝病之肝炎型者。水煎，每日 1 剂，早晚分服。[张冠群，等. 肝炎 1 号对大鼠慢性肝损伤的作用. 中草药. 1996，27（9）：549]

2. 鼓胀得安散

丹参 30g，醋炙鳖甲、当归各 20g，蜜炙黄芪、青皮、茯苓、醋炙郁金、酒炙柴胡、香附、半夏、二丑、土炒白术、米酒炒栀子、赤芍各 15g，薤白 9g，生甘草 3g。本方活血软坚，疏肝泻水。适用于毒物性肝病之肝硬化者。水煎，每日服 3 次，1 剂药服 1 天半。治疗 25 例，结果治愈（腹胀全消，肝功能化验及 B 超检查均正常，能从事轻体力工作）18 例；显效 3 例；其中 1 年后复发者 2 例。总有效率为 88%。[李玉杰. 鼓胀得安散治疗肝腹水 25 例. 陕西中医. 1996，17（7）：315.]

3. 消胀万应汤

大腹皮、白术各 30g，莱菔子、神曲、陈香橼各 20g，川厚朴、鸡内金各 15g，砂仁 10g，干蟋蟀 10 个（焙，研末，分 2 次冲服），益母草 80g。本方调理肝脾，行气导滞，散结利水。适用于毒物性肝病之肝硬化腹水者。水煎，每日 1 剂，早晚分服。治疗 38 例，痊愈 4 例，明显好转 16 例，好转 12 例，无效 6 例，总有效率 84.2%。[黄彪龙. 消胀万应汤加味治疗肝硬化腹水 38 例. 新中医. 1995，（10）：53]

第七章　肝胆系统感染性疾病及代谢性疾病

第一节　阿米巴肝脓肿

阿米巴肝脓肿是由阿米巴原虫引起的肝脏感染性疾病，是阿米巴肠病最常见的重要并发症。由于溶组织阿米巴滋养体从肠道病变处经血流侵犯肝脏，使肝组织发生坏死而形成。

阿米巴肝脓肿临床以发热、肝区痛、肝脏肿大及压痛等为主要症状，由于并发症尤其是穿破的并发症较多，使临床征象复杂多变，不仅增加了临床诊断和治疗的复杂性，而且严重地影响预后。中医学虽无阿米巴病名，但按其不同的病理阶段和脉、舌、症表现，可归入"肝痈""胁痛"等证的范畴。

一、临床诊断

（一）辨病诊断

1. 临床诊断

（1）腹泻史：阿米巴肝脓肿可发生于阿米巴肠病的病程中、病后不久甚或数年之后，但仅 50.6% 有痢疾或腹泻史，轻症阿米巴肠炎只有短暂腹泻或消化不良症状。

（2）症状及体征：与病程、脓肿大小及部位、有无并发症有关。大多缓起，有不规则发热、盗汗等症状，发热以间歇型或弛张型居多，有并发症时体温常达 39℃ 以上，并可呈双峰热。体温大多午后上升，傍晚达高峰，夜间热退时伴多汗。常有食欲不振、腹胀、恶心、呕吐，腹泻、痢疾等症状，肝区痛为本病之重要症状，呈持续性钝痛，深呼吸及体位变更时增剧，夜间疼痛常更明显。右叶顶部脓肿可刺激右侧膈肌，引起右肩痛或压迫右下肺引起肺炎或胸膜炎征象，如气急、咳嗽、肺底压迫右下肺引起肺炎或胸膜炎征象，如气急、咳嗽、肺底浊音界升高，肺底闻及湿啰音，腹部有胸膜摩擦音等。脓肿位于肝下部时可引起右上腹痛和右腰痛，部分患者右下胸或右上腹饱满，或扪及肿块，伴有压痛，左叶肝脓肿约占10%，患者有中上腹或左上腹痛，向左肩放射，剑突下肝脓肿或中、左上腹饱满、压痛、肌肉紧张及肝区叩痛。肝脏往往呈弥漫性肿大，病变所在部位有明显的局限性压痛及叩击痛，肝脏下缘钝圆，有充实感，质中坚。部分患者肝区有局限性波动感。黄疸少见且多轻微，多发性脓肿中黄疸的发生率较高。

慢性病呈衰竭状态，消瘦，贫血，营养性水肿，发热反不明显。部分晚期患者肝肿大、质坚、局部隆起，易误诊为肝癌。

2. 实验室检查

（1）血象：大部分病例有轻、中度贫血，急性期时白细胞总数增高达 $15 \times 10^9/L$ 以上，中性细胞在80%左右，但若白细胞总数不增高也不能否定肝脓肿的存在，其发生率可达27.3%。

（2）肝功能：一般正常。有报告指出，约85%的患者血清胆碱酯酶活力下降，且脓肿越大降低越明显，治疗好转后，其活力又回升至正常，故认为此酶的测定对本病的诊断、疗效观察及预后均有一定的参考价值。

（3）粪便检查：急性期的阿米巴肠病，在新鲜粪便中可找到阿米巴滋养体，由于肝脓肿多继发于慢性阿米巴痢疾，故此时在粪便中仅能查出包囊，个别患者粪便可查到阿米巴原虫。

（4）脓液检查：典型的阿米巴肝脓肿可从脓腔中抽出较黏稠的巧克力色脓液，且具肝腥气味，有时可从附于脓腔壁上的脓液中找到阿米巴滋养体，但其阳性率仅为3.7%~40%。

（5）血清学检查：检测血中阿米巴抗体对阿米巴脓肿具有很高的特异性，尤其是对局部症状和体征不明显的肝脓肿、肝外脓肿提供了诊断依据。结果阴性时几乎可以排除本病，但结果阳性，尚不能区别是既往曾患本病还是现在正受阿米巴侵害，必须结合临床表现及粪便检查才能做出最后诊断。

3. 影像学检查

（1）X线检查：由于肝脓肿多见于肝右叶，脓肿较大时，肿大之肝脏向上刺激右膈或压迫右肺底部，胸透可见右膈肌抬高，运动受限或右肺下部片状阴影，右侧胸腔积液等。脓肿居于肝左叶时，钡餐检查可见胃小弯受压或胃体左移。

（2）CT 检查：诊断肝脓肿的准确性可达 92.5%，可检出脓肿小于 1cm 之病灶。主要表现为有圆形或卵圆形的低密度区，病灶经增强后较平扫更清楚，表现为脓腔壁的环形增强。"靶征"的出现提示脓肿业已形成，若其内含有气体，则诊断更为可靠，但若病灶边缘不清，增强后病灶边缘也无强化，则诊断较为困难。

（3）B 型超声检查：诊断准确率达 93.62%。病灶部位出现边缘清晰的圆形或卵圆形"无回声"暗区，可见液性平段。并能准确了解脓肿的数目、部位、大小及深浅。

4. 诊断性治疗

若临床高度疑诊为阿米巴肝脓肿而又不能确诊时，可采用灭滴灵或吐根碱、氯化喹啉等做诊断性治疗，如效果明显，则有助于诊断。

（二）辨证诊断

阿米巴肝脓肿属中医的"胁痛""肝痈"范畴，辨证诊断急性期以实证为主，慢性期则实中兼虚。

1. 热毒炽盛型

（1）临床表现：发热，热势较甚，或寒战高热，汗出热退，肝肿大伴压痛，大便干结，小便短赤。舌质红，苔黄腻，脉弦数。

（2）辨证要点：发热以高热为主，肝肿大伴压痛，大便干结，小便短赤。舌红，苔黄腻，脉弦数。

2. 肝经郁热型

（1）临床表现：肝区灼热肿痛，身热以午后为甚，汗出而热不退，食少倦怠，便溏不爽。舌质红，苔黄厚，脉弦数。

（2）辨证要点：肝区灼热肿痛。脉弦数。

3. 湿热中阻型

（1）临床表现：发热或伴恶寒，以低热为主，汗出而热不退，肝区胀痛，大便不爽，小便短赤、厌食肢倦，口干苦或面色暗垢。舌质淡红，苔黄腻，脉濡数。

（2）辨证要点：低热不退，肝区胀痛，口干苦。苔黄腻，脉濡数。

4. 痰浊壅塞型

（1）临床表现：间歇性低热，肝区闷胀疼痛，胸闷恶心，或呕吐痰涎。

舌苔白腻，脉弦滑。

（2）辨证要点：间歇性低热，肝区闷胀疼痛，呕吐痰涎。苔白腻，脉弦滑。

5. 热毒蕴结，气虚血瘀型

（1）临床表现：发热无常，时恶寒，肝区肿大压痛，神疲乏力，食少懒言，心烦咽燥，大便干结。舌苔薄黄，舌边暗红，脉弦缓。

（2）辨证要点：发热，心烦咽燥，神疲乏力，懒言。苔薄黄，舌边暗红。

6. 肝火热毒型

（1）临床表现：寒热往来，胁肋灼痛，急躁易怒，胃脘嘈杂，便秘溲赤。舌质红，苔薄黄，脉弦数。

（2）辨证要点：胁肋灼痛，急躁易怒。脉弦数。

7. 正虚邪恋型

（1）临床表现：久病低热不退，盗汗，消瘦面苍，脓肿未消，肝脏仍肿大，并见神疲、肢软、纳呆，气短。舌质暗淡，苔少，脉弦细数。

（2）辨证要点：久病低热盗汗，肝肿大，神疲气短。

二、鉴别诊断

本病应与细菌性肝脓肿、原发性肝癌、肝囊肿继发感染、胆石症、膈下囊肿相鉴别。

1. 细菌性肝脓肿

亦有发热、肝区痛、白细胞增多等表现，但一般有原发疾病如败血症、胆道感染、阑尾炎、肝脏附近化脓性病变等为前驱，病情较重，多以寒战高热发病，病情发展较快，短期内加重，消瘦，贫血，脓肿常为小型多个，肝区压痛显著，但肿大程度不及阿米巴肝脓肿。黄疸较多见，白细胞总数及中性粒细胞增高较阿米巴肝脓肿显著，肝脏穿刺可抽出少量黄白色脓液，细菌培养多为阳性。用抗菌素治疗有效。

2. 原发性肝癌

亦有发热、肝肿大伴压痛、消瘦等表现。多有肝炎或肝硬化病史，病情发展较快，肝脏肿大坚硬，表面不平有结节，压痛不显著，恶病质、腹水、黄疸较多见。发热出现较晚。甲胎蛋白阳性，同位素扫描可见占位性改变，肝脏活组织检查可有癌细胞。抗阿米巴治疗无效。

3. 肝囊肿继发感染

肝囊肿多见于女性，男女比例为 1:2.6~5，发病年龄在 40~69 岁者占 70%，大多为先天性，系肝内小胆管发育障碍所致，多余的胆管自行退化而不与远端相连接形成孤立性囊肿，若肝内多余的胆管未发生退化和吸收，并逐渐呈分节状和囊状扩张则可形成多囊肝。因其生长较慢可长期无症状，但当合并感染时则可出现发热、肝区疼痛等，其鉴别诊断依据为：①有肝囊肿病史。②多囊肝常合并肾囊肿，其发生率为 34%~60%。③B 超可发现圆形或椭圆形液性暗区，囊壁薄，边缘光滑整齐，与周围组织分界清晰，可见囊肿后壁回声增强，常伴有侧壁折射回声。④CT 见圆形之低密度病灶，囊壁薄，边缘整齐光滑，加强 CT 不见囊内有增强像。

4. 胆石症

胆石症合并胆系感染时，可表现为发热、寒战、黄疸、右上腹阵发性绞痛、莫菲氏征阳性，B 超示胆道结石或胆囊肿大，一般鉴别不难，且抗生素治疗有效。

5. 膈下脓肿

有腹部手术或内脏穿孔史，多在其手术恢复过程中又出现感染的症状，表现为发热、乏力、出汗、食欲下降、右胸部或/和左上腹疼痛、周围血象白细胞升高、B 超检查肝内无液性暗区、选择性腹腔动脉造影可发现脓肿不在肝内。

三、治疗

(一) 提高临床疗效的思路提示

1. 治痈之法首重内消败毒

阿米巴肝脓肿是湿热疫毒蕴于肝脏，日久血败肉腐而成，故清除湿热疫毒，以免毒邪久居伤正而使病情进一步加重是十分重要的。因邪毒深居肝脏，必遣清热败毒重剂直达病所，方可将毒邪内消，抑制病势的发展，同时借助正气的抗邪作用使脓消而愈。

2. 灵活辨证，分期施治

肝痈的治疗应在辨证的指导下进行，但在辨证的基础上实行分期、分型治疗则可使复杂的辨证施治简单明了，更易把握操作。目前临床分期的方法有很多种，尚不一致，采用较多的有以下 2 种。

（1）分三期论治：初期（脓肿开始形成），治以清肝泻火，理气解郁。方用柴胡清肝汤加减；中期（脓肿已形成），治以清热解毒排脓。方用仙方活命饮合黄连解毒汤加减，或甘露消毒丹加减，或白头翁汤加减等；后期（恢复、脓肿吸收），治以益气托毒。方用补中益气汤加减。

（2）分四期论治：痈前期以清肝泻火，解毒祛湿为法；成痈期以活血排脓，清热解毒为法；痈溃吸收期以扶正活血，托脓祛邪为法；脓腔收敛期以补气养阴，生肌收口为法。

3. 中西结合，缩短病程

阿米巴肝脓肿是由阿米巴原虫引起的肝脏感染性疾病，其治疗原则是杀灭组织内的阿米巴原虫。目前西医的抗阿米巴药物疗效肯定，但长期服用副作用较明显，如若结合中药治疗，两药协同，不仅能有效地增强治疗阿米巴原虫的效力，把药物的毒副作用降至最低限度，而且能缩短病程，减少病人痛苦。

（二）中医治疗

1. 内治法

（1）热毒炽盛型

治法：清热解毒，消肿止痛。

方药：仙方活命饮合黄连解毒汤加减。

柴胡、黄芩、金银花、蒲公英、赤芍、丹皮、栀子、皂刺、穿山甲、败酱草各15g，天花粉、浙贝母、当归各12g，乳香、没药、黄连、甘草各9g。

（2）肝经郁热型

治法：清肝排脓。

方药：白头翁汤合薏苡附子败酱散加减。

白头翁、生薏苡仁、赤茯苓、败酱草各30g，秦皮、黄柏、栀子各15g，黄连、甘草各10g。

（3）湿热中阻型

治法：清热化湿。

方药：甘露消毒丹加减。

连翘、滑石、赤茯苓各30g，柴胡、黄芩、射干、川贝母15g，藿香、菖蒲、丹参各12g，薄荷、蔻仁各10g。

（4）痰浊壅塞型

治法：理气化痰。

方药：涤痰汤加减。

白头翁、瓜蒌仁各 30g，茯苓、菖蒲、竹茹各 15g，香附、郁金各 12g，半夏、橘红、枳壳、陈皮各 10g，胆星、甘草各 6g。

（5）热毒蕴结，气虚血瘀型

治法：清热解毒，益气活血。

方药：黄连解毒汤合透脓散加减。

黄芩、栀子、鱼腥草、败酱草、黄芪各 30g，沙参、麦冬各 20g，赤芍、穿山甲、皂角刺各 15g，川芎、当归各 10g，黄连、黄柏各 6g。

（6）肝火热毒型

治法：清肝泻火解毒。

方药：龙胆泻肝汤加减。

龙胆草、柴胡、栀子、黄芩、赤芍、丹皮各 15g，连翘、生地黄、竹茹各 12g，生甘草 10g。

（7）正虚邪恋型

治法：扶正祛邪。

方药：黄芪鳖甲散加减。

黄芪 20g，鳖甲、茯苓各 15g，柴胡、秦艽、生地黄、知母、丹皮、天花粉、地骨皮、浙贝母、桔梗、黄芩各 10g。

2. 外治法

（1）针刺治疗：主穴取肝俞、足三里、阳陵泉。配穴取期门、合谷、腹哀、曲池、血海。每次选主穴 1~2 个，配穴 2~3 个，用泻法，留针 30 分钟，每日针治 1 次。

（2）贴敷法

①四黄膏贴敷：黄连、黄柏、黄芩、大黄各 200g，冰片 10g，共研细末，用蛋清调成膏，摊于布上，外敷肝脓肿处，每天换药 1 次。有清热解毒之功。

②三鲜贴方：鲜蒲公英、鲜野菊花、鲜二花各等份，洗净后加红糖少许，捣烂如泥，外敷于肝脓肿之体表处，每日一换。

（三）西医治疗

1. 内科治疗

（1）灭滴灵：对肠内、外阿米巴滋养体及肠内包囊均有杀灭作用，治愈率 70%~100%，具有使用方便、疗效高、毒性小之优点，是目前治疗阿米巴肝脓肿的首选药物。成人每次用量 0.4 ~ 0.8g，每日 3 次，20 天为 1 疗程。

（2）氯化喹啉：对阿米巴肝脓肿之疗效较灭滴灵稍差，单独使用治愈率为 60% ~ 70%，且副作用较多，多用于对灭滴灵治疗无效者。用法：第 1、2 天每日 2 次，每次 0.5g，以后每日 2 次，每次 0.25g，共用 21 天。

（3）吐根碱（依米丁）：为至今抗阿米巴药中作用最强，效果最快者，它对阿米巴滋养体有直接杀灭作用。本品局部刺激性强，口服后可引起剧烈的恶心、呕吐，故只能于深部皮下或肌肉注射。成人 1 日量用 0.06g，分两次肌注，共用 6 天。本品长期使用可引起积蓄性中毒。

2. 肝穿抽脓

对脓肿局部疼痛及压痛明显而有穿破之危险者，或经足量的药物治疗 3 ~ 7 天后临床症状无改善者，或继发细菌感染者，或脓腔较大脓液难以吸收者等，必须行肝穿抽脓才能改善病情，促进痊愈。应在 B 超定位下穿刺抽脓，每次应尽量将脓液抽尽，脓液量 >200mL 者，3 ~ 5 天后重抽一次。脓液过于稠厚可用生理盐水冲洗，或以糜蛋白酶 5mg 溶于生理盐水 5mL 内，抽取 1/2 的量注入脓腔。大脓肿在穿刺抽脓后注入依米丁 0.03g，有助于愈合。

3. 外科治疗

阿米巴肝脓肿以内科治疗为主，但仍有 5% 左右的患者因内科治疗无效而行手术治疗。

（1）手术适应证：①脓肿已穿孔而引起外科并发症者；②脓肿位置过深，合并细菌感染且脓液黏稠不易抽出者；③左叶肝脓肿有向心包穿破之危险或穿刺时有感染腹腔之可能者；④脓肿为多发性者；⑤内科多次穿刺但引流不畅而无效者；⑥脓肿巨大者。

（2）手术方法：①闭式引流；②切开引流；③肝叶切除或肝部分切除。

（四）中医专方选介

1. 复方白头翁汤

白头翁 30g，黄连 10g，黄柏 12g，秦皮 12g，生薏苡仁 30g，炮甲珠 15g，鱼腥草 20g，蒲公英 30g。本方清热解毒，化湿排脓。适用于阿米巴肝脓肿病程的中期。水煎，每日 1 剂，早晚分服。治疗 30 例，痊愈 21 例，有效 9 例，总有效率 100%。［高文虎 . 复方白头翁汤治疗阿米巴肝脓肿 . 中华内科杂志 . 1977，（5）：281.］

2. 加减柴胡清肝汤

柴胡、青皮、郁金、皂刺、乳香、没药各 6g，黄芩、生山栀、川楝子、青黛各 9g，连翘、紫草各 15g，甘草 3g。本方清肝泻火，理气解郁。同时加用鸦胆子 8 粒，装胶囊吞服，每日 2 次，或加用白头翁 15g，青皮、黄连各 9g。适用于阿米巴肝脓肿之初、中期。治疗 62 例，配合抽脓、西药和支持疗法，痊愈 43 例，基本治愈 18 例，死亡 1 例。治愈率为 98.4%。[潘秀珍. 中西医结合治疗肝脓肿 62 例疗效观察. 福建中医药. 1982，（1）：16]

3. 肝脓疡汤

白花蛇舌草 50g，丹参、白头翁各 30g，旱莲草 20g，五灵脂、桃红、赤芍、当归、金银花、鳖甲、生地黄、黄芩各 15g，甘草 5～10g，大黄 10～15g。本方清热解毒，化瘀排脓。适用于阿米巴肝脓肿中期。水煎，每日 1 剂，早晚分服。治疗 15 例，配合穿刺抽脓和灭滴灵及抗菌素。痊愈 14 例，显效 1 例。总有效率 100%。[池桂庆，等. 中西医结合治疗肝脓疡 15 例疗效观察. 广东医学. 1982，（2）：33]

第二节　细菌性肝脓肿

细菌性肝脓肿是由致病菌直接或经各种途径侵入肝内而引起的肝脏化脓性疾病。本病多继发于体内其他部位的感染或因穿透性肝外伤将病原菌直接带入肝脏等原因引起，其中以胆道感染为最主要的发病原因。常见的病原菌为革兰氏阴性杆菌、革兰氏阳性球菌和部分厌氧菌等。

细菌性肝脓肿（隐源性者除外）临床以寒战高热、肝区痛、呕吐等为主要症状，多数病人出现肝脏肿大、显著压痛。中医学无细菌性肝脓肿的病名，但按其病理特点和主要临床表现可归入"肝痈""胁痛"等证的范畴。

一、临床诊断

（一）辨病诊断

化脓性疾病，尤其是胆道感染、败血症及腹部化脓性感染的患者，突出表现为寒战、高热、肝区痛及叩击痛、肝肿大、并有显著压痛，应考虑有细菌性肝脓肿之可能。

1. 症状

寒战、高热、肝区痛，或先见疲乏无力、周身酸痛、头痛，食欲减退，继则发热、肝区疼痛。

2. 体征

肝脏肿大，肝区压痛及叩击痛明显，肝区局限性隆起等。

3. 实验室检查

（1）血象：白细胞总数及中性粒细胞增高，白细胞总数可达（15～20）×10^9/L 或更高。

（2）肝功能：大部分患者碱性磷酸酶明显升高，转氨酶中度升高，约半数患者胆红素升高。

（3）细菌培养：血培养及穿刺抽脓培养多呈阳性。

4. 影像学检查

（1）X 线检查：右叶肝脓肿常伴右膈升高、活动受限、反应性右胸腔积液；左叶肝脓肿可见胃及十二指肠受压移位。

（2）B 超：可见到典型的回声暗区及脓肿之液性平段，并能了解脓肿的大小、数目、部位等。诊断符合率为 85%～96%。

（3）CT 所见：①脓肿呈低密度，平扫即能发现，仔细观察时脓肿密度不均匀，形态多样，呈单发或多发，单房或多房，外形圆或卵圆，边界较清楚；②脓肿内有气影，并显示清晰；③脓肿壁为致密环影。

（4）核磁共振（MRI）：对 1cm 以下的小脓肿有早期诊断价值。细菌性肝脓肿早期往往有水肿存在，故在 MRI 检查时具有长 T_1 和 T_2 权像时特点，在 T_1 加权像上表现为边界不清楚的低信号区，在 T_2 加权像上信号强度增高，其信号强度较均匀。当脓肿形成后，则在 T_2 加权像上为低强度信号区。

（二）辨证诊断

细菌性肝脓肿按其脓肿数目可分为单发性和多发性两种，但无论脓肿数目多少，均属中医之"肝痈"范畴，故当遵肝痈之病因病机进行辨证诊断。

1. 湿热蕴蒸，瘀腐成脓型

（1）临床表现：寒战高热，右胁疼痛拒按，右胁下或右上脘稍凸，局部皮色发红，抚之有热感。舌质红，苔黄腻，脉滑数。

（2）辨证要点：寒战高热，右胁疼痛拒按。苔黄腻，脉滑数。

2. 瘀血阻络，败血成脓型

（1）临床表现：有明显肝区外伤史，继而出现右胁疼痛拒按，局部肿起，呼吸牵引痛，转侧痛甚。舌质暗红或有瘀斑，脉弦涩或细涩。

（2）辨证要点：肝区外伤后出现右胁疼痛拒按，呼吸、转侧痛甚。舌瘀、脉涩。

3. 热毒炽盛，血败肉腐型

（1）临床表现：胁肋胀满剧痛，持续发热，面青或紫红，汗出口苦，纳呆，恶心，甚则神昏谵语，斑疹黄疸。舌质红绛，苔黄，脉洪数。

（2）辨证要点：胁肋胀满剧痛，发热汗出。舌红绛，脉洪数。

4. 正虚毒恋型

（1）临床表现：胁肋疼痛不休，精神萎顿，形体消瘦，午后潮热。舌质淡，苔黄或花剥，脉细数。

（2）辨证要点：胁痛悠悠不休，精神萎顿，午后潮热。脉细数。

二、鉴别诊断

细菌性肝脓肿应与阿米巴肝脓肿、膈下脓肿、结核性肝脓肿、原发性肝癌、胆石症相鉴别。

1. 阿米巴肝脓肿

临床表现较为缓和，寒战、高热及肝区压痛较轻，白细胞总数增加不显著，且以嗜酸性为多。既往多有痢疾史，粪便中可找到溶组织内阿米巴，免疫学血清试验阳性。穿刺可抽出巧克力色脓液。

2. 膈下脓肿

常继发于腹腔化脓性感染，可出现明显寒战、高热、右肋部疼痛和叩痛，但无肝肿大及压痛，超声波检查肝内无液性暗区，但在横膈下方做顺序连续的切面探查时显示不规则扁球体形暗区。X 线示右膈肌普遍抬高、僵硬、活动受限，心膈角模糊多为肝脓肿，肋膈角模糊多为膈下脓肿。

3. 结核性肝脓肿

较少见，临床表现不一，但许多方面与细菌性肝脓肿类似。临床上凡发现肝脾肿大、长期发热伴上腹部胀痛、消瘦、中度贫血、白细胞计数降低、不能解释的 γ - 球蛋白增高，尤其有潮热、盗汗等典型结核中毒症状或明确有肝外结核病变者，均应疑诊本病存在的可能，腹部 X 线平片、CT 有助于诊断。但有时需依靠肝穿或腹腔镜直视下肝组织和/或病原学检查才能确诊。

4. 原发性肝癌

原发性肝癌有 3%～8% 的病人可出现寒战、高热，体温在 39℃ 以上，并呈弛张热，常伴右上腹痛，尤其是巨块型肝癌，可出现中心液化坏死或继发性感染，应注意与细菌性肝脓肿相鉴别。本病病人一般情况较差，并可在肿大的较硬的肝脏表面触及不平的结节，可通过 B 超、CT、选择性肝动脉造影的检查进行鉴别，血清甲胎蛋白及脓肿穿刺病理学检查有重要的鉴别意义。

5. 胆石症

胆石症中的肝内胆管结石合并感染者，临床表现近于肝脓肿，可伴有肝区或剑突下持续性钝痛，一般无绞痛，可伴有发热、黄疸、肝区叩击痛、肝肿大及触痛不明显。B 超、X 线、CT 检查可帮助鉴别。

三、治疗

（一）提高临床疗效的思路提示

1. 治痈之法首重清热解毒

细菌性肝脓肿是湿热毒邪蕴于肝络，日久血败肉腐而成。如《医宗金鉴》所云：“痈疽原是火毒生，经阻络隔气血凝。”故清热解毒当为首选大法。热毒虽为致病之因，但若没有肝络失和致瘀阻之病理变化，则肝脓肿难以形成。故清热解毒是“审因论治”，而活血通络，堪为“切中病机”。治疗紧扣病因病机，临床疗效当然显著提高。

2. 灵活辨证，分型论治

肝痈的治疗应在辨证的指导下进行，但在辨证的基础上实行分期、分型施治则可使临床治疗条理明晰、简便实用。目前的临床分期、分型有多种，尚不统一，但概括起来多分三型。

（1）热毒炽盛，气滞血瘀型，治宜清热解毒，化瘀散结；

（2）热毒壅聚，化腐成脓型，治宜清热解毒，散壅排脓；

（3）气阴两虚或脾气虚弱兼余邪未尽型，治宜益气养阴或健脾益气辅以托毒排脓。

3. 中西结合，缩短病程

细菌性肝脓肿是由致病菌直接或经各种途径侵入肝内而引起的肝脏感染性

疾病，其治疗原则是：多发性肝脓肿以抗生素治疗为主，单个性肝脓肿以引流加抗生素治疗。选用敏感的抗菌素能使病情得到有效的控制，若同时加服清热解毒、活血化瘀、消痈排脓、扶正祛邪之中草药，则能使临床疗效增倍，因此类中草药不仅有抑菌杀菌作用，还能增强机体免疫抵抗能力，促进脓肿的吸收和消散等。目前，细菌性肝脓肿的临床最佳治疗方案即为中西医结合。

（二）中医治疗

1. 内治法

（1）湿热蕴蒸，瘀腐成脓型

治法：清热利湿，祛腐排脓。

方药：

轻症用舒郁涤痰汤。

瓜蒌仁、茯苓、竹茹各20g，当归、香附、佛手、郁金、枳壳各15g，苏梗、参三七、橘红、半夏各10g。

中症用茵陈蒿汤加味。

茵陈30g，连翘20g，栀子、黄芩、茯苓、柴胡、赤芍、浙贝母各15g，大黄、郁金、甘草各10g。

重症用犀角散。

水牛角30g，茵陈30g，栀子、黄连、升麻各10g。

（2）瘀血阻络，败血成脓型

治法：活血通络，解毒排脓。

方药：

轻症用复元通气散。

炮山甲、元胡、木香各12g，陈皮10g，小茴香、白丑、生甘草各6g。

中症用当归赤小豆汤合失笑散加味。

赤小豆、鱼腥草、芦根各30g，连翘20g，五灵脂、当归各25g，蒲黄10g。

重症用疏肝活络汤。

瓦楞子20g，赤芍、郁金、枳壳、泽兰各15g，当归、新绛、桃仁、青皮、参三七、苏梗各10g。

（3）热毒炽盛，血败肉腐型

治法：凉血解毒，化瘀排脓。

方药：

轻症用柴胡清肝汤加减。

连翘、天花粉、败酱草各 20g，柴胡、生地黄、赤芍、川芎、生栀子各 14g，当归、黄芩、甘草各 10g。

中症用内疏黄连汤。

黄连、黄芩、连翘各 15g，栀子、当归、白芍、槟榔各 12g，大黄、木香各 10g，桔梗、薄荷、甘草各 6g。

重症用加味黄连解毒汤。

连翘、地丁各 30g，黄连、黄芩、黄柏、栀子、柴胡、赤芍各 13g，大黄、枳实、甘草各 10g。

（4）正虚毒恋型

治法：扶正托邪，消毒排脓。

方药：

轻症用内托生肌散。

黄芪、天花粉、丹参各 20g，白芍、乳香、没药各 15g，甘草 10g。

中症用加味四妙汤。

黄芪、金银花、穿山甲各 20g，当归、川续断、炒白芍、香附、皂角刺各 15g，甘草、生姜各 10g。

重症用托里消毒散。

人参、黄芪、金银花各 20g，当归、川芎、白术、茯苓、白芍、皂角刺各 15g，桔梗、白芷、甘草各 10g。

2. 外治法

（1）针刺治疗：取期门、日月、阳陵泉、支沟、行间，用提插泻法，留针 30 分钟，每日 1 次，10 次为 1 疗程。若发热甚者加大椎、曲池；恶心呕吐加内关、足三里。

（2）刺血疗法：取肝俞、行间，配阳陵泉，用三棱针点刺出血 3 ~ 5 滴，每日 1 次。

（3）灸法：取支沟、阳陵泉、膈俞、肝俞、血海、章门、期门、足三里等穴，每次选 3 ~ 5 穴，用艾条温和灸，每穴每次灸 10 分钟，每日 1 次。适用于细菌性肝脓肿的各期。

（4）耳针：取肝、胆、脾、交感、神门、胸等。每次选 3 ~ 5 穴，用泻法，亦可埋皮内针，留针 30 分钟，每日 1 次。适用于细菌性肝脓肿各期。

（5）穴位注射：取肝俞、厥阴俞，每穴注射鱼腥草注射液 1mL。每日 1 次，连用 1 周。

（6）贴敷法

①黄连解毒膏：黄连、黄芩、黄柏、大黄各 100g，冰片 9g，共研细末，用蛋清调成膏，摊于油纸上，外敷右胁处，每日换药 1 次。适用于脓肿已成者。

②三鲜泥：鲜公英、鲜野菊花、鲜二花各适量，共捣烂如泥，加少许红糖，外敷右胁处，每日换药 1 次。适用于肝脓肿初起。

③消脓散：青黛 30g，大黄 60g，乳香 20g，没药 20g，菖蒲 30g，王不留行 30g。共研细末，用蛋清调成膏状，外敷患处。适用于脓肿已成者。

（三）西医治疗

细菌性肝脓肿属继发性病变，如能积极治疗原发病就可预防肝脓肿的发生。即使肝内已有早期感染，给予大量敏感抗生素，也可避免脓肿的形成。

治疗细菌性肝脓肿，除合理应用抗生素外，还要重视一般支持疗法，如输血补液，纠正体液和电解质紊乱，补充各种维生素。

1. 抗生素治疗

应用抗生素治疗细菌性肝脓肿，必须要有针对性，选择抗生素时，应参考脓液细菌培养及药敏试验结果，有针对性地选用两种以上的抗生素联合应用，而且做到剂量充足，疗程完整。

细菌性肝脓肿所感染的病原菌主要为金黄色葡萄球菌和大肠杆菌，金黄色葡萄球菌所致肝脓肿，首选青霉素 G、红霉素或第三代头孢菌素，次选庆大霉素、先锋霉素、卡那霉素。大肠杆菌所致之肝脓肿，用氨苄青霉素加庆大霉素或卡那霉素，或庆大霉素加氯霉素。若将头孢菌素类或喹诺酮类与上药联用，则效果更好。

如伴有厌氧菌感染或同时有阿米巴肝脓肿时，加用灭滴灵，每日 1.5～2g 静脉滴注。其他细菌感染，可采用相应抗菌素治疗。

2. 手术切开引流

手术切开引流排脓的指征如下。①巨大脓肿，直径在 10cm 以上者；②脓肿已穿破至胸腔或腹腔者；③肝左叶或肝右叶前下方脓肿；④药物及穿刺抽脓效果不显著；⑤蛔虫引起的肝脓肿需清除虫体者；⑥膈肌显著升高，胸膜有炎症反应者；⑦较大的多发肝脓肿，或已融合成较大脓肿者；⑧脓汁黏稠或坏死组织较多，妨碍穿刺抽脓者；⑨局限体征如压痛、肌紧张、腹膜刺激征明显者。

（四）中医专方选介

1. 救肝败毒汤

金银花 180～300g，夜明砂 20～30g（包煎），赤芍 12～24g，生牡蛎 20～30g，苦丁香 1～3 棵，焦栀子 6～12g，郁金 6～12g，两头尖 10～15g（打碎），当归 10～15g。本方清热解毒，疏利搜壅。适用于细菌性肝脓肿早、中期。水煎服或鼻饲，每次用量 250～400mL。初期 4～6 小时 1 次。腹腔积液加刘寄奴、丹参、穿山甲；黄疸加片姜黄、川楝子；恶心、呕吐加法半夏、陈皮；汗出表不解加青蒿、银柴胡。治疗 33 例，均获痊愈，治愈率为 100%。［刘沛然．救肝败毒汤治疗细菌性肝脓疡 33 例．辽宁中医杂志．1987，（11）：18］

2. 加减柴芩汤

柴胡、黄芩各 15～30g，大黄 12～15g，赤芍、炮甲珠各 12g，皂角刺 15g，蒲公英、银花藤、鱼腥草、丹参、红藤、败酱草各 30g。本方清热解毒，活血通络消痈。适用于细菌性肝脓肿中期。水煎，每日 1 剂，早晚分服。治疗 16 例，退热时间最短 1 天，最长 35 天，平均 11 天，肝区疼痛消失时间最短 5 天，最长 30 天，平均 12 天。疗程最短 23 天，最长 112 天，平均 53 天。痊愈 15 例，无效 1 例（转外科手术引流），治愈率为 94%。［张瑞明．中医为主治疗肝脓肿．四川中医．1991，（2）：22］

3. 清肝消痈汤

金银花 30g，连翘 20g，紫花地丁 20g，茵陈 20g，栀子 15g，白芍 20g，当归 10g，黄芩 10g，柴胡 10g，甘草 10g。热重者加蒲公英 30g 或金银花、连翘量加倍；腹胀者加厚朴 10g，大腹皮 10g；虚者加阿胶 10g，何首乌 10g，沙参 10g，麦冬 10g；病久体虚者加黄芪 20g，白术 10g；湿重者加苍术 10g，厚朴 10g。本方清热解毒，消痈散结，清利肝胆。适用于细菌性肝脓肿。水煎、取汁 300mL，分 3 次口服。15 天为 1 个疗程，一般连续治 1～2 个疗程。持续高热不退，胃纳呆滞者用支持疗法和退热剂；久病体弱者可行少量多次输血。治疗 12 例，全部获愈。［曾照念．自拟清肝消痈汤为主治疗细菌性肝脓肿 12 例．广西中医药．1995，18（6）：7］

4. 十味消毒饮

黄连 12g，大黄、黄芩、龙胆草、栀子、柴胡、皂角刺各 10g，鱼腥草、蒲公英、金银花各 30g。高热者加大柴胡用量，并加石斛、沙参；黄疸加茵陈、金钱草；胸腔积液加苇茎、薏苡仁、桃仁；脓腔穿刺置管后为使脓汁排出通畅，加黄芪、穿山甲、白芷。本方清热杀菌，解毒排脓。适用于细菌性肝脓肿。水煎服，每日 1 剂，分 2 次服，危重者每日 2 剂，分 4 次服。治疗细菌性肝脓肿 61 例，治愈率 96.7%。[李占盈，等. 中西医结合治疗细菌性肝脓肿 61 例. 陕西中医. 1998，19（7）：300]

5. 清肝托脓汤

败酱草、薏苡仁各 30g，皂角刺、合欢皮各 15g，金钱草 50g，元胡 10g。热盛加三石汤（石膏、寒水石、滑石各 30g）；便秘加大黄 12g。本方清热解毒，消痈排脓。适用于细菌性肝脓肿由胆道感染引起者。每日 1 剂，加水 1200mL，煎 25～30 分钟，取汁 600～800mL，每次服 200mL，日 3～4 次。治疗 92 例，显效 70 例，有效 12 例，无效 10 例。总有效率 89.1%。[曾云生，等. 清肝托脓汤治肝脓肿 92 例. 湖北中医杂志. 1995，17（3）：14]

第三节　胆囊炎

胆囊炎按临床病程可分为急、慢性两种。急性胆囊炎是由于胆囊管梗阻或胆总管梗阻、细菌感染或化学刺激引起的急性胆囊炎症性疾病；慢性胆囊炎是指胆囊的慢性炎症性病变，多以慢性起病，也可由急性胆囊炎反复迁延、多次发作而来。其中没有急性胆囊炎发作史者称为原发性慢性胆囊炎。

急性胆囊炎临床以急性右上腹部疼痛、恶心、呕吐、黄疸、发热和白细胞升高为主要临床表现，常可触及肿大的胆囊且莫菲氏征阳性；慢性胆囊炎临床可无症状或表现为轻重不一的右上腹或中上腹痛，或暖气、饱胀、胃灼热、反酸，或反射性恶心、呕吐等胃肠道症状。一般上述症状不重，但却顽固不愈，进食油腻食物后加重。本病按其不同的临床表现可归属于中医学"胁痛""结胸""黄疸"等证的范畴。

一、临床诊断

（一）辨病诊断

1. 急性胆囊炎

急性胆囊炎依据突发右上腹绞痛，向右肩背部放射，莫菲氏征阳性，可触及肿大有触痛的胆囊或右上腹出现肌紧张、反跳痛等典型症状及体征，结合 B 超、X 线和放射性核素检查等做出诊断。

（1）临床表现：本病女性与男性发病之比约为 2～3：1，中年以上女性、肥胖、多生育者较多见。上腹痛为主要临床表现，约 2/3 以上的患者腹痛发生在右上腹，少部分发生于中上腹，常为右上腹剧烈的绞痛，伴阵发性加剧，向右肩背放射，多因油腻或油炸食物、饱餐等诱发，劳累及精神因素亦常为诱因，或于夜间睡眠时突然发作。随着炎症过程的发展，胆囊脏层和壁层的腹膜炎先后受到炎症的刺激，腹痛常局限于右肋下胆囊区。伴结石者，如结石阻塞缓解，则疼痛顿时减轻，胆绞痛消失。如结石阻塞持续，则右上腹痛持续加重。老年人因对疼痛敏感性降低，有时可无剧烈腹痛，甚至无腹痛的症状。

本病约有 60%～70% 的患者可伴反射性恶心、呕吐，严重者可呕出胆汁，并造成脱水及电解质紊乱。

本病发病初期，因常为化学性刺激引起的炎症，所以不发热或有低热。随着细菌在淤滞胆汁中繁殖造成细菌感染，炎症迅速加重，体温随之升高，可有中度发热。当发生化脓性或坏疽性炎症时，可出现寒战、高热及烦躁、谵妄等症状，严重者可发生感染性休克。

本病约有 20% 的病人可出现黄疸。急性炎症时，胆囊壁充血及胆汁中的胆红素被动吸收入血，可引起轻度高胆红素血症，此时胆红素增高一般不超过 $51\,\mu mol/L$。当结石等在颈部或壶腹部嵌顿，可造成胆管狭窄，使颈部高度肿胀，最终压迫胆管，造成梗阻性黄疸，此时胆红素升高显著，出现皮肤、巩膜黄染，称为 Mirizzi 综合征。

（2）体征：腹部检查可发现右上腹稍膨胀，腹式呼吸受限，右肋下胆囊区有腹肌紧张、压痛、反跳痛，莫菲氏征阳性，常可触及肿大的、随呼吸上下活动、有触痛的胆囊，当出现胆囊积脓或胆囊周围脓肿时，可于右上腹部扪及包块，且腹痛加重，范围扩大，呼吸及改变体位时均使腹痛加重，并出现明显肌紧张和反跳痛。如发生胆囊穿孔则出现急性弥漫性腹膜炎的体征。

（3）实验室检查

①血常规检查：可出现白细胞总数及中性粒细胞增高。白细胞增高的程度反映炎症的严重程度。在无失水的情况下，白细胞计数若超过 $20 \times 10^9/L$ 以上，细胞中有显著核左移者，常提示发展为化脓性或坏疽性炎症，预示病情严重。

②血清学检查：肝功能检查一般正常，但有时也可出现血清胆红素、转氨酶、碱性磷酸酶、γ-谷酰转肽酶升高等肝功能受损的表现。当并发急性胰腺炎时，血清淀粉酶 > 500μmol/L。

③血培养和血清内毒素检测：患者在未使用抗生素前应先做血培养及药物敏感试验和血清内毒素测定，以鉴定致病菌，指导治疗。

（4）影像学检查

①B型超声波检查：为首选的辅助检查方法，除可测定胆囊大小、囊壁厚度外，还可探及结石回声和声影，并可观察结石是否在颈部嵌顿。胆囊大小的测量结果常可提示急性胆囊炎时腔内压力增高，胆囊被动增大、轮廓模糊、边界不整，囊壁增厚、呈双边影。胆囊内所见的散在强光点为沉积物，提示胆汁郁积。胆囊窝内可见无回声区，说明有炎性渗出，考虑为胆囊周围炎。当胆囊横径超过5cm时，说明腔内压力已非常高，提示应采取急诊手术治疗。化脓性或坏死性胆囊炎属严重的胆囊炎，常伴有胆囊周围炎或胆囊穿孔。此时胆囊窝内未显示胆囊，仅见不规则的无回声区，临床上有严重的右上腹痛。如胆囊穿孔引起局限性腹膜炎时，不规则的无回声区可见扩大，应立即转外科手术处理。

②X线检查：常规检查一般不做，当合并胆囊结石时，在腹平片所示的胆囊区见到含钙量较高的结石致密影，胆囊软组织影增大。囊壁有钙化时可见到钙化影。若在胆囊内及周围组织看到积气和液平段，则提示为急性胆囊炎，此时还可见到右侧腹膜脂肪线模糊或消失，右侧膈肌抬高等X线征象。

③胆系造影：一般选择静脉点滴胆道造影法，常用造影剂为50%的胆影葡胺，如胆囊不显影，可支持本病的诊断。

④CT检查：胆囊增大、壁增厚、境界模糊，胆囊周围出现低密度环，为肝组织继发水肿所致。若有穿孔，胆囊窝内可见有形成液面的脓肿。

⑤MRI检查：对胆囊炎的诊断价值不如CT。急性胆囊炎可见胆囊壁增厚，胆囊轮廓模糊，有时周围可见炎性渗出，T_2加权像上表现为厚薄不均的高信号。如与周围结构有粘连，则胆囊轮廓不规则。

⑥放射性核素肝胆系统扫描：常选用^{99mm}Tc-DISIDA静脉注射。在急性胆囊炎时，由于炎症胆囊失去凝聚胆汁的功能，使胆囊不显影，仅有正常胆管和肠道排泄相。如胆囊区有放射性显示，则可排除本病。本检查对急性胆囊炎诊断的敏感性为100%，特异性为95%。但应注意胆囊纤维化者，可出现假阳性。

2. 慢性胆囊炎

慢性胆囊炎临床症状无明显特异性，因此，有不能耐受脂肪、胀气伴反复发作的餐后上腹部胀痛不适等消化不良综合症状的患者，应结合体征及 B 超、X 线、胆系造影等检查，以便确诊。

（1）临床表现：主要表现为反复发作的上腹部疼痛，腹痛多发生于右上腹或中上腹，少数可发生于胸骨后或左上腹，并向右肩胛下区放射，腹痛常发生于晚上和饱餐后，常呈持续性疼痛，发作的间歇期可出现右上腹饱胀不适，或上腹部隐痛、胃灼热、反酸、嗳气，进食油腻食物时明显。当合并结石并在胆囊管或胆总管发生嵌顿时，则可产生胆绞痛，疼痛于 1~6 小时后自行缓解。本病可伴有反射性恶心、呕吐等症状。但一般不出现发热、黄疸。

（2）体征：可有右上腹压痛，莫菲氏征阳性，胆囊积水者可触到胀大的胆囊。

（3）实验室检查：多无明显改变。急性发作时，白细胞总数及中性粒细胞可增高。合并结石梗阻时，AKP 及 γ-GT 多升高，血胆红素多有不同程度的升高。

（4）影像学检查

①B 超检查：可见胆囊壁增厚，边界不整，回声增强；胆囊初期可增大，后期可萎缩；胆囊内常合并结石，胆汁浓缩或有胆泥形成。B 超可发现有无结石的存在。

②X 线检查：慢性胆囊炎在腹平片上一般可无异常表现。当合并胆囊结石、胆囊壁钙化或胆囊壁有积气时，可见相应的表现。

③口服胆囊造影剂：常用造影剂为碘番酸，造影剂经口服后，可由小肠吸收入血，经肝与胆汁一起排入胆囊，经胆囊浓缩，胆囊乃显影。慢性胆囊炎时常有胆囊浓缩与排空功能的异常，造影后可见胆囊缩小、变形、胆囊浓缩与收缩功能不良及胆石征象。若胆囊不显影，可考虑进一步做静脉胆道造影。

④CT 检查：可见胆囊壁增厚，胆囊缩小、变形，并常伴有结石。

⑤MRI 检查：慢性胆囊炎时胆囊较正常为小，可见胆囊壁增厚，厚度超过 2mm，T_2 加权像可见厚薄不均的高信号。因此项检查价格昂贵，诊断价值又不优于 B 超，一般不作为常规检查。

⑥十二指肠引流：采用十二指肠管收集胆汁进行检查。若慢性胆囊炎胆

囊浓缩功能低下，可见排出异常稀薄的胆汁。若不能得到胆囊胆汁，则提示胆囊收缩功能不良或胆囊管梗阻。通过胆汁可发现有无胆固醇结晶、胆红素钙沉积及被胆汁黄染的脓细胞、华支睾吸虫卵、肠梨形鞭毛虫滋养体等，胆汁培养可发现致病菌。但其结果供参考。

（二）辨证诊断

1. 急性胆囊炎

（1）肝胆气滞型

①临床表现：右胁（或右上腹）阵发性胀痛、窜痛，痛引肩背，口苦，纳差，腹胀，或见恶心呕吐。舌质淡红，苔薄白或微黄，脉弦或弦紧。

②辨证要点：右胁（或右上腹）阵发性胀痛、窜痛，痛引肩背。舌质淡红，苔薄白微黄，脉弦或弦紧。

（2）肝胆湿热型

①临床表现：右胁（或右上腹）持续性胀痛，痛引肩背，恶心呕吐，口苦咽干，口渴，寒战高热，身目黄染，小便黄赤，大便秘结。舌质红，苔黄腻，脉弦数或滑数。

②辨证要点：右胁（或右上腹）持续性胀痛，痛引肩背，身目黄染。舌质红，苔黄腻，脉弦数或滑数。

（3）热毒炽盛型

①临床表现：右胁（或右上腹）剧痛不已，腹满拒按，寒战高热或寒热往来，身目黄染，甚或神昏谵语，四肢厥冷。舌质红绛，苔黄燥，脉滑数。

②辨证要点：右胁（或右上腹）剧痛不已，寒战高热，甚则神昏谵语，四肢厥冷。舌质红绛，苔黄燥。

2. 慢性胆囊炎

（1）肝郁气滞型

①临床表现：右胁隐痛或胀痛，时作时止，脘腹胀满，口苦，恶心，纳食减少，嗳气频繁。舌质淡红，苔薄白，脉弦。

②辨证要点：右胁隐痛或胀痛，时作时止。舌质淡红，苔薄白，脉弦。

（2）湿热蕴结型

①临床表现：右胁痛甚，腹满拒按，发热畏寒，恶心呕吐，口苦咽干，胸脘痞闷，或身目黄染，小便黄赤，大便秘结。舌质红，苔黄腻，脉弦数或滑数。

②辨证要点：右胁痛甚，腹满拒按，或身目黄染，小便黄赤。舌质红，苔黄腻，脉滑数。

（3）瘀血停着型

①临床表现：胁肋刺痛，痛有定处，入夜更甚。舌质紫暗，脉象沉涩。

②辨证要点：胁肋刺痛，痛有定处。舌质紫暗，脉沉涩。

（4）肝阴不足型

①临床表现：胁肋隐痛，悠悠不休，遇劳加重，口干咽燥，心中烦热，头晕目眩。舌质红，少苔，脉细弦而数。

②辨证要点：胁肋隐痛，悠悠不休，遇劳加重。舌质红，少苔，脉细弦数。

二、鉴别诊断

1. 急性胆囊炎

一般认为急性胆囊炎的诊断并不困难。病人有急性胆囊炎的典型临床症状与体征，再加上有关辅助检查多可确诊。但需与以下疾病进行鉴别。

（1）急性病毒性肝炎：可出现畏寒发热、厌食、恶心、乏力、黄疸等症状，右上腹痛不重，且压痛多不明显，无明显寒战高热，莫菲氏征阴性，ALT多明显升高，影像学检查无急性胆囊炎的表现，病原学检查可帮助确诊。

（2）胆道蛔虫病：本病以儿童和青年多见。临床表现为剑突下突然发生的剧烈的"钻顶"样疼痛，呈阵发性发作，发作时辗转不安，大汗，呼号，持续一段时间后可自行缓解，间歇期完全不痛，可呕出蛔虫，不伴寒战、发热和黄疸。体检仅在剑突下有深压痛，无肌紧张和肿物，莫菲氏征阴性，白细胞仅轻度升高，B超检查可见到胆总管有等号状的虫体回声，无急性胆囊炎的胆囊典型异常改变。

（3）急性阑尾炎：本病主要为右下腹局限性压痛及反跳痛，而在急性高位阑尾炎时可有酷似急性胆囊炎的临床表现，易发生误诊，但急性阑尾炎发病年龄一般较轻，既往有类似的反复发作史，临床有时单凭症状、体征及一般检查仍难以鉴别。B超检查如未发现急性胆囊炎的征象，应疑及此病。

（4）急性溃疡发作或穿孔：既往多有溃疡病的临床表现，如反酸、烧心、与进食有关的规律性上腹痛、季节性发病。腹痛位于上腹剑下偏右，为隐性钝痛。急性穿孔者为突发性上腹部剧烈胀痛，并迅速扩散至全腹，出现板状腹、移动性浊音阳性等体征。而急性胆囊炎体征多局限于右上腹，多数无弥漫性腹膜炎，除非出现胆囊穿孔，且急性胆囊炎发作时，病人多辗转不安，不断变动体位。而溃疡病穿孔时，病人因疼痛而保持平卧位，并拒绝改变体位，且近期症状加重。X线立位平片、胃镜等可获得有价值的资料。

（5）急性胰腺炎：此病的病史与体征易与胆囊炎混淆，如二者均可合并胆结石，与脂餐、酗酒有关，体检可于同一区域有压痛及均可合并淀粉酶升高等。但急性胰腺炎的疼痛为持续性刀割样，伴压痛、肌紧张、反跳痛，集中表现在中上腹偏左部位，并可向左腰背放射，血、尿淀粉酶升高较为明显，B超检查可提示胰腺体积增大、被膜水肿、小网膜囊及肾周脂肪囊积液、胰周渗出、水肿。如胃肠广泛积气，可影响B超对胰腺的探查，CT检查可协助诊断。

（6）心肌梗死：可有上腹痛，当出现急性心功能不全时，肝脏急性瘀血肿胀，引起Glisson鞘的被动牵拉，导致上腹部出现疼痛、压痛、肌紧张等症状和体征，尤其既往有胆囊结石或胆绞痛病史的患者，更易误诊为急性胆囊炎而行急诊手术。但急性心肌梗死病人多无寒战、高热、黄疸等临床表现，并可有典型的心电图及心肌酶改变，B超检查可无急性胆囊炎的胆囊肿大等表现。

（7）右侧胸膜炎和肺炎：可出现右上腹疼痛、寒战、发热、白细胞升高等表现，有典型的呼吸系统感染的临床症状及体征，多不伴黄疸，体检见右上腹压痛不重，莫菲氏征阴性，B超及X线检查可助鉴别。

（8）Fitz – Hugh – Curtis综合征：本病多发生于青年女性，是急性输卵管炎伴发肝周围炎，可有右上腹疼痛的症状，易误诊为胆囊炎，如妇科检查发现附件有压痛，宫颈涂片见淋球菌或沙眼包涵体，可与胆囊炎鉴别。如鉴别有困难可行腹腔探查，本病可见肝包膜表面有特殊的琴弦状粘连带。

2. 慢性胆囊炎

本病临床表现特异性不强，常需与消化性溃疡、慢性胃炎、慢性肝炎、食管裂孔疝、胃肠神经官能症、慢性胰腺炎等疾病相鉴别。

（1）消化性溃疡：本病多见于男性，其上腹痛典型者多为节律性疼痛，与进食有关。十二指肠溃疡多为空腹出现，进食后可缓解。胃溃疡多为餐后1小时左右出现，且呈反复周期性发作，以秋末至初春气温较冷的季节常见。本病疼痛部位多位于上腹部中部，十二指肠溃疡往往偏右，胃溃疡多在上腹中部或偏左侧，十二指肠球后溃疡疼痛可出现于右上腹，但莫菲氏征阴性。胃镜、钡餐、X线检查常可确诊。

（2）慢性胃炎：本病亦有慢性上腹部不适或疼痛及消化不良的一系列临床表现，临床上多不易与慢性胆囊炎相鉴别。但本病的腹痛多位于中上腹，呈持续性胀痛或钝痛，并可出现乏力、消瘦、头晕、舌炎、口角裂痕、贫血等症状。B超、胃镜、X线、钡餐检查后，与慢性胆囊炎鉴别不难。

（3）慢性肝炎：慢性乙型及丙型肝炎较多见。其中以慢性乙型肝炎最为常见，多有乙型肝炎或HBsAg携带史，丙型肝炎多有输血及血制品应用史，临床可无症状或有消化不良及肝区隐痛不适的症状，体征可有轻重不一的肝脾肿大、肝掌、蜘蛛痣，有时可有黄疸，并发胆囊炎时可有莫菲氏征阳性。化验ALT可持续或间歇性升高，白蛋白、球蛋白比例异常。病原学检查及B超等影像学检查可帮助确诊。

（4）食管裂孔疝：本病多见于年龄较大，体形肥胖，腹腔压力增高者。症状为胸骨中下段后方或上腹部发作性灼痛，可扩散至两季肋区、背部等，多在饱餐后0.5~1小时发生，且因平卧、弯腰、下蹲、咳嗽、饱食后、用力屏气等诱发或加重。而站立、半卧位、散步、呕吐食物或酸水后可减轻，多在1小时内缓解，可伴嗳气、呃逆及吞咽困难，体检无明显右上腹压痛，莫菲氏征阴性。上消化道钡餐造影或X线检查发现疝囊即可确诊。

（5）胃神经官能症：本病可有上腹部不适、恶心、呕吐等症状，常伴有明显的全身神经官能症状，无明显体征，情绪波动与发病有密切关系，B超、内镜检查及X线检查无明显异常。

（6）慢性胰腺炎：可有反复发作的上腹痛病史，且由饮酒、进油腻食物、劳累等诱发，并可出现上腹部饱胀不适、纳差、恶心、嗳气、腹泻等消化吸收不良的症状，多合并有胆道疾病及可出现轻至中度的黄疸，临床上不易与慢性胆囊炎相鉴别。但慢性胆囊炎的腹痛多在中上腹或左上腹，并可有胰腺疼痛随体位的改变而变化的特点，即患者喜坐位或前倾位，平卧位时或进食后躺下时疼痛加重，前倾俯坐、屈膝或腹部抱枕时可使疼痛缓解。胰腺B超、腹平片及CT可发现胰腺钙化、胰管结石、胰管扩张、胰腺局限性或弥漫性增大或萎缩及胰腺假性囊肿。

（7）右侧结肠病变：右半结肠憩室并发憩室炎时可出现右上、中腹隐痛，也可出现腹胀、消化不良和大便习惯的改变等。右半结肠癌，尤其是肝曲部的癌肿，可出现右上腹疼痛，多伴有大便习惯及性状的改变。X线钡灌肠或结肠镜检查可资鉴别。

三、治疗

（一）提高临床疗效的思路提示

1. 急性胆囊炎，着眼于通，酌以清化

急性胆囊炎较之慢性胆囊炎以发病急、证候重为其特点。无论临床辨证属何证型，其证候均伴胁腹疼痛。中医有"痛则不通"之说。本病多为肝胆气郁或湿热蕴结，因阻遏气机，脉络不通所致。临床上医家当务之急是治以消炎止痛。故疏通气机，泻下通腑为其首要大法，疏肝理气之品可调畅气机，泻下通腑之品可使实热下泄，能消除炎症，缓解症状。若再根据辨证酌情给以清热化湿之品，则收效甚速。

2. 慢性胆囊炎，着眼通和，顾护阴血

慢性胆囊炎临床表现多不典型，以食欲减退、餐后脘胀、乏力、面色不华，脉细弦等胃肠道非特异性表现为主，其特点为多伴右胁腹疼痛。据其临床见证属于中医学的"胁痛""肝胆病证"的范畴。辨证多为肝气郁结、肝胆湿热、瘀血停着、肝阴不足。治法上要着眼于"通"与"和"，兼顾到"补"。胆为清静之腑，以通为用，畅通气机则肝胃不和诸症得以改善。慢性胆囊炎必有胆汁淤积，故通腑利胆为正治之法。而瘀之成因不同，治法亦不同。因气滞而瘀者，要行气开结而通之；因热而瘀者，要清而通之；因湿而瘀者，要利而通之。湿热夹杂、气滞血瘀相兼者则数法合用。但慢性胆囊炎多久病伤阴，应用疏肝通下、清利湿热等品，还要顾护阴血。总之，治疗慢性胆囊炎要注意治胆勿忘肝胃，通利兼顾阴血，刚柔并举，方可获得良效。

3. 内外结合，提高疗效

中医学在长期的发展过程中创造了丰富多彩的治疗方法。对于本病的治疗，虽然内治法积累了丰富的临床经验，但外治法也有十分重要的特色。其中针灸、耳压等疗法不仅可缓解症状，而且具有消炎、利胆、排石的作用，且方法简便易行，可通过多途径调节达到综合治疗的目的。经长期临床实践证实对本病施以内外结合的治疗可获更好的疗效。

4. 中西并用，谨防变证

胆囊炎为胆囊的急慢性炎症病变。其中急性胆囊炎易化脓、坏疽、穿孔，

并产生感染性败血症及局限性或弥漫性腹膜炎等变证而危及患者的生命。现代医学在抗炎及治疗并发症方面有其优势，而中医药治疗本病的疗效也是肯定的，尤其在利胆、调节机体免疫功能、改善症状方面，有其独特的优势。因此，对急重症病人在应用中医药治疗的同时应结合西医治疗，可安全有效地提高疗效、防治并发症。

（二）中医治疗

1. 内治法

（1）急性胆囊炎

①肝胆气滞型

治法：疏肝理气，利胆止痛。

方药：大柴胡汤加减。

柴胡20g，枳实10g，白芍、黄芩、木香各15g，川楝子、半夏各12g，大黄10g，元胡粉（冲服）9g，生姜5片，大枣5枚。

恶心呕吐者加竹茹、陈皮；大便秘结者重用大黄。

②肝胆湿热型

治法：清热利湿，通腑攻下。

方药：龙胆泻肝汤加减。

龙胆草、泽泻、车前子、黄芩、黄柏、芒硝（冲服）各10g，柴胡、木通、栀子各15g，茵陈30g，蒲公英20g，大黄（后下）15～30g。

右胁痛者加郁金、木香；恶心呕吐者加半夏、旋覆花、竹茹；伴有结石者可加海金沙、金钱草。

③热毒炽盛型

治法：清热解毒，凉血散血，攻里通下。

方药：复方大承气汤合龙胆泻肝汤加减。

龙胆草、枳实、厚朴各10g，栀子、黄芩、柴胡各15g，连翘、蒲公英、板蓝根各30g，大黄（后下）15～30g，芒硝（冲服）20g。

热邪犯胃、呕吐频繁者加法半夏、生姜或用鲜姜汁饮服；神昏谵语者加石菖蒲及安宫牛黄丸；四肢厥冷者加西洋参。

（2）慢性胆囊炎

①肝郁气滞型

治法：疏肝解郁。

方药：柴胡疏肝散加减。

柴胡、白芍各15g，枳壳、青皮、陈皮、川楝子各10g，制香附、川芎各9g，甘草6g。

胁痛明显者酌加元胡、白芥子；气郁化火，证见胁肋掣痛、烦热口干、二便不畅、舌红苔黄、脉弦数者，可加丹皮、栀子、大黄或左金丸等；若伴恶心呕吐者可加半夏、竹茹、生姜等；脘腹胀满、纳食减少者加焦三仙、鸡内金、藿香、佩兰。

②湿热蕴结型

治法：清热利湿。

方药：龙胆泻肝汤或当归龙荟丸加减。

龙胆草、栀子、黄芩、木通、大黄、车前子、郁金、陈皮各15g，柴胡、半夏各10g，蒲公英30g，生姜3片，大枣5枚。

胁痛重者加元胡粉、川楝子；黄疸重者加茵陈；胆结石者加金钱草；大便秘结者重用大黄。

③瘀血停着型

治法：活血化瘀。

方药：复元活血汤或膈下逐瘀汤加减。

柴胡、枳壳、川芎、桃仁、红花、大黄各15g，当归、全瓜蒌各20g，片姜黄10g。

胁痛甚者加元胡、郁金。

④肝阴不足型

治法：滋阴柔肝。

方药：一贯煎加减。

生地黄25g，石斛、枸杞子、白芍、沙参、麦冬、川楝子各15g，当归20g，大黄（后下）10g。

胁痛甚者加元胡；心中烦热加炒栀子、酸枣仁；头晕目眩加黄精、女贞子、菊花；小便短赤加白茅根、茯苓。

2. 外治法

（1）针刺疗法：取肝俞、胆俞、太冲、三阴交、至阳、胆囊穴为主穴。气郁配行间；湿热配足三里、阴陵泉；发热配大椎、曲池、合谷；胆绞痛配期门、章门、阴陵泉；胸脘痞满配膈俞、内关。方法为强刺激，反复提插、捻转。每日1次。

（2）电针：主穴取日月（右）、期门（右）、胆囊穴；配穴取胆俞、肝俞、内关、合谷、阳陵泉、足三里、足临泣、行间；耳穴右侧取神门、交感、胰、胆、胆囊下，左侧取胰胆透十二指肠。方法为每次通电30～60分钟。每日电针1次。

（3）头皮针：取头皮伏脏中焦穴。伏脏是指伏于前发际部位的左右半侧人体内脏、皮肤缩形图，其头向额正中线，足向额角，分上、中、下三焦，总长6.5cm。

①上焦共占3cm，代表膈以上器官，如心、肺、颈、头面、五官等；

②中焦长1.5cm，代表膈以下脐以上部位的脏腑器官，如肝脏、胆囊、胰腺、胃等。中焦发际上宽1.5cm，下宽0.5cm；

③下焦共占2cm，代表脐以下部位的脏腑器官，如肠、膀胱、子宫、肾脏、生殖器等。方法为采用飞针法针刺，留针30分钟。每日1次。

（4）穴位注射：取梁门、期门、内关、足三里。方法为用0.5%～1%盐酸普鲁卡因5mL，取局部（右侧梁门或期门）和远隔（内关或足三里）各一穴。每一穴注射2.5mL，每日1～2次。疼痛剧烈者，可用小剂量哌替啶（10mg左右），加入注射用水，分注于两侧足三里。

（5）耳压疗法：取肝、胆、脾、胃、十二指肠、神门为主穴，直肠下段、皮质下、内分泌、交感、大肠、小肠为配穴。方法为将王不留行籽用胶布贴在穴位上，隔日1次，每天自行按压4～5次，每次30分钟。均于饭后20分钟按压，有胆石症者同时服中药以利胆排石。

（6）艾灸法：取阳陵泉、期门、日月、肝俞、胆俞、太冲、足临泣。发热加大椎、曲池、合谷；绞痛加丘虚、足三里；胸脘痞满加膈俞、内关、丰隆。方法用艾柱或艾条，每日灸2次，每穴3～5壮，7～10日为1疗程。可用艾条悬灸。主治肝胆气郁型。

（7）灸脐法：方法为患者取侧卧位，用艾条在距神阙1～2寸处施灸，并不断旋转，使病人有温热感，以能耐受为度。每次10～15分钟，每日1～2次，至疼痛缓解或消失为止。主治肝胆气郁所致之右胁及右上腹疼痛。

（8）敷贴法：栀黄散含山栀10g，生大黄10g，芒硝10g，冰片1g，乳香3g。上药共研细粉为1次量，加蓖麻油30mL，70%的酒精10mL，蜂蜜适量，调为糊状，敷于胆囊区。每日1次，每次可保持8～12小时，用至胁腹疼痛缓解且不拒按为止。主治肝胆湿热所致之右胁和右上腹疼痛。一般外敷即觉舒适，数分钟后疼痛开始减轻，30~60分钟内疼痛减轻更为显著。

注意：本散外敷后如使用较久，少数病人局部皮肤可见红色皮疹作痒，停药即可逐渐消失，一般不必做特殊处理。

（9）蜂疗法：以蜂蜇太阳、头维等穴，每日1次。

（三）西医治疗

1. 急性胆囊炎

（1）内科治疗

①一般治疗：禁食水，避免食物及胃酸流经十二指肠时刺激缩胆囊素的分泌，严重呕吐者应下胃管进行持续胃肠减压，其间注意补液，应静脉补充营养及维持水、电解质的平衡。

②解痉止痛：可肌肉注射阿托品 0.5mg 或山莨菪碱 10mg，服硝酸甘油 0.3~0.6mg/次，舌下含服。疼痛严重时可给予哌替啶 50~100mg 肌注，以解除 Oddi 氏括约肌痉挛并可止痛。但应特别注意在确诊后方可应用麻醉剂，否则会掩盖病情而使鉴别诊断困难，且在应用麻醉剂后要更加严密观察患者的症状及腹部体征，以及体温、血压、白细胞计数等，以免延误并发症的发现而贻误治疗。

③抗菌治疗：可选氨苄西林、克拉霉素与氨基糖甙类联合应用，或采用头孢菌素或喹诺酮类之一进行治疗。由于胆系感染多合并厌氧菌的感染，故多合用甲硝唑静滴。

④利胆药物：可给予 50% 的硫酸镁，自胃管注入，每次 30mg，每日 3 次。

（2）手术治疗：手术指征为①无手术禁忌证并能耐受手术者；②急性胆囊炎反复发作诊断明确者；③化脓性胆囊炎具有寒战、高热、腹肌明显紧张者；④经内科积极治疗高热不退，黄疸加重，腹部压痛或肌紧张的范围扩大，或程度加重，即病情继续发展并恶化者；⑤急性胆囊炎出现弥漫性腹膜炎，已有或疑有胆囊穿孔者；⑥蛔虫进入胆囊内引起的急性胆囊炎。

急性胆囊炎原则上应行胆囊切除术。但如病人全身情况危重或局部有严重缺血、粘连、水肿使局部解剖不能进行或因严重并发症不能或不便做胆囊切除时，可仅行胆囊造口术作为急救措施，以引流脓液及去除结石，一般经 6~8 周病情稳定后再行胆囊切除术。

2. 慢性胆囊炎

（1）内科治疗

①解痉止痛治疗：在急性发作或合并胆石出现胆绞痛时，可选用解痉止痛药物治疗，方法同上。

②利胆治疗：可选用下列利胆药物。

33%硫酸镁：2~5克/次，1~3次/日，饭前服。

去氢胆酸：0.25~0.5克/次，3次/日，饭后服。

利胆素：0.4克/次，3次/日，口服。

桂美酸：0.2克/次，3次/日，口服。

三乙丁酮：40毫克/次，3次/日，口服。

鹅去氧胆酸：250毫克/次，3次/日，出现腹泻后250mg/次，1次/日，口服。

熊去氧胆酸：50毫克/次，3次/日，口服。

双羟二丁基乙醚：0.5克/次，3次/日，口服。

（2）手术治疗：有症状的反复发作的慢性胆囊炎伴有胆石症者可行胆囊切除术。腹腔镜下胆囊切除术（LC）为最近几年开展的治疗技术，操作需要一定的经验。

①适应证：适用于单纯性慢性胆囊炎或合并胆囊结石，胆囊与周围无严重粘连且无禁忌证者。粘连不严重的依据为：B超显示胆囊壁不厚、光滑，口服胆囊造影显影，有浓缩功能。

②禁忌证：A. 有严重心肺疾病，不宜全身麻醉的患者；B. 有黄疸或黄疸病史者；C. 有胆总管结石者宜先行ERCP，行内镜下乳头切开术，并去除胆总管结石后方可行LC；D. 凝血机制障碍和门静脉高压者；E. 有上腹部手术史者；F. 极度肥胖者；G. 合并妊娠者；H. 急性胆囊炎如积脓、坏疽或穿孔及胆囊壁厚度>4mm者。但近年来也有报道急性胆囊炎发作时采用LC者，但需经验丰富，技术非常熟练的医生施术。

③术前准备：术前应做B超和口服胆囊造影检查，以准确估计术中可能出现的困难，并用预防性抗生素。

④手术操作：手术时放鼻胃管，并放置导尿管。患者取平卧位，术者站在患者左侧，或取截石位，术者站在患者的两腿之间。在气管插管全麻下进行，因术中要建立气腹，从而影响膈肌运动，因此须用呼吸机辅助呼吸。首先在脐

凹下方切开皮肤 1cm，经此切口刺入气腹针，以 1～2 升/分钟的速度向腹腔注入气体至腹内压力为 1.6kPa，并将 10mm 套管针刺入腹腔，引入腹腔镜，接光源和影像系统。在腹腔镜监视下，在剑突下约 5cm 中线偏右处放置 10mm 粗的套管针，用以伸入分离器、钳夹、剪刀及施夹器等进行手术操作，并由此行冲洗和吸引。在右腋前线髂前上棘至第十一肋中点处及肋缘下 2～3cm 锁骨中线偏右处，各刺入一个 5mm 的细套管针，供插入器械做牵引暴露之用。仔细分离 Calot 三角区，翻开盖在胆囊管上方的腹膜，清除胆囊管和胆囊动脉周围的组织，使其完全暴露，胆囊管及胆总管的连接部亦必须清晰可见。解剖出胆囊管后，先经胆囊管插管做胆道造影，有助于发现解剖变异，避免胆道损伤或胆囊管残留过长，防止结石残留在胆囊管。造影后上夹，剪断胆囊动脉和胆囊管，再用钩形剥离电凝将胆囊由颈向底自肝脏剥离，将胆囊切下。对创面要用生理盐水充分冲洗并吸干净，酌情进行腹腔引流，要注意此时吸引器头要置于肝脏下方和膈下，让病人取头低脚高位，以利残余液体积于肝脏上方而被完全吸净。之后经剑突下或脐下切口将胆囊取出。在胆囊取出前，要常规刺破胆囊吸去胆汁，如有结石需用钳子或小匙取出，如结石较大可用碎石钳夹碎。穿刺处的皮肤不必缝合，伤口上可用黏膏黏合，敷以消毒纱布。

⑤术后处理：术毕次日停胃肠减压，拔除尿管，并恢复饮食，下地活动，无腹腔引流者第二天即可出院。

⑥并发症：有出血、胆道损伤、胆漏、胆囊管及胆总管残留结石、感染、肺栓塞、心脑血管意外等。

（四）中医专方选介

1. 清胆汤

柴胡 10g，嫩黄芩 10g，炒白芍 15g，炒枳壳 10g，生大黄 10g（后下），广郁金 10g，醋元胡 10g，炒香附 10g，金钱草 30g，粉甘草 5g。本方疏肝理气，清利湿热，缓急止痛。适用于急、慢性胆囊炎。水煎，每日 1 服。[卢祥之. 中国名医名方. 北京：中国医药科技出版社，1991：279]。

2. 小芩连汤

黄芩 10g，川黄连 3g，蒲公英 12g，茵陈 12g，郁金 10g，威灵仙 10g，菜豆壳 10g，柴胡 5g，生甘草 3g。本方清热利湿，理气解郁，通络止痛，利胆退黄。适用于慢性胆囊炎急性发作。若胁痛较剧，加炮川楝 10g，元胡 10g；伴有黄疸者，加金钱草 30g，栀子根 30g；脘腹痞满者，加马蹄金 10g。水煎，每日 1 剂，分 2 次温服。15 天为 1 疗程。服药期间禁酒、油腻、羊肉、狗肉、辣椒、胡椒、蒜、葱等大热食物。[康良石.小芩连汤.中国中医药报.第 3 版.1992，6：26]。

3. 利胆解郁汤

柴胡 15g，嫩茵陈 50g，马齿苋 15g，醋元胡 15g，金银花 15g，炮川楝 15g。本方疏肝理气，利胆解郁。适用于慢性胆囊炎。偏少阳证加嫩黄芩 15g，龙胆草 15g，清半夏 10g，并同服紫金锭 1 锭；偏湿热加细木通 15g，滑石粉 15g，广郁金 30g，醋青皮 15g，并送服紫金锭 1 锭；见胆郁证者，减金银花，加砂仁壳 10g，小香橼 15g。水煎，每日 1 剂。早饭前、晚饭后 30 分钟温服。[李宝顺.名医名方录.北京：中医古籍出版社，1991：82]

4. 舒肝利胆汤

金钱草 15g，焦白术 12g，赤芍 15g，生大黄 12g，生薏苡仁 15g，炮川楝 12g，嫩茵陈 15g，软柴胡 9g，广木香 6g（后下），生蒲黄 9g，元明粉 6g（冲），炒灵脂 9g，嫩黄芩 9g，龙胆草 6g，鸡内金 9g，炒枳壳 9g，醋青皮 9g。本方补脾利湿，活血化瘀，疏肝利胆。适用于胆囊炎。身热口渴者，加金银花、净连翘、生石膏、天花粉；湿重者增加生薏苡仁、焦白术之量；腹痛者加重元胡之量；恶心呕吐者，加姜半夏、姜竹茹、生姜片；纳差加神曲、山楂；黄疸甚者，加重茵陈、金钱草、生大黄之量；有胆石症者加重鸡内金之量，再加冬葵子、急性子、王不留行；有蛔虫者，加焦大白、使君子。水煎，每日 1 剂，分两次温服。治疗 225 例，治愈 170 例，好转 48 例。总有效率 96.8%。[吴盛荣.舒肝利胆汤治疗胆囊炎 225 例小结.湖北中医杂志.1995，17（1）：11]

5. 二金公茵胆汁汤

嫩茵陈 60g，金银花 60g，蒲公英 40g，净连翘 40g，京赤芍 30g，柴胡 10g，鸡内金 10g，嫩黄芩 10g，大黄 10g，姜半夏 10g，生甘草 10g，猪胆汁 2mL。本方清热解毒，疏肝利胆，泄热通腑。适用于急性胆囊炎。若内热炽盛者加黄连、栀子；肝胆实热者加龙胆草；腹满燥实者加厚朴、枳实；大便干结者加芒硝；痛甚者加延胡索、乌药；湿重者加玉米须；气虚者去大黄，加生黄芪、党参；血虚者加当归。水煎，每日 1 剂，分 2 次温服。病重痛甚者每日 2 剂，4 小时服药 1 次。治疗 163 例，其中临床治愈 103 例，显效 29 例，好转 20 例。[刘家磊.二金公茵胆汁汤治疗急性胆囊炎 163 例.山东中医杂志.1992，（2）：17～18]

6. 利胆化瘀解毒汤

柴胡 12g，广郁金 12g，炒莱菔子 12g，嫩黄芩 15g，炒枳壳 15g，广木香 15g，金钱草 20g，京赤芍 20g，金银花 20g，大黄 10g，姜半夏 10g。本方利胆，化瘀，解毒。适用于急性胆囊炎。腑实便秘者加芒硝 10g；结胸腹急加甘遂粉 5g，冲服；黄疸加茵陈 30g；结石加硝石 5g；发热加栀子 12g，蒲公英 15g，川黄连 10g；妇女经期去大黄、枳壳，加党参 10g。水煎，每日 1 剂，分两次温服。治疗 108 例，治愈 94 例，好转 10 例，治愈率 87%，总有效率 96.3%。[王柏林. 利胆化瘀解毒汤治疗急性胆囊炎 108 例. 陕西中医. 1994，10（11）：503]

7. 三青汤

青黛粉 10g，山栀子 10g，嫩黄芩 10g，嫩青蒿 12g，柴胡 12g，炮川楝 12g，大青叶 15g，嫩茵陈 15g，净连翘 15g，金银花 15g。本方疏肝利胆，清热解毒，行气祛瘀。适用于慢性胆囊炎。急性发作者加龙胆草、川大黄；并发结石者加滑石、金钱草、海金沙；并发胆道蛔虫加乌梅、大白、川椒、细辛；纳呆加焦三仙、鸡内金；胸满、呃逆、呕吐加青皮、枳壳、佛手；胁背局部疼痛加广木香、郁金、片姜黄；右上腹刺痛加生蒲黄、五灵脂；病程较长、肝区隐痛加当归、白芍、生地黄；并发黄疸者重用茵陈、栀子。治疗 100 例，其中完全缓解 75 例，好转 22 例。疗程 8～40 天，平均 18 天。总有效率 97%。[李桂森. 三青汤治疗慢性胆囊炎 100 例. 新中医. 1988，20（11）：26]

8. 清降汤

生黄芪 10g，虎杖 30g，蒲公英 15g，广郁金 12g，广木香 9g，软柴胡 10g，元明粉 10g，生大黄 10g，炒白芍 12g，生甘草 5g。本方清热化湿，利胆降浊。适用于急性胆囊炎。剧痛加元胡、炮川楝；湿重加碧玉散、茵陈；结石加鸡内金、海金沙、金钱草；胆汁郁结，胆囊肿大者加炮山甲、片姜黄、炒王不留行。治疗 52 例，治愈 36 例，显效 10 例，总有效率 92%。[李兰航. 清降汤治疗急性胆囊炎 52 例. 江苏中医杂志. 1985，6（3）：28]

第四节　胆道蛔虫症

胆道蛔虫症是因肠道蛔虫窜入胆道而引起的常见急腹症。多见于儿童和青年，女性多于男性。本病突然发作，以剑突下偏右侧阵发性酸痛为特征。

本病属中医学"蛔厥"范畴。

一、临床诊断

（一）辨证诊断

1. 症状与体征

（1）有肠道蛔虫病史的青少年或中年。

（2）阵发性右上腹剧烈绞痛，间歇期如常人。

（3）剧痛时多有恶心、呕吐，少数病例吐出蛔虫。

（4）剑突右下方有局限性压痛、轻度反跳痛等。

2. 影像学检查

（1）静脉胆道造影：胆总管内有条状充盈缺损。

（2）B超：扩张的胆总管内出现平行的双带回声。

（3）钡餐：上消化道钡餐检查可见十二指肠内有蛔虫影，并见管状透明的阴影指向十二指肠乳头处。

（4）粪便镜检：大便直接涂片或集卵法找虫卵阳性率极高，1次粪便3张涂片，阳性率可达50%。

3. 皮内试验

以蛔虫原虫做抗原，进行皮内试验或皮肤划痕试验，阳性率可达90%以上。

（二）辨证诊断

1. 气郁证

（1）临床表现：多见于早期或无并发症的胆道蛔虫症，证见上腹部剧烈疼痛，痛引肩背，恶心呕吐，汗出肢冷，痛止如常人，反复发作多次，上腹部压痛轻微，大小便正常。舌苔薄白，脉沉弦。

（2）辨证要点：剧烈腹痛，恶心呕吐，汗出肢冷，痛止如常人。苔薄白，脉沉弦。

2. 湿热证

（1）临床表现：多见于胆道蛔虫症合并感染。上腹部持续绞痛，阵发性加剧，痛掣肩背，腹痛拒按，或脘腹闷痛，持续不解，常伴发热恶寒，口渴引饮，恶心呕吐，或身黄目黄，大便秘结，尿黄。舌质红，苔黄，脉弦数。

（2）辨证要点：上腹部持续绞痛，阵发性加剧，发热恶寒，口渴引饮，便秘尿黄。舌红苔黄，脉弦数。

3. 寒湿证

（1）临床表现：多见于素有虫积，脾胃虚寒之儿童。时有腹痛而喜按，畏寒肢冷，食少便溏，日数次。舌淡红，苔白厚，脉沉弱。

（2）辨证要点：腹痛喜按，畏寒肢冷，食少便溏。舌淡，苔白厚，脉沉弱。

二、鉴别诊断

病人有上腹部剧烈疼痛，若伴呕吐蛔虫史，不难诊断。但临床中上腹部绞痛也可见于急性胰腺炎，胃、十二指肠急性穿孔，急性肠绞痛，胆石症，应注意加以鉴别。

1. 急性胰腺炎

也可有上腹部剧烈疼痛，常向背部放射，可有轻度黄疸，腹壁压痛和腹肌强直不明显。但疼痛多在上腹部或偏左，多为持续性，虽可阵发性加剧，但无钻顶感，发病后一般状况迅速恶化，可出现休克症状，血清淀粉酶在发作半天后常增高。胆道蛔虫病并发急性胰腺炎时，根据血清淀粉酶可以诊断为急性胰腺炎，但不要忽略胆道蛔虫病的存在。

2. 胃十二指肠溃疡急性穿孔

多先有上腹剧痛，并有恶心呕吐，患者多有溃疡病史，疼痛呈持续性，很快从上腹部波及全腹，腹壁有显著压痛，腹肌极度强直，反跳痛明显，可有休克症状。X线检查多见膈下有游离气体。

3. 急性肠绞痛

急性肠梗阻或其他肠绞痛如急性胃肠炎，也可有阵发性腹绞痛，并有恶心呕吐，腹壁柔软无明显压痛，有时也可吐出蛔虫，但绞痛程度不及胆道蛔虫病剧烈，部位多在脐周围，不向背部放射，肠蠕动增强，肠鸣音亢进，肠炎者腹泻明显。

4. 胆石症

腹痛多在右上腹季肋下，多为持续性，程度较缓和，常向右肩及季肋部放射。腹壁压痛及肌紧张较明显，多位于右季肋部。黄疸较常见，呕吐不明显，感染机会较多，后期多有寒战，发热，白细胞总数明显增加。患者多为

40 岁以上的壮年。需要鉴别单纯胆道蛔虫病、胆道蛔虫病合并胆道结石。单纯胆道蛔虫病可用保守疗法治愈，而胆道结石者则需手术治疗。既往若有胆石症病史，曾有腹痛、发热、黄疸等三联征，发病有典型胆道蛔虫病症状，应考虑同时存在胆石症及胆道蛔虫病。

三、治疗

（一）提高临床疗效的思路提示

1. 谨守病机，安蛔驱虫并举

胆道蛔虫病是由于肠道蛔虫钻入胆道引起的一种常见急腹症。中医认为"蛔虫是因肠寒胃热，蛔上入膈所致"。蛔虫本寄生于肠内，喜温恶寒，因肠寒不利于蛔虫生存，故移行于胃。胃热复加虫扰而致此病。乌梅丸治疗此症有独特的疗效。"蛔得酸则静，得辛则伏，得苦则下"。乌梅丸苦辛酸，安蛔驱虫。临床应用乌梅丸多加入使君子、槟榔、苦楝根皮等驱虫之品，更利虫体排出。

2. 中西结合，扬长避短

胆道蛔虫病主要由于蛔虫钻入胆道使奥狄氏括约肌痉挛引起上腹部剧烈疼痛。其治疗原则一是解痉，以减轻疼痛，解除胆汁淤积，减轻胆道感染。二是驱蛔。目前西医抗胆碱能药物，能解除平滑肌痉挛，并有镇痛作用。驱蛔疗法，早期应用麻痹蛔虫虫体的药物，西医的驱虫药物对安蛔作用尚无肯定的评价，而中医药在这方面具有独特优势。现代药理研究表明：酸辛苦味的中药能扩张血管、松弛胆道括约肌、麻醉虫体、抗菌消炎、清热利胆、促进胆汁分泌，因而具有良好的驱虫作用。

（二）中医治疗

1. 内治法

（1）气郁证

治法：疏肝利胆，安蛔止痛。

方药：驱蛔定痛汤。

使君子 10～14g，乌梅、雷丸各 12g，枳壳、青皮各 10g，白芍、槟榔各 20g，延胡索 15g，甘草 8g。

大便干结者，加生大黄 10g（后下），芒硝 12g（冲服）；呕吐者，加法半夏、生姜各 10g。

（2）湿热证

治法：清热利湿，安蛔止痛。

方药：连梅汤加减。

胡黄连、雷丸各 10g，川椒 3g，生大黄（后下）、乌梅、黄柏各 12g，蒲公英、槟榔各 15g。

高热者加生石膏 30g（先煎），知母 10g；目黄者，加茵陈 20g，栀子 12g；另可用清开灵注射液 20～40mL，加入 10% 葡萄糖液 250mL，静脉滴注。

（3）寒湿证

治法：温中安蛔，缓急止痛。

方药：理中安蛔汤合乌梅丸加减。

乌梅、当归、使君子各 12g，桂枝、白术各 10g，茯苓、槟榔各 15g，太子参 20g，干姜 6g，熟附子 5g（先煎）。

泄泻不止者，加肉豆蔻 6g，诃子 8g。

2. 外治法

（1）贴敷法

①驱蛔散贴敷：药取韭菜蔸 10 个，葱蔸 10 个，鲜苦楝根皮 125g，艾叶 10g，川花椒 10g，橘叶 30g，莪术 6g，芒硝 15g，酒药子 1 粒。先将艾叶、酒药子、川花椒、莪术、芒硝研成细末，再将鲜韭菜蔸、橘叶、鲜苦楝根皮切碎，两药混合加酒炒热，敷剑突下。敷药要保持 37℃ 以上的温度，最好能在敷药上面加一个热水袋保温。药物敷干后可再加酒炒热重敷。每日 1 剂，严重者可用 2 剂。适用于胆道蛔虫症。

②驱蛔饼贴脐：药取鲜苦楝根皮 30g，山胡椒 3g，葱白少许。上药共捣烂，用鸡蛋 2 个搅烂调和均匀，用油煎饼贴脐。适用于胆道蛔虫症。

（2）兜肚法：雄黄兜肚可取雄黄 50g，研末，再打入 2 个鸡蛋拌匀，用猪油煎成薄饼，纱布包好，扎缚在疼痛处，外加热水袋同敷。适用于胆道蛔虫症。

（3）针刺加穴位封闭法：主穴取足三里（双）、阳陵泉（双）、胆俞（双）。配穴取日月、内关、合谷。药物用维生素 K_3，每支 1mL（含量 1mg）。治疗时先针主穴。呕吐加内关；胁肋痛加日月；发热加合谷。均用强刺激手法。留针 10～30 分钟，在留针期间每隔 5～10 分钟运针 1 次。选 1 个主穴，任意一侧可做局封，常规消毒后将维生素 K₃ 吸入注射器内，直刺快速刺入穴内，推入药液 2~4mL。每日 1~3 次。其中足三里、阳陵泉双侧交替使用，疼痛缓解后，给予驱蛔剂。适用于胆道蛔虫症。

（4）指压法：先使患者俯卧位，医者用拇指指腹点揉肝俞、脾俞、胃俞、胆俞穴各 2 分钟，用补法。然后，嘱患者仰卧位，以拇指指腹点揉阿是穴 3 分钟，由轻度到中度，速度宜慢。点穴完毕后，再以掌分推右肋下 10 分钟。适用于胆道蛔虫症。

（5）毫针：①取迎香透四白、胆囊穴、阳陵泉。心窝部钻顶痛者加鸠尾或巨阙，向右上腹顶胀者加右侧不容透腹哀，呕吐加内关，发热加合谷。针刺时用强刺激，留针 1 小时，每 10 分钟行针 1 次。适用于胆道蛔虫症。②主穴为夹脊穴或至阳穴，配穴为胆俞、脾俞、胃仓，以右侧为主。取第 7 胸椎夹脊穴（双），垂直刺入皮下后，以 65 度角斜向胸椎刺入 1 寸左右，使针尖抵达脊柱骨膜，行小幅度捻转泻法，以病人胸腹部有宽松感为宜，留针 20~30 分钟，配穴按常规针法操作。适用于胆道蛔虫症。

（6）耳针：取胰、胆、交感、神门、皮质下等穴。用 0.5 寸毫针速刺以上穴位，反复捻转加强刺激，同时嘱患者做深呼吸直至腹痛消失。留针 15~30 分钟。适用于胆道蛔虫症。

（7）电针：取上脘、胆俞穴。患者取侧卧位，在上穴各刺一毫针，得气后连接电麻仪，频率在 2~3 之间，电流强度以病人能忍受为限，每次通电 5~10 秒，中间间隔数分钟。第 1 次通电后，痛可大减，反复通电数次后症状消除，即可起针。适用于胆道蛔虫症。

（8）穴位注射法：取阿是穴（上腹正中线找敏感点）、太冲（右）、足三里（右），将 1% 普鲁卡因 10mL 注入阿是穴、太冲、足三里 3 穴中，每日 1~2 次。适用于胆道蛔虫症。

（9）磁疗法：取关元、足三里、内关、神阙等穴，每次用 2~4 块磁片，敷贴在上述穴位上，磁感应强度 0.04~0.1 特斯拉（400~1000 高斯）。每日 1 次，每次 20 分钟。

（10）腹部推压按摩加氧气驱蛔法：先按年龄肌注阿托品，10 分钟后进行此法。患者取平卧屈膝位，腰背部垫小枕。术者站在患者右侧，从鼻孔插入胃管，并将胃管连接到氧气驱蛔瓶皮管上。先徐徐注入部分氧气 300mL，儿童 150~200mL，然后用血管钳夹住胃管。注气后术者以左手紧压第 3 腰椎体左缘，使注入的气体存留在十二指肠内，然后，术者右手拇指紧贴于右季肋缘与锁骨中线交叉处，缓慢向左上推动至剑突下偏右之压痛点处，再沿腹白线右侧向下推压 1 寸许。如此连续推压按摩 7~8 次。多数患者约于推压按摩的 2~3 分钟内，又感到剧烈疼痛，此时术者应坚持紧压胆囊区，再按摩 2~3 次。若腹痛消失，立即松开紧压第 3 腰椎椎体左缘的手，5~6 分钟后，再将剩余的气体 30 分钟左右注完（气体总量成人 1500mL，儿童按每岁 100mL），使气体与存留在小肠内的蛔虫充分接触，麻痹蛔虫使之排出。适用于单纯型胆道蛔虫症。

（11）粗针：取直径 1.2mm 粗、2.5 寸长之特制粗针，与皮肤成 30~40 度角，对准第六胸椎棘突上缘，向下斜刺至皮下，然后顺脊柱平刺 1.5~2 寸，留针。如不能及时止痛则加取合谷（第 1、2 掌骨之间基底部），以 28 号 3 寸毫针先直刺进针 1~1.5 寸，得气后退至皮下，沿第二掌骨向指掌关节透刺；另用同样型号的毫针从第 7 胸椎棘突上缘沿皮下透向第 9 胸椎，每日 1 次，3 次后改为隔日 1 次。适用于胆道蛔虫症。

（12）穴位注射：取主穴阿是穴、胆俞、期门。备用穴取中脘、阳陵泉。药物用注射用水、当归注射液。阿是穴必取，用皮内注射针头刺入，将注射用水 0.3mL 注入皮内，使局部成典型橘皮样变。余穴用当归注射液 0.3~0.5mL，针入得气后，缓缓推入。主穴为主，痛不止则换取备用穴。每日 1~2 次。适用于胆道蛔虫症。

（13）电兴奋法：取胆俞、阿是穴。在病人发作期，将阴极置于右侧胆俞穴，阳极置于右季肋下阿是穴，每次 3~5 分钟，1 次无效可间隔 30 分钟再治疗 1 次。适用于胆道蛔虫症。

（14）眼针：取眼针双侧四区、五区。用 30 号 5 分毫针在眼眶缘外 2 分处沿皮刺入，不可刺到骨膜，勿提插捻转，严防出血。左眼顺时针方向进针，右眼逆时针方向进针，留针 5 分钟。适用于胆道蛔虫症。

（三）西医治疗

急性发作期重点在于解痉止痛。疼痛缓解后，再行驱虫。早期应禁食。

1. 常用解痉镇痛药物

（1）可选哌替啶 50mg，氯丙嗪 25mg，阿托品 0.5mg，肌注。

（2）三硝酸甘油酯片，每次 0.6mg，每日 3~4 次，含舌下。以解除胆道口括约肌痉挛。亦可用乙醚糖浆，每次 30mL，口服。必要时可重复 1 次。

（3）如上述措施无效，可改用冬眠 1 号合剂，静脉滴注。（配方：5% 葡萄糖溶液 250mL，加入哌替啶 50mg，氯丙嗪 25mg，异丙嗪 25mg。）

2. 常用驱虫药物

哌嗪（驱蛔灵）又名枸橼酸哌哔嗪，成人每日 3~5g，连服 2 日。亦可选用驱蛔净、阿苯达唑（丙硫咪唑）等。

3. 阿司匹林疗法

每日 1g。（如有溃疡者慎用）。

4. 抗生素疗法

多用于合并胆道感染者。

（四）中医专方选介

1. 茵陈连梅汤

茵陈 30g，乌梅 30g，胡黄连、川椒、雷丸、黄柏，随症灵活掌握用量。本方疏肝清胆，安蛔止痛。适用于胆道蛔虫症。水煎，每日 1 剂，若呕吐者可多次分服，必要时 1 日 2 剂，温服。治疗 119 例，服药 24 小时后临床主要症状与体征完全消失，1 周内无复发，有 87 例，占 68.2%；服药 48 小时后临床主要症状与体征明显改善或消失，1 周内无复发者，有 36 例，占 30.1%；总有效率为 98.3%。［李登瑜．茵陈连梅汤治疗胆道蛔虫 119 例．福建中医药．1991，22（6）：9］

2. 胆蛔合剂

茵陈 20g，乌梅肉 12g，辽细辛 3g，生大黄 6g，炒枳壳 6g（此为 7~10 岁小儿的剂量）。发热、苔黄者加黄芩、黄柏各 6g；便秘加玄明粉 6g（冲服），炒枳实 6g，本方疏肝利胆，安蛔止痛。适用于胆道蛔虫症。水煎，每日 1 剂，分 2~3 次服，第一、二煎液混合。4~6 岁，每次服 150~200mL，学龄儿童 200~250mL。腹痛呕吐剧烈时，针刺内关、足三里、阳陵泉，强刺激，留针 15~20 分钟。症状缓解后 2~3 天给予驱虫药，常用驱蛔灵，每天 100~150mg/kg，每天总量不超过 3g，连服 2 天。或肠虫清片，2 片（400mg），一次顿服，服 1 天。合并肠道感染者加用庆大霉素或氨苄青霉素抗感染治疗。治疗后痊愈 112 例，占 93%，好转 8 例，占 7%，总有效率为 100%。［尹淑香．胆蛔合剂治疗小儿蛔厥症 120 例疗效观察．中国中医急症．1996，5（2）：67］

3. 梅椒二黄汤

川黄连 2g，川花椒 5g，乌梅肉 10g，使君肉 10g，生大黄（后下）10g，鹤虱 10g。本方辛开苦降，安蛔驱虫。若大便稀者减大黄；体虚者加党参；皮肤发黄者，加嫩茵陈、焦山栀；阳虚者加肉桂、附子。适用于小儿胆道蛔虫症。水煎 2 次，煎成 200～300mL 药液，分次频服，每日 1 剂。痛剧者，日服 2 剂。治疗期间忌食生冷、油腻、甘味之品。治疗后痊愈 62 例，占 95.4%；好转 3 例，占 4.6%，总有效率为 100%。［秦亮．梅椒二黄汤治疗小儿胆道蛔虫症 65 例．江苏中医．1990，（2）：15］

4. 乌贯汤

乌梅肉 60g，贯众 25g，炒白芍 20g，柴胡 10g，川楝子 10g，嫩黄芩 10g，粉甘草 6g。本方解痉止痛，利胆退热，抗菌驱蛔。若畏寒发热，加黄连、金银花、广郁金；黄疸者加嫩茵陈；便秘者加大黄；疼痛剧烈者加细辛，去甘草。服中药同时给予西药驱虫，控制感染应用抗生素。水煎，每日 1 剂，分 2 次温服。治疗后痊愈 88 例，占 88%；有效 10 例，占 10%。总有效率为 98%。［陈作友．中西医结合治疗胆道蛔虫病 100 例．陕西中医．1997，18（1）：10］

5. 驱蛔汤

全当归 15g，焦大白 10g，京赤芍 15g，辽细辛 5g，杭白芍 15g，川花椒 5g，桃仁泥 15g，生大黄（后下）10g，秋桔梗 15g，芒硝（冲服）10g，法半夏 15g，使君子 15g，川楝子 15g，南瓜子 15g，乌梅肉 15g，醋元胡 15g。本方驱蛔杀虫健脾，理气止痛通便。若体虚者加党参 30g，黄芪 30g；呕吐者加竹茹 10g，石斛 10g；便稀者去芒硝、大黄。儿童用量酌减。适用于胆道蛔虫症。水煎，日 1 剂，早晚分服。观察 108 例，全部治愈。服驱蛔汤最少者 2 剂，最多者 5 剂，2 剂治愈者 50 例，3 剂治愈者 29 例，4 剂治愈者 21 例，5 剂治愈者 8 例。腹痛消失时间：1 天内消失者 60 例，2 天内消失者 29 例，3 天内消失者 15 例，4 天内消失者 3 例，5 天内消失者 1 例。大便排出蛔虫者 100 例，8 例未排蛔。随访观察 1 年，复发者 8 例，复发率为 7.4%。［欧中武．驱蛔汤治疗胆道蛔虫病 108 例．陕西中医．1993，14（1）：15］

6. 加减乌梅丸

乌梅肉 6g，辽细辛 3g，炮附子（先煎）9g，川黄连 3g，淡干姜 3g，川花椒 4.5g，台乌药 9g，延胡索 9g，粉甘草 4.5g。本方温中安蛔止痛。若呕吐者，加半夏 9g；苔腻者，加川厚朴 9g；大便秘结者，加大黄 4.5g（后下）；食积者，选加山楂 9g，六曲 9g，焦大白 9g，炒枳实 9g；汗多肢冷者，加杭白芍 9g，桂枝尖 6g；久病体虚，脉细者，加党参 9g，或人参 4.5g（另煎）；发热，舌红，口干，热象明显者，去附子、细辛、干姜，加炒黄柏 9g，炒栀子9g；如有黄疸者，再加茵陈 15g；痛止后可去乌药、细辛、干姜，加苦楝根皮18g，雷丸 9g，鹤虱 9g，使君子肉 9g。亦可用使君子肉文火炒黄嚼服，小儿每岁 1～2 粒（最大剂量不可超过 20 粒），晨起空服，连服 2～3 天，服后有打呃者停服。适用于胆道蛔虫症。［杜怀棠．中国当代名医验方大全．石家庄：河北科学技术出版社，1991：702～703］

7. 退蛔汤

嫩茵陈 30g，乌梅肉 12g，山楂肉 12g，川花椒 12g，辽细辛 3g，炮附子12g，焦大白 30g，川黄连 3g，桂枝尖 3g，炒黄柏 6g，淡干姜 9g，广陈皮 6g，吴茱萸 3g。本方安蛔和胃，清热利湿，消导驱蛔。如脉沉肢冷，体弱者加人参、当归以补益气血；大便秘结者加大黄、玄明粉以通下。适用于胆道蛔虫病。每日 1 剂，水煎 500mL，分 3 次温服。上方服 3～6 剂后，再服苦楝根皮30g，焦大白 20g，水煎 500mL，分 2 次服下以驱蛔虫。观察 200 例，全部治愈。［程呈云．退蛔汤治疗蛔厥证 200 例．山东中医杂志．1994，13（3）：111］

8. 通胆安蛔汤

生大黄 10g（后下），炒枳实 10g，嫩茵陈 30g，芒硝 10g（冲服），川花椒 10g，乌梅肉 10g，金钱草 30g，炮川楝 10g，使君子 30g。本方排蛔，祛瘀止痛。适用于胆道蛔虫症。日 1 剂，水煎药液 600mL，每次 200mL，日 3 次。同时服食醋 50～100mL，日 3 次，儿童酌减。如腹痛不止，在右肩背部压痛点明显处按摩，一般 5～10 分钟可止痛；如呕吐甚，药物须少量频服，或上药中加人参 6g。经上法治疗止痛后 6 小时，可服驱虫药，驱虫后继服中药 3剂，1 月后再驱虫 1 次，防止复发。治疗 100 例，痊愈 98 例，占 98%；2 例无效（治疗中并发化脓性胆管炎，做了急症手术）。总有效率为 98%。［黄国华．通胆安蛔汤治疗胆道蛔虫症 100 例．四川中医．1987，（12）：20］

第五节　脂肪肝

非酒精性脂肪性肝病（NAFLD），俗称脂肪肝，是指除外酒精和其他明确损肝因素所致的，以弥漫性肝细胞大泡性脂肪变为主要特征的临床病理综合征。其疾病谱包括单纯性脂肪肝、非酒精性脂肪性肝炎及其相关的肝硬化和肝癌。随着生活水平的提高和生活习惯的改变，NAFLD 患病率逐年上升，我国普通成人中已达 15% ~20%，西方发达国家更是高达 30% 以上，NAFLD 已成为临床常见的慢性肝病之一。

临床实践表明，NAFLD 不仅是一类独立的肝脏疾病，而且还与代谢综合征密切相关。一方面，NAFLD 被认为是代谢综合征在肝脏中的表现，大约90% 的 NAFLD 患者至少合并一种代谢综合征组分，且随着代谢综合征组分的增加，NAFLD 患病率和疾病严重程度显著升高；另一方面，NAFLD 通过加剧机体糖脂代谢紊乱，显著增加了 2 型糖尿病、高血压病、冠心病等代谢综合征相关疾病的发病风险。因而，NAFLD 与代谢综合征相互联系、互为因果，如不能有效干预，可形成恶性循环，导致严重的临床后果。

脂肪肝缺乏特异性的临床表现，常被原发病的症状所掩盖。最常见的症状是肝脏肿大，有压痛。中医学则按其临床表现和病理特征，归入"胁痛""积聚"等证的范畴。

一、临床诊断

（一）辨病诊断

酒精性脂肪肝有长期酗酒史，其他如肥胖、糖尿病、营养不良及使用有关药物或接触某些毒物等都有各自的临床症状和体征，易于区分。

胰岛素抵抗是 NAFLD 与代谢综合征共同的病理生理学基础。

肝脏发生胰岛素抵抗时，胰岛素抑制肝脏葡萄糖输出的能力下降，引起外周血糖升高，从而促进胰岛素释放，导致高胰岛素血症，加剧机体胰岛素抵抗。

此外，肝脏合成和释放的富含甘油三酯的极低密度脂蛋白显著增加，导致血脂异常。

肠道菌群紊乱在 NAFLD 与代谢综合征中的作用也备受关注。

肠道菌群紊乱及肠黏膜屏障功能障碍可引起肠源性内毒素吸收入肝增加，通过激活 Toll 样受体、核苷酸结合寡聚化结构域（NOD）样受体等途径，诱发慢性炎症，促进胰岛素抵抗、NAFLD 和代谢综合征的发生与发展。

肠道菌群紊乱还会影响肠道内营养物质的吸收，改变机体的能量代谢，造成体内脂肪过度积累，促进肥胖、NAFLD 和代谢综合征的发生与发展.

此外，铁代谢异常、尿酸代谢异常等因素也与 NAFLD 和代谢综合征的发生发展有关。

进一步认识 NAFLD 与代谢综合征相互联系的分子机制，可为两者的防治提供更多依据。

1. 症状

食欲减退、恶心、呕吐、腹胀，或出现腹水和下肢浮肿，或出现蜘蛛痣、乳房发育失常、月经过多或闭经、睾丸萎缩或阳痿、体重减轻或增加。

2. 体征

肝脏肿大，肝区痛及压痛，肝脏质地稍韧，边缘圆钝，表面有充实感，病程长者可有脾肿大和肝掌。

3. 实验室检查

血脂明显增高，血清总胆固醇 ≥ 9.1mmol/L，甘油三酯 ≥ 2.8mmol/L，β-脂蛋白 ≥ 1.12g/L。血浆蛋白总量的改变和白、球蛋白倒置是最常见的生化异常，特别是血浆蛋白电泳 α_1、α_2 及 β 脂蛋白增加。血胆红素增高只见于脂肪肝伴胆汁淤积者。血清谷草酶、谷丙酶、胆碱酯酶、碱性磷酸酶轻度增高，但均为非特异性变化。

4. 肝活检

是确诊脂肪肝的可靠方法。脂肪肝可见肝细胞内充满脂滴，胞核偏边，只有妊娠期和四环素脂肪肝的肝细胞内脂滴微小，均匀散布而胞核无偏。电子显微镜观察实验性脂肪肝的改变可出现中性脂肪堆积在线粒体或其他的细胞器中。

5. 影像学检查

（1）B 型超声检查：脂肪肝呈强回声的"明亮"，肝脏外形和大小变化较少。B 超对重度脂肪肝的灵敏度达 95%，但脂肪肝和肝纤维化很难区别，酒精性肝硬化伴脂肪浸润也很难鉴别。

（2）CT：示肝密度普遍降低，甚至低于脾及肝内血管的密度。每减低 1HU 值，相当于增加肝内脂肪 6.75mg/g，正常肝实质的密度比血管高，脂肪肝时，肝实质密度低于水，因此血管密度相应增高，反更清楚。脂肪肝可以累及全肝，或一叶或呈灶性分布。动态的 CT 变化可反映肝内脂肪浸润的增减，近年来提出动态 CT 对急性妊娠期脂肪肝的诊断有意义。

（3）核磁共振影像（MRI）：可检出 T_2 时间与肝脂肪含量呈正相关，脂肪堆积量愈多，MRI 的 T_1、T_2 时间愈长。高能营养引起的肝脂肪浸润也可以 MRI 检出。

（二）辨证诊断

脂肪肝由于病因的不同而临床表现有所不同，并且 1/4 以上的病例可无特异症状，这给中医的辨证诊断带来了困难，对于无症状脂肪肝，可对原发病进行辨证诊断。以肝区痛为主，肝肿大不明显者，属中医"胁痛"范畴；肝脏肿大明显者属中医"积聚"范畴。

1. 肝郁气滞型

（1）临床表现：右胁胀痛或胀满，常随情志变化而有轻重改变，胸脘满闷食少。舌质淡，苔白，脉弦。

（2）辨证要点：右胁胀痛，随情志变化而有轻重变化。脉弦。

2. 气血瘀阻型

（1）临床表现：肝脏肿大，疼痛拒按，面颈部或可见纹状血缕。舌质暗，边有瘀点或瘀斑，脉弦细涩。

（2）辨证要点：肝肿大，疼痛拒按。舌有瘀斑。

3. 痰浊内壅型

（1）临床表现：肝肿大，右胁部不适，胸闷，痰多，脘腹胀满，恶心欲吐。舌苔白腻或浊腻，脉弦滑。

（2）辨证要点：肝肿大，胸闷痰多，恶心欲吐。苔白腻，脉弦滑。

4. 正虚瘀结型

（1）临床表现：肝脏肿大，肝区痛、压痛明显，腹水及下肢浮肿，神疲食少，蜘蛛痣或肝掌。舌质淡紫，脉弦细。

（2）辨证要点：肝肿大疼痛，压痛明显，腹水，神疲。舌质淡紫，脉弦细。

二、鉴别诊断

1. 脂肪肝应与慢性肝炎相鉴别

前者为多种复杂原因所导致的脂质在肝细胞内堆积，后者则有明显的急性病毒性肝炎史，是肝脏的炎症表现。

2. 脂肪肝应与肝硬变相鉴别

前者质地柔软，B超显示为"亮肝"，肝活检可见肝细胞内充满脂滴；后者质地坚硬，B超显示肝表面凸凹不平，肝内光点普遍增粗增强，肝静脉狭小，肝外门静脉明显扩张，肝活检有假小叶形成。

三、治疗

（一）提高临床疗效的思路提示

1. 辨证求本，去除致病原因

对所有脂肪肝病例，都应尽可能查明原因，去除病因是治疗脂肪肝的最基本原则，如酒精性脂肪肝应严格戒酒；营养不良性脂肪肝应补充相应的营养物质；糖尿病性脂肪肝应积极治疗糖尿病等。有部分病人，去除病因后脂肪肝可不治自愈。

2. 谨守病机，注重祛痰化瘀

脂肪肝的形成，是在多种复杂因素的作用下，造成痰浊凝聚，瘀血停着。并且痰浊瘀血会贯穿脂肪肝整个病程的始末，这是本病病机的关键。故祛痰化瘀法实属切机之治。祛痰化瘀不但能有效地阻止甘油三酯在肝脏继续积聚，并且能加快脂质的代谢及转化，使被脂肪困扰的肝脏恢复正常。

（二）中医治疗

1. 内治法

（1）肝郁气滞型

治法：疏肝理气，解郁止痛。

方药：柴胡疏肝散加减。

柴胡、白芍、川芎各15g，香附、枳壳、陈皮、元胡、山楂、丹参各10g，甘草6g。

胁痛甚者，可酌加川楝子、郁金；气郁化火者，加丹皮、栀子、龙胆草；若肝气犯脾，出现恶心呕吐、腹胀者，则改用逍遥散加减治疗。

（2）气血瘀阻型

治法：活血化瘀，理气止痛。

方药：膈下逐瘀汤加减。

当归、川芎、赤芍、元胡、五灵脂各15g，桃仁、红花、香附、丹参、没药各 12g，乌药、小茴香各 6g。

（3）痰浊内壅型

治法：理气化浊，导痰散壅。

方药：六磨汤合导痰汤加减。

木香、槟榔、枳实、茯苓、陈皮各 15g，沉香、半夏、乌药各 10g，大黄、制南星、甘草各 6g。

胁痛明显者，加丹参、川楝子、元胡、郁金；腹胀呕吐者加姜竹茹、山楂、大腹皮。

（4）正虚瘀结型

治法：大补气血，活血化瘀。

方药：八珍汤合化积丸加减。

党参、白术、当归、川芎、三棱、莪术、香附、五灵脂各 10g，生地黄、赤白芍、黄芪、茯苓各 15～20g，甘草 6g。

2. 外治法

（1）针刺治疗：取期门、肝俞、足三里、行间、太冲、阳陵泉为主穴，每次选 3～4 穴，用提插泻法或平补平泻法，留针 30 分钟，隔 10 分钟捻针 1 次，每日针治 1 次，10 次为 1 个疗程。

（2）三棱针：取肝俞、行间、阳陵泉点刺出血 5 滴以上。每日或隔日 1 次。

（3）耳针：取肝、脾、神门、交感、皮质下。针刺双耳，中等刺激，留针 30 分钟，每日 1 次。

（4）穴位注射：取足三里（双）、阳陵泉（双）、太冲（双）、支沟（双）。每次选 4～5 穴，用丹参注射液或当归注射液，每穴位注射 1mL，日 1 次，10 次为 1 个疗程。

（5）拔罐法：取肝俞、期门、脾俞、三焦俞。用刺络拔罐法，每次取 2 穴，日 1 次，1 周为 1 疗程。

（6）贴敷法

①芥籽膏贴敷：红芥菜籽 30g，生姜汁浸一宿，麝香 3g，阿魏 9g。上药捣烂如膏，摊布上，贴患处，绷带胶布固定。适用于脂肪肝疼痛较重者。

②贴痞膏：水红花子 10g，生大黄、朴硝、山栀仁、石灰各 5g，酒醋 1 块如鸡子大。上药共捣成膏，摊布上，贴痞块上，绷带胶布固定，再热熨之，3

日换药 1 次。适用于脂肪肝之肝脏肿大者。

（三）西医治疗

1. 治疗原发病

脂肪肝并不是一种独立的疾病，寻找与消除病因是治疗本病的根本方法，轻度或中度脂肪肝在去除病因后即可恢复或好转。酒精性脂肪肝戒酒，并给予足量蛋白质饮食，即能有效地去除肝内积存的脂肪；肥胖性脂肪肝应有效地控制体重；糖尿病性脂肪肝应积极地治疗糖尿病；营养失调性脂肪肝应调整营养物质的平衡，避免营养过盛，也不可营养不足。

2. 调整饮食

调整饮食是脂肪肝治疗的重要环节。饮食应以高蛋白、低脂肪、低糖为原则。肥胖性脂肪肝应节制饮食，并进行锻炼以减轻体重；营养不良性脂肪肝应补充足量的蛋白质；慢性肝炎患者应避免盲目"护肝"而给予高糖、高热量饮食并限制活动，这样易引起肝内脂肪聚集，出现类似肥胖性的脂肪肝。

3. 药物治疗

NAFLD 药物治疗目的是减缓减少肝硬化、肝癌及肝衰竭等终末期肝病的发生，降低患者肝脏相关疾病病死率。临床应用药物包括胰岛素增敏剂、抗氧化剂和肝细胞保护剂、降脂药 3 类。

胰岛素抵抗在 NAFLD 发病中发挥重要作用。二甲双胍不仅能改善胰岛素抵抗，还可缓解肿瘤坏死因子 α（TNF－α）诱导所致的肝脂肪变性、炎症以及纤维化等。口服二甲双胍（850mg/d）联合改变生活方式治疗 NAFLD，能降低血清转氨酶、改善胰岛素抵抗及肝脂肪变性。但也有研究显示，二甲双胍在 NAFLD 中对肝脂肪变性无改善作用，此外二甲双胍可致乳酸升高，在治疗期间应监测乳酸水平。

罗格列酮或吡格列酮为噻唑烷二酮类药物，通过激动过氧化物酶体增殖物活化受体（PPAR）来增加脂肪细胞、骨骼肌细胞对胰岛素的敏感性，抑制脂质过氧化和 TNF－α 的活性。罗格列酮（8mg/d）和吡格列酮（30 mg/d）能改善 NAFLD 患者血清转氨酶水平和胰岛素抵抗，但不能改善肝纤维化。

然而，NAFLD 合并糖尿病是 HCC 的独立危险因素，治疗胰岛素抵抗和高胰岛素血症对于预防 HCC 形成具有重要意义。尽管当前 HCC 指南没有关于 NAFLD、肥胖和糖尿病相关 HCC 的特别推荐，但胰岛素增敏剂长期治疗可预防 HCC 和改善 HCC 预后。

维生素 E 是一种脂溶性抗氧化剂，一定程度上能保护肝脏细胞免受氧化应激造成的损伤。美国 2012 年《NAFLD 诊疗指南》指出：①非糖尿病肝活检证实的 NASH 患者每日服用 800 IU 维生素 E，能够改善肝组织损伤，可作为 NASH 患者的一线治疗用药；②除非有进一步的根据，维生素 E 不推荐用于合并糖尿病的 NASH 患者、未行肝活检的 NAFLD 患者、已进展至肝硬化的 NASH 患者和病因不明的肝硬化患者。

熊去氧胆酸可降低胆汁中疏水性胆汁酸比例而保护肝细胞、调节免疫和氧化。虽然大剂量熊去氧胆酸〔28～35mg/（kg·d）〕可改善 NASH 患者的胰岛素抵抗、肝酶水平，但对肝组织作用有限，指南不推荐熊去氧胆酸用于治疗 NAFLD 或 NASH 患者。N-乙酰半胱氨酸（NAC）是还原型谷胱甘肽的前体，可减轻氧化应激和脂质过氧化。NAC（1200mg/d）可显著改善患者肝功能及肝脂肪变性。

越来越多的研究表明，降脂药物不仅能降低 NAFLD 患者的血脂水平，还能改善患者肝功能，常用的降脂药物为他汀类药物。美国 2012 年《NAFLD 诊疗指南》指出：①尚无足够证据表明他汀类药物增加 NAFLD 或 NASH 患者药物性肝损伤风险，可用于治疗 NAFLD 或 NASH 患者的血脂异常；②除非有随机临床试验以组织学终点证明他汀类的有效性，否则不应用于 NASH 的一线治疗。

益生菌和益生元制剂在 NAFLD 的治疗中受到越来越多的重视，这些制剂与脂肪生成、糖耐受和血浆内毒素（LPS）水平负相关，而且还可能抑制宿主肥胖和炎症的基因过表达。益生菌可减轻 NAFLD 大鼠的肝脏脂肪变性、炎症和纤维化。然而，尚无大规模的临床研究来评估这一新方法的疗效和不良反应。

近年来，随着药物治疗研究的发展，水飞蓟宾-磷脂复合物在用于脂肪肝的治疗中，取得了可观疗效。水飞蓟宾是一种黄酮类化合物，具有抗脂质过氧化、抗氧自由基和保护肝细胞膜等作用。在治疗肝病方面，水飞蓟宾可以稳定肝细胞膜、保护肝细胞酶系统、清除肝细胞内部活性氧自由基、提升肝脏解毒功能，进而改善肝功能。将其与磷脂酰胆碱络合后，显著提升了体内吸收与生物利用度，这对改善患者体征、病情、减轻患者病痛、提升患者生活质量均有积极作用。由此，水飞蓟宾-磷脂复合物可实现保护肝脏功能、降低血脂水平、改善机体内部环境等治疗目的，且安全性高，值得进一步推广应用。

（四）中医专方选介

1. 降脂化浊汤

泽泻 15g，淡海藻 20g，生山楂 20g，大荷叶 15g，法半夏 10g，陈皮 6g，草决明 15g，紫丹参 15g，广郁金 12g。本方祛痰化浊，活血通络。适用于脂肪肝。水煎，每日 1 剂，早晚分服。治疗 30 例，痊愈 6 例，显效 10 例，有效 12 例，无效 2 例。总有效率为 93.33%。［花根才．降脂化浊汤治疗脂肪肝 30 例．上海中医药杂志．1995，（11）：13］

2. 利胆降脂汤

柴胡 15g，黄芪 30g，白术 10g，当归 15g，丹参 30g，鸡血藤 15g，牛膝 10g，泽泻 10g，茵陈 30g，山楂 10g，枸杞 10g，仙灵脾 10g，枳壳 10g，青皮 10g，生大黄 9g（后下）。本方健脾补肾，疏肝理气，化瘀。适用于恶性营养不良性脂肪肝。水煎，日 1 剂，早晚分服。治疗 33 例，脂肪肝消失 25 例，好转 3 例，无效 5 例，总有效率 95%。［韩建平．中药治疗脂肪肝初探．天津中医．1988，（5）：32］

3. 疏肝软坚汤

柴胡 6g，三棱 6g，莪术 6g，枳实 10g，党参 10g，鳖甲 10g（先煎），当归 12g，云苓 12g，川楝子 12g，赤芍 15g，白术 15g，山楂 30g。本方疏肝健脾，活血软坚。适用于重度脂肪肝，肝脏肿大并伴脾增大者。水煎，日 1 剂，早晚分服。治疗 45 例，显效 34 例，好转 8 例，无效 3 例，总有效率 92.3%。［宋福印．中药治疗脂肪肝 45 例．陕西中医．1991，12（3）：103］

4. 降脂复肝汤

茵陈、丹参、生山楂各 30g，决明子、泽泻、何首乌各 20g，广郁金 12g，法半夏、陈皮、柴胡各 10g。肝脾肿大者，加穿山甲、牡蛎、桃仁；胁痛明显者，加川楝子、元胡；便秘者加生大黄或虎杖；脾虚腹胀者，去决明子、何首乌，加白术、苡仁；痰湿明显者，加苍术、厚朴、茯苓；肝肾不足，腰酸耳鸣者，加女贞子、桑寄生、菊花；转氨酶升高者，加垂盆草、五味子；HBsAg 阳性者，加白花蛇舌草、叶下珠等。本方疏肝利胆，祛痰活血。适用于各型脂肪肝。每日 1 剂，水煎 2 次，每次约 200mL，日服 2 次，3 个月为 1 疗程。治疗 52 例，痊愈 32 例，有效 15 例，无效 5 例，总有效率 90.3%。［刘常世．降脂复肝汤治疗脂肪肝 52 例．实用中医药杂志．1999，15（11）：9］

5. 消胀调肝汤

三棱、莪术、炮山甲各12g，丹参、生白术、生山药、生薏苡仁、焦山楂、泽泻、大腹皮各30g，郁金、香附、乌药各15g。本方疏肝健脾、利湿化痰、祛痰通络。适用于肥胖性脂肪肝。肠鸣便溏，遇冷则甚者，将白术、山药、薏苡仁改为炒用；舌苔厚腻、口苦而黏者，加藿香10g，龙胆草15g；大便干结者加大黄（后下）10g，水煎服，每2日1剂。治疗64例，痊愈15例，显效10例，有效7例，无效2例，总有效率为96.88%。[韩伟锋，等. 消胀调肝汤治疗肥胖性脂肪肝64例. 浙江中医杂志. 2000，1（35）：14]

6. 肝脂消煎剂

柴胡、郁金、香附、泽泻、鸡内金各10g，何首乌、决明子、丹参、山楂各15g，大黄6g，白术12g，黄芪20g。本方疏肝清肝，活血化瘀，健脾消积。适用于肝炎后脂肪肝，酒精性脂肪肝，妊娠后脂肪肝等。加水800mL，煎至200mL，每日1剂，早、晚2次分服。治疗39例，用药8周后观察，显效10例，有效22例，无效7例，总有效率82.1%。[王文生. 肝脂消煎剂治疗脂肪肝39例临床观察. 河北中医. 2000，22（2）：107]

7. 疏肝降脂汤

柴胡、姜半夏各10g，片姜黄、丹参、决明子、生山楂、绞股蓝各30g，木香、厚朴、虎杖各15g，大黄6g。肝功能异常者加垂盆草30g，平地木15g。本方疏肝利胆，活血化瘀。适用于脂肪肝。水煎服，每次150mL，日服2次。治疗45例，治愈16例，好转22例，无效7例，总有效率84.4%。[戎平安. 疏肝降脂汤治疗脂肪肝临床观察. 湖北中医杂志. 2000，22（2）：17]

8. 大黄泽泻丸

生大黄、泽泻、制桃仁各600g，草决明、地龙各300g，鲜山楂900g。先将鲜山楂蒸熟，去籽，烘干，再与其余药物一起粉碎，过120目筛，制成水丸。本方清热利湿，凉血逐瘀，通经泻浊。适用酒精性脂肪肝、糖尿病性脂肪肝，肝炎后脂肪肝。日服3次，每次9g，饭后服，3个月为1个疗程。服药期间，每月查一次血脂，3个月做一次B超及肝功能检查。注意调整饮食，忌烟酒辛辣刺激物。治疗32例，痊愈21例，有效6例，无效5例。总有效率84.3%。[王玉茹. 大黄泽泻丸治疗脂肪肝32例临床观察. 湖南中医杂志. 1998，14（3）：11]

第八章 肝胆病严重并发症

第一节 肝性脑病

肝性脑病是由急慢性肝功能严重障碍或各种门静脉体循环分流异常所致的一种疾病。以代谢紊乱为基础，表现为轻重程度不同的神经精神异常。

肝昏迷临床以意识障碍、行为异常和昏迷为主要特征，伴有扑翼样震颤、肝臭、肌张力增高、病理反射阳性等。中医学无肝昏迷的病名，可根据不同的病理阶段和主要临床表现，分别归入"癫狂""痴呆""昏厥"等证的范畴。

一、临床诊断

（一）辨病诊断

1. 病史

有严重肝病和（或）广泛门体侧支循环。

2. 诱因

常因上消化道出血、大量排钾利尿、放腹水、高蛋白饮食、安眠镇静药、感染等诱发。

3. 症状

肝性脑病的临床表现因原发病的不同而呈现出轻重缓急的各不相同，但不外乎精神错乱和运动异常两个方面。精神错乱可表现为性格与行为的改变、睡眠时间的颠倒、时间空间和人物概念的模糊、语言表达及吐词的不清、理解力计算力的减退等，继之可出现木僵、嗜睡，甚至昏迷。运动异常最具特征性的表现为扑翼样震颤，即在病人双臂平伸，手指分开时，可见到双手向外侧偏斜，掌指关节与腕关节有快速的、不规则的扑翼样抖动，严重时四肢、肘、肩、口角和舌均可抖动。病人常取物不准、握物不牢、步履不稳。随着病情进展，出现腱反射亢进、肌张力增强、锥体束征阳性。昏迷后各种反射迟钝或消失，既往根据肝性脑病患者精神错乱和运动异常的情况分为四期，但近年来报道证实许多肝硬化病人并无明显异常表现，而通过特殊检查如智力功能检测和视觉诱发电位的脑电图检查发现异常者占60%～70%，从而提出了亚临床型肝性脑病或隐性肝性脑病，但各期之间界限并非十分鲜明，常可重叠出现（见表8-1）

表8-1　肝性脑病分期表

分　期	主要精神状态	震　颤	脑　电　图
隐性期	无表现，经智力功能测验发现异常	（－）	脑部慢波倾向、视听觉诱发电位可异常
Ⅰ期（前驱期）	精神淡漠或兴奋、轻度性格改变、举止反常、思维慢、沉默寡言、不讲整洁、口齿不清、睡眠颠倒、行为怪异	（±）	慢波倾向、波频减少
Ⅱ期（昏迷前期）	精神错乱、意识模糊、语无伦次、定向力下降、有错觉、恐惧或躁狂、误诊为精神病	（＋）易引出，约54%，腱反射亢进，肌引力增高	出现异常的慢波Q波
Ⅲ型（昏睡期）	昏睡，但能唤醒，偶可答问，或精神错乱，产生幻觉，幻听	（＋）锥体束（＋）	出现明显异常的Q波和慢波
Ⅳ期（昏迷期）	严重嗜睡、深昏迷、不易唤醒、神志丧失、对疼痛刺激无反应	（－）反射消失	出现δ波或平坦化

注：智力功能测验包括数学连接试验、数字标字试验、搭积木试验及连续反应时间测定等。

4. 体征

扑翼样震颤、肝臭、肌张力增高、病理反射阳性。

5. 实验室检查

（1）肝功能明显损伤或轻度异常；

（2）血氨增高。

6. 影像学检查

脑电图表现为节律变慢，出现普遍性每秒4～7次的Q波。昏迷时两侧同时出现对称的高波幅δ波。

临床诊断以病史、症状、体征、辅助检查为主要依据，以诱因、脑电图变化为参考。

（二）辨证诊断

1. 痰浊蒙窍型

（1）临床表现：精神呆滞，言语不清，意识朦胧，甚至神昏嗜睡，面色晦暗，脘腹胀满，泛恶纳呆，喉间痰鸣。舌质暗红，舌苔厚腻，脉沉滑。

（2）辨证要点：神昏嗜睡，喉间痰鸣。舌苔厚腻，脉沉滑。

2. 毒火攻心型

（1）临床表现：壮热烦躁，口干唇裂，神昏谵语，面赤气粗，或有抽搐，身目黄染，腹部胀大，大便秘结，小便短赤。舌质红绛，舌苔黄燥，脉洪数有力。

（2）辨证要点：壮热烦躁，神昏谵语。舌红绛，苔黄燥，脉洪数有力。

3. 阴虚阳亢型

（1）临床表现：循衣摸床，躁动不安，言语错乱，两手颤动或抽搐，甚至昏迷不醒，口干唇燥，面色潮红。舌质红绛，舌苔干燥，脉弦细。

（2）辨证要点：言语错乱，两手颤动或抽搐，面色潮红。舌质红绛，脉弦细。

4. 阴阳两竭型

（1）临床表现：昏迷不醒，两手颤动，面色苍白，呼吸微弱，大汗淋漓，四肢厥冷，少尿或无尿，大便失禁，腹大如鼓。舌质红绛，无苔，脉细微欲绝。

（2）辨证要点：昏迷不醒，大汗淋漓，四肢厥冷，大便失禁。脉微欲绝。

二、鉴别诊断

以精神症状为唯一突出表现的肝性脑病易被误诊为精神病，因此凡遇精神错乱者，应警惕肝性脑病的可能性。肝性昏迷还应与可引起昏迷的其他疾病，如糖尿病、低血糖、尿毒症、脑血管意外和镇静剂过量相鉴别。进一步追问肝病病史，检查肝脾大小、肝功能、血氨、脑电图等项目将有助于诊断与鉴别诊断。

三、治疗

（一）提高临床疗效的思路提示

1. 分清虚实，辨明轻重

中医认为，本病病机为热、火、痰浊蒙闭清窍或气血阴阳衰竭，神无所依。究其病性不外虚实两端，临床必须明辨。实证系风、火、痰浊内闭，神明无主。临床表现为神志不清，躁动谵语，肢体抽搐，气促，便结尿赤，舌质红，苔黄厚糙或焦黑，脉弦大而数。虚证系气血耗散，阴阳衰竭致神明失守所致。病初可见精神疲惫，少气懒言，或午后潮热，消瘦颧红；继则神志恍惚，语无伦次；进而昏迷不醒，二便失禁。治疗上，前者应以平肝息风、清心开窍为法；后者当益气养阴，回阳固脱。两者病机不同，治疗各异，故临床上应首先分清虚实，辨明轻重，才可避免虚虚实实之弊。

2. 中西结合，多法并用

肝性脑病是肝脏疾病中最严重的一种并发症，病死率高，目前对此尚无特效方法。西医治疗施以护肝，保持水电解质平衡，提高机体免疫功能，纠正氨基酸比例失调等综合治疗措施。而中医以辨证施治为主，配合单验方，结合现代药理研究而选方用药治疗本病。中药治疗途径方面，除传统上以安宫牛黄丸、紫雪丹及汤药鼻饲外，还可选用中成药制剂如茵栀黄注射液、醒脑净、清开灵、生脉注射液等静脉点滴。同时配合针灸、灌肠等法。现代研究证明，大黄保留灌肠能促使肠道积滞排出，减少氨的吸收，降低血氨，预防和纠正肝昏迷。所以中西结合，多法并用，是降低本病死亡率和提高临床疗效的关键。

（二）中医治疗

1. 内治法

（1）痰浊蒙窍型

治法：涤痰开窍。

方药：涤痰汤加减。

半夏、胆星、橘红、枳实、菖蒲、人参、竹沥、郁金、竹茹、茯苓、甘草。

湿热者，可加苍术、薏苡仁；腹满而胀，可加沉香。

（2）毒火攻心型

治法：清心泻火，醒脑开窍。

方药：犀角地黄汤加味。

水牛角、生地黄、栀子、生大黄（后下）、石菖蒲、丹皮、郁金、赤芍。

大便秘结者可重用大黄，加玄明粉冲服；热盛动风，加钩藤、石决明；吐血，衄血者，加白茅根、三七粉。神昏谵语者，服安宫牛黄丸或至宝丹。

（3）阴虚阳亢型

治法：滋阴潜阳，平肝息风。

方药：镇肝熄风汤加减。

龙骨、牡蛎、代赭石、元参、麦冬、白芍、麦芽、川楝子、牛膝、茵陈、甘草。

腹部胀大，小便不利，加大腹皮、泽泻；昏迷不醒，送服紫雪丹或至宝丹。

（4）阴阳两竭型

治法：益气回阳，救阴固脱。

方药：参附龙牡汤加减。

红参、黄芪、煅龙牡、制附子、五味子、麦冬、熟地黄、石菖蒲。

阴精耗竭，加山萸肉、阿胶、龟板；四肢厥冷，加干姜、肉桂。

2. 外治法

（1）针刺治疗：患者昏迷时取合谷、人中、十宣、涌泉等穴；烦躁不安时可针刺内关、神门等穴。采用泻法，留针 15 分钟，每日 1 次，5 ~ 7 天为 1 疗程。

（2）灌肠治疗：生大黄 20 ~ 30g，水煎取汁 200mL 或加入食醋 100mL，保留灌肠，促使排便，减少毒素的吸收。

（3）穴位封闭治疗：肝昏迷伴呃逆不止者用阿托品 0.5mg 进行穴位注射，取合谷、内关、足三里、中脘等穴，腹胀时可用维生素 B_1 100mg 注射足三里、三阴交。

（三）西医治疗

肝性脑病的治疗，现今尚无特效疗法，应立足早期诊断、早期治疗。治疗在针对原发病的基础上，去除某些引发或加重肝性脑病的诱因，应强调采取综合措施，具体如下。

1. 减少氨及其他肠内毒物的生成和吸收

（1）饮食：肝性脑病的患者，开始数日应禁食蛋白质，饮食以糖类为主，每日供给热量1200～1600kcal，必须维持正氮平衡，如热量供应不足，可导致负氮平衡，出现胰高糖素血症，糖原新生增加，蛋白分解代谢增强，氨产生相对增加，可加重肝性脑病。昏迷不能进食者可行鼻饲管，注入25%蔗糖及多糖溶液，如胃不能排空时，停止鼻饲，改为深静脉滴注25%葡萄糖溶液，并给予足量维生素。神志清醒后，应逐步恢复蛋白饮食，开始时不多于0.5g/（kg·d），能耐受时逐渐增加蛋白饮食，最终控制在每日不超过40g。动物蛋白以乳制品为佳，若为植物蛋白可提高至80g/d。

（2）灌肠及导泻：采用清水或生理盐水加食醋灌肠，可清出肠道内的有毒物质，有消化道出血时，可排除肠道积血，并可酸化肠道环境，以减少氨的吸收，禁用肥皂水等碱性液体。

（3）抑制肠道细菌生长：肠道内的氨有40%由细菌分解产生，故可用卡那霉素，新霉素，甲硝唑，氟哌酸，氨苄青霉素，黄连素等药物口服或灌肠。临床常用的是新霉素和甲硝唑或替硝唑，新霉素每日2～3g，分次口服或用1%新霉素溶液灌肠，但应注意新霉素的肾毒性和耳毒性；甲硝唑0.25克/次，每日4次或替硝唑0.5克/次，每日2次。近年来，临床亦多用乳酸杆菌制剂，均可抑制肠道内产生尿素酶的细菌，使尿素酶减少，尿素分解下降从而氨生成减少。

（4）降低肠道内pH值

①乳果糖：为半乳糖苷果糖，人工合成的酸性双糖，口服后不被肠吸收，而在结肠内被细菌分解成乳酸和醋酸，其作用为：a. 乳酸、醋酸可降低结肠内的pH值，减少氨的吸收；b. 乳酸和未分解的乳果糖的渗透作用，可造成轻度腹泻，有利于有害物质的排出，减少毒物的产生和吸收；c. 促进乳酸杆菌的形成，抑制氨的生成；d. 促进氨渗入细菌蛋白，从而增加粪内氨的排出，并有抗内毒素的作用。用法：开始20mL/h，口服直至出现腹泻，然后逐渐减量至每天保持2～4次软便为宜。也可灌肠，其副作用有：在肠内形成大量气体，从而引起腹胀，腹绞痛等。不适宜用于糖尿病患者。

②乳梨醇：为乳果糖第二代产品，pH值>2.0时，分解为山梨醇和半乳糖，小肠内也不被吸收或水解，但可被大肠内细菌转化为乳酸、二氧化碳、氢。可口服或灌肠，疗效与乳果糖相似，剂量也以保持每天2～4次软便为

宜，对血糖和胰岛素无影响，糖尿病患者可应用。

2. 促进有毒物质的代谢清除

应用降氨药物，可促进肠道内氨等有毒物的代谢清除，对慢性反复发作的肝性脑病效果好，对急性昏迷无效。常用的药物如下。

（1）谷氨酸盐：谷氨酸可与氨结合形成无毒性的谷氨酰胺，从而降低血氨。包括谷氨酸钾、谷氨酸钠，为碱性药物，可加重碱中毒，因此在碱血症时不宜选用。有腹水浮肿者少用钠盐，少尿时少用钾盐，应用前可先给予维生素 C 2 ~ 5g 静滴，然后可选用谷氨酸钠（每支 5.75g/20mL）60 ~ 80mL 或谷氨酸钾（每支 6.3g/20mL）20mL，加入 10% ~ 25% 葡萄糖液 500mL 中静脉滴注。

（2）精氨酸：精氨酸是鸟氨酸循环合成尿素的重要氨基酸，可增加尿素的合成，降低血氨。本品不含钾、钠，系酸性，可用 25% 精氨酸 40 ~ 80mL/d 加入葡萄糖液中静滴，但需精氨酸酶、ATP 和 Mg^{2+} 的参与。

（3）乙酰谷酰胺：本品易透过血脑屏障，而谷氨酸可与氨结合为谷氨酸胺起到降血氨的作用，但谷氨酸不易透过血脑屏障，乙酰谷酰胺可作为载体，有助于谷氨酸透过血脑屏障，故在应用谷氨酸盐时主张联合应用乙酰谷酰胺，每次 600 ~ 900mg/d，加入葡萄糖注射液中，稀释后静脉滴注。

（4）缬氨酸：Weiser 等报告采用 5% 缬氨酸 25 ~ 50mL/h 腔静脉输注后可使昏迷者清醒，氨基酸图谱及脑内神经递质代谢正常化，脑内氨下降，谷氨酰胺浓度近于正常，谷氨酸盐也下降。Kleinberger 等给病人口服缬氨酸 1 ~ 2 天后，病人意识恢复，脑内 5 - HT 趋于正常，芳香氨基酸下降。

（5）丝氨酸：可与血中氨和二氧化碳合成甘氨酸使血氨下降。动物实验证明注射丝氨酸 500mg/kg 体重，10 分钟后血氨明显下降。

（6）天门冬氨酸钾镁：天门冬氨酸是草酰乙酸的前体，在柠檬酸循环中起重要作用，同时也参与鸟氨酸循环，与氨结合形成天门冬酰胺，而使血氨下降。此外，尚有将氨由组织内输送到肾脏排泄出体外的作用，天门冬氨酸钾镁含钾盐、镁盐各 500mg/10mL。常用量 20 ~ 40mL，加入葡萄糖液 500mL 中静滴。

（7）γ - 氨酪酸：可在体内与血氨结合生成尿素排出体外，从而降低血氨，同时还为一种中枢抑制性递质，可增强葡萄糖磷酸酯酶的活性，参与脑组织糖代谢，并能增加乙酰胆碱的生成，恢复脑细胞功能。适用于早期躁动，大脑皮质处于兴奋状态的病人。用法：2.0～4.0g 加入葡萄糖液 250～500mL 中静滴。本品必须稀释后缓慢滴注，否则会引起急剧的血压下降，造成休克死亡。

（8）鱼精蛋白：含精氨酸 80%，常与 ATP 和镁并用，尤适用于伴有出血的肝性脑病患者，每次 100mg 加入 10% 葡萄糖液中静脉滴注，每 6～8 小时 1 次，连用 1～3 天。

3. 纠正氨基酸比例失调

芳香与支链氨基酸失衡学说，输入以支链氨基酸为主的复方氨基酸治疗。其主要作用：①与芳香族氨基酸竞争进入脑内，使脑内芳香族氨基酸减少，使假性神经递质形成减小；②支链氨基酸经肠道吸收后，主要贮存于肌肉内，可刺激肌肉蛋白合成，减少蛋白分解；③输入（外源性）支链氨基酸，调节氨基酸代谢失调。目前临床上常用的有六合氨基酸，肝安等。

4. 补充正常神经递质，恢复正常脑功能

（1）左旋多巴：可通过血脑屏障进入脑内，在脑组织内经过酶促作用产生多巴胺和去甲肾上腺素，后者为正常神经递质，可取代脑内的假性神经递质，恢复脑功能。左旋多巴还可增加肝血流量和心肾血流，使氨的排泄增加，降低血与脑脊液中的氨。但近来对其疗效颇有争议。用法：0.5～1.0g，每日 3～4 次口服或 300～600mg 静滴，每日 1～2 次。不良反应：①可引起消化道症状，伴消化道出血者不宜应用；②可引起肝功能损害。

（2）溴隐亭：为多巴胺受体促效剂，有特异性兴奋多巴胺受体的长效作用，可使脑代谢和血流量增加，传统方法治疗无效的肝性脑病可服此药。用法：2.5mg/d，每隔 2 天增加 2.5mg，直到 15mg/d。不良反应有恶心、呕吐、腹绞痛、便秘或腹泻、疲倦、头痛、眩晕等，偶可出现高血压。

（3）氟马西尼：为苯二氮䓬拮抗剂。肝性脑病患者对苯二氮䓬的敏感性显著增加，本品有快速苏醒作用。用法：0.5mg 加入生理盐水 50mL，于 5 分钟内静注，之后 2.0mg，加入生理盐水 250mL 中，静滴 1 小时。

（4）间羟胺：可对抗周围神经的抑制，尤其合并休克时，间羟胺与多巴胺合用更佳。

5. 对症及支持治疗

（1）保持呼吸道通畅，并给予吸氧，必要时可做气管切开，预防感染可选用抗生素。

（2）多次少量输注新鲜血或血浆或白蛋白，补充维生素。新鲜血能提供多种凝血因子、调理素，增强抵抗力，提高红细胞比积。维生素C可参与氧化还原反应，改善新陈代谢，加速肝糖原合成。肝病时均存在凝血障碍、维生素K吸收不良，所以需大量补充维生素K，另外还应补充B族维生素。

（3）纠正水电解质及酸碱失衡很有必要。肝性脑病时常并发低钾、低氯性碱中毒。若不注意矫正或预防其发生，不但可诱发还可加重肝性脑病。在输注高渗糖时，每日应补充氯化钾3～6g；如已出现低钾血症，在每日尿量超过500mL时，应补充氯化钾6～9g，输注时氯化钾浓度在0.3%～0.45%为宜；如出现肝肾综合征，少尿时，也应警惕高血钾的发生；稀释性低钠血症常是晚期肝病能量代谢衰竭的表现，处理极为棘手，如输注高张盐水，则更使钠向细胞内转移，为此应限制入水量，酌情给予28.75%谷氨酸钠40mL（相当于生理盐水450mL）来补充钠盐，或酌情应用渗透性利尿剂如20%甘露醇250mL，使排水多于排钠；对于出现肌痉挛者，应警惕低血钙、低血镁的可能，可应用11.4%谷氨酸钙及10%硫酸镁予以纠正；代谢性碱中毒发生后，除补充氯化钾外，还可补充氯化钙、精氨酸、大剂量维生素C。肝性脑病时总液体量应控制为前日24h尿量+1000mL，最多不超过2500mL。

（4）应保护脑细胞，防治脑水肿，可给予冰帽降温，以降低能量消耗。昏迷超过24小时，因脑缺氧，大量应用葡萄糖产生大量水，可致脑水肿，影响病人意识的恢复，应进行脱水治疗，可给予20%甘露醇1g/kg体重，快速静脉输注，或山梨醇静点，也可同时给予白蛋白或地塞米松20mg/d静滴。

（5）应注意防治出血与休克，肝性脑病时，由于凝血障碍及慢性肝病肝硬化门脉高压时，除存在食道胃底静脉曲张，还可存在门脉高压性胃黏膜病变及肝源性溃疡，可发生胃、十二指肠出血，应用H_2受体拮抗剂及质子泵抑制剂，使pH值保持在5以上，可防止上消化道出血。另外静脉输注维生素K_1或新鲜血可达到预防和治疗出血的目的。一旦出现消化道大出血，应立即按消化道大出血常规方法处理。

（6）肾上腺皮质激素及肝细胞生长因子可用于治疗肝性脑病，长期以来对肝性脑病应用肾上腺皮质激素褒贬不一。临床可早期短期应用，对暴发性肝炎所致的肝性脑病可能有效，对肝硬化所致的肝性脑病可能无效。其作用为：①有抗毒素作用，改善毒血症状；②促进肝糖原生成；③改善胆红素代谢；④保护肝细胞溶酶体，抑制肝细胞破坏。副作用为：①易引起出血；②有贮钠排钾作用，可造成低钾血症，诱发和加重肝性脑病；③易造成感染。

细胞生长因子因其低抗原性，可从动物血中分离，近年来已较为广泛地应用于临床，目前已知肝细胞生长因子具有以下活性：①有丝分裂效应，可促进肝细胞 DNA 的合成；②细胞迁移效应，在促进肝细胞生成的同时还能促进肝细胞的散开和移动；③形态形成效应，在肾脏的发育和肾损伤的修复研究中发现，肝细胞生成因子与细胞的分裂、移动和小管的形成有关，在胚胎的形成中也有重要作用；④高浓度的肝细胞生长因子能抑制癌细胞的生长。用法：80~100mg 加入葡萄糖液 250mL 中静脉点滴，每日 1 次，7~10 天为 1 疗程。另外也可用人胎肝细胞混悬液（含肝细胞生长因子）250~500mL 静脉点滴，每日 1 次。

（7）其他疗法包括血液透析、血浆置换、血液灌流、生物人工肝和混合型生物人工肝，均因其方法复杂，价格较高，疗效不尽如人意，临床尚未广泛应用。

我国是乙肝大国，乙型肝炎病毒携带者约占世界总数的三分之一，其中相当一部分患者会逐步发展成急性或慢性肝炎、肝硬化甚至肝癌，最终发展为肝功能衰竭。然而，由于供体器官严重短缺等多种原因，目前仅少部分肝功能衰竭患者可获得肝移植机会。因此，能够取代部分肝脏功能的人工肝支持系统得以迅速发展。

人工肝支持系统包括非生物人工肝（ALS）和生物人工肝（BAL）。前者不含生物组分，主要利用滤过和吸附原理清除毒素，类似于血液透析治疗。但 ALS 不能完全替代肝脏，这就促使肝病工作者致力于对含有生物成分，能够综合发挥肝脏氧化脱毒、生物转化、分泌与合成等功能的 BAL 的研究。

BAL 的临床应用前景是令人鼓舞的，但其广泛应用仍须努力攻克许多难题，如最佳细胞来源、体外细胞长期稳定性和活性的提高、生物反应器重建肝脏三维结构等。

现有生物反应器设计只能体现肝细胞实质细胞和细胞外基质的相互作用，而忽视了非实质细胞的重要性。共培养策略可能是一个比较有前途的开拓领域。特别是肝细胞和非实质细胞的共培养可以提高细胞与细胞之间的相互作用。

肝脏中的肝细胞面临着氧气和营养物质的浓度梯度，而这个梯度是随着其与门静脉距离的改变而变化，正是由于存在这一梯度，肝细胞显示了不同功能。为使肝细胞可以继续发挥在正常肝脏中的所有功能，未来的生物反应器可能需要重建这种微环境。

随着生物工程技术的不断创新，未来的生物反应器应该最大化地转化营养物质和氧气，这就需要发展一种称为三维立体制造的技术，重建肝脏三维立体构象，并能精确定位细胞位置。

最终，理想的生物人工肝应该是由可完全吸收的生物人工肝置人性装置来实现永久的肝脏替代作用。

（四）中医专方选介

1. 醒脑合剂

茵陈 40g，金钱草 40g，山栀 12g，生大黄 20g，丹参 30g，桃仁 12g，全当归 15g，川芎 12g，赤芍 15g，枳实 12g，厚朴 12g，石菖蒲 12g，胆星 12g，天竺黄 12g，广郁金 15g，元明粉 12g（冲服）。本方活血化瘀，通里攻下。适用于重症肝炎所致肝性脑病。每剂煎成 200mL，每次鼻饲 60～100mL，每日 4 次，每次加服紫雪散 2 管（每管 0.06g）和安宫牛黄丸半粒或 1 粒，服至清醒为止。同时静滴复方丹参注射液、654－2、维生素或输血等。治疗 10 例，存活 6 例，死亡 4 例；治愈时间最长 82 天，最短 30 天，平均 56 天。[孙景振 . 醒脑合剂为主治疗重症肝炎初步小结 . 江苏中医杂志 . 1983，（2）：16]

2. 二黄清肝汤

黄连 10g，大黄 9g，生石决明 30g，茵陈 30g，郁金 15g。本方清热通下。适用于肝性脑病热毒内盛者。水煎，取汁 400mL，日 1 剂，早晚分服。[彭勃 . 中西医临床消化病学 . 439]

3. 化浊柔肝汤

大腹皮 15g，陈皮 10g，茵陈 30g，茯苓 30g，白蔻仁 12g，薏苡仁 30g，郁金 15g，菖蒲 12g，太子参 12g。本方利湿化浊。适用于肝性脑病湿浊内盛者。水煎服，日 1 剂，取汁 300mL，分 2 次服。[彭勃 . 中西医结合消化病学 . 440]

第二节　上消化道出血

上消化道出血系指屈氏韧带以上的消化道包括食道、胃、十二指肠、胰、胆道或胃空肠吻合术后的上段空肠等部位病变引起的出血。

上消化道出血临床主要表现为呕血和（或）黑便，大量出血时往往有周围循环衰竭。中医学虽无上消化道出血的病名，但根据临床表现，可分别归入"吐血""便血"范畴。

一、临床诊断

（一）辨病诊断

上消化道出血的临床表现取决于出血的性质、部位、失血量与速度，同时和患者在出血时的全身情况（包括年龄、有无贫血、心肾功能状况）有关。

1. 症状

呕血、黑便，出血量大者常有精神萎靡、心悸、恶心、乏力、口渴、少尿或无尿。

2. 体征

出血量少时可见皮肤及黏膜、指甲、口唇等颜色苍白，出血量多时可见心率增快、血压下降、四肢湿冷、反应迟钝、意识模糊甚至昏迷。

3. 实验室检查

（1）血常规：①白细胞总数常升高，但肝硬化脾功能亢进时，白细胞增高不明显；②中重度失血时，红细胞计数、血红蛋白及红细胞压积常明显降低。

（2）肾功能检查：血尿素氮及肌酐升高。

（3）大便潜血试验：常规隐血试验阳性，免疫法试验阴性。

4. 影像学检查

为确定出血部位，可进行消化液检查、纤维内镜检查、X 线钡餐检查及选择性动脉造影等。

5. 根据患者出血量的多少，临床将上消化道出血分为三类

（1）大量出血：指数小时内的失血量超过 1000mL 或循环血量减少 20%，往往出现周围循环衰竭征象。

（2）显性出血：指有呕血、黑便或粪便呈红色，但无循环障碍表现，不需大量输血。

（3）隐性出血：无呕血及黑便，但粪便隐血试验阳性。

（二）辨证诊断

1. 胃热壅盛型

（1）临床表现：吐血色红或紫暗，多夹杂食物残渣，脘腹胀满，甚则作痛，口臭，便秘或大便色黑。舌红苔黄腻，脉滑数。

（2）辨证要点：吐血色红或紫暗，口臭。舌红，苔黄腻，脉滑数。

2. 肝火犯胃型

（1）临床表现：吐血色红或紫暗，口苦胁痛，心烦易怒，寐少多梦。舌质红绛，脉弦数。

（2）辨证要点：吐血色红或紫暗，口苦胁痛。舌质红绛，脉弦数。

3. 气虚血溢型

（1）临床表现：吐血缠绵不止，时轻时重，血色暗淡，神疲乏力，心悸气短，面色苍白。舌质淡，脉细弱。

（2）辨证要点：吐血缠绵不止，血色暗淡，面色苍白。舌质淡，脉细弱。

4. 阴虚火旺型

（1）临床表现：吐血色红量多，脘腹痛，面色潮红，潮热盗汗，咽干，心烦不寐，耳鸣，大便黑。舌红少苔，脉细数。

（2）辨证要点：吐血色红量多，潮热盗汗，便黑。舌红少苔。

二、鉴别诊断

一般认为上消化道出血的诊断并不困难，病人有吐血或黑便病史，大便潜血阳性即可确诊。但上消化道出血量少仅表现为黑便时，应与下消化道出血相鉴别。此时应结合胃镜、全消化道钡餐、乙状结肠镜及纤维结肠镜、选择性动脉造影等手段以明确出血部位。

三、治疗

（一）提高临床疗效的思路提示

1. 中西结合，止血为先

呕血、便血若量大势猛，病情凶险，应结合现代科学技术，插入胃管，选用疗效肯定、运用方便的中成药及专方、专药、经胃管注入，或结合胃镜进行镜下止血，同时配合西药制酸、止血之品。对食管静脉曲张出血者，生长抑素既可降低门脉压，又可抑制胃酸，颈静脉肝内门腔分流术亦安全有效，应根据情况及时选用，以求迅速止血，挽救生命。

2. 辨证为主，辅以止血

对于出血量少势缓的患者，应四诊合参，根据虚实寒热加以辨证，同时加用止血之品如紫草、地榆、仙鹤草、白及、三七粉之属。出血停止或恢复期，由于血液大量流失，一派血虚之症，也有因气虚血脱而表现为气血不足的证候，此阶段应以调补气血为主，启发脾胃生化之源，或结合药膳调理，加快病情恢复，减少再出血的发生。

（二）中医治疗

1. 内治法

（1）胃热壅盛型

治法：清胃泻火，化瘀止血。

方药：泻心汤合十灰散加减。

大黄、黄连、黄芩、十灰散（冲服）。

若胃气上逆而致恶心呕吐者，加代赭石、竹茹、旋覆花。

（2）肝火犯胃型

治法：泻肝清胃，降逆止血。

方药：龙胆泻肝汤加减。

龙胆草、栀子、丹皮、黄芩、生地黄、白芍、夏枯草、茜草根、侧柏叶、旱莲草。

胁痛加郁金；嗳气频者，加沉香；吐酸者，合左金丸。

（3）气虚血溢型

治法：健脾益气，补气摄血。

方药：归脾汤加减。

党参、白术、黄芪、茯苓、炒地榆、血余炭、白及、阿胶（烊化）、炙甘草。

（4）阴虚火旺型

治法：滋阴降火，凉血止血。

方药：茜根散加减。

茜草根、阿胶（烊化）、侧柏叶、生地黄、麦冬、旱莲草、茯苓、甘草。

若有潮热者，加地骨皮、白薇、青蒿、鳖甲；盗汗明显者，加糯稻根、浮小麦、煅牡蛎；气虚者，合生脉散。

2. 外治法

（1）针刺治疗：取合谷、内关、足三里、涌泉等。平补平泻，留针10～20分钟，每日1～2次。对少量出血者有效。

（2）耳针：取胃、脾、内分泌、肾上腺、皮质下等穴。每日取 3～5 穴，交替使用。

（3）贴敷法：白术、莪术各 10g，熟地黄 20g，共为细末，凉开水调成糊状，敷于哑门穴。

（三）西医治疗

本病治疗的原则是及早纠正失血，防止继续出血和再出血，并针对出血原因治疗。

1. 一般治疗

卧床休息；保持呼吸道通畅，给予吸氧；密切观察神色和肢体皮肤冷湿或温暖情况；记录血压、脉搏、出血量与每小时尿量；大量出血时宜禁食，小量出血者可适当进流质。

2. 补充血容量

迅速补充血容量是处理上消化道出血的首要措施。根据病情选择生理盐水、胶体液或输血治疗。

3. 药物治疗

（1）抑酸抗酸药

①H_2 受体拮抗剂：甲氰咪胍开始冲击量为 0.2g，然后 0.2g/4h 进行维持；雷尼替丁开始冲击量为 50mg，然后 100mg/8h 进行维持；法莫替丁开始冲击量为 10mg，然后 20mg/12h 进行维持。一般雷尼替丁及法莫替丁为首选。静脉给药 24～48 小时，直至出血停止或允许口服为止。

②质子泵抑制剂：奥美拉唑通过静脉给药，开始冲击量为 40mg，然后 40mg/10h 进行维持。若能口服可予 80mg/d，分 2 次服。

③硫糖铝：将 2g 硫糖铝溶于 10mL 水中，当下胃管用盐水冲洗后，胃内出血停止，即向胃内注入 60mL 硫糖铝溶液，每 2 小时注入 1 次，持续 24 小时；第 2 天改为每 2 小时注入 20mL；第 3 天改为每 4 小时注入 10mL 或直至可以口服为止。

（2）止血药

①去甲肾上腺素：用 8mg 去甲肾上腺素加入到生理盐水 100～200mL 中，置于冰箱使成 4℃，口服或胃内灌注。若无效，可于 1～2 小时后重复 1～2 次，若仍无效则不宜使用。

②孟氏液：可用 5% 的孟氏液 30mL 口服，继之用 5% 碳酸氢钠液 30mL 漱口，或用 5% 孟氏液 30mL 胃管内注入。若显效，6 小时后重复 1 次。

③立止血：可静脉和肌肉各注射 1U，重症病人 6 小时后可再肌注 1U，以后每日肌注 1U，约 2～3 天。

④凝血酶：首次剂量宜大（8 千～2 万 U），溶于 50～100mL 生理盐水或牛奶中口服或胃管内注入，每 2～6 小时 1 次。

⑤冻干凝血酶原复合物：每次 200～400U（10～20U/kg），静脉滴注，每日 1～2 次，出血控制后酌情减量，一般历时 2～3 天。

（3）降低门脉压的药物

①血管收缩剂：垂体后叶素：常用量为 0.2U/min，无效时可增加至 0.4～0.6U/min，止血后以 0.1U/min 维持 12 小时停药。奥曲肽：先缓慢静脉注射 0.1mg，继之以 0.25mg/h 静脉滴注，持续 24～48 小时。

②血管扩张剂：硝酸甘油：每 15～30 分钟舌下含 0.4～0.6mg 或静脉滴注 10～40μg/min；若收缩压在 14.7kPa 以上，可每 15 分钟以 40μg/mL 量递增，最大可增至 400μg/mL。酚妥拉明：静滴垂体后叶素 0.2～0.4U/min，同时，静脉滴注酚妥拉明 0.1～0.3mg/min，出血停止后减量维持，血止 12 小时后停药。另外尚可选用心痛定、异搏定、脑益嗪、汉防己甲素及心得安等。

4. 内镜下止血

具体见肝硬化章节。

（1）内镜下喷洒止血剂：在内镜直视下对准出血病灶喷洒止血剂，如肾上腺素、凝血酶、立止血等。适用于胃肠道黏膜糜烂、渗血、活检后出血、溃疡出血等。

（2）食管静脉曲张硬化剂治疗的适应证：①食管静脉曲张破裂大出血；②既往曾接受分流术或脾切除术后再出血；③重度食管静脉曲张，有出血史者，全身情况不能耐受外科手术；④食管静脉曲张破裂大出血，经三腔管或加压素暂时止血后数小时，再加硬化剂治疗。

（3）其他镜下止血法：如电凝止血法、放置缝合夹子、激光治疗、食管静脉曲张套扎疗法及微波治疗等。

5. 其他止血方法

具体见肝硬化章节。

常见的有动脉内灌注药物或栓塞剂、经颈静脉肝内门腔分流术、组织黏合剂、三腔二囊管压迫止血及手术治疗。

（四）中医专方选介

1. 温中止血汤

党参（病情严重，出血量多，气虚明显者用生晒参 10～20g）、炒白术、炒蒲黄各 15g，茜草、炮姜炭各 30g，炙甘草 5g，罂粟壳 3g。水浓煎 3 次，煎取药液 300mL，每日分 3 次，餐前温服。病情危重者可每日煎服 2 剂。治疗期间禁用任何止血西药，如确系重度失血者，酌情配合输血及支持疗法。本方温中行气，止血消瘀，适用于气虚血瘀型上消化道出血患者。治疗 44 例，其中男性 31 例，女性 13 例，痊愈 42 例，显效 2 例，总有效率 100%。其中止血最短时间 28 小时，最长时间 6 天。[刘全让，等. 温中止血汤治疗上消化道出血 44 例临床观察. 四川中医. 1996，24（8）：19]

2. 二白散

白及 3000g，海螵蛸 2000g，人中白 2000g，鸡内金 1000g。将各药洗净晒干，分别研细末后装成小袋备用，每小袋内含白及 3g，海螵蛸 2g，人中白 2g，鸡内金 1g。每日 1 袋，每日 3 次，以凉开水送服。除酌情补液或输血外，一律不用其他止血药物。7 天为 1 个疗程。本方收敛止血，凉血散瘀。适用于各型上消化道出血患者。治疗 50 例，男 37 例，女 13 例，1 疗程治愈 39 例，显效 7 例，好转 2 例，无效 2 例，总有效率为 92%。[李定江. 二白散治疗上消化道出血 50 例. 中国民间疗法. 1996，4：44]

3. 清热固气汤

板蓝根、党参各 30g，麦冬、生地黄各 24g，丹皮、山栀仁各 12g。本方清热益气凉血。用治胆道出血。有黄疸者加茵陈 15～30g；热重者加水牛角 30g。[王伯祥. 中医肝胆病学. 北京：中国医药科技出版社，1993：499]

第三节　肝肾综合征

肝肾综合征是指在严重肝脏疾病晚期出现的一种进行性、功能性肾功能不全的并发症。常见于各种类型的肝硬化、暴发性肝功能不全、重症肝炎、原发性和继发性肝癌及妊娠脂肪肝等疾病。

肝肾综合征的临床特点是出现进行性少尿，尿钠极度减少，自发性氮质血症，稀释性低钙血症，而肾组织病理学检查却无特殊性改变。中医学虽无此病名，但结合其病理演变过程、临床表现和预后，分别可见于"鼓胀""虚劳""癃闭""关格"等病的范畴。

一、临床诊断

（一）辨病诊断

1. 症状

进行性少尿或无尿，伴恶心、呕吐、厌食、乏力、腹胀、黄疸、嗜睡，甚则出现肝昏迷。

2. 体征

主要表现为原发肝病的体征，如黄疸，腹胀大，肝掌，蜘蛛痣，下肢浮肿和肝昏迷的体征，如扑翼样震颤，肌张力增高等。

3. 实验室检查

（1）尿常规：常有蛋白和颗粒管型及少许红白细胞等，比重一般 >1.025。

（2）血肌酐和尿素氮：可有不同程度的升高。

（3）肾小球滤过率和肾血流量：都明显下降，滤过分数（肾小球滤过率/肾血流量）下降或正常。

（4）电解质：晚期血钾明显升高，血钠明显下降，二氧化碳结合力降低。

（5）肝功能：血清白蛋白明显降低，白球比例倒置，血清胆红素重度增多，血清转氨酶明显升高。

（二）辨证诊断

1. 湿热内蕴型

（1）临床表现：腹部胀大，腹皮绷紧，甚至坚实拒按，胁腹疼痛，肌肤深度黄染，恶心泛呕，口苦咽干，大便干，小便黄赤或尿闭，下肢浮肿。舌质红，苔黄腻，脉数。

（2）辨证要点：腹部胀大，坚实拒按，大便干结，小便黄或尿闭。舌红，苔黄腻。

2. 脾肾阳虚型

（1）临床表现：腹胀如鼓，面色晦暗、少华或㿠白，泛恶呕吐，腰膝酸软，畏寒肢冷，下肢浮肿，尿少或尿闭。舌质淡，苔白腻，脉沉细。

（2）辨证要点：畏寒肢冷，腰膝酸软，尿少或闭。舌淡，苔白腻，脉沉细。

3. 肝肾阴虚型

（1）临床表现：小便量少或无，面色晦滞，泛恶欲呕，腹大如鼓，形体消瘦，下肢浮肿，口干唇裂。舌质红绛，光亮无苔，脉细数无力。

（2）辨证要点：尿少或无，形体消瘦，口干唇裂。舌红绛，光亮无苔。

二、鉴别诊断

本病应与肾前性氮质血症相鉴别。二者临床均可表现为少尿、无尿、血尿素氮增高、尿渗透压及比重增高。但肾前性氮质血症多由于心力衰竭、频繁呕吐、腹泻、过度利尿以及大量放腹水等导致全身性循环血量不足，造成暂时肾功能不全，但肝功能正常，对补液扩容治疗有明显疗效。而肝肾综合征多发生于严重肝病晚期，肝功能检查结果明显异常，对扩容治疗效果不满意。

三、治疗

（一）提高临床疗效的思路提示

1. 早期发现，中西合治

肝肾综合征临床表现为少尿、无尿、电解质紊乱、氮质血症，治疗十分棘手。中西药均无特殊疗法，关键在于早期发现，积极抢救，争取扭转肾功能。采取中西医结合治疗，已形成一种新的发展趋势。目前，多在中药辨证的基础上，配合西药保肝、扩容、利尿、纠正电解质紊乱、止血、抗感染等治疗。

2. 祛实补虚，辨证论治

中医认为肝肾综合征是由于多脏虚衰，致邪毒内停。其虚有肝虚、肾虚、阳虚、阴亏，邪毒分湿热、瘀血、水湿。其临床症状随病情变化，病理发展，邪正转换之不同而表现各异。如表现为腹皮绷紧，坚实拒按，烦热口苦，大便干结，小便黄涩或尿闭，一派湿热之征者，当通腑泻浊，清热利湿，以求邪去正复；若面色晦暗无华，形寒肢冷，腰膝酸软，腹胀便闭，一派阳虚之象者，当温阳扶正，佐以利湿化浊，以求正复邪退。不可固守一方一法，不分虚实变化，或攻或补，虚虚实实，贻误病情。

（二）中医治疗

1. 内治法

（1）湿热内盛型

治法：清利湿热。

方药：茵陈蒿汤加味。

茵陈、青蒿、栀子、大黄、黄芩、枳实、大腹皮、竹茹、车前子、茯苓。

湿热者加猪苓、泽泻；呕恶明显者加陈皮、半夏；心烦不安者，加生龙骨、生牡蛎。

（2）脾肾阳虚型

治法：温阳健脾，利水消肿。

方药：真武汤合五苓散加减。

制附子、橘皮、半夏、党参、白术、茯苓、车前子、大腹皮、泽泻、生姜皮。

呕吐甚者可加吴茱萸；肾阳虚明显者加枸杞、山药、仙灵脾等；水湿泛滥，凌心射肺，症见喘满不得卧者，加葶苈子、大枣；浊邪上扰神明致神昏不语者，加菖蒲、远志，或鼻饲苏合香丸。

（3）肝肾阴虚型

治法：滋补肝肾。

方药：六味地黄汤加味。

熟地黄、山药、茯苓、车前子、山茱萸、猪苓、枸杞、泽泻、沙参、麦冬。

口干烦渴加知母、黄柏；躁扰不宁合大定风珠。

2. 外治法

（1）针刺治疗：取关元、中极、阴廉、肾俞、三焦俞。用平补平泻法，每日1次，5～7天为1疗程。

（2）灸法：灸气海、天枢各3～7壮，然后用六一散内服，以利小便。用于肝肾综合征呕吐及小便不利者。

（3）贴敷法

①蒜硝膏：大蒜120g，芒硝60g，同捣烂成糊状，外敷肋背角和肾区，每2日1次。

②琥蛇汁：琥珀12g，白花蛇舌草、元参各30g，煎汁。用两个布袋装药

并浸透药汁进行肾区热敷。每日 1～2 次。

（4）灌肠法：生大黄、生牡蛎、六月雪各 30g，浓煎 120mL，高位保留灌肠，每日 1 次。适用于本病湿热内蕴者。

（三）西医治疗

1. 一般治疗

适当限制蛋白的摄入，改善肝脏的功能，静脉给予能量合剂、支链氨基酸。无尿时控制入水量，每天不超过 1000mL。

2. 病因治疗

（1）消除引起肾功能不全的一切诱因和防治肝病的并发症，如上消化道出血和肝性脑病，避免过量利尿或大量多次放腹水，控制感染。禁用肝、肾毒性药物。

（2）适量补液，纠正电解质紊乱及酸碱平衡失调。

（3）对于低蛋白血症、少尿及无尿出现的腹水、腹胀及浮肿可给予利尿剂。常用氨体舒通和双氢克尿噻联合治疗。用法为氨体舒通每次 40～80mg，双氢克尿噻 50mg，口服，每日 2～3 次。可酌情给予血浆或蛋白制剂，以提高疗效。

3. 扩容治疗

对于过量利尿，大量反复放腹水、出血、脱水等因素引起血容量减低者，以及低排高阻型病人可采用扩容治疗。静脉输入冻干血浆、新鲜全血、白蛋白、右旋糖酐药物。亦可给予血管活性药物和利尿剂以改善肾脏血流量，提高利尿效果。

4. 血管活性药物治疗

（1）八肽加压素：可降低肾血管阻力，提高肾小球滤过率，改善肾血流量，并有升压作用，用法从小剂量 0.001U/min 开始。

（2）多巴胺：能增加心排出量和肾血流量，常与利尿剂联合应用。方法为多巴胺 40～60mg 加速尿 80～100mg 加入 25% 葡萄糖液 60mL 中，静推，每日 1 次。连用 3 天，无效者停药。

5. 腹水回输

能增加有效血浆容量及肾血流量，对顽固性腹水的肝肾综合征有一定疗效。方法是通过超滤器将自身腹水浓缩后做静脉回输。

6. 透析疗法

有腹膜透析和血液透析，早期应用，对纠正水潴留、高血钾、氮质血症及酸中毒等有一定疗效。

7. 外科治疗

根据病情可行腹腔－颈静脉分流术和腔静脉吻合术。

（四）中医专方选介

1. 乌梅养阴泄毒汤

乌梅45g，西洋参（另煎）、鲜石斛、茵陈、金钱草各30g，当归、黄柏、川黄连、木香、延胡索、郁金、柴胡、枳壳各10g，桂枝6g，干姜5g。大便不通加大黄15g，玄明粉10g（冲服）。本方益气养阴，清热利湿。适用于阴亏热盛型的肝肾综合征。水煎服，日1剂，早晚分服。治疗2例，服药20～30剂后，均痊愈。［李国鑫．乌梅丸为主治愈胆汁性肝硬化继发肝肾综合征．浙江中医药．1996，31（12）：550］

2. 五苓减桂汤

猪茯苓各20g，炒白术15g，泽泻30g，大腹皮10g，桑白皮10g，川牛膝12g，青陈皮各5g，车前子（包煎，微炒）5g。本方健脾祛湿利水。适用于脾虚水停型肝肾综合征。水煎，日1剂，早晚分服。治疗1例，配合护肝、纠正水电解质平衡及扩容等治疗，4天后病情好转出院。［席与仪，等．中西医结合治疗肝肾综合征的临床体会．江西中医药．1993，24（2）：338］

3. 通腑泄浊方

生大黄（后下）10g，芒硝10g（冲服），枳实10g，生地黄60g，玄参30g，丹皮15g，黄柏10g，赤芍20g，牛膝10g，桃仁10g。本方通腑泻下，养阴清热。适用于腑实型肝肾综合征。水煎服，日1剂，早晚分服。治疗一男性，以上方加减服用1周，病情痊愈。［王俊华．急下通腑法治疗鼓胀、昏愦1例．福建中医药．1981，15（2）：22］

第四节　原发性腹膜炎

原发性腹膜炎是指腹腔内无污染腹膜的原发病灶，病原菌是从腹膜外的远处病灶经血行或淋巴播散而引起的腹膜急性感染性病变。肝硬化腹水及病毒性重型肝炎并发原发腹膜炎的发病率，前者国内报道为 3.1% ~30%，国外约为 3% ~8%；后者约为 8.4% ~24.7%。

原发性腹膜炎临床以突然出现发热、腹痛、恶心呕吐等为主要症状，有明显的腹胀、腹肌紧张及全腹压痛。中医学虽无原发性腹膜炎的病名，但根据主要临床表现，可归入"腹痛"范畴。

一、临床诊断

（一）辨病诊断

本病约半数病人在肝硬化腹水或病毒性重症肝炎进展的基础上急性起病。发病前多有肠道、胆道、泌尿系统、肺及皮肤等部位的感染，菌血症、败血症、上消化道出血及腹腔穿刺等为诱发因素。

1. 症状

（1）腹膜炎症状：腹痛，腹部触痛和腹肌紧张。其腹痛多突然发生、持续存在、痛势剧烈。

（2）中毒症状：主要有恶心、呕吐、腹胀、发热、低血压、脉速、气急等。

2. 体征

（1）表情痛苦，被迫体位（仰卧位），双下肢屈曲。

（2）腹膜炎三联征，即腹部压痛、腹壁肌肉痉挛和反跳痛。

（3）腹式呼吸变浅，腹壁反射消失，肠鸣音减弱或消失。

（4）腹腔内有大量渗出液时，腹部叩诊可有移动性浊音。

3. 实验室检查

（1）血液：白细胞计数升高，弥漫性腹膜炎时最高，可接近或超过 $20 \times 10^9/L$，中性粒细胞百分比可高达 90% 以上。在病情严重、机体抵抗力低下时，白细胞计数不高，但核左移明显，且可有毒性颗粒。

（2）尿液：常因失水而浓缩，可发现蛋白和管型，有时尿酮呈阳性。

（3）腹水：为渗出液，较混浊，白细胞数大于 $1 \times 10^8/L$，其中中性粒细胞占 90% 以上，渗出液中可找到致病菌。

上述为典型原发性腹膜炎的临床表现，诊断一般不难。但实际临床工作中较为多见的是非典型者，这些病人大多无典型腹膜炎征象，如发热、腹痛、腹膜刺激征、白细胞增多、腹水为明显渗出液等，而是表现隐袭，患者常无发热（偶有下午低热）及自发性腹痛，没有或只有不明显的易被忽视的腹肌紧张度轻度增加及轻度压痛或反跳痛。在肝硬化患者中，血液白细胞可正常或在原已减少的基础上有动态增加，但仍可在正常范围内，中性粒细胞增加，此时以腹水骤然增加、肝性脑病等为早期表现，其原因为：①严重肝病时，机体对感染的反应差，体温可正常或仅发热而无腹痛。②因有大量腹水，腹膜刺激征可不明显。③漏出性腹水稀释炎性腹水，实验室检查不是典型渗出性。④伴脾功能亢进时，血液白细胞不高甚则偏低。若病人病情迅速恶化，表现为呃逆、腹水增长迅速及出现肝性脑病，又无其他明显诱因，应警惕原发性腹膜炎并立即抽腹水做常规、生化及细菌学检查，也可做腹水鲎试验，以期早期发现、早期治疗。

4. 病原学诊断

从患者腹水中查出乙型链球菌，肺炎双球菌、大肠杆菌等致病菌。

（二）辨证诊断

1. 郁滞水聚型

（1）临床表现：腹胀腹痛，腹水骤增，腹不喜按，腹部叩之水多于气；发热，口干，尿液渐减，便秘或便溏不爽。舌红，苔黄腻或白腻，脉弦数。

（2）辨证要点：腹胀疼痛不喜按，叩之水多于气。舌红苔黄腻或白腻。

2. 湿热瘀毒型

（1）临床表现：腹胀，腹痛，腹部拒按或腹壁膨隆如球，腹壁绷紧，叩之如鼓，呕吐，高热，烦渴，胸中痞闷，矢气极少或不矢气，小便短黄、量少，便结或解少量黏液水样便，或黄疸骤深，或大便色黑，腹壁青筋怒张或显露。舌红绛或紫暗，苔黄糙或黄厚腻，脉洪数或弦涩。

（2）辨证要点：腹壁绷紧，疼痛拒按，小便黄赤，大便秘结或少量黏液水样便。舌苔黄燥或黄厚腻。

3. 热损气阴型

（1）临床表现：腹胀，腹痛，腹大如鼓，叩之气水相当或水多于气，低热，或手足心热，或盗汗，形体消瘦，面色萎黄或晦暗，小便黄少。舌质淡红或瘀暗，舌苔少或出现剥脱苔，脉细数。

（2）辨证要点：低热、盗汗。舌苔少或出现剥脱苔，脉细数。

4. 阴阳离绝型

（1）临床表现：腹部胀大，疼痛拒按，精神萎靡或昏迷，手足不温或四肢厥冷，口干唇燥，小便短少，大便呈黏液水样。舌红、苔灰黑，脉微欲绝或沉细无力。

（2）辨证要点：精神萎靡或昏迷，手足不温或四肢厥冷。脉微欲绝。

二、鉴别诊断

1. 原发性腹膜炎应与继发性腹膜炎相鉴别

（1）原发性腹膜炎主要见于肝硬化腹水、肾病综合征等免疫功能减退的病人及婴幼儿，而继发性腹膜炎则无此类局限，多继发于腹内脏器原已存在的疾病或损伤，或继发于外伤及外来感染。

（2）原发性腹膜炎患者起病较缓，腹膜炎三联征亦多不及继发性腹膜炎明显。

（3）继发性腹膜炎病人可发现膈下游离气体，而原发性腹膜炎病人则无。

（4）腹腔穿刺，取腹水或腹腔渗液做细菌涂片及培养检查，原发性腹膜炎都为单一细菌感染，而继发性腹膜炎几乎皆是混合性细菌感染。

2. 原发性腹膜炎与结核性腹膜炎相鉴别

结核性腹膜炎若发生在肝硬化基础上，起病较缓，患者一般情况下，腹痛轻，无反跳痛，腹壁可有柔韧感，有时可触及包块，少数可有典型结核中毒症状，腹水细胞学检查以淋巴细胞为主，病原学检查有时可查到结核杆菌，抗结核治疗有效。

三、治疗

（一）提高临床疗效的思路提示

1. 中西结合，抗菌与解毒同用

原发性腹膜炎是由于病原菌侵犯引起的腹膜急性感染。西药治疗以抗菌消炎为主。中医认为本病的基本病理因素为热毒，治以清热解毒为主。临床上单用中药或西药治疗，疗效欠佳。目前多采用中西结合，抗菌与清热解毒中药并用，配合支持疗法及对症处理，可取得满意疗效。

2. 益气扶正，多法并用

原发性腹膜炎后期随着热毒消退，病人逐渐出现正气不足征象。治疗上应在清热解毒基础上酌加益气扶正之品。益气扶正药能明显增强机体抗感染

和防御功能，可增强清热解毒药物的祛邪抗感染作用。另外，多法并用是提高本病疗效的关键。临床证明，中药保留灌肠具有通腑导滞除胀、行气活血解毒、增加肠蠕动、减少透壁性感染、降低血氨等作用。中药外敷疗法对减轻腹痛症状及促进腹部炎症吸收均有良好效果。

（二）中医治疗

1. 内治法

（1）郁滞水聚型

治法：清肝解毒，行气活血。

方药：柴胡清解汤加减。

柴胡、黄芩、生甘草、大黄、栀子、元胡、川楝子、枳壳、金银花、连翘、赤芍。

若腹水多、腹胀甚，可酌加泽泻、云苓、车前子、大腹皮、陈葫芦瓢。

（2）湿热瘀毒型

治法：清热解毒，攻下泻火，活血化瘀。

方药：黄连解毒汤合膈下逐瘀汤加减。

黄连、黄芩、黄柏、栀子、大黄、生蒲黄、丹皮、乌药、川芎、元胡、茵陈、赤芍、地丁、蒲公英、当归。

若形体壮实，痞满燥实者，加大黄、芒硝、枳实、厚朴。

（3）热损气阴型

治法：清热解毒，益气养阴。

方药：生脉散合黄连解毒汤加减。

黄芩、黄柏、炒栀子、太子参、猪苓、云苓、麦冬、黄连。

（4）阴阳离绝型

治法：回阳益气固脱。

方药：参附汤或独参汤。

人参、附片，或西洋参浓煎频服。

2. 外治法

（1）针刺治疗：取足三里、合谷、关元、气海、中脘、内关、曲池、胃俞、大肠俞等。对于正盛邪实者，一般采用泻法，强刺激，或电针，每次留针 30～60 分钟，每日 3～4 次。

（2）灸法：对阴阳离绝型原发性腹膜炎患者可艾灸神阙穴，以温通阳气。

（3）贴敷法

①消炎散取芙蓉叶、大黄各 300g，黄芩、黄连、黄柏、泽兰叶各 240g，冰片 9g，共研细末。用黄酒或醋调成糊状敷于腹壁疼痛最明显的地方，约 0.5cm 厚，外盖大小合适的塑料薄膜以防挥发。每日更换药物 1 次。

②麝香 0.3g，撒入脐眼，再用新鲜葱白 30～50g 捣烂成泥，敷在脐部，然后再用大小合适的塑料薄膜盖严葱白，以免气味散失，最后用胶布或绷带贴紧，保持 12～24 小时撤换。可连用 3～5 天。

（4）保留灌肠：大黄、忍冬藤、土茯苓、赤芍各 30g，厚朴、枳实各 15g，丹皮、公英、红藤、穿心莲各 20g，槟榔 10g。每日 1 副，煎取 200～300mL 药液，保留灌肠，每次保留 30～40 分钟。对于腹胀严重、体质壮实者，尚可在灌肠前 15～20 分钟顿服泡生大黄或番泻叶液 200～400mL，使口服药与灌肠药双管齐下发挥作用，用来增加肠道蠕动，起到通腑活血解毒的作用。对腹胀甚、血氨高于正常、有肝昏迷趋向者，可在煎液中加入 50～100mL 白醋保留灌肠。本法对于原发性腹膜炎属体虚邪实伴腹胀者慎用。

（三）西医治疗

1. 卧床休息

取前倾 30～45°的半卧位，有利于腹膜炎性渗出物流入盆腔，便于引流。如休克严重，则应先取平卧位。

2. 禁食

3. 积极纠正体液、电解质、酸碱平衡

临床可依据检验的血清氯化物、二氧化碳含量及血清钾、钠等含量计算补液。每日静脉补液总量可调节在 24 小时尿量至 150mL 为度。

4. 胃肠减压

可预防和治疗腹胀，促进肠蠕动。

5. 镇痛镇静

对于腹痛难忍或烦躁不安的病人可酌情选用吗啡、哌替啶、苯巴比妥类。

（1）吗啡：每次 5～15mg，皮下注射；极量为每次 20mg，每日 60mg。

（2）苯巴比妥（鲁米那）：口服每次 0.015～0.03g，每日 3 次；肌注每次 0.15～0.2g。

6. 抗菌治疗

（1）氨苄西林：对大多数革兰阴性细菌和革兰阳性细菌有抗菌作用。用

法：每次 3g，每日 2 次，静脉滴注。

（2）头孢唑林钠（先锋霉素Ⅴ）：对金黄色葡萄球菌、溶血性链球菌、肺炎球菌等革兰阳性菌有抗菌作用。用法：每次 3g，每日 2 次，加入生理盐水 100~200mL 中静脉滴注。

（3）林可霉素：对革兰阳性菌有强大的抑菌作用。用法：每日 0.9~1.8g，肌注。严重感染者每日 2.4~4.8g，分 2 次静脉滴注。其他可参照腹腔培养生长的细菌和药敏试验选用。

7. 其他治疗

对疑诊为原发性腹膜炎的患者应立即送腹水常规、生化及细菌培养检查并及时和正确地选用有效抗生素治疗，对临床表现典型而腹水细菌学检查阴性的患者，也应采取抗菌治疗，同时采取诸如让患者卧床休息及维持水电解质、酸碱平衡、营养支持等综合治疗也是十分重要的。

在腹水细菌培养及药敏结果未出报告前应根据以下原则选择抗生素。

①选用广谱抗生素，且偏重选用对革兰氏阴性杆菌有效的药物。目前认为以头孢噻肟等第三代头孢菌素为最好。

②联合用药以二联或三联为佳，药敏试验结果明确后再调整抗菌素。如发现有厌氧菌，可加用甲硝唑或替硝唑。

③给予足够剂量，使抗生素有足够的浓度渗入腹腔。

④避免选用有明显肝肾毒性的药物。

⑤药敏试验结果获得后，应根据其结果选用费用较低的抗生素。应用期限依据腹水培养阴性、白细胞减少、全身状态好转而停药。

以往认为一般抗生素静脉滴注后，腹腔可获得较高浓度，不必另做腹腔内注射，但近年来，抗生素的腹腔内注射渐受重视。有报道称抗生素静脉滴注加腹腔内注射组疗效明显优于单纯静脉滴注组，死亡率明显下降。于是主张每天放腹水 300mL 后，再向腹腔内注射较大剂量抗生素可望提高疗效，放腹水还可减少腹腔内细菌量及内毒素的吸收。

（四）中医专方选介

1. 加减薏苡败酱汤

太子参 15g，败酱草 20g，薏苡仁、泽泻、云苓各 12g，黄芩、丹皮、柴胡、瓜蒌皮各 10g，赤芍 15g。热甚者加生地黄 12g，麦冬 10g；寒甚者加附片 8g，桂枝 6g；气虚者加白术 10g，怀山药 15g。本方健脾利湿，清热解毒。适用于久病体弱，久用抗生素治疗不效的肝硬化并发原发性腹膜炎患者。水煎，每日1剂，早晚分服，7天为1疗程。共治疗38例，男32例，女6例。用药2个疗程有效者5例；3个疗程有效者15例；4个疗程有效者6例；5个疗程有效者2例，有效者共28例，无效10例，有效率为73.7%。[何子胥，等.中药治疗肝硬化并发原发性腹膜炎38例临床观察.湖南中医杂志.1989，6：3]

2. 甘遂黄硝散

生甘遂面0.9g，生大黄面0.6g，芒硝0.3g。本方泻热逐水。适用于原发性腹膜炎属实热者。甘遂黄硝散1.8g以20mL沸水冲化，待温口服，2小时后追加1次，以后4~6小时1次，日服4次。腹胀重、呕吐者配合胃肠减压；腹膜炎重者配合腹腔穿刺抽液，同时给予营养支持疗法。治疗106例，治愈103例，无效3例，治愈率为97%。[张增仁，等.甘遂黄硝散治疗急腹症疗效观察.北京中医杂志.1992，3：26]

3. 三黄灌肠方

大黄12g，黄芩15g，黄连10g，丹参30g，赤芍30g，川芎15g。本方通腑泻热，适用于肝硬化腹水合并原发性腹膜炎。浓缩成100mL溶液，每晚1次保留灌肠，7天为1个疗程。同时给予西药保肝和支持疗法，纠正酸碱失衡及电解质紊乱，积极控制感染。治疗24例，男16例，女8例，有效16例，无效8例，总有效率为66.7%。[高健.中药灌肠治疗肝硬化腹水合并原发性腹膜炎疗效观察.中西医结合实用临床急救.1996，3（9）：9]

第五节　内毒素血症

内毒素血症分为外源性和内源性两大类。外源性内毒素血症主要是由革兰阴性细菌感染后菌体裂解所释放的内毒素引发；内源性内毒素血症又称肠源性内毒素血症，是由于肠道菌群代谢产物过多或经异常途径进入体循环所致，肝脏疾病与内源性内毒素血症密切相关。

内毒素可直接或间接作用于机体多个系统，形成多脏器功能衰竭。临床表现为原有病情突然加重，伴畏寒、发热、乏力、腹胀、出血、皮疹、少尿、无尿、黄疸加深、甚至出现肝昏迷等。中医学虽然没有内毒素血症的病名，但对某些疾病及某些症候的描述就包含着内毒素血症。本病可归入中医"温毒""毒火""脓毒"等证的范畴。

一、临床诊断

（一）辨病诊断

现代研究发现，肝病患者内毒素血症发生率颇高。急性肝功能衰竭时，内毒素血症发生率可达100%，慢性活动性肝炎、肝硬化时出现率分别为50%和70%。因此出现下列情况应考虑本病。

1. 症状

畏寒、发热、乏力、腹胀、出血、腹痛、皮疹、少尿或无尿，黄疸加深，甚至出现肝昏迷。

2. 体征

黄疸、皮肤瘀点瘀斑，或多种形态的皮疹，腹部可有压痛或反跳痛。

3. 实验室检查

（1）鲎试验阳性；

（2）乳酸定量值升高。

（二）辨证诊断

1. 热毒炽盛，气营两燔型

（1）临床表现：身目俱黄，日趋加深，壮热身痛，口干咽燥，渴欲饮水，烦躁不安，恶心呕吐，衄血便血，腹部胀满，疼痛拒按，大便秘结，小便短黄而赤。舌边尖红，苔黄厚干燥乏津，脉弦数或洪数。

（2）辨证要点：寒热身痛，口干欲饮，衄血便血，小便黄赤。舌红苔厚燥乏津。

2. 湿热蕴结，气血瘀滞型

（1）临床表现：恶寒发热，或寒热往来，头身重痛，神疲体倦，目身深黄，胸闷腹胀，胁痛，纳少口黏，大便不爽或干结。舌红苔黄腻或白腻，脉滑数。

（2）辨证要点：头身重痛，纳少口黏。舌红苔黄腻或白腻，脉滑数。

3. 热毒伤阴，气阴两虚型

（1）临床表现：低热或体温不高，口干唇燥，渴而欲饮，精神萎靡，嗜睡懒言或不寐，纳少便结，小便黄赤短少。舌红绛或淡红，苔光剥或焦干，脉弦细数。

（2）辨证要点：低热，口干唇燥。舌红绛或淡红，苔光剥或焦干，脉弦细数。

4. 阴竭阳脱型

（1）临床表现：汗出如油，气短懒言，口干微渴，倦怠少神。脉微细欲绝。

（2）辨证要点：汗出如油，倦怠少神。脉微细欲绝。

二、鉴别诊断

内毒素血症应与真菌感染相鉴别。真菌感染多发生在慢性病病人、老年人，或长期使用广谱抗生素、激素、抗肿瘤药物的患者中。一般发生在严重原发病的后期，除血培养以外，咽拭子、痰、尿等标本培养也可获得真菌培养均为阴性的结果，鲎试验阳性为其特殊性检查。

三、治疗

（一）提高临床疗效的思路提示

1. 知常达变，活用清热解毒

内毒素血症的基本病机为热毒炽盛，故清热解毒当为其治疗大法。热毒症的成因是风热盛可成毒、暑热化火可成毒、燥热炽盛可成毒、湿热内蕴可化毒，治疗上应根据病因之不同，在清热解毒基础上给予祛风、解暑、润燥、利湿，使病邪得除，热毒自消。另外，随着病情发展，热毒传变之不同，又当辨证论治。对于热毒炽盛，燥屎内结者，当急下存阴，泻热防变，治以通下解毒；邪留肌表，滞于气营者，又当透解邪毒，引毒外出；热入血分，迫血动血者，当凉血止血；病至后期，正虚邪衰，当扶正祛邪，又有益气解毒、养阴解毒之不同。

2. 中西合璧，抗菌与解毒并用

内毒素系由革兰阴性细菌菌体裂解产生，细菌若繁殖快、数量大，则内毒素产量就大，危害就严重。抗菌药虽可抑制细菌生长繁殖，但不能对抗内毒素，反而因杀灭大量细菌，产生更多的内毒素，引起更严重的临床症状。而中药的清热解毒剂不仅能抑菌，还具有抗内毒素作用，正好弥补这一不足。二者一个抑菌，一个抗毒，治疗内毒素血症相得益彰。

（二）中医治疗

1. 内治法

（1）热毒炽盛，气血两燔型

治法：清热解毒，泻火凉血。

方药：犀角地黄汤合黄连解毒汤加减。

水牛角（锉末冲）、赤芍、连翘、野菊花、茵陈、半枝莲、鲜生地黄、地丁、丹皮、黄连、黄柏、栀子。

发斑者加银花；便秘者加芒硝、大黄。

（2）湿热蕴结，气血瘀滞型

治法：清热利湿，解毒活血。

方药：茵陈蒿汤或龙胆泻肝汤加减。

茵陈、滑石、生薏苡仁、金钱草、车前草、郁金、黄芩、泽泻、柴胡、枳壳。

若腹痛拒按，大便秘结者，可加大黄、芒硝、枳实、厚朴、麦冬、玄参。

（3）热毒伤阴，气阴两虚型

治法：益气养阴，清热解毒。

方药：增液汤合黄连解毒汤加减。

鲜生地黄、生石膏、连翘、半枝莲、蒲公英、鲜沙参、麦冬、金银花、山栀、黄芩、生甘草。

（4）阴竭阳脱型

治法：益气养阴，回阳固脱。

方药：参附汤合生脉散加减。

人参、附片、五味子、麦冬、干姜。

2. 外治法

（1）针刺治疗：取穴足三里、合谷、关元、气海、中脘、内关、曲池、胃俞、大肠俞等。对于正盛邪实者，一般采用泻法，强刺激，或电针，每次留针30～60分钟，每日3～4次。

（2）灸法：对阴竭阳脱型的内毒素血症患者可艾灸神阙穴以温通阳气。

（3）保留灌肠：大黄、连翘、白头翁、赤芍各30g，枳实、厚朴各15g。煎成200mL药液结肠灌注，每日1副。灌肠时应使病人侧卧去枕，且臀部稍抬高，肛管在病人能忍受的情况下尽量插深，低压使药液缓慢流入肠道，尽量使药液在肠腔内保留 30～60 分钟，对于腹胀严重、体质壮实者，还可在灌肠前 15～20 分钟顿服泡生大黄或番泻叶水液 200～400mL，使口服药与灌肠液双管齐下发挥作用，用来增加肠道蠕动，起到通腑活血解毒的作用。

（三）西医治疗

目前对内毒素血症的治疗尚无绝对可靠的特效药，必须采用综合治疗措施，清除血浆内毒素。

1. 控制肠道内革兰阴性菌的繁殖，减少肠源性内毒素的产生。

（1）新霉素：成人每日 2～4g，儿童 25～50mg/（kg·d），分 4 次服。

（2）硫酸巴龙霉素：成人每次 40 万 U～60 万 U，每日 4 次；儿童 8000U～12000U/（kg·d），每 5～10 天为 1 疗程。

（3）硫酸卡那霉素：成人 1～4g/d；儿童 25～50mg/（kg·d），分 4 次服。

（4）硫酸多黏菌素 B：成人 50 万 U～100 万 U/d；儿童 1 万 U～2 万 U/（kg·d），分 2 次口服。

2. 抑制或减少内毒素的吸收。

（1）药用炭：每次 3～5g，每日 3～4 次口服，连用数周或间断服用数月。

（2）白陶土：每次 15～30g，每日 2～3 次，口服。

（3）考束烯胺（消胆胺）：每次 4～5g，可增至 8～10g，每日 3 次，口服。

（4）硫糖铝：每次 1g，每日 3～4 次，饭后 2～3 小时服用。

3. 加速肠道内细菌及内毒素的排出。

（1）硫酸镁：每次 10～20g，加水 1 杯空腹服用。

（2）甘露醇盐水合剂：20% 甘露醇 165mL、5% 碳酸氢钠 30mL、10% 葡萄糖酸钙 5mL、10% 氯化钠 20mL、10% 氯化钾 3mL，加温水到 1000mL。用法：清晨每 5 分钟饮 200mL，在 1 小时内饮完 2000mL，3 小时内最多可饮甘露醇盐水合剂 10000mL，必要时可隔 1～2 日再服。

4. 中和、包裹或破坏内毒素的药物。

乳果糖：每次 10～20mL，每日 3 次，连服 1 周。

5. 用人工肝辅助装置以活性炭灌洗清除内毒素血症。

（四）中医专方选介

1. 复方大承气汤

大黄 15g（后下），芒硝 20g（冲服），枳实 30g，厚朴 15g，茵陈 30g，丹皮 15g，栀子 15g，金银花 30g，蒲公英 30g。本方清热解毒，通里攻下。用来防治梗阻性黄疸时出现的内毒素血症。以水煎法制成 100% 的药液 100mL，每日 1 剂，早晚分服。临床分为对照组 19 例和中药防治组 24 例，结果表明与对照组相比，中药防治组中内毒素血症的发生率和术后周围静脉内毒素血症的发生率均出现明显下降。[陈海龙，等. 复方大承气汤防治梗阻性黄疸时内毒素血症的临床研究. 中西医结合杂志. 1991，11（12）：724]

2. 解毒化瘀汤

七叶一枝花、白花蛇舌草、半边莲、金钱草、丹参各 30g，黄连 12g，生大黄 6g，枳实 20g。用于治疗温病内毒素血症。加水 600mL，文火煎至 300mL，温服，日 1 剂。观察 110 例病人，随机分为 A 组、B 组、C 组。A 组每日用庆大霉素 24 万 U、氨苄西林 6g，静脉滴入，中毒症状严重者加用地塞米松 10～15mg；出现休克者加用碳酸氢钠和山莨菪碱。B 组每日口服解毒化瘀汤 1 剂，分 3 次服。中毒症状严重者，补 5% 葡萄糖水和糖盐水；出现休克者加用碳酸氢钠和丹参注射液，鼻饲西洋参水。C 组用 A 组加 B 组的治法。结果表明 B、C 两组疗效明显优于 A 组，B、C 两组间无差异。[徐应抒，等. 解毒化瘀汤治疗温病内毒素血症的临床实验研究. 中国医药学报. 1990，5（3）15]

3. 泻热汤

大黄 15g，芒硝 20g，甘草 10g，玄参 30g。本方泻热通腑养阴。用于治疗胰腺炎、胆道感染、细菌性肝脓疡等消化系统病症合并内毒素血症的患者。水煎服，日 1 剂。[王宝恩，等. "下法"治疗消化系统疾病的临床观察及作用机制探讨. 中华消化杂志. 1984，2：98]

第六节　弥漫性血管内凝血

2001 年国际血栓与止血学会定义：DIC 是一种不同原因导致的获得性血管内凝血激活并失去局限性的综合征。它既可以是微血管系统损伤的结果，也可以是微血管系统损伤的原因。在肝脏疾病中，急性肝坏死、肝硬化及其他有严重肝功能损害的病例中容易发生 DIC。

DIC 临床表现为出血、血栓形成、溶血、休克、组织器官坏死或器官功能衰竭等综合征。中医学虽无弥漫性血管内凝血的病名，但根据其主要临床表现，可归入"血症"范畴。

一、临床诊断

（一）辨病诊断

1. 症状

①广泛性出血，如注射部位的异常出血、便血、尿血、鼻衄等，伴少尿、无尿、呼吸困难、黄疸、四肢末端发凉、青紫。②血栓、栓塞发生后往往引起器官功能损伤，如心、肺、肝及中枢神经系统等。③发热。

2. 体征

皮肤、黏膜渗血不止，血压下降，四肢末端发绀。

3. 实验室检查

①血小板低于 10 万或呈进行性减少；②凝血酶时间比正常延长或缩短 3 秒以上，或呈动态性变化；③纤维蛋白原低于 150mg/dL 或呈进行性下降，或总量超过 400mg/dL；④鱼精蛋白副凝试验阳性或血清纤维蛋白原降解产物超过 20μg/mL；⑤血片中破碎细胞比例超过 2%。

4. DIC 实验室诊断标准

没有单一的检验可确立或除外 DIC，需对临床征象和检验结果做全面评估。临床疑似应得到可靠的实验室检验的支持。DIC 是极度的动态状况，应做动态检验跟踪。潜在的疾患对实验结果可能会有影响。存在与 DIC 相关的潜在临床病变的大多数患者若明确联系诊断需采取重复检验。用于诊断和评估 DIC 的检验需反映止血功能的变化和与潜在病变的联系。止血功能的筛选试验如凝血酶原时间（PT）、活化部分凝血活酶时间（APTT）或血小板计数，为凝血因子消耗和启动的程度提供了重要依据。通过对纤维蛋白凝块溶解的测量可间接地判断纤维蛋白形成的程度。

（1）血小板计数测量中，血小板数减少或明显下降的趋向是反映 DIC 的敏感征象。单项血小板数测定并不是很有帮助，因最初的血小板数可保持在正常范围。正常范围内的血小板数持续下降可指示凝血酶的活跃生成，血小板数稳定则提示凝血酶生成已中止。血小板数减少对 DIC 并非很特异，因为许多与 DIC 相关的潜在疾患如急性白血病或败血症，在无 DIC 的情况下亦可引起血小板数减少。

（2）纤维蛋白裂解产物和 D2 二聚体 除了使凝血酶生成增强之外，纤溶活性在 DIC 时亦增强。纤溶活性可通过特异的酶联免疫吸附试验（ELISA）或乳胶凝集试验测定。纤维蛋白裂解产物（FDP）在 DIC 时也增加。当 D2 二聚体水平增高且合并血小板数减少和凝血时间改变时则是 DIC 诊断的可靠指标。

（3）PT 和 APTT PT 或 APTT 在 DIC 病例的病程中大约 50% ~60% 是延长的。这主要是因为凝血因子的消耗和合成受损，后者是由于肝功能损害、维生素 K 的缺乏或大量出血造成凝血蛋白缺失。

（4）纤维蛋白原测定在 DIC 诊断中已广泛应用，但事实上对大多数病例并不是很有帮助。纤维蛋白原作为一种急性状态的反应物，尽管一直在消耗，其血浆水平仍可保持在正常范围内。患者连续系列的低纤维蛋白原水平对诊断 DIC 的敏感度仅为 28%，低纤维蛋白原血症仅在严重的 DIC 病例中测得。多达 57% 的 DIC 患者其纤维蛋白原水平可能正常。为提供诊断线索，系列测定纤维蛋白原更为有用。

（5）血液涂片中，裂解的红细胞见于 DIC 患者，但很少超过红细胞的 10%。然有些 D2 二聚体增高、凝血筛选试验结果正常的慢性 DIC 患者存在裂解的红细胞，可为诊断 DIC 提供确定的证据。红细胞碎片的发现对 DIC 既不敏感亦非特异，当见到它们的数量增加时，其他可能的诊断如血栓性血小板减少性紫癜（TTP）和其他原因的血栓性微血管病应予以考虑。

（二）辨证诊断

1. 热盛血瘀型

（1）临床表现：吐血、衄血、便血或皮肤瘀斑，壮热，口渴喜饮，尿短赤，大便秘结或神昏谵语。舌质红或有瘀斑，苔干色黄或有芒刺，脉弦数。

（2）辨证要点：壮热，神昏谵语。舌红有瘀斑，苔黄糙或有芒刺。

2. 血虚血瘀型

（1）临床表现：便血、衄血或皮肤瘀斑，面色不华，㿠白或萎黄，心悸气短，头晕眼花。舌质淡暗，苔薄白，脉细数无力。

（2）辨证要点：面色㿠白。舌质淡暗，脉细数无力。

3. 气虚血瘀型

（1）临床表现：便血、衄血或皮肤瘀斑，色淡暗，神疲懒言，双目无神，气短自汗，语言低微。舌体胖，色淡暗，苔薄白，脉微弱或细数无力。

（2）辨证要点：神疲气短懒言。脉细微欲绝。

二、鉴别诊断

DIC 应与原发性纤维蛋白溶解亢进相鉴别。其鉴别点如下。

（1）发生率：DIC 临床易见，而原发性纤维蛋白溶解亢进罕见。

（2）血小板计数：DIC 重度减少，而原发性纤维蛋白溶解亢进则正常。

（3）破碎红细胞：DIC 病人应大于 2%，而原发性纤维蛋白溶解亢进的病人则无。

（4）3P 试验：DIC 病人为阳性，原发性纤维蛋白溶解亢进病人为阴性。

（5）优球蛋白溶解试验：50% DIC 病人缩短且程度较轻，而原发性纤维蛋白溶解亢进病人 100% 明显缩短。

（6）VC：DIC 病人减少，而原发性纤维蛋白溶解亢进病人增加。

（7）血小板球蛋白（β–TG）：DIC 病人均增高，而原发性纤维蛋白溶解亢进病人则正常。

三、治疗

（一）提高临床疗效的思路提示

诱发 DIC 的原因是多种多样的，凡影响气血运行的一切因素，都可以引起 DIC。而瘀血滞留，阻隔脉络，又是本病的病理实质。所以，在治疗时应当审证求因，针对引起出血的原因，使瘀血消散，气血调和，这样血证才能真正治愈。单纯的止血，仅为权宜之计，并非上策。对于行血活血而止血的理解，并非局限于单纯使用活血药物，而是泛指消除一切引起气血运行不畅的法则，也就是广义的行血活血。例如：若因毒热壅盛而致瘀血者，则用清热解毒；湿热阻络而致瘀血者，则用清热利湿；血热壅结而致瘀血者，则用凉血活血；气郁化火而致瘀血者，则用疏郁泻火；脾虚血滞而致瘀血者，则用健脾益气；气虚血滞而致瘀血者，则用益气升阳；阴虚血涸而致瘀血者，则用滋阴清热；血虚血滞而致瘀血者，则用补血活血等。针对病因，谨守病机，疏通气血，令其调达，使瘀血消散，经络疏浚，血归循经，则出血可止。

（二）中医治疗

1. 热盛血瘀型

治法：清热化瘀。

方药：清瘟败毒散合血府逐瘀汤。

柴胡、枳壳、牛膝、桃仁、红花、当归、黄连、黄芩、生地黄、川芎、石膏、知母、桔梗、甘草、水牛角。

2. 血虚血瘀型

治则：补血化瘀。

方药：当归补血汤合血府逐瘀汤化裁。

柴胡、枳壳、牛膝、桃仁、红花、赤芍、川芎、当归、黄芪。

3. 气虚血瘀型

治则：益气化瘀。

方药：独参汤合血府逐瘀汤加减。

党参、黄精、柴胡、枳壳、牛膝、桃仁、红花、甘草、赤芍、川芎。

（三）西医治疗

1. 对病因及原发病的治疗

对原发病的治疗是治疗 DIC 的一项根本措施，肝病病人应首先给予保肝治疗，恢复肝功能。

2. 支持疗法

与 DIC 同时存在的缺氧、血容量不足、低血压、休克等可影响治疗的结果，当尽力加以纠正，提高疗效。

3. 补充凝血因子和血小板

（1）可输注新鲜全血、新鲜血浆和血小板悬液。每天按病情可输注新鲜全血 200～400mL、新鲜血浆 200～400mL、血小板悬液 4～6 单位，可有效地补充凝血因子和血小板的缺乏。

（2）应用凝血酶原复合物（PCC）和纤维蛋白原制剂。PCC（上海莱士血制品公司生产的冻干制剂，每瓶含量为 273 血浆单位）1～2 瓶/天，隔 1 日 1 次，静滴，纤维蛋白原制剂 2～4 克/次，每日或隔日 1 次，静滴，可达止血目的。

4. ATP 制剂的肝素

据报道，肝素的抗凝作用需依赖 ATP，当 ATP 活性 > 80% 时，肝素有效；< 50% 时，肝素减效；< 30% 时，肝素无效。故将 ATP 制剂 500～1000U 加肝素 6000～12000U，在 24h 内持续静滴，连用 3～5 天为 1 疗程。

5. 丹参和复方丹参注射液

丹参具有抗血小板聚集、抗凝血、扩张血管和促纤溶作用，一般剂量为复方丹参注射液 20~30mL，加入 5% GS 内静滴，1~2 次/天，或加入低分子右旋糖酐 500mL，静滴，1~2 次/天。

6. 改善微循环

选用 654-2 注射液。本品为抗胆碱能药物，可阻断 α 受体，兴奋 β 受体，调节 cAMP 与 cGMP，松弛平滑肌，改善微循环，减轻肝缺血，改善免疫损伤，剂量每次 0.5~1.0mg/kg，静滴，1 次/天，持续 1~2 周。

7. 纤溶抑制剂的应用

仅在 DIC 确实伴有继发纤溶时使用，此时 3P 试验阳性，可溶性纤维蛋白单位复合物增高，FDP > 60mg/L。D-二聚体阳性或增高，可先用抑肽酶，首次 10 万 U，以后每 24h 内用 40 万 U，静滴，或止血环酸 0.2~0.4 克/次，每天 1~2 次，静滴。应用抗纤溶制剂需注意血压和尿量，若有休克、少尿应减少或停用，严防促发或加重急性肾功能衰竭。

8. 抗血小板药物

（1）双嘧达莫：每日 400~800mg，分 3 次口服；或 100~200g 加于 100mL 葡萄糖液中静脉点滴，每 4~6 小时重复 1 次。

（2）阿司匹林：每日 1.2~1.5g，分 3 次口服，或与潘生丁合用。

（3）右旋糖酐 40：每次 500mL，静脉滴注，每日 1~2 次，3~5 天为 1 疗程，可与双嘧达莫合用。

9. 抗纤溶药物

一般在继发性纤溶期时用，常用 6-氨基己酸 5g，静脉注射，以后每小时 500~1000mg 给予维持，直至出血停止。

10. 纤溶激活剂的应用

于 DIC 早期应用。常用链激酶 50 万 U 在 30 分钟内静脉滴注完，以后每小时滴注 10 万 U 左右。尿激酶首次剂量 15 万 U，以后每小时滴注 5 万 U 左右。

11. 补充血小板或凝血因子

如凝血因子过低，可输血、血浆或纤维蛋白原制剂，每克可提高血浓度 25~50mg/dL，若要达到止血作用，要把纤维蛋白原提高到 100mg/dL 以上，如血小板减少，可输浓缩血小板。

12. ATIV 浓缩剂的应用

有人在静脉滴注肝素时，同时静脉滴注 ATIV 以提高疗效，静脉滴注 1500U/d。

（四）中医专方选介

1. 血府逐瘀汤

当归、牛膝、红花、生地黄各 9g，桃仁 12g，枳壳、赤芍各 6g，柴胡、甘草各 3g，桔梗、川芎各 4.5g。本方活血化瘀，行气止痛。适用于一切 DIC 患者。水煎，日 1 剂，早晚分服，治疗 22 例，治愈 6 例，好转 1 例，治愈存活率为 72.7%。［刘建华，等．血府逐瘀汤在近代医学中的应用．福建中医药．1988，19（1）：58］

2. 清瘟败毒饮

生石膏 180g，生地黄 30g，犀角 1.5g（冲），黄连 15g，栀子、桔梗、黄芩、知母、赤芍、元参、连翘、竹叶、甘草、丹皮各 20g。本方清热解毒，凉血救阴。适用于气血两燔型的 DIC 患者。用本方合血府逐瘀汤加减治疗重度败血症导致 DIC 的患者 28 例，治愈率达 72.3%。［刘建华，等．血府逐瘀汤在近代医学中的应用．福建中医药．1988，19（1）：58］

第九章 伤寒性肝炎

伤寒性肝炎是指由伤寒杆菌引起的以肝脏损害为主的一系列症候群。

伤寒性肝炎临床除持续性发热、相对缓脉、脾脏肿大，玫瑰疹、白细胞减少以及特殊中毒症状等特征外，甚者可发生肠出血、肠穿孔等并发症，还出现肝肿大，伴触痛、黄疸及肝功能损害。

近年来世界各地发现由伤寒、副伤寒引起的肝损害相当常见，出现肝损害的约占伤寒、副伤寒患者中的 25% ～50%，肝脏损害多见于伤寒病程中第 2～3 周。

伤寒性肝炎多属中医"发热""湿温病""胁痛"等范畴。

一、临床诊断

（一）辨病诊断

伤寒病人的潜伏期一般 1～3 周，平均 8～14 天。伤寒主要表现是菌血及毒血症状。

1. 症状

持续性发热，相对缓脉，玫瑰疹，重者可出现神志恍惚，表情淡漠，便秘或腹泻等。

2. 体征

脾脏肿大，肝肿大（发生率 60% ～80%），伴触痛，黄疸（发生率 7.6%）等。

3. 实验室检查

（1）肝功能：ALT 升高 35% ～85%，血清胆红素很少超过 85.5μmol/L。

（2）病原学诊断

①血液培养：第 1～4 周阳性率高，可达 80% ～90%，第 2 周以后阳性率逐渐下降，第 3 周末约为 50%。

②骨髓培养：第1周的阳性率可达80%～90%，至第5周仍可有50%左右，对早期应用抗生素而未确诊者，更有价值。

③粪便培养：第2周起阳性率逐步增高，第3～4周阳性率最高，可达70%～85%，第5周以后降低。

（二）辨证诊断

1. 湿遏卫气型

（1）临床表现：恶寒，无汗，身热不扬，头昏，倦怠身重，胸脘满闷，腹胀，口不渴或渴而不欲饮，四肢倦困。舌苔白腻，脉濡缓。

（2）辨证要点：恶寒，无汗，身热不扬。舌苔白腻，脉濡缓。

2. 中焦蕴热型

（1）临床表现：身热起伏，午后热重，头痛身重，困乏呆钝，胸闷热轻，脘痞，腹胀便溏，溲短浑浊，渴不思饮。苔白腻或白腻兼黄，脉濡。

（2）辨证要点：身热起伏，午后热重，胸闷热轻，脘痞腹胀。苔白腻或微黄腻，脉濡。

3. 湿热中阻型

（1）临床表现：发热渐高，汗出不解，汗黏，面色晦垢，口渴不欲多饮，心烦脘痞，腹胀，恶心呕逆，小便短赤，大便溏而不爽，或外发白㾦，或见黄疸，或神志昏蒙，时清时昧，皮肤出现玫瑰疹。舌质红，舌苔黄腻，或厚浊而腻，脉滑数或濡数。

（2）辨证要点：发热渐高，汗出不解，汗黏，心烦脘痞，大便溏而不爽。舌质红，舌苔黄腻，脉滑数或濡数。

4. 湿热蕴毒型

（1）临床表现：发热口渴，胸痞腹胀，肢体倦怠，咽肿溺赤，或身目发黄。苔黄而腻，脉滑数。

（2）辨证要点：发热口渴，咽肿溺赤。苔黄而腻，脉滑数。

5. 热重于湿型

（1）临床表现：身热壮盛，口渴引饮，面赤大汗，呼吸气粗，脘痞身重。苔黄微腻，脉象洪大或滑数。

（2）辨证要点：身热壮盛，口渴引饮。苔黄微腻，脉洪大或滑数。

二、治疗

（一）西医治疗

伤寒性肝炎是伤寒的并发症之一，所以应以治疗伤寒为主，同时运用一些保肝、护肝之品，以提高肝脏功能。

1. 一般治疗及护理

病人应卧床休息，按消化道传染病隔离，病人的各种排泄物应彻底消毒。注意病人的脉搏、体温、血压变化及神志改变。病程中注意病人饮食，给富含营养、易消化的流质或半流质饮食，发热期及热退后 2 周予低渣饮食。注意水电解质平衡，成人每日热量 1600 卡左右，入液量 2000～3000mL。

2. 对症治疗

高热者以物理降温为主，慎用水杨酸类退热药，以免诱发虚脱及肠道并发症。便秘者可用开塞露灌肠，禁用泻剂，腹胀者可经肛管排气，禁用新斯的明类药物。

3. 其他治疗

伤寒性肝炎早期应补充维生素 C，能正常饮食后或减量停用。有出血倾向者应注射维生素 K_1（10～20mg/d）及其他止血药物。黄疸明显或持续不退者，可采用门冬氨酸钾镁 10～20mL 加入 10% 葡萄糖 500mL 和能量合剂 2 支静脉滴注。

（二）中医治疗

1. 内治法

（1）湿遏卫气型

治法：芳香化湿、疏中解表。

方药：藿朴夏苓汤加减。

藿香、佩兰、厚朴、半夏、杏仁、通草、生薏苡仁、滑石粉、白蔻仁。

湿浊内阻，呕恶，脘痞闷重者，加苍术、草果；身重痛、无汗、恶寒甚者加苏叶、豆豉、豆卷；热郁胸膈，见胸中烦闷，去厚朴、白蔻仁加山栀、淡豆豉；头痛、身痛加羌活、白芷。

（2）中焦蕴热型

治法：宣气化湿，佐以淡渗。

方药：三仁汤加减。

杏仁、白蔻仁、苡仁、厚朴、竹叶、半夏、滑石、通草。

身体重痛、大便溏泄者，加苍术、神曲；口甜者加藿香、佩兰；干呕者加姜半夏、陈皮、茯苓。

（3）湿热中阻型

治法：辛开苦降，清利湿热。

方药：王氏连朴饮加减。

黄连、厚朴、栀子、法半夏、淡豆豉、芦根、石菖蒲。

若壮热汗多，口渴能饮，心烦气粗，阳明胃热甚者，去厚朴、半夏加生石膏、知母、天花粉；呕恶不止者，加玉枢丹；阳明腑实，大便秘结加大黄、山楂、神曲、枳实、莱菔子；胸腹闷胀、呕恶、尿赤者，可用甘露消毒丹化浊利湿，清热解毒；透出白痦者，用薏苡竹叶散辛凉疏表；黄疸重者，用茵陈蒿汤。

（4）湿热蕴毒型

治法：化湿清热，解毒利咽。

方药：甘露消毒丹加减。

藿香、射干、川贝母、木通、黄芩、连翘、石菖蒲、白蔻仁、薄荷、滑石、茵陈。

胸痞腹胀甚，可加枳壳、厚朴；出红点者去茵陈、白蔻仁，加丹皮、赤芍、紫草；神昏者去白蔻仁加郁金；欲吐者去白蔻仁、通草、茵陈，加半夏、竹茹、川黄连。

（5）热重于湿型

治法：清气泄热，兼化太阴脾湿。

方药：白虎加苍术汤加减。

生石膏、苍术、知母、黄连、山栀。

津液受损者加芦根、天花粉；脘痞身重尤甚者加藿香、佩兰、陈皮、茯苓；肝气横逆而呕吐者加代赭石；湿热内蕴，舌苔黄腻者，加藿香。

2. 外治法

（1）气功疗法：选用常规保健功，"嘘"字诀法，按摩足三里，摩助嘘气。强肝功、舒肝动静功、简易疗肝功等均有一定疗效。

（2）针灸疗法：可用毫针疗法取俞募穴、足厥阴经穴，以平补平泻刺之。

黄疸较重，以背部俞穴为主；消化道症状较重，以四肢五输穴为主；肝功能损伤者以至阳、胆俞、太冲为主，配足三里；仅转氨酶高者，以至阳、足三里、大椎为主穴，配行间、阳陵泉。每次选 3 ~ 4 穴，采用平补平泻手法，一般可留针 30 分钟至 1 小时。

（3）药物穴位注射治疗：可取穴肝俞、胆俞、期门、中都、日月。急性期用维生素 B_1，黄疸消退后改用板蓝根，或用茵陈甘草注射液，每穴 1mL，每日 1 次，10 ~ 21 次为 1 疗程，或用当归注射液，每穴 0.5 ~ 1mL。

（4）耳针疗法：取穴为胆、肝、脾、交感、肝炎点、肝阳、内分泌。每次选 3 ~ 4 个穴，每日 1 次，7 ~ 14 日为 1 疗程。小儿患者，可取上穴 1 ~ 3 个埋针治疗。

（5）敷药疗法：对伤寒性肝炎病人的胁痛，配方可用川芎、香附、柴胡、芍药、青皮、枳壳，选穴大包、期门、章门。将药物研细末，调拌麻油或其他辅助药物贴于痛处，或在胁肋痛处，嘱患者深呼吸，闭气少许，然后用一手掌放于痛处，另一手微握拳，叩打手背，震动胁肋痛处，然后敷外贴药物。此外，还可配用下列单验方：①三棱、莪术各 12g，研细末，调拌凡士林外敷，选期门穴；②葱白 12g，莱菔子 6g，捣烂后加热，外敷于痛处；③盐 20g，香附 30g，捣烂外敷于胁肋，然后温灸。

第十章　瘀血肝

　　瘀血肝指充血性心力衰竭或心包疾病时，导致肝静脉血液回流障碍，肝内中心静脉被动性充血为基本病理过程的一种疾病。

　　瘀血肝主要以肝脏瘀血肿大，质地较坚韧，有压痛，颈静脉怒张，肝颈静脉回流征阳性，同时出现原发疾病等为临床表现。中医学虽无瘀血肝的病名，但按其不同的病理阶段和主要临床表现，可分别归入"心悸""水肿""痰饮"等证的范畴。

一、临床诊断

（一）辨病诊断

根据病史、结合发病症状、体征及实验室检查，诊断瘀血肝并不困难。

1. 病史

有充血性心力衰竭或心包疾病等病史。

2. 症状

倦怠乏力，食欲不振，恶心呕吐，右胁部胀痛不适，小便短少或下肢浮肿。

3. 体征

肝脏肿大，质地坚硬，有压痛，颈静脉怒张，肝颈静脉回流征阳性。

4. 实验室检查

（1）肝功能检查：急性瘀血肝的谷丙转氨酶、谷草转氨酶中等增高，尿胆原增多；慢性瘀血肝谷丙转氨酶、谷草转氨酶、碱性磷酸酶轻度升高，血清胆红素增高，血清白蛋白低下，球蛋白增高，尿酸合成及凝血因子合成减少。

（2）肝活体组织检查：急性瘀血肝显示肝中心静脉扩张充血，肝细胞轻度肿胀；慢性瘀血肝可见中央静脉扩张，肝窦呈充血状，肝窦旁间隙开放，肝小叶中央区肝细胞萎缩。

（二）辨证诊断

1. 水饮凌心型

（1）临床表现：胸脘痞满，渴不欲饮，小便短少或下肢浮肿，形寒肢冷，眩晕，恶心呕吐，流涎，右胁下可触及痞块，质硬。舌淡苔滑，脉沉细或滑。

（2）辨证要点：胸脘痞满，下肢浮肿，眩晕，恶心，呕吐。

2. 肾阳虚衰型

（1）临床表现：水肿重在下肢或在脐下，四肢清凉，心悸头眩，筋惕肉瞤，小便短少，动则气喘，右胁肋疼痛不适，可触及痞块。舌淡少苔，脉沉细。

（2）辨证要点：水肿重在下肢或脐下，四肢清凉，小便短少。

3. 阳气虚脱型

（1）临床表现：严重喘促，烦躁不安，冷汗肢厥，尿少，双下肢明显水肿。舌淡苔白，脉沉细欲绝。

（2）辨证要点：严重喘促，冷汗肢厥。脉沉细欲绝。

4. 气滞血瘀型

（1）临床表现：心悸怔忡，痰中带血，胸痛不止，气促息短，四肢厥逆，面浮足肿，面色青滞，口唇爪甲青紫，右胁肋疼痛不适，可触及痞块。舌质紫暗，脉细涩或结代。

（2）辨证要点：心悸怔忡，痰中带血，面色青滞，口唇爪甲青紫。

二、鉴别诊断

瘀血肝应与肝炎后肝硬化引起的肝脏肿大相鉴别。病史方面，瘀血肝有明确的充血性心力衰竭及心包疾病等病史，而肝炎后肝硬化病人多有长期的慢性肝炎病史。治疗上，瘀血肝经解除诱因后肝脏可明显缩小，而肝炎后肝硬化病人治疗后肝脏大小无显著变化。

三、治疗

（一）提高临床疗效的思路提示

1. 谨守病机，注重温阳益气

瘀血肝的基本病理为阳气亏虚，故温阳益气为基本治则。阳虚分为脾阳虚与肾阳虚。临床上应根据病人症状详加分辨：脾阳虚衰者以脘腹胀满，纳减便溏，神倦肢冷，面色萎黄为主症；而肾阳虚衰者多以腰部冷痛困重，四肢厥冷，面色㿠白为主要临床表现。治疗上前者应予温阳健脾，后者则应温肾助阳。如患者出现喘促不安，冷汗肢厥等阳气暴脱之症时，则又急当回阳益气固脱。

2. 标本兼治，活血利水并用

阳气亏虚为瘀血肝之本，而水湿四溢，瘀血内停为瘀血肝之标。临床治疗上，在温阳的基础上应着重活血利水，以标本兼治，改善症状，利水之剂应避免使用峻下逐水之品以免耗伤正气，宜用健脾利湿，益气行水之剂。此外，对于水肿病的治疗常合活血化瘀之法，取血行水亦行之意。活血化瘀之法中，除行血活血之剂外应加用山甲、鳖甲、地龙、全虫等虫类药，以搜经透络，软坚散结，消除积滞。

（二）中医治疗

1. 内治法

（1）水饮凌心型

治法：振奋心阳，化气利水。

方药：苓桂术甘汤加减。

茯苓、桂枝、制附片、焦白术、甘草。

头晕目眩，恶心呕吐加半夏、陈皮、生姜；下肢浮肿加泽泻、猪苓、车前子；舌质偏红加白茅根、麦冬；胁下胀痛者加泽兰、郁金。

（2）肾阳虚衰型

治法：温肾化水。

方药：真武汤加味。

茯苓、熟附片、白术、桂枝、生姜、白芍、甘草。

水肿甚者，加冬瓜皮；头昏甚者加泽泻；胸胁刺痛者加红花、泽兰。

（3）阳气暴脱型

治法：回阳、益气、固脱。

方药：参附龙牡汤加减。

人参、炙甘草、制附片、茯苓、龙骨、牡蛎、葶苈子。

咳喘加杏仁、桔梗；高血压引起头昏加益母草、草决明、夏枯草、罗布麻、臭梧桐。

（4）气滞血瘀型

治法：活血祛瘀。

方药：丹参饮加减。

丹参、葶苈子、白茅根、桂枝、泽兰、川芎、炙黄芪、百合、茯苓、琥珀末。

胸部闷者，酌加沉香末、檀香、香附；夹有痰浊、胸满闷痛者，加瓜蒌、薤白、法半夏。

2. 外治法

（1）针刺治疗：针刺手法宜用平补平泻，或酌情补泻。其对症选穴如下。

①心悸：神门、内关、心俞、膻中。

②水肿：水分、气海、三焦俞、足三里；阳水者选加肺俞、合谷、人中；阴水者选加脾俞、肾俞、阳陵泉。

③痰饮：中脘、足三里、天突、膻中、尺泽、合谷。每次选 3~4 个穴位，每日针刺 1 次，或视病情而定。

（2）穴位注射：参考上述取穴，药用复方当归注射液，或复方丹参注射液，或维生素 B_{12}，每次选 2~3 穴，每次注射 0.5~1mL，隔日注射 1 次。

（三）西医治疗

临床上重点在于去除诱因。

1. 积极控制心力衰竭，从而减轻肝脏瘀血程度、缩短肝脏瘀血时间。应用正性肌力药物，选择洋地黄制剂（西地兰、毒毛旋花子苷 K、地高辛等）以增强心肌收缩力；应用血管扩张剂如硝普钠、硝酸甘油、酚妥拉明、消心痛等，以减轻心脏的前后负荷。

2. 由急性心包积液引起者，需尽快心包穿刺抽液，降低心包内压。抽液后可将抗生素注入心包腔内。

3. 缩窄性心包炎形成的肝瘀血，内科治疗只能作为减轻病人痛苦及手术前准备之用。

4. 肝静脉血栓形成者，经内科对症治疗后，病情好转，应考虑外科手术，以恢复下腔静脉血液的回流。

第十一章　自身免疫性肝炎

AIH 是一种慢性进展性自身免疫性肝病，女性患者多见，主要临床表现为血清转氨酶升高，高丙种球蛋白血症和自身抗体阳性等，组织病理学检查主要表现为界面性肝炎和门管区浆细胞浸润。若未予有效治疗，可逐渐进展为肝硬化，最终致肝功能失代偿导致死亡或需要进行肝移植。随着对 AIH 认识加深以及有关实验室检查的普及，AIH 的诊断指标较前明显增加，但目前尚没有关于我国 AIH 的流行病学调查资料。

一、临床诊断

（一）辨病诊断

1. 症状和体征

AIH 大多隐袭性起病，临床症状及体征各异。大部分患者临床症状及体征不典型。常见症状包括乏力、恶心、呕吐、上腹部不适或疼痛、关节痛、肌痛、皮疹等。部分患者无明显临床症状及体征，只有在生化检查中出现肝功能异常后才发现。少数患者为急性、亚急性甚至暴发性起病。部分患者伴发其他自身免疫性疾病，如自身免疫性甲状腺炎、格雷夫斯病、干燥综合征、类风湿关节炎等。

2. 实验室检查

AIH 的实验室检查可有血清转氨酶升高，早期患者胆红素水平正常或仅有碱性磷酸酶水平轻度升高；高丙种球蛋白血症，主要表现为 IgG 水平升高；血清中主要自身抗体为抗核抗体和（或）抗平滑肌抗体（SMA）和（或）抗肝肾微粒体 −1 抗体阳性（滴度≥1∶80）。其他可能出现的自身抗体还包括核周型抗中性粒细胞胞质抗体（ANCA）、抗可溶性肝抗原抗体或肝胰抗原抗体、抗肌动蛋白抗体、抗肝细胞质 1 型抗体和抗唾液酸糖蛋白受体抗体等。

3. 病理学

AIH 的病理学表现以界面性肝炎为主要特征，较严重的病例可发现中心静脉－门静脉桥接坏死、肝细胞玫瑰花结样改变、结节状再生等组织学改变。随着疾病的进展，肝细胞持续坏死，肝脏出现进行性纤维化，最终可发展为肝硬化。

4. 诊断要点

（1）诊断标准：见表 11－1。确诊主要取决于血清丙种球蛋白或 IgG 的升高水平以及抗核抗体、SMA 或抗肝肾微粒体－1 抗体的滴度，并排除酒精、药物、肝炎病毒感染等其他肝损害因素。如血中没有抗核抗体、SMA 或抗肝肾微粒体－1 抗体，则血中存在核周型 ANCA、抗可溶性肝抗原抗体或肝胰抗原抗体、抗肌动蛋白抗体、抗肝细胞质 1 型抗体和抗唾液酸糖蛋白受体抗体支持 AIH 的诊断。肝脏病理尽管不特异，但对鉴别诊断和判断病情严重程度很重要。

表 11－1　自身免疫性肝炎的诊断标准

先决条件	确诊	疑似
无遗传性肝脏疾病	正常 α_1－抗胰蛋白酶表型	部分 α_1－抗胰蛋白酶缺乏
	正常血浆铜蓝蛋白、铁和铁蛋白水平	非特异性血清铜、血浆铜蓝蛋白、铁和铁蛋白异常
无活动性病毒感染	无甲、乙、丙型肝炎病毒现症感染的标记	无甲、乙、丙型肝炎病毒现症感染的标记
无毒性或酒精性损伤	酒精摄入 <25g/d，且近期内未服用肝毒性药物	酒精摄入 <50g/d，且近期内未服用肝毒性药物
实验室检查	肝酶异常主要是血清转氨酶异常	肝酶异常主要是血清转氨酶异常
	球蛋白、丙种球蛋白或 IgG 的水平≥正常值的 1.5 倍	任何程度的高丙种球蛋白血症
自身抗体	抗核抗体、SMA 或抗肝肾微粒体－1 抗体滴度≥1∶80（成人），≥1∶20（儿童）；AMA 阴性	抗核抗体、SMA 或抗肝肾微粒体－1 抗体滴度≥1∶40（成人），或存在其他自身抗体
组织病理学	界面型肝炎	界面型肝炎
	无胆管病变、肉芽肿或者其他疾病	无胆管病变、肉芽肿或者其他疾病

注：包括核周型 ANCA、抗可溶性肝抗原抗体或肝胰抗原抗体、抗肌动蛋白肌体、抗肝细胞质 1 型抗体和抗唾液酸糖蛋白受体抗体

（2）分型：根据自身抗体可分为 2 型。Ⅰ型 AIH 患者血清中主要自身抗体为抗核抗体和（或）SMA 和（或）抗肌动蛋白抗体阳性，其他可能出现的自身抗体还包括核周型 ANCA、抗可溶性肝抗原体或肝胰抗原抗体，后者对于Ⅰ型 AIH 特异性很高。Ⅱ型 AIH 患者血清中主要自身抗体为抗肝肾微粒体－1 抗体和（或）抗肝细胞质Ⅰ型抗体。

（二）辨证诊断

1. 肝气郁结型

（1）临床表现：胁痛以胀痛为主，走窜不定，或因情志而疼痛增减，胸闷脘痞，纳减，太息，嗳气频作。脉弦，舌质淡，苔薄。

（2）辨证要点：胁肋胀痛，多与情志有关，太息，嗳气频作。脉弦。

2. 肝胃不和型

（1）临床表现：胸胁胀痛，神疲纳少，大便时干时溏，或见胃脘痞闷，或妇人月经不调，或口干咽燥。舌质淡，苔薄白，脉弦细或弦滑。

（2）辨证要点：脘闷，胁肋胀痛，纳呆或呕恶。

3. 瘀血停着型

（1）临床表现：胁痛如刺，痛有定处，或胁下有痞块，或低热。舌质紫暗，脉沉涩。

（2）辨证要点：胁痛如刺，固定不移。舌质紫暗，脉沉涩。

4. 肝胆湿热型

（1）临床表现：胁痛，口干口苦，脘闷纳呆，恶心呕吐，厌油腻，小便短赤，大便干结。舌质红，苔黄腻，脉弦滑数。

（2）辨证要点：胁痛，口干苦，呕恶，小便赤，大便干。舌红，苔黄腻，脉弦滑数。

5. 肝经实火型

（1）临床表现：胁肋掣痛，或胀痛，兼见情绪急躁易怒，头晕目眩，口苦咽干，喜饮，心中烦闷，小便灼热，大便干结。舌红苔黄，脉弦数。

（2）辨证要点：胁痛，急躁易怒，口苦咽干，小便赤热，大便干结。舌红苔黄，脉弦数。

6. 肝阴不足型

（1）临床表现：胁肋隐痛，绵绵不休，遇劳加重，口干咽燥，心烦，头晕目眩，或见潮热。舌质红少苔，脉弦细，或细数。

（2）辨证要点：胁肋隐痛，遇劳加重，口干咽燥，潮热。舌红少苔，脉弦细。

7．肝肾两虚型

（1）临床表现：胸胁疼痛隐隐，喜按，或见两颧潮红，头晕耳鸣，腰膝酸软，或遗精早泄。舌质淡红，脉弦细。

（2）辨证要点：胁痛隐隐，头晕耳鸣，腰膝酸软。舌质淡红，脉弦细。

二、鉴别诊断

自身免疫性肝炎的诊断以排除诊断为主，主要与病毒性肝炎相鉴别。

1．病因病理鉴别

病毒性肝炎的病毒学标志可检出相应的病毒，而自身免疫性肝炎的病毒学标志均为阴性。慢性病毒性肝炎的病理变化为肝的间质性炎症，汇管区炎性细胞浸润，肝实质细胞有明显的变性，蚕食状坏死，肝小叶结构有破坏，网状纤维支架塌陷，汇管区炎症浸润渐扩大，肝小叶的界板遭破坏，大量胶原纤维沉积，汇管区与肝实质之间有纤维束带和炎性"架桥"形成；自身免疫性肝炎的病理表现为伴有灶性凿空坏死的中重度慢性活动性肝炎，可有小叶性肝炎或中心静脉－门静脉桥接坏死，但无胆管病变、肉芽肿等。

2．血清生化学检查

病毒性肝炎在活动期可有血清转氨酶升高，胆红素升高，伴有麝香草酚、碱性磷酸酶等异常，免疫球蛋白 IgG 多数正常，IgM 及 IgA 正常或轻度增高，自身抗体为阴性；自身免疫性肝炎血清转氨酶异常增高，而碱性磷酸酶升高不显著，免疫球蛋白 IgG 增高显著，自身抗体如抗核抗体、抗平滑肌抗体等阳性。

3．其他因素的鉴别

病毒性肝炎患者无明显的性别倾向，病人多有饮酒史，长期出外就餐史，或有输血史，而无遗传病史；自身免疫性肝炎病人以女性居多，无饮酒史及感染史，无输血病史，或有遗传因素。

三、治疗

（一）提高临床疗效的思路提示

自身免疫性肝炎的发生发展与肝郁脾虚密切相关，故舒肝健脾为其治疗大法。肝郁既可使气机郁滞，又可横克脾土，致脾虚湿盛，反过来阻遏气机，所以治疗中当以舒肝、疏肝、养肝为本，根据肝气郁结的情况采取相应的措施。另外，益气健脾在治疗当中也是必不可少的。据临床报道，健脾药可减轻纤维结缔组织渗出，亦可增加网状内皮细胞的吞噬功能。

肝郁气滞的结果导致血行不畅，气血瘀滞，故治疗中应关注的另一点是活血理气。活血药可改善循环障碍，调节免疫反应，协助清除免疫复合物，以减少免疫复合物对机体的损害。

在自身免疫性肝炎的早期治疗中应以疏（舒）肝健脾为主，在中、晚期应以活血理气或补益肝肾为主。本病的诊断较难，多按常规治疗欠佳时，才考虑本病，大多一经诊断即为中、晚期，或早期肝硬化，故在治疗时以疏肝健脾、益气活血、滋补肝肾综合治疗为佳。

（二）中医治疗

1. 内治法

（1）肝气郁结型

治法：疏肝解郁，理气止痛。

方药：柴胡疏肝散。

柴胡、枳壳、白芍、川芎、甘草、香附。

若气郁化火加丹皮、栀子；若胃失和降而呕者加旋覆花、生姜等。

（2）肝胃不和型

治法：舒肝和胃。

方药：逍遥散加减。

柴胡、白术、白芍、当归、茯苓、薄荷、甘草。

若胸脘满闷者加砂仁、枳壳；伴有口干口苦者加龙胆草、栀子等。

（3）瘀血停着型

治法：祛瘀通络。

方药：复元活血汤加减。

柴胡、瓜蒌、当归、红花、桃仁、大黄、穿山甲、甘草。

若胁下有痞块者加三棱、莪术，或口服鳖甲煎丸。

（4）肝胆湿热型

治法：清热利湿。

方药：龙胆泻肝汤加减。

龙胆草、泽泻、木通、柴胡、当归、黄芩、车前子。

若发热黄疸者加茵陈、黄柏。

（5）肝经实火型

治法：清肝泄火。

方药：栀子清肝汤加减。

栀子、丹皮、柴胡、白芍、茯苓、牛蒡子、川芎、甘草。

若口干口苦者加龙胆草、茵陈；大便秘结者加大黄、黄柏。

（6）肝阴不足型

治法：养阴柔肝。

方药：一贯煎加减。

沙参、麦冬、生地黄、枸杞、当归、川楝。

若心烦加酸枣仁、丹参；头晕甚者加女贞子、桑椹。

（7）肝肾两虚型

治法：滋补肝肾。

方药：左归饮加减。

熟地黄、山药、枸杞、杜仲、菟丝子、附子、肉桂。

头晕、耳鸣者加白芍；大便溏薄者加怀山药、焦白术。

2. 外治法

（1）气功疗法：气功门派及种类繁多，患者可根据自身的体质和病情选择一种合适的功法，亦可咨询气功医师选择功法，进行长期锻炼。

（2）贴脐疗法：将中药研末后贴敷于神阙穴（肚脐窝），外用纱布包裹，每5～7天换药1次。穿山甲炒后研末，加入乳香、没药醇浸液各70mL，烘干再研细，再加入鸡血藤挥发油0.5mL，冰片少许，每次用0.2g，食醋调膏外敷。

（3）灸法：选期门、肝俞、三阴交、支沟、太冲等穴艾灸。有瘀血者加膈俞、阳陵泉；气滞者加内关、膻中。每日灸1～2次，每穴3～5壮。

（4）耳穴压豆法：在耳郭压痛点或相应的穴位上，以王不留行籽置压穴位处，胶布固定，每2~4天换1次。常选胸、枕、神门、皮质下等穴。

（5）外敷法：用白芥子、吴茱萸各等份，研细末，水调成糊状，敷于章门、京门穴处，外用布包扎，干后换药，每日数次。

（三）西医治疗

自身免疫性肝炎的治疗重点是免疫抑制治疗。

1. 治疗方案及原则

单独应用泼尼松或联合硫唑嘌呤治疗 AIH 能明显缓解症状，改善生化指标及组织学异常，延缓病情进展并提高生存率，有效率可达80%~90%。起始剂量一般为泼尼松或泼尼松龙 20~60mg/d，或泼尼松或泼尼松龙 15~30mg/d，联合硫唑嘌呤 1mg/（kg·d），单用硫唑嘌呤一般无效。如患者治疗有效（血清转氨酶恢复正常或<2倍上限水平，IgG 恢复正常，如行肝脏病理检查无活动性炎症），此时激素剂量逐步减少。一般认为免疫抑制剂应予最小剂量，维持肝功能正常水平至少 2 年或以上。大多数患者停药后病情复发。对于复发患者有建议终身予小剂量激素或硫唑嘌呤维持治疗。需注意的是，AIH 中血清转氨酶具有一定波动性，血清转氨酶本身的水平并不能作为判断疾病活动性的唯一指标，对于难以判断的患者有时需行肝脏病理活检以决定是否进行治疗以及判断对治疗的反应。

目前治疗 AIH 倾向于使用联合方案，以减少激素相关性的不良反应，尤其是对于绝经后妇女或患有骨质疏松、高血压、糖尿病、肥胖或精神状况不稳定的患者建议使用联合方案。但需警惕患者存在硫唑嘌呤甲基转移酶缺陷或对硫唑嘌呤不耐受，需密切监测患者血白细胞。糖皮质激素可加重肝性骨病，应适当补充维生素 D 及钙，绝经后妇女可使用激素替代治疗。骨质疏松或进行性骨密度下降的患者还应加用双磷酸盐。凝血功能较差的患者可补充维生素 K。长期治疗的患者应注意激素的其他各种不良反应。对上述联合治疗方案无效或效果不明显的 AIH 患者，可试用环孢素 A、甲氨蝶呤和霉酚酸酯治疗，有报道称有效。

对于急性起病表现为暴发性肝功能衰竭经激素治疗无效及慢性起病在常规治疗中或治疗后出现肝功能衰竭表现的患者应行肝移植手术。

2. 肝移植

多数病人对免疫抑制治疗反应较好，但仍有20%的患者无效或病情恶化，已经获得缓解的病人在停药后复发率高达87%，最终进展为肝硬化、肝癌等，故当病人出现肝功能失代偿时，施行肝移植是可取的，据报道，接受肝移植的患者 5 年生存率可与获得完全缓解的病人相比，连续活检未见移植后复发。免疫抑制治疗 4 年仍未缓解的晚期病人，是肝移植的较佳适应症。

（四）中医专方选介

赵炳南经验方

金银花炭、生地黄炭各 30g，白花蛇 9g，漏芦、大黄各 9g，生黄芪 50g，秦艽 30g。每日 1 剂，水煎服，适用于自身免疫性肝炎合并系统性红斑狼疮者。[王柏祥．中国肝胆病学．北京：中国医药科技出版社，1993：562]

下 篇

诊疗参考

❖ 开拓建科思路

❖ 把握中药新药用药原则

❖ 规范临床诊疗方案

第十二章　开办专科基本思路与建科指南

第一节　了解病人来源决定专科取舍

　　医院是一个系统，肝胆病专科专病科室也是一个系统，所谓系统，一般地说，就是由相互作用和相互依赖的若干组成部分相结合而成的具有特定功能的有机整体。这个有机整体具备集合性、相关性、目的性、整体性和环境适应性等特征。其中，环境适应性对医院（系统）来说是至关重要的。所谓环境适应性，是指系统与外界的关系。任何系统都存在于一定的物质环境中，因此，它必然与外界环境产生物质的、能量的、信息的交换，必须适应外界环境的变化和要求。能够与外界保持最佳的适应状况的系统，是理想的、有生命力的系统。医院要有活力，肝胆病专科专病科室要有活力，就必须不断地从外界获取大量的、有用的信息。因此，开设或办好专科专病科室的首要任务就是了解肝胆病的发病动态、发病率、死亡率等，这是开设或办好肝胆病专科专病科室的关键。

　　任何系统的控制都是通过反馈实现的，没有有效的反馈，就无从进行管理控制。管理是否有效，关键在于是否有灵敏、准确、及时、有力的反馈，灵敏、准确、及时、有力的程度是管理制度是否有生命力，或者一个管理功能单位是否有效的标志。要使反馈信息灵敏、及时、有力，就必须及时掌握各种信息，有高效能的信息分析系统，这样才能决断有力，达到管理的目的。

　　在科学技术迅猛发展和医学科学日新月异的今天，要想开设好肝胆病专科，就必须相信科学，尊重科学，按客观规律办事，不断搜寻和捕捉大量的有用信息。从调查肝胆病的流行与发病情况入手，不但要了解本地区肝胆病的发病情况，还要了解全国乃至全世界的流行与发病情况。做到"胸中有全局，心系天下人"。要因地制宜、因时制宜、因人制宜地办好肝胆病专科。

一、肝胆病的流行与发病情况

肝胆病大体包括肝炎、肝脓肿、肝硬化、脂肪肝、肝癌、胆囊炎、胆管炎、胆道蛔虫病等多种疾病。其中肝炎又有病毒性肝炎、药物性肝炎、中毒性肝炎、自身免疫性肝炎的不同。而病毒性肝炎又分甲型、乙型、丙型、丁型、戊型，最常见、发病人数最多的为乙型病毒性肝炎，故以此为例简述如下。

（一）流行现状

乙型病毒性肝炎是由乙型肝炎病毒引起的世界性传染病，严重地危害人民的健康。乙型肝炎在我国流行可能已有相当长的时间，有据可查也有30余年。现在的状况是，慢性肝病逐渐累积，同时免疫人口也逐渐扩大。全世界约有3亿多慢性无症状HBV携带者，估计我国可能超过1.2亿，其中1/4的携带者将发展为慢性肝病（肝硬化或肝癌）。据统计，我国现患乙型肝炎的病人约为2800万人，现患率约为2771.4/10万，年发病率约为230.41/10万，我国每年因肝病死亡的人数超过30万，其中约半数为肝癌。慢性乙型肝炎的流行率为0.1%~10%，累计现行的和既往的，我国已有一半以上的人口存在HBV感染。通过母婴传播，新生儿感染HBV后，约80%~90%可成为HBV携带者。这样，每年约有80~100万新生儿成为HBV携带者，其中一部分成年后将发展为肝硬化及肝癌。据国家疾病检测报告，我国每年慢性HBV携带者和清除的发生率均约0.24%，目前慢性HBV感染的发生和消失，在我国可能已保持相对平衡。

（二）分布规律

1. 地区分布

乙型肝炎是世界性分布的传染病。就世界范围而言，按人群HBsAg携带率和抗-HBs阳性率的高低可分为高度、中度和低度三类流行区。西欧、北美、澳大利亚为低（度）流行区（其流行率：HBsAg为0.2%~0.5%，抗-HBs为4%~6%）；东欧、日本、前苏联、南美和地中海国家为中（度）流行区（HBsAg为2%~7%，抗-HBs为20%~55%）；中国、东南亚和热带非洲为高（度）流行区（HBsAg为8%~20%，抗-HBs为7%~95%）。

我国是乙型肝炎的高流行地区，HBsAg阳性率为8.8%（其中城市7.9%，农村10.2%，农村高于城市）。从区域流行看，以长江为界，南方高于北方，中南地区最高，华北最低，其次为西北、西南和华东地区。

2. 民族分布

一种病原的人群感染率取决于环境和遗传因素。世界各地的华人中HBsAg携带率相近。另外，在亚洲度过童年的西方人也有较高的感染率，说明人种学和环境因素都是重要的。人种学因素决定对HBV感染的易感性和免疫应答性。我国曾对按语系分布的7个有代表性的民族（汉族、藏族、傣族、瑶族、维吾尔族、蒙古族、黎族）进行过HBV感染的人群血清流行病学调查，结果HBsAg的检出率，汉族为15.3%，藏族为26.8%，傣族为15.7%，瑶族为24.6%，维吾尔族为5.3%，蒙古族为11.4%，黎族为7.0%，藏族、瑶族显著较高，维吾尔族、黎族显著较低。

HBsAg的检出率，汉族为37.85%，藏族为36.0%，傣族为21.1%，瑶族为54.7%，维吾尔族为21.8%，蒙古族为29.4%，黎族为15.1%，除汉族外，瑶族最高，而黎族最低。

3. 时间分布

HBV感染主要以人－人接触传播。因此，乙型肝炎发病无明显的季节性，全年均可发生。其他发达国家亦有类似情况。

4. 性别分布

国外报道，乙型肝炎发病率和HBsAg阳性率均为男性高于女性。

我国乙型肝炎的发病率男性高于女性。临床上急性乙型肝炎的治愈率女性高于男性，而慢性乙型肝炎的现患率则又是男性多于女性，这种性别上的差异可能与类固醇性激素和自体免疫因素有关。

我国HBsAg检出率男性显著高于女性，而抗－HBs检出率则相反，故HBV总感染率无明显的性别差异。

5. 年龄分布

我国乙型肝炎的发病率在4～10岁时是一个高峰；20～40岁时是发病的第2个高峰；40岁以后乙型肝炎的发病率有所下降。

我国人群中HBsAg阳性率与乙型肝炎的发病率，在年龄分布上基本呈相同曲线。即5岁开始出现较高的HBsAg阳性率，以后逐渐上升，至10岁时达到高峰，10岁以后呈下降趋势，30～40岁HBsAg阳性率再次上升，出现第2高峰，60岁以后逐渐下降。

6. 职业分布

国外在同性恋者和性乱交者中，乙型肝炎的发病率最高，吸毒及有药瘾者的发病率亦比常人高。我国 HBsAg 阳性率以小、中、大学生为高。工人 HBsAg 阳性率高于机关干部，牧民高于农民。医院中口腔科、妇产科、外科、检验科、病理科、供应室的医护人员，血库、血液透析中心的工作人员比普通人群感染 HBV 的危险性相对增高。妓女、暗娼、犯人以及吸毒者的 HBsAg 阳性率显著高于普通人群。

二、当地专科开设情况

随着现代科学技术的迅猛发展，医学事业正面临着一个充满机遇和挑战的新局面，专业分科是医学发展的必然趋势。尽管无论在理论上还是在实践上，专科专病（科室）建设还有许多问题尚待探讨，但它的发展方向和在诊疗服务中日益显露出的独特优势是应当充分肯定的。加强专科专病（科室）的建设是医院内涵建设的重要组成部分。加强专科专病（科室）建设，有利于学术水平的提高，有利于专业队伍的发展，有利于临床疗效的提高，有利于医疗市场的拓宽，更有利于医院社会效益的增进和经济效益的丰收。

开设肝胆病专科专病科室，首先要掌握大量的国内外信息并做好当地肝胆病专科专病科室开展情况的调查，不能盲目投建，盲目投建容易造成医疗资源的浪费。

在对当地肝胆病专科专病科室开展情况的调查时，第一点就要调查在当地有没有开设肝胆病专科专病科室的可能性和必要性。从理论上讲，这种可能性和必要性主要取决于当地居民的医疗服务需求量和医务人员所能提供的医疗服务量。一个地区居民的医疗服务需求量取决于该地人口数量（包括性别、年龄、职业等）、该地的疾病谱、发病率、该地居民的经济文化水平及医疗服务保健制度、该地的地理位置及交通条件等因素。对这些因素逐一调查，就可以做到心中有数，在当地开设肝胆病专科专病科室的可能性和必然性即可一目了然。

进行了在当地开设肝胆病专科专病科室的可能性和必要性的调查后，还应详细调查当地已开设的肝胆病专科专病科室的情况。正所谓"知己知彼，百战不殆"。对当地已开设的肝胆病专科专病科室的调查主要包括其数量和质量两方面的内容。所谓数量，即当地已开设的肝胆病专科专病科室的总数，不论规模大小，均应详细调查统计；所谓质量，大体包括各肝胆病专科专病科室的特色（治疗方法、设备状况、临床疗效等）及工作量（每月就诊人数和饱和度）。从这些调查中，找出各肝胆病专科专病科室的不足和缺陷，以此作为分析论证的依据，策划自己将开设的肝胆病专科专病科室的业务项目、特色、设备和规模。在组建自己的肝胆病专科专病科室时，尤应注重自身形象设计，即自己的特色和优势。

第二节　分析论证、扬长避短、发挥优势

一、了解国内外诊疗动态，找出开设专科的优势

当今时代是个信息激增的时代，信息即是效益，信息即是金钱。信息又称作情报，简单地说，就是指具有新内容的相互联系的消息。信息是现实世界现象之间建立联系的一种特殊形式。我们常说的了解情况就是掌握信息。医院信息既包括医院内部产生的信息，又包括院外环境产生的信息。信息系统好比医院的神经系统，如果功能失调，就会使整体或局部的控制失灵，不能很好地完成医院的任务。随着医学科学的日益发展，情报信息显得越来越重要。信息论告诉我们，社会是用各种通讯方式把人联结起来的系统，从宏观世界到微观世界都是如此。这个系统的核心就是反馈作用，情报机构是信息反馈机构，医学情报在医院管理系统中起调节作用，促进医学科学发展，促进医疗业务的拓宽。随着时代的进步，信息也越来越复杂。在一定意义上讲，医院领导或医务人员水平的高低，在于他们掌握信息的能力。信息不全、不通、不灵，会直接影响管理效果和医疗质量。

我们开设肝胆病专科专病科室，同样要借助信息的获取、传送、加工、处理。仅了解本地区肝胆病专科专病科室的开展情况是不够的，还应扩大视野，了解更大范围内肝胆病专科专病科室的开展情况，了解国内外肝胆病诊疗的学术动态。在了解的情况中进行比较，在比较中做出鉴别，明确自身的位置，在明了自己特色和优势的同时，也要看到自己的缺陷和不足。只有这样才能使自己开设的肝胆病专科专病科室具有旺盛的生命力。凡有成就的医学家，没有不重视情报收集和利用的，提高医学科学水平，离开情报信息是不行的。情报信息是知识财富，它与物质财富一样重要。物质财富是第一资源，知识财富是第二资源，后者可以取得研究成果并提高社会效益、经济

效益。

要想快速全面的了解国内外有关肝胆病诊疗的信息（学术动态），就必须舍得花费较大的气力，投入较多的人力和物力，采取一定的手段和措施。

1. 要支持和鼓励医务人员参加各种形式的学术活动（专业性讲座、专题训练、学术讲习班、学术研讨会、医疗器械展销会），进行学术交流，接受新知识，推广新技术。

2. 根据需要选派业务水平较高的技术骨干，有目的地到上级医院或国外进行专业、专题考察，开阔眼界，学习先进技术，获取信息，提高专业水平。

3. 有计划地举办本专业的学术理论专题讲座，请国内外本专业的专家、教授、留学生等讲学，从中获取信息，并与他们建立经常性联系，就开设肝胆病专科专病科室的诸多问题，虚心征求他们的意见和建议。

4. 定购本专业各种学术刊物，并设专人整理归纳，在此基础上组建肝胆病信息情报室，建立肝胆病信息情报网络，将有关肝胆病诊疗的各种信息情报归类存档，从中找出自己开设肝胆病专科专病科室的优势。

二、同周围已设专科比较，明确自身专科优势

在开设肝胆病专科时，要充分利用医学情报资料，密切关注国内外肝胆病诊疗动态，认真收集全国各地有关肝胆病诊疗的信息（如有独特疗效的方法、科学严谨的专病专方及先进的诊疗器械等）。详细调查当地及周围已开设的肝胆病专科的实际情况，客观地分析它们的优势（如诊疗的特色、有效的方法、先进的技术、优良的设备以及有独特疗效的专病专方等），并公正地查找其缺陷和不足。另外，要全面了解当地居民对肝胆病专科医疗服务的需求量。

掌握了肝胆病诊疗的国内外最新动态，了解了当地居民的医疗服务需求，调查了周围已开设的肝胆病专科的缺陷与不足，也就自然而然地界定了自己将开设的肝胆病专科与原有肝胆病专科的区别。在业务项目、医疗特色、器械设备和规模状况上应有新的创新和突破，要突出自己的特色和优势。

在开展专科业务时应做到，"别人没有的我有，别人有的我强"。肝胆病专科的优势和社会信誉来源于确切的临床疗效，只有确切的临床疗效，才能吸引更多的患者，而众多的患者又为专科诊疗提供了更多的实践机会，从而促进医疗效率的进一步提高。在治疗方法上应注重多样性，即开展多种疗法，目前治疗肝胆病的方法很多，如药物的内服、外敷、熏洗、雾化吸入、直肠

滴注以及针灸、按摩、中药离子透入等，还有激光、远红外线治疗机等，在临床上要注意中西医结合，多种疗法合用，以期提高临床疗效。

开设肝胆病专科。重点在"专"字上，随着卫生改革的深化和市场经济的形成，原有的医疗秩序发生了很大的变化，医疗市场竞争十分激烈。开设肝胆病专科就是适应市场经济的需要，通过发挥自身的技术优势，拓宽医疗市场，扩大临床阵地，提高医院知名度，提高社会效益和经济效益。因此，在充分做好市场调查的前提下，下一步就是制定筹建肝胆病专科的规划，并请有关专家、学者详细分析论证其实施的可行性。规划的内容大致包括：组建肝胆病专科所需时间及开业时间、专科的诊疗场地和面积、人员设备、资金投入数额、业务开展项目、必备的医疗设备、有效的治疗方法（特色和优势）等。

制定肝胆病专科规划时，要领导亲自挂帅，详细调查研究，按财力量力而行。肝胆病专科规划是涉及专科成败的大事，因此领导应亲自挂帅亲手制定。主管领导掌握全面情况，实施意图明了，制定规划时能突出重点，分清主次，并照顾到专科与其他科室的关系，做到统一筹划、合理布局，综合平衡。详细调查研究能为制定规划提供可靠的第一手资料，便于趋利避害，扬长避短，可保持规划的可行性。"智者千虑必有一失，愚者千虑必有一得"，要广泛征求意见，博采众长，确保决策者制定出切实可行的专科规划。另外，在制定规划时，还应从本单位的实际情况出发，根据当地居民对肝胆病专科医疗服务的需求量，结合本单位的人力、财力、物力、设备、时间和管理能力，实事求是地量力而行，切实保证所制定的规划在经过充分努力后完全可以实现。因此，对规划中的各项指标都要有明确的规定，不能含糊笼统。

规划制定后，要组织专家、学者认真分析论证，评价的重点是学术价值、技术经济价值和社会价值三个方面。加强专科专病建设，"专"不是绝对的，而是相对的，所谓的"专"，只是对特定的时间、特定的地点、相对特定的人而言。随着医学科学的不断发展，其"专"的内涵也在不断外延，我们应不断努力，积极实践，在发展专科专病的同时，"专""兼"结合，以"专"带"全"，使医院整体的医疗水平有较大的提高。

第三节　正确评估医院现有条件做好开设
专科的专门投资

从医院管理的内容看，在制定目标规划、确定业务发展方向、仪器设备的添置使用、后勤物资的保障、技术队伍的建设、情报信息的搜集等方面，都有一个科学决策的问题，以便合理地调配医院的人、财、物，做到人尽其才，物尽其用。因此，提高科学决策能力是提高医院科学管理水平的需要。科学决策是一个动态的过程，一般可分为目标设定、拟定方案（多个）、选优抉择、决策执行和追踪检查等几个步骤。

目标设定必须具体、明确，最好能计量成果、规定时间、确定责任。目标应区分主次，分为"必须达到的目标"和"希望达到的目标"。反映肝胆病专科工作的各项数量质量指标、经济活动指标都可以做一种决策目标。由于决策所需要的条件和环境往往存在一些不定因素和限制因素，如果不充分考虑这些因素，所做的决策必然是不全面的，甚至发生失误。因此，要充分收集和认真分析各种所需的情报信息资料。如肝胆病专科的设立，既要考虑医院的支持、社会的需要、发展的趋势，又要考虑肝胆病专科本身的医疗技术能力，科学理论水平，以及周边医疗同行的认可等各项约束条件。对这些了解得越清楚、越详细，就越能准确地制定出周详、可行的方案。

方案拟定后，就要进行各种方案的评价比较。这一步骤，并非把各种方案进行简单的比较，更深层的意义是要把各种方案同客观实际再做一次认真的估算，因时、因事、因地制宜，做出全面而科学的评价。最终权衡利弊，合理判断，选择最佳方案。

开设肝胆病专科的方案选定后，就应该执行，使这一决策最终得以落实。要发挥人和组织的作用，使执行者（主要为肝胆病专科全体人员）充分理解决策的目的和内容，并通过组织的保证将决策贯彻执行。

在决策付诸实施后，仍会发生这样那样与目标偏离的情况，因此要加强信息反馈，有一套追踪检查的方法，这套方法要规定明确的标准，用标准衡量决策的执行情况，随时纠正偏差，以确保所得结果与决策期望相一致。

一、人、财、物的投入

（一）人才的选拔和培养

人才对医院工作的好坏有重大影响。医院工作就是医务人员以自己的科学技术才能为人民提供医疗保健服务。医疗质量的高低直接取决于医院内部各种人才有机构成的综合效应，特别是取决于医院业务技术骨干的技术水平和领导的管理才能。随着医学科学的不断发展，人才对医院工作的意义愈加重要。一个医院，必须拥有一批具有真才实学的骨干人才，才能办出特色，办出成绩。

选人用人要知人善任，任人唯贤，量才录用。识别人才大体可从纵向和横向两个方面去考虑判定。所谓纵向，即专业人员在本专业范围内的专业知识、学识和智能以及运用这些知识的能力；所谓横向，是指本专业之外的有关学识及人的素质（智力、气质、创造性等）、思想道德修养（政治品质、责任心）、体质、年龄等。现代医学中的问题比较复杂，大多不是个人或单项的简单技术可以解决的，因此对高级的医学人才必须要求有比较高的创造和管理控制能力。医学科学发展迅速，综合性强，在其发展过程中，学科交叉和综合开发表现得十分突出。因此，对高级的医学人才，必须强调利用情报扩展知识和具有联合协作的控制才能。在选拔高级医学人才时，还要注意他是否善于联合协作，是否具备全面考虑问题和管理控制的能力。

识别人才的根本标准是实践，即在实践中是否有独立分析问题和解决问题的能力，有没有创造性。因此，识别和选拔人才要注意以下问题。

1. 正确对待学历和资历

否认学历和资历是错误的，但片面强调学历和资历也是不对的。学历和资历是一个人才能的标志和证明，但学历和资历并不能完全代表或证明一个人的全部才能，故单凭学历和资历取人是形而上学的做法。

2. 重视和鼓励自学成才

古今中外，通过自己勤奋努力学习而终成大业的人不胜枚举。在医学上，一些没有进过正规学校或没有经过专业训练的人，通过自己努力，勤奋好学，终成"著名医家"的亦不乏其人。我们要鼓励自学成才，并尽量为自学者创造有利的条件。

3. 任人唯贤

要出于公心，敢于打破一些偏见、束缚，不以个人恩怨、好恶、亲疏决定人才的取舍。

4. 知人善任

用人最主要的原则是，用人之长，避人之短。不要求全责备，金无足赤，人无完人，亦不应论资排辈。领导必须对有关人员的业务特长、志趣、思想品德、学历等有比较全面细致的了解，尽可能按其所长安排恰当的工作，以期能充分施展才华，发挥专长。

人才重在发现，更重在培养。人才的成长需要主、客观两方面的条件。主观条件，主要是一个人的立志和勤奋；客观条件，主要是适合人才成长的周边环境，就是我们常说的"顺境"。我们要千方百计创造这种"顺境"，加速人才培养和成长。在培养人才上我们要遵循以下原则。

（1）基本功训练与专科技术训练相结合：搞好基本功训练，是提高医疗质量、搞好医院技术建设的基本要求。另外，要根据医院技术建设的实际需要，培养专科人才，通过加强专科技术训练，带动整个医疗队伍技术水平的提高。

（2）普遍培养与择优重点培养相结合：要在普遍培养的基础上，搞好拔尖人才的选拔和培养。因人而异，因材施教，有计划地选择重点培养对象进行专科进修，以便尽快培养一批具有肝胆病专科特长的技术骨干。

（3）当前需要与长远需要相结合：不仅要考虑当前工作需要，也要根据国内外医学科学发展动态，结合本院本专科长远规划，制定培养专科人才计划。

（二）财力物力的投入及运营

1. 资金的筹集

开设肝胆病专科的资金来源大致有以下4种。

（1）来源于医院拨款或筹资：这是开设肝胆病专科资金的主要来源。

（2）股份办医集体筹资：可将开设肝胆病专科预计投资金额的30%～44.9%以股份形式向本院职工或社会人士发放；或以专科员工为主集体筹资。

（3）银行贷款：即所谓"借鸡下蛋"或"负债经营"。医疗服务资金回收较为稳定，只要科学管理，还本赢利是完全可能的。实际上，国外大部分企业都是这样经营的，一般负债值在企业固定资产的10%～30%或更高。这种方法可以给经营者以压力，使之更加谨慎、勤奋地工作，以期获取最大的经济效益。

（4）横向联合寻求合作伙伴：可与大企业、大公司或大集团以联姻的方式，寻求合作伙伴，结成企、医合一的较为松散的联合体，利益均沾，共同发展。

2. 科学运营降低成本

资金的筹集相当困难，科学运营降低成本，可使有限的资金发挥最大的作用。具体措施有以下 4 点。

（1）提高劳动效率：肝胆病专科的劳动效率主要通过一定期间内为社区提供医疗服务的数量和质量来反映。大力开展人员技术培训，扩大服务项目，提高医疗质量，改善服务态度，缩短治疗周期，提高治愈率。这样，劳动效率提高了，医疗成本就降低了。

（2）充分利用现有设备：最大限度地使用现有设备，使其"物尽其用"，可以在特定的时限内，获得较大的经济效益，并降低医疗成本的折旧费。

（3）节约物质消耗：节约药品、卫生材料、水、电等的消耗，可以减少医疗成本中的业务费支出，随着物化劳动耗费的节省，医疗成本自然下降。

（4）精兵简政，科学管理：科室要尽量精简人员，合理调整人员比例，搞好专业分工和协作，将医疗成本降到最低。

3. 业务收入的合理使用

科室的业务收入当然首先应用来支付员工的工资，其结余的款项，应首先用于专科的建设（扩大再生产），其次用于员工的集体福利及资金。

简单再生产是扩大再生产的重要组成部分。因此，扩大再生产应在搞好简单再生产的基础上进行。按照马克思的再生产理论，以技术进步为基础，依靠提高生产资料和劳动效率而实现的扩大再生产叫内涵扩大再生产。内涵扩大再生产投资少，受益快，效果大，可以节约社会的资源和劳动力，这是经济效果最好的增产途径。根据这个道理，我们知道在合理使用科室业务收入，扩大再生产投资时，首先应该保证内涵扩大再生产的需要。扩大再生产一般是需要投资的，但生产的扩大和投资的增加不成等比关系。在不增加投资的情况下，调动科室人员的积极性，有效利用生产资料，杜绝损失浪费，加速资金周转，搞好劳动协作，提高劳动效率等，都可以扩大再生产的规模。加强专科专病科室的建设，主要应在这个问题上做文章。

由于我们尚处于社会主义的初级阶段，生产力发展的水平还不高，集体福利只能作为个人消费分配的一种补充，满足有限的需求，奖金只是对超额劳动的报酬和鼓励，是按劳分配的补充形式。只有正确处理国家、集体和个人之间的利益关系，才能发挥各方面的积极性，使专科专病（科室）建设顺利进行。

（三）专科专病科室的基本建设

所谓基本建设，实际上指的就是适合专科进行医疗活动的场所的建设。若在医院以外开设肝病专科，可租赁一般的民用建筑加以适当改造；若在医院内部增设肝胆病专科，则可因地制宜，将医院原有的其他建筑设施适当改造，合理计划，合理布局，合理使用，充分发挥其建筑效能，使之有利于医疗活动。当然，条件许可的亦可营造一所适用于肝胆病专科的建筑。一般专科建筑的营造应遵循以下4个原则。

1. 专科建筑要合乎卫生管理的要求，避免病人交叉感染。

2. 专科建筑既要相对独立，又要与其他科室有机相连，便于联系和方便病人。

3. 专科建筑要适应病人要求，并注意环境优美。

4. 专科建筑要与专科的功能相适应，适合专科业务的正常开展。

二、先进诊疗技术与设备的引进

（一）先进设备的引进

目前，医学科学正从微观和宏观两个方面向纵深发展，在微观方面已发展到分子水平；在宏观方面，发展到个体、群体、环境直到宇宙空间。应该看到，我国医学科学的现状与发达国家相比尚有一定差距。因此，在加速医院现代化建设，加强专科专病（科室）建设的今天，我们不能置身于变革之外，墨守成规、因循守旧，而应不断努力地学习先进的科学技术，全面了解医学科学各个领域的发展动态，结合我们自己的实际情况，积极引进、消化、吸收，并发展适宜性的新技术、新疗法，积极推动技术革新，努力搞好专科专病（科室）的建设。这样才能不断提高医疗质量，促进医学科学实现现代化。

肝胆病专科的医疗活动不仅依赖于科室医务人员的医学知识、临床经验和正确的思维判断，而且在相当程度上还要靠一定的实验手段和检查仪器。

这是因为医学本身就是探索未知的科学，是实验性的，具有相当强的技术性。如面对一个肝硬化的病人，单靠医生的望、闻、问、切四诊和一定的临床经验，是不可能正确估计病人肝脏硬化的程度、肝功能的状况以及食道、胃底静脉曲张的情况，从而最终做出正确诊断的，必须依赖于B超、X线诊断机、纤维内窥镜及实验分析仪器等的帮助，才能完成临床诊断。所以，引进先进的、必要的诊疗设备，是办好肝胆病专科、提高专科医疗质量的先决条件。随着医学科技的不断发展，先进的医疗设备不断地被引用到临床医学上来，日益促进临床医学技术水平的提高，引进先进的医疗设备，充分发挥医疗设备的效能，是专科专病科室现代化建设的一个重要标志。

先进的医疗设备不仅精密度高，价格较高，而且维修复杂，工作环境要求严格，并需投入一定的培训教育费用。因此，我们引进先进的医疗设备时，要有科学和经济的头脑，坚持"经济"和"实用"的原则。

所谓"经济"的原则，即是按经济规律办事，讲求投资的经济效益，厉行节约，降低成本，减轻病人经济负担。要有计划有目的地引进先进的医疗设备，遵循有计划、按比例发展的客观规律和价值规律，使人、财、物得到充分有效的利用。"经济"还含有节约的意义。既要考虑引进的设备是否为专科医疗工作所必需，是否有较好的经济效益、社会效益，是否对病人确有好处，还要考虑其使用、管理和维修是否简便。不能为装门面而贪大求全，造成浪费。

所谓"实用"的原则，就是根据专科的医疗任务、规模以及专科人员的技术水平和技术条件的现状，适当考虑将来的发展而议定引进医疗设备的标准。要本着专科医疗水平全面发展、重点提高的精神，从需要和可能出发，按轻重缓急，分期分批地引进、充实。讲求"实用"需注意以下3点。

1. 优先考虑基本设备，其次考虑高、精、尖设备。

2. 从节省资金和便于维修的观念出发，优先引进国产设备，适当考虑进口设备。

3. 引进先进的医疗设备应以提高专科工作质量为主，讲求实效，尽量做到投资小而实用性大。不要贪大求全、急于引进大型的万能设备。

（二）新技术新疗法的引进

新技术、新疗法的引进是专科工作的重要组成部分，是不断提高专科技术水平和医疗质量的重要手段，是建设现代化专科专病科室的基本任务。专科专病科室是通过医疗技术为病人服务的，医疗技术的优劣、诊疗水平的高低，是衡量一个专科办得好坏的基本尺度。要使医疗技术与医疗质量不断提高，最重要的就是要不断引进新的技术和新的方法。这样才能不断提高救死扶伤的能力和满足广大患者对医疗技术日益增长的要求。从发展医学科学的角度来看，一个先进的科学技术成果，很快被应用到医学上来，对于促进医学科学技术水平的不断提高，往往起着决定性的作用。科研成果是广大科技工作者辛勤劳动的结晶，是国家的宝贵财富。科研成果的产生，从研究到成功不知要花费多少人力、物力、财力，而引进新技术、新方法则相应的省时、省力、省财。凡是在实践上、理论上有创新的，具有一定科学水平和实用价值的新技术、新方法、新工艺、新器械、新药物、新发现等，经过实践考核或检验确有良效的，就应想方设法地积极引进。这样，不仅能有效地提高专科专病科室的医疗质量，还能极大地提高专科专病科室的知名度，使专科专病科室获得较好的经济效益和社会效益。因此，引进新技术、新疗法是廉价地取得科研成果和提高专科专病科室工作质量的捷径。

新技术、新方法的引进不是一朝一夕就可以完成的，它需要一个学习－实践－推广的过程。随着医学科学的发展，边缘学科不断涌现，新技术、新疗法中跨学科、跨部门的技术性问题越来越多，新技术、新疗法的引进也从集团化向社会性和群体性过渡。因此，在引进新技术、新疗法的过程中，应加强技术人员的技术培训和强调技术人员的分工合作，合理调配人员，统筹计划运作，不脱节、不缺漏，环环紧扣，循序渐进。另外，新技术、新疗法的引进，往往是与先进设备的引进相匹配的，故二者应相提并论，不可偏废。

（三）先进诊疗技术和设备简介

1. 先进诊疗技术简介

详见各有关章节。

2. 先进诊疗设备简介

详见各有关章节。

第四节　注重专科专病工程的系统性

一、肝胆病专科的特征、要素及管理原则

医院是个系统，专科专病科室也是一个系统。专科专病科室的工作，科

学技术性很强，服务性也很强，而且服务的对象就是病人，科室的一切工作都应以病人为中心。这就要求科室分工细、效率高，系统内部相互联系，相互渗透，成为一个有机整体，井井有条地运转，更好地为病人服务。

（一）肝胆病专科的特征

肝胆病专科作为一个系统，具备以下特征。

1. 集合性

专科内有医、药、护、技不同的人员组成。

2. 相关性

专科内的医、药、护、技相互联系，相互依存。

3. 目的性

专科的目的是为病人服务，治病救人。

4. 整体性

专科内的医、药、护、技作为一个整体而存在，在统一的指挥下，统一运作。

5. 环境的适应性

专科存在于医院和社会环境中，与外界产生物质、能量、信息的交换。专科要生存，要发展，就必须适应外界的要求和变化，与外界保持最佳的适应状况。

（二）肝胆病专科的要素

肝胆病专科由以下要素组成。

1. 人员

医、药、护、技人员，并包括相应的业务知识、医疗技术和思想作风。

2. 设备

包括建筑设备、医疗设备和后勤配备。

3. 物资

包括药品材料、消耗品、能源（水、电、燃料）。

4. 经费

包括工资、奖金及相应的集体福利。

5. 信息

包括医疗信息、管理信息。

（三）肝胆病专科的管理原则

肝胆病专科应遵循以下管理原则。

1. 医疗结构与功能相适应

根据系统论的观点，任何事物都要遵循结构与功能相适应的法则。肝胆病专科在医疗管理过程中，必须严格按照这一法则，使其规模、任务、设备、人员、专业与医疗服务的功能相适应，切实为本地区居民解决有关肝胆病诊疗的相关问题。

2. 医疗管理与病人相适应

肝胆病专科以诊疗肝胆病为中心，以为肝胆病病人提供医疗服务为中心。所以，医疗管理的核心是肝胆病病人，科室的一切工作都应紧紧围绕着肝胆病病人展开。管理体制、管理制度、管理方式等都应适应肝胆病病人的需要。

3. 医疗技术力量的组合应与医疗活动中心环节的需要相适应

开展专科医疗服务的主要方式是门诊医疗和住院医疗，因而就专科医疗的总体来说，门诊医疗和住院医疗是影响整个科室医疗服务质与量的中心环节。因此，从技术力量的组合上就应首先满足门诊与病房的需要，再者，就医疗技术活动而言，医师的治疗活动是决定专科医疗效果的中心环节，因此，配备高水平的诊疗医师和先进的医疗设备是必不可少的。另外，从就诊的病人来看，初诊病人、急诊病人、疑难病病人和危重病人的诊疗效果，特别是危重病人抢救的成败，是关系着专科社会效益和经济效益的中心环节，因此，集中科室技术力量，保证上述四种病人的医疗需求，是十分重要的。

二、肝胆病专科工作计划的制定与落实

（一）计划的制定

肝胆病专科建立的伊始，就应根据专科的职能制定工作计划。工作计划是科室在一定时期内全面的工作管理目标，也是专科开展医疗活动的依据。制定好专科的工作计划，有利于专科与医院及社会环境保持动态平衡，完成医院及社会赋予的任务；有利于充分发挥专科人力、物力、财力的作用，使专科各要素达到最优组合；有利于专科医疗活动、管理活动、社会活动等各个方面的协调和安排，尽可能取得最大的社会效益和经济效益；有利于发挥专科优势，发展业务技术水平，便于科学管理，不断提高医疗质量。

制定专科工作计划，总的来说，要综合考虑社会的医疗服务需求和专科的医疗服务能力。一是要满足社会的医疗服务需求；二是要客观分析专科的长处和不足，对专科的人员状况、技术水平、物资条件等进行综合评估，做到扬长避短，发挥专长。在对外部因素和内部因素分析评价的基础上，统筹兼顾，明确重点，制定出切实可行的专科工作计划。专科工作计划的内容大致包括：专科发展的方向及规模，专科医疗技术发展水平的程度或目标，专科科研项目及重大新技术、新项目的安排，先进医疗设备引进的步骤，科室专业技术力量培训的措施，科室人员的生活福利和待遇等。

（二）计划的落实

一个计划的完整工作程序分计划、执行、检查、总结四个阶段。计划的落实包括执行、检查和总结三部分。

1. 计划的执行

计划的执行就是按照计划的内容实实在在地干，逐条逐项地去落实，一个目标一个目标地去实现。计划制定了，就要照章办事，一丝不苟，常抓不懈，持之以恒。制定计划虽难，但执行起来更难，持之以恒地常抓不懈更是难上加难。计划的目标要层层分解，落实到人，使事事有人管，人人有专责，办事有标准，工作有目标，上下协调，有机联系，以确保工作按计划正常运行。要做好指导工作和协调工作，做好人力、物力、财力的合理安排。调动每一个人的积极性，把计划的实施变成每一个人的自觉行动。另外，在计划执行的过程中，要注意质控，及时反馈信息，发现偏差，及时调整。

2. 计划的检查

在计划执行的过程中，要经常性地进行检查。检查可以了解计划预定指标的完成情况，可以找出计划中的缺陷和不足，可以发现计划执行过程中的薄弱环节，为今后新计划的制定提供有说服力的依据。通过检查，可以对计划的执行情况有一个全面的了解，对计划执行好的予以鼓励，对计划执行差的，认真帮助其查找原因，及时排除障碍。如确属计划不当的，则应根据实际情况修改计划，使计划真正起到指导实际工作的作用。

3. 计划的总结

工作结束要认真进行总结，把成功的经验肯定下来，变成标准，作为今后制定工作计划的依据；对失败的教训要认真汲取，悉心从中找出失败的原因，为今后的工作提供借鉴。

三、肝胆病专科的科学管理

（一）门诊工作的科学管理

门诊是直接接受病人，进行诊断、治疗的场所，是肝胆病专科的重要组成部分，是对病人进行早期诊断、及时治疗、保证医疗质量的第一关键环节。随着医学科学的发展，门诊工作已由过去主要靠医生个人工作的形式，代之以由多种专业技术人员相互配合，共同完成检查和治疗的集体行为。门诊工作的好坏直接影响专科的经济效益和社会效益。这就要求我们的工作人员要有热情耐心的服务态度、严肃认真的工作作风，在诊疗工作中讲求工作质量，提高工作效率。所有这些，都离不开科学的管理。门诊工作的科学管理应注意以下5点。

1. 门诊医务人员的技术能力和数量是影响门诊质量的关键性因素。因此，配备数量适当、技术良好、认真负责的门诊医务人员是十分必要的。高年资医师应定期坐诊，中年资医师的轮换亦应相对稳定。

2. 在医疗器械日新月异的今天，医疗器械在临床医疗中往往起到相当重要的作用。因此，应适当配备一些能提高检查精度、治疗效果和工作效率的器械设备。

3. 为便于医疗工作、提高工作效率，对门诊一些非医疗性程序应尽量简化。

4. 门诊病历是医疗工作的原始记录，是教学和科研的基础资料，是具有法律依据的医疗文件。因此，要建立一套门诊病历科学管理的规章制度。

5. 保证门诊医疗质量是门诊工作的关键环节，凡门诊三次诊断不清或治疗无效的病人，应请上级医师会诊，以明确诊断、修改或决定治疗方案。主任医师或高年资医师应定期组织力量对门诊疑难病人进行会诊。

（二）病房工作的科学管理

病房是住院病人接受诊疗服务，医护人员全面开展诊疗工作的实践场所，加强病房科学管理的目的，就是使病房保持一个良好的医疗、护理、康复环境。保持医疗、护理工作的正常进行。病房工作的科学管理应从以下5点入手。

1. 加强病房诊疗工作的业务管理

病房诊疗工作包括检查、诊断、查房、会诊、治疗、病历书写、病案讨论、危重病人处理等内容。加强业务管理，就是通过组织与协调，把各项工作有机地连接起来，使整个病房的诊疗工作处于一个良好的运行状态，达到最优诊疗效果。

2. 加强病房标准化建设

即采取一切措施，努力使病房管理制度化、医疗护理规范化、技术操作常规化、病房设置规格化。

3. 加强病房医疗质量控制

即提高诊断质量（准确、及时），提高治疗质量（有效、及时、彻底），提高工作效率（病床使用率、床位周转率等）。

4. 加强对病人的具体管理

保持病房安静、清洁、整齐，不断改善病房的服务条件，维持病房的正常秩序，指导病人的生活作息，加强心理疏导，鼓励病人与疾病做斗争。通过这样的具体组织管理，提高医护工作效率和服务质量。

5. 加强对疑难重症病人的管理

疑难重症病人的诊疗效果，对专科的社会声誉影响很大。因此，要花大力气，做到思想、组织、药品、器械四落实，认真解决疑难重症病人诊疗和组织管理中的各种问题。

（三）护理工作的科学管理

护理质量直接影响医疗质量，护理工作在解除病人痛苦、缩短病程、预防合并症等方面起着重大的作用。良好的护理质量为正确、及时、全面的诊断和治疗提供了可靠的保证。护理人员的责任心、业务水平及技术操作熟练程度决定了护理的质量。要提高护理工作质量，就必须加强护理工作的科学管理，其具体措施可参考以下4点。

1. 加强护理队伍建设

提高护理人员的业务水平，是建设高标准、高水平护理队伍的关键，是提高护理质量，实现专科护理现代化的需要。故应从临床实际出发，根据不同情况，采取不同形式，有计划、有步骤地对护理人员进行业务训练。

2. 加强专科护理工作

根据肝胆病专科的业务特点，制定专科护理技术操作常规，对专科护理的内容、程度和质量提出明确要求，严格督查并定期进行业务考核。

3. 建立完整、系统的护理规章制度

为防止差错事故的发生，确保病人得到正确、及时的诊疗，须建立完整、系统的护理规章制度。做到人人有岗，事事有责，职责明确，有分工，有合作，使护理工作始终处于良性运转状态，为病人早日康复提供可靠的保证。

4. 加强病房护理管理措施

加强病房护理管理，力求做到护理工作制度化，技术操作常规化，基本设施规范化，使病人有一个整洁、安静、舒适、安全的诊疗、休养环境，确保医疗护理工作的正常进行。

（四）科研工作的科学管理

科研工作是专科专病科室工作的重要组成部分，是保证专科不断提高技术水平和医疗质量的重要手段，是建设现代化专科专病科室的基本任务。肝胆病专科的科研项目应以临床科研为主，结合临床实践进行。搞好肝胆病专科的临床科研，应注意以下 4 点。

1. 加强领导对科研的重视，创造科研条件

领导重视是完成科研任务的基本保证。积极创造科研条件包括科研人员的调配、科研基地的建立、科研设备的添置等。在领导的大力支持及督导下，合理、有效地利用各种条件，用较少的人力、物力产生较大的效益。

2. 努力做到科研管理的科学化、制度化、程序化、标准化

科研工作是实实在在地做学问、搞研究，必须从实际出发，实事求是，不能弄虚作假，确保科研工作的严肃性、科学性；建立使科研工作健全的各项规章制度，使科研工作制度化，为科研工作能够顺利开展提供基本保证；所谓科研工作的程序化，就是要求科研工作按一定的程序合理进行，做到有计划、按步骤，尽可能地提高工作效率；科研工作的标准化主要是指实验设计标准化和研究方法标准化，这是保证科研工作质量的关键。

3. 加速科学骨干的培养

科研工作能否顺利开展，主要取决于技术骨干的质和量。因此，要把培养科研骨干提高到重要的议事日程上来，认真选拔思想好、事业心强、基本功扎实的技术骨干来重点培养，并逐步形成专业技术梯队。

4. 搞好情报资料工作

注意情报资料的收集、整理、保存和利用，了解国内外肝胆病诊疗的发展动态，注意学习和交流有关肝胆病诊疗的新方法、新技术、新设备、新试剂、新药物等，确保科研工作的先进性和实用性。

第五节　专科专病应突出"六专""一高"

大力加强专科专病建设，是医院改革的重要环节，它与其他行业的"名牌"战略一样，具有深远的历史意义和丰富的现实意义。专科专病建设意在集中有限的人力、财力、物力，在竞争激烈的医疗市场上进行攻关，创造自己的"名牌"与优势，以专科专病的学术进步与飞跃为突破口，带动整个医院的学术进步，使经济效益、社会效益迅速增长。近年来的实践证明，专科专病建设要起到这样的作用，必须突出"六专""一高"。

一、六专

（一）专病

加强专病建设，即在确定专科的前提下，突出"专病"的诊治。西医对疾病的理解一般包括病因（较为明确的或特异的）、病理、病位、发病过程等内容，其病名大都较为明确，中医认识和治疗疾病多从"证"着眼。中医的"证"虽以临床证候（证型）为主，但严格地说，亦包括病因、病机、病位及病理演变过程，只是大多以"证"（证型或证候）提纲挈领而已。故我们认为所谓的"专病"，应是西医病名与中医证型结合起来的"病证"单元，即把西医确诊的病划分成一个或几个病证单元，相对固定下来。这样中西医结合，"病""证"对应，形成"专病"的概念。我们体会到只有把中医整体观念与西医特异性的病因结构等诊断思路结合起来，才能更全面、更准确、更深刻地认识"专病"的实质内涵。

（二）专地

所谓"专地"，是指开设肝胆病专科的诊疗地点和场所。"专地"本身即具有宣传作用，能吸引"专地"周围的肝胆病患者，提高肝胆病专科的社会知名度，为专科开展工作创造良好的环境，有利于专科业务的扩展。在"专地"的选择上，一般以居民稠密或相对集中、交通便利、公用事业设施齐全的地方为宜。可租赁或改建民房，亦可兼并或承包规模较小、效益不好、设备简陋的医院等。

（三）专人

要搞好肝胆病专科的建设，就必须要有高水平的专业人才，形成一种人才优势。要组建一支掌握独特医疗技术的专业技术队伍，并形成高、中、初级比例配置合理的人才梯队。肝胆病专科的建设与发展要靠群体的力量，但更要靠学科带头人的智慧与努力。所谓的"专人"，严格地说就是指学科带头人。学科带头人素质的高低，在一定程度上决定了该专科的命运。因此，学科带头人一定要选好、培养好。学科带头人与群体的关系非常重要，处理得好，专科的业务就能顺利开展，处理不好，科室的工作将大受影响。如何处理学科带头人和群体的关系，我们认为应注意以下3点。

1. 在医、教、研方面，要充分发挥学科带头人的智力优势、学术优势、高知名度优势、广泛社会接触面优势，突出其对专科的牵动、引导性作用，强调其在科内的领导地位。加强整个群体内的团结协作，积极配合学科带头人工作。

2. 在经济分配上，要充分认识技术价值对经济工作的重要性，通过各种途径对学科带头人实行倾斜政策，打破资历、学历、年龄、工龄等论资排辈的旧习，给学科带头人以适当的照顾，使其贡献得到相应的承认和回报。

3. 在专科对外宣传上，要以宣传群体为主，把学科带头人包含在群体之中，最终以提高专科整体的知名度为目的，用群体的功绩烘托学科带头人的作用。另外，通过破格选助手或名师带高徒的形式，选择1~2名基础素质好、事业心强、有一定临床经验的人来师承学科带头人的精湛医术，奠定专科发展的坚实基础。

（四）专长

突出"专长"，就是自己要有一套不同于其他同类医院或专科的独具特色的诊疗措施。要因势利导地加强肝胆病诊疗领域的科研开发，不断改进诊疗技术，在保持自身特色的同时，不断采用医学科学在肝胆病诊疗领域的新技术、新成果。要在上档次上下功夫，使新技术、新疗法不断应用于临床，使专科的诊疗服务日新月异，不断给患者以"新""奇""特""优"的感觉。另外，要突出专科特色，采用特殊方剂（秘方、验方等），或特殊药物（如待开发的药物、新药、民间草药等），或特殊的给药途径，取得优于现行治疗方法的突出疗效（这是加强专科建设的命脉），这样才能保证肝胆病专科在本地区、本领域的领先地位，才能使肝胆病专科持之以恒的发展下去。

（五）专药

药物是治疗疾病的重要武器，但必须具有很强的针对性，才能显示确切的疗效。要提高药物的针对性，就要不断地改革剂型、开发新药，使新药品、新剂型不断应用于临床，这样才能逐渐筛选出具有独特疗效的"专药"。筛选"专药"应从以下两方面入手。

1. 从临床实践中发现"专药"。在不断总结实践经验的基础上，研究开发"专药"。

2. 从理论学习中搜寻"专药"。其一，通过刻苦钻研古典医籍，从中筛选"专药"；其二，通过广泛搜寻现代医药情报，从中筛选"专药"。将筛选出的"专药"，拿到临床实践中加以验证，通过实践鉴定出确有良效的"专药"。

（六）专械

配置良好的诊断、治疗器械，是专科专病科室提高诊疗水平、提高临床疗效、提高服务质量的物质基础，是专科专病科室在医疗市场中提高竞争能力的可靠保证，是专科专病科室发展、提高的先决条件。因此，专科专病科室要根据当地和自己的实际情况，尽可能多地配置一些与诊断治疗密切相关的、适合专科发展的、急需的器械设备。另外，还应结合肝胆病专科的特色，自行研制和创新一些器械，使其具有自己的特色和优势。

二、高效

"六专"是"高效"的前提，"高效"是加强专科专病（科室）建设的目的，也是决定专科专病（科室）能否在竞争激烈的医疗市场中站稳脚跟的因素。能否真正获得"高效"，除了"六专"之外，还有诸多因素的影响。如：①完善的服务体系：专科专病科室的服务，不仅仅是诊疗技术的独特服务，还应包括相应的护理服务、多层次的病房设施供给服务、营养饮食服务、后勤保障服务，以及病人就诊的迎送、转运服务和社会各界的咨询服务等多方面的服务。要形成系统、规范的服务体系，并保证其高质量、高效率、低消耗、程序化的正常进行。②适当的专科规模：也就是说专科的规模要与医疗技术的队伍状况、设施状况、可能的病人来源以及疾病谱的发展变化趋势等客观条件相匹配。③科学的组织管理：专科内部要团结一致，相互协调，以提高专科的临床疗效为核心，全方位地提高工作效率、工作质量和科研水平。

④信息的反馈调控：专科的决策者和学科带头人要认真调查本地区或更大范围的医疗市场状况，要了解本地区或更大范围的同类专科的情况，知己知彼，扬长避短，要密切关注周围信息的反馈，对本专科的诊疗内容随时加以调整和改进，不断总结、充实、提高。

排除以上诸多因素的副影响，专科专病科室就能顺利发展，医疗质量就能逐步提高，"高效"就能真正实现。

第十三章 中药新药治疗的临床研究指导原则

第一节 中药新药治疗病毒性肝炎的临床研究指导原则

病毒性肝炎是由多种肝炎病毒引起的传染病。主要表现为乏力、食欲减退、恶心呕吐、肝肿大及肝功能损害，部分病人可有黄疸和发热，隐性感染较常见。本病目前从病原学方面一般分为 5 型，临床分为急性、慢性、重型和淤胆型肝炎 4 型。本病属于中医"黄疸""胁痛""疫黄""肝瘟"等范畴。

基本原则

一、病例选择标准

（一）诊断标准

1. 西医诊断标准

参照 1984 年南宁第三次肝炎会议修订的《病毒性肝炎防治方案》中的诊断标准。

（1）病原学分型诊断标准

①甲型：以下 4 项中具备任何 1 项。

急性期肝炎患者血清抗 – HAVIgM 阳性；

急性期及恢复期双份血清抗 – HAVIgG 效价呈 4 倍以上升高；

急性早期粪便中有抗 – HAV，免疫电镜可查到 HAV 颗粒；

急性早期粪便中查到 HAAg。

②乙型

A. 乙型肝炎病毒感染：以下 4 项中具备任何 1 项。

血清 HBsAg 阳性，或 HBeAg 阳性；

血清 HBsAg 阴性，但抗 – HBcIgM 阳性，或抗 – HBs、或抗 – HBc 阳性；

血清 HBV – DNA 或 DNA 多聚酶阳性，或 HBeAg、或抗 – HBe 阳性；

HBV 感染指标不明显或只有抗 – HBc1 项指标阳性，而肝内 HBcAg、HBsAg 或 HBV – DNA 阳性。

B. 急性乙型肝炎：可参考以下几点。

发病前不久，经灵敏方法检测 HBsAg 阴性，而发病后阳转，且滴度较高者；

急性期血清抗 – HBcIgM 高滴度，抗 – HBcIgG 低滴度，而恢复期相反者；

急性期 HBsAg 高滴度，恢复期持续阴转者；

急性期抗 – HBc 阳转或恢复期抗 – HBs 阳转，效价有 4 倍升高者；

有明确的受染史（如输入 HBsAg 阳性血液），且潜伏期符合，发病后 HBsAg 阳转者。

C. 慢性肝炎：一般分为 HBsAg 阳性和 HBsAg 阴性。

D. 无症状 HBsAg 携带者：无任何临床症状及体征，肝功能正常，HBsAg 持续阳性 6 个月以上。

③非甲非乙型

凡不符合急性甲、乙型肝炎的病原学诊断指标，并排除巨细胞病毒、EB 病毒感染等和其他已知原因的肝炎（如药物性肝炎）。

凡慢性肝炎患者，HBV 感染指征全部阴性，并排除自身免疫性肝炎及其他已知原因的肝炎。

凡呈水源、食物暴发流行性，且不符合甲型肝炎的病原学诊断标准者，可诊断为流行性非甲非乙型肝炎。

甲、乙及非甲非乙型肝炎可合并感染，亦可重叠感染，在病原诊断时应认真鉴别。

（2）临床分型诊断标准

①急性肝炎

A. 急性黄疸型肝炎：凡急性发病，具有不同程度的肝炎症状、体征及化验异常，血清总胆红素（SB）在 17.1μmol/L 以上，尿胆红素阳性，并排除其他原因引起之黄疸，可诊断为急性黄疸型肝炎。

B. 急性无黄疸型肝炎：a. 流行病学资料：有密切接触史，指与已确诊为病毒性肝炎的病人（特别是急性期）同吃、同住、同生活或经常接触肝炎病毒污染物（如血液、粪便）而未采取防护措施。有注射史，指半年内曾接受输血、血液制品及消毒不严格的药物注射、免疫接种、针刺治疗等。b. 症状：指近期内出现的、持续几天以上的、无其他原因可解释的症状，如乏力、食欲减退、恶心、厌油、腹胀、便溏、肝区痛等。小儿尚多见恶心、呕吐、腹痛、腹泻、精神不振、懒动，常有发热。c. 体征：肝肿大且有动态性变化并有压痛。部分病人可有轻度脾大。小儿肝大较明显，脾大较多见。④化验：主要指 SGPT 活力增高。

凡流行病学资料、症状、体征、化验 4 项中的 3 项明显阳性（应包括化验阳性），或化验及体征（或化验及症状）均明显阳性，并排除其他疾病者可确诊。

凡近期内单项 SGPT 增高，或仅有症状、体征，或仅有流行病学史及 b、c 两项中之 1 项，均为可疑者。对可疑者应进行动态观察或结合其他检查（包括肝活体组织检查）做出诊断。可疑者如病原学诊断为阳性，且排除其他疾病，可以确诊。

②慢性肝炎

A. 慢性迁延性肝炎：有确诊或可疑的急性肝炎病史（有时不明确），病程超过半年尚未痊愈，病情较轻，可有肝区痛和乏力，可有 SGPT 升高或轻度肝功损害，但不够诊断为慢性活动性肝炎，或肝活体组织检查符合慢性迁延性肝炎的组织学改变，皆可诊断为慢性迁延性肝炎。

B. 慢性活动性肝炎：a. 临床表现：既往有肝炎史（有时不明确），目前有较明显的肝炎症状，如乏力、食欲差、腹胀、溏便等。b. 体征：肝肿大，质地中等硬度以上，可有黄疸、蜘蛛痣、肝病面容、肝掌或脾肿大，且排除其他原因。c. 实验室检查：SGPT 活力反复或持续升高，或血浆白蛋白明显减低，或白、球蛋白比例明显异常，或丙种球蛋白明显增高，或 SB 长期反复增高。d. 肝外器官表现：如关节炎、肾炎、脉管炎、皮疹或干燥综合征等，其中以肾炎较多见。

以上 4 项中有 3 项为阳性，或 b、c 两项为阳性，或肝活体组织检查符合慢性活动性肝炎的组织学改变者，皆可诊断为慢性活动性肝炎。

③重型病毒性肝炎

A. 急性重型肝炎（即暴发型肝炎）：a. 发病急骤，病情发展快，有高热、严重的消化道症状（如厌食、频繁呕吐、腹胀或呃逆等）、极度乏力。发病后 3 周以内迅速出现精神、神经症状（嗜睡、烦躁不安、行为反常、性格改变、神志不清、昏迷等）而排除其他原因。有出血倾向（呕血、便血、瘀斑等）。小儿可有尖声哭叫、反常的吸吮动作和食欲异常等表现。b. 肝浊音区进行性缩小，黄疸出现后迅速加深（但病初黄疸很轻或尚未出现）。c. 肝功能异常，表现为 SB 或 SGPT 迅速增高，亦可出现酶胆分离现象，凝血酶原时间延长。

B. 亚急性重型肝炎（亚急性肝坏死）：急性黄疸型肝炎起病后 10 天以上 8 周以内具备以下指征者：a. 黄疸迅速上升（数日内 SB 上升 > 17μmol/L），肝功能严重损害（SGPT 升高或有酶胆分离、A/G 比例倒置、丙种球蛋白升高），凝血酶原时间明显延长，或胆碱酯酶活力明显降低。b. 高度无力及明显食欲减退或恶心呕吐，重度腹胀及腹水，可有明显出血现象（对无腹水及明显出血现象者应注意是否为本型的早期）。可出现程度不等的意识障碍，后期可出现肾功能衰竭及脑水肿。

C. 慢性重型肝炎（慢性肝炎亚急性肝坏死）：表现同亚急性重型肝炎，但有慢性肝炎或肝炎后肝硬化的病史、体征及肝功能损害。

④淤胆型肝炎：类似急性黄疸型肝炎，但自觉症状较轻，黄疸明显，常有皮肤瘙痒，肝肿大。肝功能检查 SB 明显升高，以直接胆红素为主，碱性磷酸酶、γ-谷氨酰转肽酶及胆固醇也均明显增高，SGPT 中度或轻度增高。梗阻性黄疸持续 3 周以上，并除外其他肝内、外梗阻性黄疸（包括药源性等），可诊断为本病。

2. 中医诊断标准

（1）湿热熏蒸证：面目周身俱黄，呈橘子色，烦热脘闷，纳呆呕吐，口苦而干，胁痛腹胀，倦怠无力，或皮肤瘙痒，小便黄赤，大便秘结或溏。舌苔黄腻，脉弦滑数。

（2）肝气郁滞证：胁肋胀痛，脘痞腹胀，恶心嗳气，纳食不香。舌苔薄，脉弦。

（3）湿邪困脾证：胁痛，脘闷腹胀，恶心呕吐，胃纳不佳，口淡不欲饮，身重便溏。舌苔白腻。

（4）肝阴亏损证：胁痛隐隐，低热，腰酸，口干苦而燥，手足心热。舌质红，边尖有红刺，苔少或无苔，脉弦细数。

（5）热毒炽盛证：高热，口渴，烦躁，黄疸迅速加深，腹胀满，大便秘结，小便黄赤，甚则神昏谵语，抽搐，或见便血、尿血等。舌红绛，苔黄腻或黄燥，脉滑数。

（二）试验病例标准

1. 纳入病例标准

符合病毒性肝炎诊断和中医辨证标准者，可纳入试验病例。

2. 排除病例标准（包括不适应证或剔除标准）

（1）经检查证实由药物中毒、乙醇中毒等因素所致的肝炎。

（2）年龄在 18 岁以下或 65 岁以上或妊娠或哺乳期妇女或对本药过敏者。

（3）合并有心血管、肺、肾和造血系统等严重原发性疾病，精神病患者。

（4）凡不符合纳入标准，未按规定用药，无法判断疗效或资料不全等影响对疗效或安全性判断者。

二、观测指标

1. 安全性观测

（1）一般体格检查项目。

（2）血、尿、便常规化验。

（3）心、肾功能检查。

2. 疗效观测

（1）病毒性肝炎的临床症状。

（2）黄疸情况。

（3）肝脏触诊及 B 超检查。

（4）血清 SB、SGPT、SGOT、总蛋白、A/G 检测。

（5）血清 HBsAg、抗 – HBs，HBeAg、抗 – HBe（或 RPHA 或 ELTSA），抗 – HBc 测定。

（6）HBV – DNA、DNA – P、抗 – HBcIgM 检测。

（7）肝组织病理学检查。

以上（1）～（5）必做，其他可根据病证的需要及各医疗、科研单位的条件选做。

三、疗效判定标准

1. 一般药物疗效判定标准

（1）急性肝炎

①临床治愈：隔离期满（乙型肝炎不作此要求）；主要症候群消失；肝脾肿大消失或回缩，肝区无明显压痛或叩痛；肝功能检查结果正常。不要求乙型肝炎病毒复制指标（HBV – DNA、DNA – P、HBeAg、抗 – HBc – IgM）转阴。

②基本治愈：临床治愈各项指标随访半年无异常改变者；乙型肝炎病人的血清乙型肝炎病毒复制标记物转阴。不要求 HBsAg 转阴。

③治愈：临床治愈各项指标随访 1 年无异常改变者；乙型肝炎病人的血清乙型肝炎病毒标记物 HBsAg、HBeAg、抗 – HBclgM、HBV – DNA、DNA – P 均转阴。

（2）慢性肝炎

①基本治愈：自觉症状消失；肝脾肿大稳定不变或缩小，无压痛及叩痛；肝功能检查正常；以上各项指标稳定 1 年以上。

②有效：主要症状消失，或基本消失；肝脾肿大稳定不变，且无明显压痛及叩痛；肝功能检查正常或比原值下降 50% 以上，并持续 3 个月。

③无效：疗程结束后，SGPT 不下降。

2. 防止病变慢性化或促进肝细胞再生药物的疗效判定标准

（1）显效：血浆 A/G 或血清蛋白电泳比值、凝血酶原时间、γ – GT、血清胆红素恢复正常，并持续 3 个月以上（或肝组织病变观察 3 张以上切片皆有好转或消失）。

（2）有效：血浆 A/G 或血清蛋白电泳比值、凝血酶原时间、血清胆红素等有 1/2 以上项目明显改善，持续 6 个月以上（或肝组织病变观察 3 张以上切片皆有改善）。

（3）无效：上述指标无改善。

四、观察、记录、总结的有关要求

按设计要求，统一表格，做出详细记录，认真写好病历。应注意观察不良反应或未预料到的毒副反应，并追踪观察。试验结束后，不能任意涂改病历，各种数据必须做统计学处理。

临床试验

一、Ⅰ期临床试验

目的在于观察人体对新药的反应和耐受性，探索安全有效的剂量，提出合理的给药方案和注意事项。有关试验设计（包括受试对象、初试剂量确定）、结果的观察与记录、不良反应的判断与处理、试验总结等具体事项，按

《新药审批办法》的有关规定执行。

二、Ⅱ期临床试验

本期的两个阶段，即对照治疗试验阶段与扩大对照治疗试验阶段，可以同时进行。试验设计的要求按《新药审批办法》执行。

1. 试验单位应为 3～5 个，每个单位病例不少于 30 例。

2. 治疗组病例不少于 300 例，其中主要病证不少于 100 例。对照组另设。

3. 试验病例选择，采用住院病例和门诊病例，其中急性肝炎全部要求住院病例；慢性肝炎的住院病例数不少于总例数的 1/3。门诊病例应严格控制可变因素。

4. 对照组的设立要有科学性。对照组与治疗组病例之比不低于 1∶3，设立对照组的观察单位，对照组病例不少于 30 例。对照药物应择优选用公认治疗同类病症的有效药物。尽量采用双盲法。

5. 药物剂量可根据Ⅰ期临床试验结果或根据中医药理论和临床经验而定。急性肝炎以 4 周为 1 疗程，慢性肝炎以 3 个月为 1 疗程。

6. 由临床研究人员负责对各医院的试验结果汇总，并进行统计学处理和评价，写出正式的新药临床试验总结。

三、Ⅲ期临床试验

新药得到卫生部批准，试生产或上市一段时间后应进行Ⅲ期临床试验，目的是对新药进行社会性考察和评价。观察项目同Ⅱ期临床试验，重点考察新药疗效的可靠性及使用后的不良反应。有关要求均按《新药审批办法》执行。

临床验证

第四、第五类新药须进行临床验证，主要观察其疗效、不良反应、禁忌和注意事项等。

一、观察方法应采取分组对照的方法。改变剂型的新药，其对照品应采用原剂型药物；增加适应证的新药，应选择公认的治疗同类病证有效的药物进行对照。

二、观察例数不少于 100 例，其中主要病证不少于 50 例。对照组例数根据统计学需要而定。

三、临床验证设计与总结的要求与Ⅱ期临床试验相同。

承担中药新药临床研究医院的条件

一、临床试验、临床验证的负责医院应是卫生部临床药理基地，参加单位应以二甲以上医院为主。

二、临床研究的负责人应具备副主任医师（包括相当职称）以上职称，并对本病的研究有一定造诣。

第二节　中药新药治疗胆囊炎的临床研究指导原则

胆囊炎是指胆囊的急性或慢性炎症性疾病。本病相当于中医学"胁痛""黄疸"等范畴。

基本原则

一、病例选择标准

（一）诊断标准

1. 西医诊断标准

（1）急性胆囊炎

①多以食用油腻食物为诱因；

②突发右上腹持续性剧烈疼痛伴阵发性加重，可向右肩胛放射，常有恶心、呕吐、发热；

③右上腹有压痛，肌紧张，莫菲氏征阳性，少数可见黄疸；

④白细胞及中性粒细胞计数增高，血清黄疸指数和胆红素可能增高；

⑤B超可见胆囊肿大，胆囊壁增厚或毛糙、模糊，囊内有浮动光点，伴有结石时可见结石影像；

⑥X线检查：胆囊区腹部平片可有胆囊增大阴影。

（2）慢性胆囊炎

①持续性右上腹钝痛或不适感，或伴右肩胛区疼痛；

②有恶心、嗳气、反酸、腹胀和胃部灼热等消化不良症状，进食油腻食

物后加重；

③病程长，病情经过有急性发作和缓解交替的特点；

④胆囊区可有轻度压痛和叩击痛；

⑤胆汁中黏液增多，白细胞成堆，细菌培养阳性；

⑥B超可见胆囊结石，胆囊壁增厚，胆囊缩小或变形；

⑦胆囊造影可见胆结石，胆囊缩小或变形，胆囊收缩功能不良，或胆囊显影淡薄等。

2. 中医诊断标准

（1）气滞证：右胁和腹部经常疼痛，或有阵发性加剧，痛引肩背，口苦，食欲不振，右上腹有轻度压痛。舌质淡红，舌苔白或微黄，脉弦细或弦紧。

（2）血瘀证：右胁和腹部时有刺痛，痛处固定不移，胁下或有积块，面色黧黑，口唇紫暗。舌暗红或有瘀斑，舌苔白，脉沉或涩。

（3）湿热证：右上腹持续胀痛，痛引肩背，伴沉重感，高热寒战，口苦咽干，口渴，恶心呕吐，或出现巩膜黄染，身黄，尿黄，大便秘结，右上腹压痛，肌紧张，拒按，有时可触及肿大的胆囊。舌质红，舌苔黄腻，脉弦数或弦滑。

（4）脓毒证：右胁剧痛不已，腹胀而满，拒按，寒战高热或寒热往来，身目黄染，甚或神昏谵语，四肢厥冷。舌红绛，苔黄燥，脉滑数。

（二）试验病例标准

1. 纳入病例标准

符合急、慢性胆囊炎诊断和中医辨证标准的患者，可纳入试验病例。

2. 排除病例标准（包括不适应证或剔除标准）

（1）经检查证实为急性坏疽性胆囊炎、急性梗阻性化脓性胆囊炎、胆囊穿孔腹膜炎者。

（2）经检查证实有胆结石者。

（3）年龄在18岁以下或65岁以上者；妊娠或哺乳期妇女；对本药过敏者。

（4）合并有心血管、肺、肾和造血系统等严重原发性疾病，精神病患者。

（5）凡不符合纳入标准，未按规定用药，无法判断疗效或资料不全等对疗效或安全性判断产生影响者。

二、观测指标

1. 安全性观测

（1）一般体格检查项目。

（2）血、尿、便常规化验。

（3）心、肝、肾功能检查。

2. 疗效性观测

（1）胁痛、呕吐、黄疸、大便等变化。

（2）腹部体征。

（3）血常规、血清胆红素检测。

（4）B型超声波检查。

（5）X线检查。

（6）胆道内窥镜检查。

以上（1）～（4）必做，第（5）、（6）两项根据研究单位的条件和诊断疗效判定的需要选做。

三、疗效判定标准

1. 急性胆囊炎

（1）治愈：服药5～10天，症状、体征完全消失，体温、血象恢复正常，B超影像正常。

（2）显效：服药5～10天，症状、体征消失，体温、血象基本恢复正常，B超示胆囊影像明显改善。

（3）有效：服药5～10天，症状、体征基本消失，体温、血象基本正常，B超影像有改善。

（4）无效：服药10天后，症状、体征及体温、血象、B超胆囊影像无改善者。

2. 慢性胆囊炎

（1）临床治愈：症状和体征完全消失，影像学检查正常。

（2）显效：症状和体征基本消失，影像学检查明显改善。

（3）有效：症状和体征大部分消失，影像学检查有改善。

（4）无效：症状和体征及影像学检查无改善。

四、观察、记录、总结的有关要求

按设计要求，统一表格，做出详细记录，认真写好病历。应注意观察不良反应或未预料到的毒副反应，并追踪观察。试验结束后，不能任意涂改病历，各种数据必须做统计学处理。

临床试验

一、Ⅰ期临床试验

目的在于观察人体对新药的反应和耐受性，探索安全有效的剂量，提出合理的给药方案和注意事项。有关试验设计（包括受试对象、初试剂量确定）、结果的观察与记录、不良反应的判断与处理、试验总结等具体事项，按《新药审批办法》的有关规定执行。

二、Ⅱ期临床试验

本期的两个阶段，即对照治疗试验阶段与扩大对照治疗试验阶段，可以同时进行。试验设计的要求按《新药审批办法》执行。

1. 试验单位应为 3~5 个，每个单位病例不少于 30 例。

2. 治疗组病例不少于 300 例，其中主要证候不少于 100 例。对照组另设。

3. 试验病例选择，采用住院病例和门诊病例，住院病例不少于总例数的 1/2。门诊病例应严格控制可变因素。

4. 对照组的设立要有科学性。对照组与治疗组病例之比不低于 1：3，设立对照组的观察单位，对照组病例不少于 30 例。对照药物应择优选用公认治疗同类病证有效的药物。尽量采用双盲法。

5. 药物剂量可根据Ⅰ期临床试验结果或根据中医药理论和临床经验而定。急性胆囊炎以 5~10 天为 1 疗程，慢性胆囊炎以 4 周为 1 疗程。

6. 由临床研究人员负责对各医院的试验结果汇总，并进行统计学处理和评价，写出正式的新药临床试验总结。

三、Ⅲ期临床试验

新药得到卫生部批准，试生产或上市一段时间后，应进行Ⅲ期临床试验，目的是对新药进行社会性考察和评价。观察项目同Ⅱ期临床试验，重点考察新药疗效的可靠性及使用后的不良反应。有关要求均按《新药审批办法》执行。

临床验证

第四、第五类新药须进行临床验证，主要观察其疗效、不良反应、禁忌和注意事项等。

一、观察方法应采取分组对照的方法。改变剂型的新药，其对照品应采用原剂型药物；增加适应证的新药，应选择公认的治疗同类病证药有效的药物进行对照。

二、观察例数不少于100例，其中主要证候不少于50例。对照组例数根据统计学需要而定。

三、临床验证设计与总结的要求与Ⅱ期临床试验相同。

承担中药新药临床研究医院的条件

一、临床试验、临床验证的负责医院应是卫生部临床药理基地，参加单位应以二甲以上医院为主。

二、临床研究的负责人应具备副主任医师（包括相当职称）以上职称，并对本病的研究有一定造诣。

第三节　中药新药治疗原发性肝癌的临床研究指导原则

原发性肝癌是指自肝细胞或肝内胆管细胞发生的癌肿，为我国常见的恶性肿瘤之一。本病相当于中医的"肝积""积聚"。

基本原则

一、病例选择标准

（一）诊断标准

1. 西医诊断标准

（1）病理诊断：①肝组织学检查证实为原发性肝癌者。②肝外组织的组织学检查证实为肝细胞癌者。

（2）临床诊断：①如无其他肝癌证据，AFP 对流法阳性或放射免疫法 ≥ 400μg/mL，持续 4 周以上，并能排除妊娠、活动性肝病、生殖腺胚胎源性肿瘤及转移性肝癌。②有或无临床表现，B 超、CT 等影像学检查有明确的肝内实质性占位病变，能排除肝血管瘤和转移性肝癌，并具有下列条件之一者：a. AFP≥200μg/mL 或 γ-GT 明显增高；b. 典型的原发性肝癌影像学表现；c. 无黄疸而 AFP 或 γ-GT 明显增高；d. 远处有明确的转移性病灶，或有血性腹水，或在腹水中找到癌细胞；e. 明确的乙型肝炎标志阳性的肝硬化。

2. 中医诊断标准

（1）脾虚肝郁证：两胁胀痛，嗳气纳呆，泛吐酸水。舌淡，苔薄白，脉弦。

（2）气滞血瘀证：右胁下积块，按之质硬，胀痛或刺痛，窜及两胁。舌质紫暗或有瘀斑，苔薄白，脉弦或涩。

（3）湿热蕴结证：右胁下积块，增大较快，发热，口苦口干，或面目黄如橘子色，小便短赤，大便干或溏。舌红苔黄腻，脉弦滑数。

（4）湿瘀搏结证：右胁下积块，质硬，腹痛且胀，按之如囊裹水，小便少，或面目黄而晦暗。舌质暗淡，苔白滑腻，脉沉濡。

（5）肝肾阴虚证：右胁下积块疼痛，低热或午后潮热，五心烦热，或手足心热，口干喜饮。舌红少苔，脉弦细数。

3. 临床分期标准

Ⅰ期：无明确肝癌症状、体征，CT、B 超发现单个结节，直径小于 5cm。

Ⅱ期：症状较轻，一般情况尚好，超过Ⅰ期标准而无Ⅲ期证据。

Ⅲ期：有明显恶病质、黄疸、腹水或肝外转移之一。

（二）试验病例标准

1. 纳入病例标准

明确诊断为原发性肝癌，符合中医辨证标准，预计生存期在 2 个月以上，受试者体力状况尚好，可纳入试验病例。

2. 排除病例标准（包括不适应证或剔除标准）

（1）继发性肝癌患者。

（2）合并有心血管、肾脏等严重原发性疾病，精神病患者。

（3）年龄在 18 岁以下或 65 岁以上，妊娠期或哺乳期妇女，对本药过敏者。

（4）不符合纳入标准，未按规定用药，无法判断疗效或资料不全等对疗效或安全性判断有影响者。

二、观测指标

1. 安全性观测

（1）一般体检项目。

（2）血、尿、便常规化验。

（3）心、肝、肾功能检查。

2. 疗效性观测

（1）临床症状可见肝区疼痛、消化道症状、发热、上腹部包块、出血现象、乏力消瘦等。

（2）临床体征可见肝肿大、脾肿大、腹水、黄疸、肝掌、蜘蛛痣及腹壁静脉扩张等。

（3）肝功能检查及有关酶学检查。

（4）甲胎蛋白测定。

（5）B 超、CT、核磁共振或活体组织检查等（根据诊断标准内容，结合各单位条件选做）。

（6）有条件者，可做腹腔镜和肝穿刺检查。

三、疗效判定标准

中医药治疗原发性肝癌，在减轻症状、改善生活质量及延长生存期方面有显著特点。同时，对癌的治疗产生一定作用，如使癌灶消失、缩小、稳定或发展缓慢。因此，它不仅治"病"，更重要的是治"人"。根据这个特点，制定以下疗效标准。

1. 治后生存期（治后生存率）

可作为疗效判定的主要标准。所谓治后生存期，是指从治疗日开始，至死亡或末次随访日期为止。

观察各期原发性肝癌在治疗后 2 个月（仅限于Ⅲ期）、6 个月、1 年、2 年、3 年、4 年、5 年、5 年以上的生存期及生存率。

2. 生活质量标准

考虑到早期患者亦有无症状者，或各期症状表现不同，无法统一，故采用生活质量作为标准，也有着概括"症状"的含义。

由于 Zubzod 及 performance status 分级比较简单，为了更确切地观察新药的疗效，采用 Karnofsky 评分标准。

（1）一切正常，无不适或症状； 100；

（2）能进行正常活动，有轻微病证； 90；

（3）勉强可进行正常活动，有一些症状或体征； 80；

（4）生活自理，但不能维持正常活动或工作； 70；

（5）生活偶需帮助，但能照顾大部分的个人需求； 60；

（6）需要颇多的帮助和经常的医疗护理； 50；

（7）失去活动能力，需要特别照顾和帮助； 40；

（8）严重失去活动能力，要住医院，但暂未有死亡威胁； 30；

（9）病重、需住院及积极治疗； 20；

（10）垂危； 10；

（11）死亡。 0。

3. 癌灶客观疗效判定标准

以肿瘤体积的变化作为衡量疗效的标准，其规定如下。

（1）完全缓解：可见肿瘤消失并持续 1 个月以上。

（2）部分缓解：肿瘤两个最大的相互垂直的直径乘积缩小 50% 以上，并持续 1 个月以上。

（3）稳定：肿瘤两个最大的相互垂直的直径乘积缩小不足 50%，增大不超过 25%，并持续 1 个月以上。

（4）恶化：肿瘤两个最大的相互垂直的直径乘积增大超过 25%。

四、观察、记录、总结的有关要求

按设计要求，统一表格，做出详细记录，认真写好病历。应注意观察不良反应或未预料到的毒副反应，并追踪观察。试验结束后，不能任意涂改病历，各种数据必须做统计学处理。

临床试验

一、Ⅰ期临床试验

目的在于观察人体对新药的反应和耐受性，探索安全有效的剂量，提出合理的给药方案和注意事项。有关试验设计（包括受试对象、初试剂量确定）、结果的观察与记录、不良反应的判断与处理、试验总结等具体事项，按《新药审批办法》的有关规定执行。

二、Ⅱ期临床试验

本期的两个阶段，即对照治疗试验阶段与扩大对照治疗试验阶段，可以同时进行。试验设计的要求按《新药审批办法》执行。

1. 试验单位应为 3～5 个，每个单位病例不少于 30 例。

2. 治疗组病例不少于 200 例，其中主要证候不少于 100 例。对照组另设。

3. 试验病例选择，全部采用住院病例

4. 对照组的设立要有科学性。对照组与治疗组病例之比不低于 1∶3，设立对照组的观察单位，对照组病例不少于 30 例。对照药物应择优选用公认治疗同类病症的有效药物。尽量采用双盲法。不合并放疗及化疗者，亦可自身对照。

5. 药物剂量可根据Ⅰ期临床试验结果或根据中医药理论和临床经验而定。Ⅰ～Ⅱ期病人以 2 个月为 1 疗程。Ⅰ期者随访应超过 2 年，Ⅱ期者超过 1 年。Ⅲ期病例 1 个月为 1 疗程，随访应超过 2 个月。

6. 若研究的新药既有抗癌作用，又可与放疗及化疗药物相结合，有抗癌增效作用，则合并放疗或化疗的病例均不得少于 100 例。必须另设 100 例，观察该药的抗癌作用。观察其增效作用的病例，应以化疗药物或放疗作为对照组。

7. 由临床研究人员负责对各医院的试验结果汇总，并进行统计学处理和评价，写出正式的新药临床试验总结。

三、Ⅲ期临床试验

新药得到卫生部批准，试生产或上市一段时间后，应进行Ⅲ期临床试验，目的是对新药进行社会性考察和评价。观察项目同Ⅱ期临床试验，重点考察新药疗效的可靠性及使用后的不良反应。有关要求均按《新药审批办法》执行。

临床验证

第四、第五类新药须进行临床验证，主要观察其疗效、不良反应、禁忌和注意事项等。

一、观察方法应采取分组对照的方法。改变剂型的新药，其对照品应采用原剂型药物；增加适应证的新药，应选择公认的治疗同类病证有效的药物进行对照。

二、观察例数不少于 100 例，其中主要证候不少于 50 例。对照组例数根据统计学需要而定。

三、临床验证设计与总结的要求与 II 期临床试验相同。

承担中药新药临床研究医院的条件

一、临床试验、临床验证的负责医院应是卫生部临床药理基地，参加单位应以二甲以上医院为主。

二、临床研究的负责人应具备副主任医师（包括相当职称）以上职称，并对本病的研究有一定造诣。

第四节　中药新药治疗胆石症的临床研究指导原则

胆石症是指胆囊、胆总管、肝内胆管的结石病变。本病相当于中医"胁痛""黄疸"等。

基本原则

一、病例选择标准

（一）诊断标准

1. 西医诊断标准

（1）胆囊结石：在未引起梗阻或继发感染时，可无明显症状，或表现为慢性胆囊炎的症状，如上腹不适、腹胀、嗳气等。当胆囊结石阻塞胆囊管时，可出现右上腹疼痛，为阵发性绞痛，可向右肩胛放射，伴有恶心呕吐。合并急性胆囊炎时腹痛为持续性，阵发加重，常有发热，或发冷，少数病人可出现黄疸。查体有右上腹压痛，可有腹肌紧张，莫菲氏征阳性，有时触及肿大的胆囊。

实验室检查：伴胆囊炎时，可有白细胞计数及中性粒细胞的增加。

X 线检查：腹部平片，可有结石影。

B 超检查：可显示胆囊壁及结石数量、大小等。

（2）胆总管结石：慢性期症状不典型，可有轻微腹痛或消化不良的症状。急性期上腹剧痛，寒战高热，黄疸，痛连肩背，恶心呕吐，尿黄，大便可呈陶土色。查体可见巩膜黄染，上腹压痛，可有轻度肌紧张，可能触及肿大的胆囊，或有肝大。

实验室检查：白细胞总数和中性粒细胞增加，粪便中尿胆素原减少，尿中尿胆素原增加，尿胆素增加，血清胆红素、碱性磷酸酶和胆固醇均有增加，凡登白氏试验可见直接胆红素增加，血清转氨酶升高，絮状试验阳性。

X 线检查：腹部平片，有结石显影。

B 超、PTC、ERCP 检查：可显示胆总管结石大小、数量及胆管扩张。

（3）肝内胆管结石：慢性肝内胆管结石梗阻时，肝区不适、闷痛，有反复发作的不规则发热。急性梗阻时，上腹剧痛，呈持续性，可放射到右肩背部、剑突下或下腹部，发冷发热，晚期有轻度黄疸。查体可见上腹压痛，可触到肝肿大。

实验室检查：急性期血清谷丙转氨酸和胆红素可有升高，白细胞数升高，血清碱性磷酸酶升高。

2. 中医诊断标准

（1）气滞证：右上腹胀满隐痛，或阵发性绞痛，痛引肩背，或伴胃脘部痞满，厌食油腻。舌质淡红，舌苔白或微黄，脉弦细或弦紧。

（2）湿热证：右上腹疼痛，呈阵发性加剧，甚则绞痛难忍，痛引肩背，伴沉重感，高热寒战，口苦咽干，恶心呕吐，或出现巩膜黄染，尿黄，大便秘结，右上腹压痛，重者肌紧张，拒按，有时触及肿大的胆囊。舌质红，舌苔黄腻，脉弦数或弦滑。

（3）脓毒证：右胁剧痛不已，腹胀而满，拒按，寒战高热，或寒热往来，口苦咽干，身目黄染，甚或神昏谵语，四肢厥冷。舌红绛，苔黄燥，脉滑数。

（二）试验病例标准

1. 纳入病例标准

符合胆石症诊断和中医辨证标准的患者，可纳入试验病例。

2. 排除病例标准（包括不适应证或剔除标准）

（1）经检查证实为急性坏疽性胆囊炎、急性梗阻性化脓性胆囊炎、胆囊穿孔腹膜炎的患者。

（2）经检查证实胆囊结石≥0.5cm，肝内胆管结石>0.5cm，以及因胆囊管、总胆管下端和肝内胆管的器质性病变而致胆管狭窄的患者。

（3）年龄在18岁以下或5岁以上者；妊娠或哺乳期妇女；对本药过敏者。

（4）合并有心血管、肝、肾和造血系统等严重原发性疾病，精神病患者。

（5）凡不符合纳入标准，未按规定用药，无法判断疗效或资料不全等对疗效或安全性判断产生影响的患者。

二、观测指标

1. 安全性观测

（1）一般体格检查项目。

（2）血、尿、便常规化验。

（3）心、肝、肾功能检查。

2. 疗效性观测

（1）胁痛、呕吐、黄疸、大便等变化。

（2）腹部体征。

（3）血常规、血清胆红素检查。

（4）B型超声波检查。

（5）X线检查。

（6）胆道内窥镜检查。

以上（1）～（4）项必做，其他2项根据研究单位的条件以及诊断、疗效判断的需要选做。

三、疗效判定标准

1. 临床治愈

用药 1~2 个疗程后，症状和体征消失。影像学检查（B 超、TTC、ER-CP、胆道静脉或口服造影，必须有其中 2 种检查方法）可见结石消失。

2. 显效

用药 1~2 个疗程后，症状和体征明显减轻。影像学检查可见结石有明显减少，达 1/2 以上，或结石变小在 1/2 以上者。

3. 有效

用药 1~2 个疗程后，症状和体征有减轻。影像学检查可见结石较治疗前减少或变小者。

4. 无效

用药 1~2 个疗程后，症状和体征有减轻或无变化。影像学检查可见结石无改变者。

四、观察、记录、总结的有关要求

按设计要求，统一表格，做出详细记录，认真写好病历。应注意观察不良反应或未预料到的毒副反应，并追踪观察。试验结束后，不能任意涂改病历，各种数据必须做统计学处理。

临床试验

一、Ⅰ期临床试验

目的在于观察人体对新药的反应和耐受性，探索安全有效的剂量，提出合理的给药方案和注意事项。有关试验设计（包括受试对象、初试剂量确定）、结果的观察与记录、不良反应的判断与处理、试验总结等具体事项，按《新药审批办法》的有关规定执行。

二、Ⅱ期临床试验

本期的两个阶段，即对照治疗试验阶段与扩大对照治疗试验阶段，可以同时进行。试验设计的要求按《新药审批办法》执行。

1. 试验单位应为 3~5 个，每个单位病例不少于 30 例。

2. 治疗组病例不少于 300 例。对照组另设。

3. 试验病例选择，采用住院病例和门诊病例，住院病例不少于总数的 2/3。门诊病例应严格控制可变因素。

4. 对照组的设立要有科学性。对照组与治疗组病例之比不低于 1∶3，设立对照组的观察单位，对照组病例不少于 30 例。对照药物应择优选用公认治疗同类病证有效的药物。尽量采用双盲法。

5. 药物剂量可根据Ⅰ期临床试验结果或根据中医药理论和临床经验而定。以 2~4 周为 1 疗程。

6. 由临床研究负责人员对医院的试验结果汇总，并进行统计学处理和评价，写出正式的新药临床试验总结。

三、Ⅲ期临床试验

新药得到卫生部批准，试生产或上市一段时间后，应进行Ⅲ期临床试验，目的是对新药进行社会性考察和评价。观察项目同Ⅱ期临床试验，重点考察新药疗效的可靠性及使用后的不良反应。有关要求均按《新药审批办法》执行。

临床验证

第四、第五类新药须进行临床验证，主要观察其疗效、不良反应、禁忌和注意事项等。

一、观察方法应采取分组对照的方法。改变剂型的新药，其对照品应采用原剂型药物；增加适应证的新药，应选择公认的治疗同类病证的有效药物进行对照。

二、观察例数不少于 100 例，对照组例数根据统计学需要而定。

三、临床验证设计与总结的要求与Ⅱ期临床试验相同。

承担中药新药临床研究医院的条件

一、临床试验、临床验证的负责医院应是卫生部临床药理基地，参加单位应以二甲以上医院为主。

二、临床研究的负责人应具备副主任医师（包括相当职称）以上职称，并对本病的研究有一定造诣。

第十四章　2010年肝胆病中医临床路径

第一节　非酒精性脂肪性肝炎中医临床路径

一、非酒精性脂肪性肝炎中医临床路径标准门诊流程

（一）适用对象

第一诊断为非酒精性脂肪性肝炎（ICD－10编码：K76.001）。

（二）诊断依据

1. 疾病诊断

诊断标准：参照2006年中华医学会肝脏病学分会制定的《非酒精性脂肪性肝病诊疗指南》。

2. 证候诊断

参照"国家中医药管理局'十一五'重点专科协作组非酒精性脂肪性肝炎诊疗方案"。

非酒精性脂肪性肝炎临床常见证候：

肝郁脾虚，痰湿阻滞证

痰阻血瘀，湿郁化热证

湿郁血瘀，肝阴不足证

（三）治疗方案的选择

参照"国家中医药管理局'十一五'重点专科协作组非酒精性脂肪性肝炎诊疗方案"及《中医内科常见病诊疗指南》（中华中医药学会发布，ZYYXH/T93－2008）。

1. 诊断明确，第一诊断为非酒精性脂肪性肝炎。

2. 患者适合并接受中医治疗。

（四）标准治疗时间

标准治疗时间定为≤84天。

（五）进入路径标准

1. 第一诊断必须符合非酒精性脂肪性肝炎（ICD－10编码：K76.001）。

2. 患者空腹血糖≤7.0mmol/L，甘油三酯≤5.0mmol/L。

3. 患者同时具有其他疾病，但在治疗期间不需特殊处理，也不影响第一诊断的临床路径流程实施时，可以进入本路径。

（六）中医证候学观察

四诊合参，收集该病种不同证候的主症、次症、舌、脉特点。注意证候的动态变化。

（七）门诊检查项目

1. 必需的检查项目

（1）肝功能、血脂、血糖

（2）腹部超声

2. 可选择的检查项目

根据病情需要而定，如血常规、尿常规、便常规、病原学筛选（乙肝、丙肝）、甲胎蛋白、CT、肝脏病理检查等。

（八）治疗方法

1. 辨证选择口服中药汤剂、中成药

（1）肝郁脾虚，痰湿阻滞证：疏肝健脾，化湿活血。
（2）痰阻血瘀，湿郁化热证：化痰活血，祛湿清热。
（3）湿郁血瘀，肝阴不足证：祛湿化瘀，滋补肝阴。

2. 运动、饮食治疗

3. 其他疗法

针刺疗法、耳针、耳穴埋豆、经穴磁导疗法、穴位注射、生物信息红外肝病治疗仪等。

（九）完成路径标准

1. 病情稳定，主要症状改善。

2. 肝功能正常或接近正常。

（十）有无变异及原因分析

1. 治疗期间合并其他疾病需要治疗，退出本路径。

2. 病情加重，需要住院治疗，退出本路径。

3. 因患者及其家属意愿而影响路径的执行时，退出本路径。

二、非酒精性脂肪性肝炎中医临床路径门诊表单

（一）适用对象

第一诊断：非酒精性脂肪性肝炎（ICD－10 编码：K76.001）。

（二）门诊表单

患者姓名： 性别： 年龄： 门诊号：

进入路径时间： 年 月 日 结束路径时间： 年 月 日

标准治疗时间≤84 天 实际治疗时间： 天

时间	年 月 日 （第 1 天）	年 月 日 （第 2~14 天）	年 月 日 （第 15~28 天）
主要诊疗工作	□ 询问病史与体格检查 □采集中医四诊信息 □完成初步诊断 □中医辨证 □完善各项辅助检查 □完成首诊门诊记录 □辨证口服中药汤剂、中成药 □其他疗法 □向患者交代病情和注意事项	□采集中医四诊信息 □注意证候变化 □根据检查结果与病情变化，调整治疗方案 □完成复诊记录	□采集中医四诊信息 □注意证候变化 □复查必要的检查项目 □根据检查结果与病情变化，调整治疗方案 □完成复诊记录
病情变异记录	□无 □有，原因： 1. 2.	□无 □有，原因： 1. 2.	□无 □有，原因： 1. 2.
医师签名			

时间	年 月 日 （第 29～56 天）	年 月 日 （第 57～84 天）
主要诊疗工作	□采集中医四诊信息 □注意证候变化 □复查必要的检查项目 □根据检查结果与病情变化，调整治疗方案 □完成复诊记录	□采集中医四诊信息 □注意证候变化 □复查必要的检查项目 □疗效评估 □制定随访计划，交代注意事项
病情变异记录	□无 □有，原因： 1. 2.	□无 □有，原因： 1. 2.
医师签名		

第二节　慢性乙型肝炎中医临床路径

一、慢性乙型肝炎中医临床路径标准门诊流程

（一）适用对象

第一诊断为慢性乙型肝炎（ICD－10 编码：B18.103＋B18.104）。

（二）诊断依据

1. 疾病诊断

（1）中医诊断标准：参照中华人民共和国国家标准《中医临床诊疗术语·疾病部分》（GB/T 16751.1－1997）、《中药新药临床研究指导原则》（2002 年），中国医药科技出版社，中华中医药学会内科肝胆病专业委员会制定的诊断标准（2002 年）。

（2）西医诊断标准：参照中华医学会肝病学分会、感染病学分会制定的《慢性乙型肝炎防治指南》（2005 年）。

2. 证候诊断

参照"国家中医药管理局'十一五'重点专科协作组慢性乙型肝炎诊疗方案"。

慢性乙型肝炎轻中度临床常见证候：

湿热蕴结证

肝郁气滞证

肝郁脾虚证

肝肾阴虚证

脾肾阳虚证

瘀血阻络证

（三）治疗方案的选择

参照"国家中医药管理局'十一五'重点专科协作组慢性乙型肝炎诊疗方案"及《中医内科常见病诊疗指南》（中华中医药学会发布，ZYYXH/T86 - 2008）。

1. 诊断明确，第一诊断为慢性乙型肝炎。

2. 患者适合并接受中医治疗。

（四）标准治疗时间

标准治疗时间定为≤28 天。

（五）进入路径标准

1. 第一诊断必须符合慢性乙型肝炎（ICD - 10 编码：B18.103 + B18.104）的患者。

2. 伴有肝功能 ALT < 2 倍正常值、TBIL < 2 倍正常值，或肝穿刺病理活检查在 G2 以下；和/或 ALT≥2 倍正常值但有抗病毒治疗禁忌证的患者或患者自身原因暂不考虑抗病毒治疗的慢性乙型肝炎轻中度患者。

3. 患者同时具有其他疾病，若在治疗期间既无需特殊处理，也不影响第一诊断的临床路径流程实施时，可以进入本路径。

（六）中医证候学观察

四诊合参，收集该病种不同证候的主症、次症、舌、脉特点。注意证候的动态变化。

（七）门诊检查项目

1. 必需的检查项目

（1）肝功能

（2）病毒指标：HBVM，HBV DNA

（3）腹部超声

（4）AFP

2. 可选择的检查项目

根据病情需要而定，如血常规、凝血功能、免疫功能、病毒变异株、甲状腺功能、自身抗体、CT、肝穿刺病理活检等。

（八）治疗方法

1. 辨证选择口服中药汤剂、中成药

（1）湿热蕴结证：清热利湿。

（2）肝郁气滞证：疏肝理气。

（3）肝郁脾虚证：疏肝健脾。

（4）肝肾阴虚证：滋补肝肾。

（5）脾肾阳虚证：温补脾肾。

（6）瘀血阻络证：活血通络。

2. 其他疗法

根据病情需要选择穴位贴敷、生物信息红外肝病治疗仪等治疗方法。

（九）完成路径标准

1. 中医临床症状、体征明显改善，证候积分减少≥70%。

2. 肝功能（ALT、AST 和/或总胆红素）恢复正常或下降≥70%。

（十）有无变异及原因分析

1. 治疗期间合并其他疾病需要治疗，退出本路径。

2. 病情加重，需要住院治疗，退出本路径。

3. 因患者及其家属意愿而影响路径的执行，退出本路径。

二、慢性乙型肝炎中医临床路径门诊表单

（一）适用对象

第一诊断：慢性乙型肝炎（ICD – 10 编码：B18. 103 + B18. 104）轻中度患者。

（二）门诊表单

患者姓名： 性别： 年龄： 门诊号：

进入路径时间： 年 月 日 结束路径时间： 年 月 日

标准治疗时间≤28 天 实际治疗时间： 天

时间	年月日 (第1天)	年月日 (第2~7天)	年月日 (第8~14天)	年月日 (第15~21天)	年月日 (第22~28天)
主要诊疗工作	□询问病史与体格检查 □采集中医四诊信息 □进行必要的辅助检查 □完成初步诊断 □中医辨证 □确定治疗方法 □辨证口服中药汤剂、中成药 □其他疗法 □完成首诊门诊记录 □向患者或家属交代病情及注意事项	□采集中医四诊信息 □注意证候变化 □根据病情变化，调整治疗方案 □完成复诊记录	□采集中医四诊信息 □注意证候变化 □如必要可进行辅助检查 □根据病情变化调整治疗方案 □完成复诊记录	□采集中医四诊信息 □注意证候变化 □根据病情变化调整治疗方案 □完成复诊记录	□采集中医四诊信息 □注意证候变化 □进行必要的辅助检查 □根据病情变化调整治疗方案 □完成复诊记录 □疗效评估 □制定随访计划
病情变异记录	□无 □有，原因： 1. 2.	□无 □有，原因： 1. 2.	□无 □有，原因： 1. 2.	□无 □有，原因： 1. 2.	□无 □有，原因： 1. 2.
医师签名					

第三节　积聚（肝硬化）中医临床路径

路径说明：本路径适合于西医诊断为肝硬化的代偿期患者。

一、积聚（肝硬化）中医临床路径标准住院流程

（一）适用对象

中医诊断：第一诊断为积聚（TCD 编码：BNG041）。

西医诊断：第一诊断为肝硬化（ICD-10 编码：K74.601）。

（二）诊断依据

1. 疾病诊断

（1）中医诊断标准：参照全国高等中医药院校教材《中医内科学》第七版（田德禄主编，人民卫生出版社，2002 年）。

（2）西医诊断标准：参照中华医学会传染病与寄生虫病学分会、肝病学分会联合修订的《病毒性肝炎防治方案》（2000 年）及中华医学会肝病学分会、中华医学会感染病学分会联合制定的《慢性乙型肝炎防治指南》中关于肝硬化代偿期的部分进行诊断（2005 年）。

2. 疾病分期

（1）代偿期

（2）失代偿期

3. 证候诊断

参照"国家中医药管理局'十一五'重点专科协作组积聚（肝硬化）诊疗方案"。

积聚（肝硬化）代偿期临床常见证候：

湿热内阻证

肝脾血瘀证

肝郁脾虚证

脾虚湿盛证

肝肾阴虚证

脾肾阳虚型

（三）治疗方案的选择

参照"国家中医药管理局'十一五'重点专科协作组积聚（肝硬化代偿期）诊疗方案"及《中医内科常见病诊疗指南》（中华中医药学会发布，ZYYXH/T88-2008）。

1. 诊断明确，第一诊断为积聚（肝硬化）代偿期。

2. 患者适合并接受中医治疗。

（四）标准住院日

标准住院日为≤28 天。

（五）进入路径标准

1. 第一诊断必须符合积聚（TCD 编码：BNG041）和肝硬化（ICD－10 编码：K74.601）的患者。

2. 疾病分期属于代偿期（活动性），肝功能（ALT、AST、TB）异常者。

3. 患者同时具有其他疾病，但在住院期间不需特殊处理，也不影响第一诊断的临床路径流程实施时，可以进入本路径。

（六）中医证候学观察

四诊合参，收集该病种不同证候的主症、次症、舌、脉特点。注意证候的动态变化。

（七）入院检查项目

1. 必需的检查项目

（1）血常规、尿常规、便常规

（2）肝功能、肾功能、血糖、血脂、电解质

（3）凝血功能

（4）甲胎蛋白

（5）腹部超声

（6）病原学筛查（乙肝、丙肝等）

2. 可选择的检查项目

根据病情需要而定，如自身免疫抗体、遗传学检查、肝纤维化指标、电子胃镜、肝组织病理检查等。

（八）治疗方法

1. 辨证选择口服中药汤剂

（1）湿热内阻证：清热利湿。

（2）肝脾血瘀证：活血软坚。

（3）肝郁脾虚证：疏肝健脾。

（4）脾虚湿盛证：健脾利湿。

（5）肝肾阴虚证：滋养肝肾。

（6）脾肾阳虚证：温补脾肾。

2. 辨证选择中成药

3. 其他疗法

4. 护理

辨证施护，饮食指导。

（九）出院标准

1. 病情好转，疲乏、纳差、肝区不适、黄疸等主要症状、体征明显改善。

2. 肝功能好转。

3. 没有需要住院治疗的并发症。

（十）有无变异及原因分析

1. 病情加重，需要延长住院时间，增加住院费用。

2. 合并有心血管疾病、代谢性疾病、自身免疫性疾病等其他系统疾病者，需要特殊处理，导致住院时间延长、费用增加。

3. 治疗过程中病情变化，出现严重并发症时，退出本路径。

4. 因患者及其家属意愿而影响本路径的执行时，退出本路径。

二、积聚（肝硬化）中医临床路径住院表单

（一）适用对象

第一诊断为积聚（肝硬化）（TCD 编码：BNG041、ICD－10 编码：K74.601）。

（二）疾病分期

代偿期

（三）住院表单

患者姓名：　　　性别：　　年龄：　　门诊号：　　住院号：

发病时间：　年　月　日　分　　住院时间：　　年　月　日

出院时间：　　年　月　日

标准住院日：≤28 天　　　　　实际住院日：　　　天

时间	年 月 日 (第 1 天)	年 月 日 (第 2~7 天)	年 月 日 (第 8~14 天)
主要诊疗工作	□询问病史与体格检查 □采集中医四诊信息 □进行中医证候判断 □完成病历书写和病程记录 □初步拟定诊疗方案 □完善辅助检查 □防治并发症 □与患者或家属沟通，交代病情及注意事项	□上级医师查房，明确诊断，根据病情调整治疗方案 □完成上级医师查房记录 □防治合并症 □完善入院检查	□上级医师查房，根据病情调整治疗方案 □完成上级医师查房记录 □防治合并症
重点医嘱	长期医嘱 □分级护理 □普食 □口服中药汤剂 □口服中成药 □其他疗法 临时医嘱 □血常规、尿常规、便常规 □肝功能、肾功能、血糖、血脂、电解质 □凝血功能 □甲胎蛋白 □腹部超声 □病原学筛查（乙肝、丙肝等） □其他检查	长期医嘱 □分级护理 □普食 □口服中药汤剂 □口服中成药 □其他疗法 临时医嘱 □完善入院检查 □对症处理	长期医嘱 □分级护理 □普食 □口服中药汤剂 □口服中成药 □其他疗法 临时医嘱 □复查必要检查项目 □对症处理
主要护理工作	□护理常规 □完成护理记录 □病情监测 □执行相关医嘱 □静脉抽血	□病情监测 □日常生活和心理护理 □进行药物宣教 □执行相关医嘱	□病情监测 □日常生活和心理护理 □进行疾病宣教 □执行相关医嘱
病情变异记录	□无 □有，原因： 1. 2.	□无 □有，原因： 1. 2.	□无 □有，原因： 1. 2.

时间	年 月 日 （第 1 天）	年 月 日 （第 2～7 天）	年 月 日 （第 8～14 天）
责任护士签名			
医师签名			

时间	年 月 日 （第 15～21 天）	年 月 日 （第 22～28 天）	年 月 日 （出院日）
主要诊疗工作	□上级医师查房，根据病情调整治疗方案 □完成上级医师查房记录 □防治合并症 □疗效评估	□上级医师查房，根据病情调整治疗方案，确定出院时间 □完成上级医师查房记录 □防治合并症 □疗效评估	□交代出院注意事项、复查日期 □开具出院诊断书 □完成出院记录 □通知出院
重点医嘱	长期医嘱 □分级护理 □普食 □口服中药汤剂 □口服中成药 □其他疗法 临时医嘱 □复查必要检查项目 □对症处理	长期医嘱 □分级护理 □普食 □口服中药汤剂 □口服中成药 □其他疗法 临时医嘱 □复查必要检查项目 □对症处理	出院医嘱 □出院带药 □门诊随诊
主要护理工作	□病情监测 □日常生活和心理护理 □进行疾病宣教 □执行相关医嘱	□病情监测 □日常生活和心理护理 □进行出院前宣教 □执行相关医嘱	□交代出院后注意事项 □协助办理出院手续 □送病人出院
病情变异记录	□无 □有，原因： 1. 2.	□无 □有，原因： 1. 2.	□无 □有，原因： 1. 2.

续表

时间	年 月 日 (第 15~21 天)	年 月 日 (第 22~28 天)	年 月 日 (出院日)
责任 护士 签名			
医师 签名			

第四节　急性病毒性肝炎中医临床路径

路径说明：本路径适合于西医诊断为急性黄疸型病毒性肝炎或急性无黄疸型病毒性肝炎患者。

一、急性病毒性肝炎中医临床路径标准住院流程

（一）适用对象

第一诊断为急性黄疸型病毒性肝炎（ICD – 10 编码：B19.904）；急性无黄疸型病毒性肝炎（ICD – 10 编码：B19.905）。

（二）诊断依据

1. 疾病诊断

（1）中医诊断标准：参照中国中医药学会内科肝病专业委员会修订的《病毒性肝炎中医辨证标准》《中医内科学》（2006 年），田德禄、蔡淦主编，上海科学技术出版社。

（2）西医诊断标准：参照《病毒性肝炎防治方案》（中华医学会肝病学分会传染病与寄生虫病学分会 2000 年修订）。

2. 证候诊断

参照"国家中医药管理局'十一五'重点专科协作组急性病毒性肝炎诊疗方案"。

急性病毒性肝炎临床常见证候：

肝胆湿热证

湿阻脾胃证

肝郁气滞证

肝郁脾虚证

（三）治疗方案的选择

参照"国家中医药管理局'十一五'重点专科协作组急性病毒性肝炎诊疗方案"及中华中医药学会《中医内科常见病诊疗指南》（ZYYXH/T85 - 2008）。

1. 诊断明确，第一诊断为急性病毒性肝炎。

2. 患者适合并接受中医治疗。

（四）标准住院日

标准住院日为≤21 天。

（五）进入路径标准

1. 第一诊断必须符合急性黄疸型病毒性肝炎（ICD - 10 编码：B19.904），或急性无黄疸型病毒性肝炎（ICD - 10 编码：B19.905）的患者。

2. 肝功能：总胆红素 <171μmol/L；凝血酶原活动度≥60%。

3. 患者同时具有其他疾病，若在治疗期间不需特殊处理，也不影响第一诊断的临床路径流程实施时，可以进入本路径。

（六）中医证候学观察

四诊合参，收集该病种不同证候的主症、次症、舌、脉等特点。注意证候的动态变化。

（七）入院检查项目

1. 必需的检查项目

（1）血常规、尿常规、便常规；

（2）肝功能、肾功能、电解质、血糖；

（3）凝血功能；

（4）病原学检查如甲肝抗体、乙肝五项、丙肝抗体、戊肝抗体；

（5）腹部超声。

2. 可选择的检查项目

根据病情需要而定，如抗 HBc - IgM、HBV - DNA 定量、HCV - RNA 定量等。

（八）治疗方法

1. 辨证选择口服中药汤剂

（1）肝胆湿热证：清热利湿。

（2）湿阻脾胃证：醒脾除湿。

（3）肝郁气滞证：疏肝理气。

（4）肝郁脾虚证：疏肝健脾。

2. 辨证选择口服或静脉滴注中成药

3. 中药保留灌肠

4. 针灸治疗

5. 其他疗法

6. 护理

辨证施护

（九）出院标准

1. 病情好转，乏力、纳差、恶心、呕吐等症状消失。

2. 谷丙转氨酶、血清总胆红素较入院时明显下降。

（十）有无变异及原因分析

1. 病情加重，需要延长住院时间，增加住院费用。

2. 经检查发现伴发其他系统疾病如高血压、糖尿病者，需要特殊处理，导致住院时间延长、费用增加。

3. 治疗过程中发生了病情变化，当达到急性重症肝炎、亚急性重症肝炎的标准，或出现如肝性脑病、上消化道出血、肝肾综合征等严重并发症时，退出本路径。

4. 因患者及其家属意愿而影响本路径执行时，退出本路径。

二、急性病毒性肝炎中医临床路径住院表单

（一）适用对象

第一诊断为急性黄疸型病毒性肝炎或急性无黄疸型病毒性肝炎（ICD-10编码：B19.904、B19.905）。

（二）住院表单

患者姓名：　　　性别：　　　年龄：　　　门诊号：　　　住院号：

发病时间：　年　月　日　　　住院时间：　年　月　日

出院时间：　年　月　日

标准住院日：≤21 天　　　　　实际住院日：　　　天

时间	年 月 日 （第 1 天）	年 月 日 （第 2～7 天）
主要诊疗工作	□询问病史与体格检查 □采集中医四诊信息 □进行中医证候判断 □完成病历书写和病程记录 □初步拟定诊疗方案 □完善辅助检查 □与患者或家属沟通，交代病情及注意事项	□采集中医四诊信息 □进行中医证候判断 □完成病历书写和病程记录 □上级医师查房：明确诊断，根据病情调整或补充诊疗方案 □完善入院检查
重点医嘱	长期医嘱 □肝炎护理常规 □分级护理 □清淡饮食 □中医辨证 □口服中药汤剂、中成药 □静点中药注射液 □针灸疗法 □中药保留灌肠 □其他疗法 临时医嘱 □完善入院检查 □血常规、尿常规、便常规 □肝功能、肾功能、电解质、血糖 □凝血功能 □病原学检查 □腹部超声 □其他检查根据患者具体情况而定 □对症处理	长期医嘱 □肝炎护理常规 □分级护理 □清淡饮食 □中医辨证 □口服中药汤剂、中成药 □静点中药注射液 □针灸疗法 □中药保留灌肠 □其他疗法 临时医嘱 □继续完善入院检查 □对症处理
主要护理工作	□护理常规 □完成护理记录 □观察并记录病情变化及诊治过程 □健康宣教	□制定规范的护理措施 □生活与心理护理

续表

时间	年 月 日 （第 1 天）	年 月 日 （第 2～7 天）
病情 变异 记录	□无 □有，原因： 1. 2.	□无 □有，原因： 1. 2.
责任 护士 签名		
医师 签名		

时间	年 月 日 （第 8～14 天）	年 月 日 （第 14～21 天）
主要 诊疗 工作	□上级医师查房与诊疗评估 □完成上级医师查房记录 □采集中医四诊信息 □进行中医证候判断 □治疗效果评估，根据病情调整治疗方案	□上级医师查房，疗效评估，确定患者出院时间 □交代出院后注意事项和随访方案，预约复诊日期 □形成具有中医特色的个体化康复方案
重点 医嘱	长期医嘱 □肝炎护理常规 □分级护理 □清淡饮食 □中医辨证 □口服中药汤剂、中成药 □静点中药注射液 □针灸疗法 □中药保留灌肠 □其他疗法 临时医嘱 □复查必要检查 □对症处理	出院医嘱 □出院带药 □门诊随诊
主要 护理 工作	□配合治疗 □生活与心理护理 □根据患者病情指导患者的饮食和休养	□协助患者办理出院手续 □出院指导 □消毒隔离知识教育

时间	年 月 日 （第 8~14 天）	年 月 日 （第 14~21 天）
病情 变异 记录	□无 □有，原因： 1. 2.	□无 □有，原因： 1. 2.
责任 护士 签名		
医师 签名		

第十五章　2011年肝胆病中医诊疗方案

第一节　肝积病（慢性乙型肝炎肝纤维化）中医诊疗方案（试行）

一、诊断

（一）疾病诊断

1. 中医诊断

参照中华人民共和国国家标准《中医临床诊疗术语疾病部分》GB/T16 751.1—1997；13页。

肝积病系肝络瘀滞不通，肝体失却濡养，疏泄失职。以右胁痛，或胁下肿块、腹胀、纳少及肝瘀证候为主要表现的肝积类疾病。

（1）有肝病病史。

（2）以右胁痛，或胁下肿块，腹胀，纳少及伴有不同程度的瘀血表现，如：舌质暗红，舌边尖有瘀点、舌下静脉曲张，甚或有肌肤甲错、蜘蛛赤缕等为主要临床表现。

（3）实验室检查可见血清肝纤维化标志物异常升高。

（4）B超检查发现肝包膜粗糙，回声增密、增粗、增强且分布不均匀，血管走向不清等，或见门脉内径增宽、脾脏增大等；或肝纤维化扫描仪检查提示肝脏硬度增加；或肝组织病理学检查见纤维组织不同程度的增生。

2. 西医诊断

参照2006年8月24日中国中西医结合学会肝病专业委员会通过的《肝纤维化中西医结合诊疗指南》标准进行疾病诊断。

（1）病史及诊断：有慢性乙型病毒性肝炎病史。病原学诊断参考中华医学会肝病学分会与感染病学分会制定的相关标准。

（2）临床表现：临床症状无特异性，轻症者可无症状；较重者除有原发疾病的临床表现外，还可有疲倦乏力、肝区不适、或胀或痛、食欲不振、大便异常、舌质暗红或暗淡、脉弦细等。

（3）实验室检查：血清肝纤维化标志物（HA，PⅢP 或 PCⅢ，ⅣC、Ⅳ7S 或ⅣNC1，LN），以及 AST/ALT 比值、GGT、APRI 等异常升高。

（4）影像学检查：B 超检查发现肝包膜粗糙，回声增密、增粗、增强且分布不均匀，血管走向不清等，或见门脉内径增宽、脾脏增大等。

（5）Fibroscan（肝纤维化扫描仪）检查：提示肝脏硬度增加，F 达 1～4 级。

（6）肝组织病理学检查：肝组织苏木精－伊红、Masson 三色染色和（或）网状纤维染色，可见纤维组织不同程度的增生（S1～S4）。见表 15－1。

表 15－1　肝脏纤维化程度分期标准

纤维化程度期（S）	纤维化程度
0	无
1	汇管区纤维化扩大，局限窦周及小叶内纤维化
2	汇管区周围纤维化，纤维间隔形成，小叶结构保留
3	纤维间隔伴小叶结构紊乱，无肝硬化
4	早期肝硬化

（7）危险因素：长期大量饮酒，患者病程较长，年龄较大，体重指数（BMI）增加、胰岛素抵抗、肝细胞脂肪变性、HIV 感染与使用免疫抑制剂等。

（二）证候诊断

慢性乙型肝炎肝纤维化的基本证候：慢性乙型肝炎肝纤维化患者在原有慢性肝脏炎症的中医证候基础上，可伴有不同程度的瘀血表现，如舌质暗红，舌边尖有瘀点、舌下静脉曲张，甚或有肌肤甲错、蜘蛛赤缕等证候。

1. 肝胆湿热证

口干苦或口臭、胁胀或痛、纳呆、胃脘胀闷、倦怠乏力、皮肤巩膜黄染、大便黏滞秽臭或干结、舌质红、苔黄腻、或舌边尖有瘀点、舌下静脉曲张、脉弦数或弦滑数。

2. 肝郁脾虚证

胁肋胀满疼痛，胸闷，善太息，精神抑郁或性情急躁，纳食减少，脘腹痞闷，神疲乏力，面色萎黄，大便不实或溏泻。舌质淡，有齿痕，苔白，或舌边尖有瘀点，舌下静脉曲张，脉沉弦。

3. 肝肾阴虚证

胁肋隐痛，遇劳加重，腰膝酸软，口燥咽干，心中烦热，头晕目眩，失眠多梦，两目干涩。舌质红，苔薄白少津，或舌边尖有瘀点、舌下静脉曲张、脉弦细数。

4. 瘀血阻络证

面色黧黑或晦暗，精神疲惫，胁肋胀痛或刺痛，舌质暗红，舌下络脉曲张，舌紫或有瘀点、瘀斑，脉弦细或涩等。

二、治疗方案

（一）辨证选择口服中药汤剂或中成药

1. 肝胆湿热证

治法：清热化湿。

推荐方药：茵陈蒿汤加减。茵陈、栀子、大黄、黄芩、泽泻、车前子等。

2. 肝郁脾虚证

治法：疏肝健脾。

推荐方药：逍遥散加减。柴胡、芍药、当归、薄荷、甘草、川芎、白术、茯苓等。

3. 肝肾阴虚证

治法：滋养肝肾。

推荐方药：一贯煎加减。北沙参、麦冬、当归、生地黄、枸杞子、山药、山茱萸、丹皮、泽泻、茯苓等。

4. 瘀血阻络证

治法：活血化瘀，散结通络。

推荐方药：膈下逐瘀汤加减。桃仁、川芎、丹皮、当归、玄胡、赤芍、香附、红花、枳壳、甘草等。

因本病基本病机为瘀血阻络，应适当使用"活血化瘀通络"之味。当患者无明显临床中医症状时，可选用以下药物之一口服，或经上述辨证治疗。中医症状显著改善后，可根据情况选用以下药物之一口服，也可在使用上述汤剂的同时，配合选用下述成药。

推荐药物：

1. 复方鳖甲软肝片，4 片，每日 3 次，口服。

2. 扶正化瘀胶囊，5 粒，每日 2 至 3 次，口服。

3. 亦可选用大黄䗪虫丸、安络化纤丸等目前公认有效的抗肝纤维化药物。

（二）静脉滴注中成药注射剂

可根据患者情况阶段性选用活血化瘀类中成药注射剂，如：复方丹参注射液、川芎嗪注射液等静脉滴注。

（三）其他疗法

根据病情可选择应用红外肝病治疗仪等中医诊疗设备进行治疗。

操作方法：患者平卧于病床，暴露肝区，以红外探头照射肝区（根据患者的感觉调节距离），一天一次，每次 30 分钟，半个月为一疗程。

（四）护理

1. 日常：起居有时，劳逸有节，适寒温，防外感。

2. 饮食：避免暴饮暴食，忌生冷、油腻、辛辣，禁醇酒，少食人工合成和含防腐剂的食物。

3. 情志：调畅情志，避免诱发本病的病因。

4. 用药：合理服药，以免服药不当而加重肝脏负担和肝功能损害。

三、疗效评价

（一）评价标准

1. 综合疗效评价

参照 2006 年 8 月 24 日中国中西医结合学会肝病专业委员会通过的《肝纤维化中西医结合诊疗指南》临床疗效评价标准。

显效：肝纤维化血清学标志物（ⅣC、HA、PⅢP 及 LN 含量）两项以上测定值较治疗前下降≥50% 或恢复正常；血清肝功能指标基本恢复正常，证候明显改善；和（或）经肝组织病理学检查肝纤维化分期下降≥2 期，或肝纤维化扫描 F 值下降≥2 级；

有效：肝纤维化血清学标志物（ⅣC、HA、LN 及 PⅢP 含量）有任何两项测定值较治疗前下降≥25%；血清肝功能指标改善，证候改善；和（或）肝组织病理学检查肝纤维化分期较治疗前下降 1 期，或肝纤维化扫描 F 值下降 1 级。

无效：未达到有效标准者。

2. 中医证候疗效评定标准

基本痊愈：中医临床症状、体征消失或基本消失，证候积分减少≥95%。

显效：中医临床症状、体征明显改善，证候积分减少≥70%。

有效：中医临床症状、体征均有好转，证候积分减少≥30%。

无效：中医临床症状、体征无明显改善，甚或加重，证候积分减少<30%。

（二）评价方法

中医的症状体征在治疗前后的变化情况采用《中医四诊资料分级量化表》；实验室指标采用检测肝纤维化血清学标志物、肝功能。有条件配备肝纤维化扫描仪或患者可以接受肝组织病理活检者，可将其作为相应的评价指标。

第二节　黄疸病（原发性胆汁性肝硬化）中医诊疗方案（试行）

一、诊断

（一）疾病诊断

1. 中医诊断

参照中华人民共和国国家标准《中医临床诊疗术语·疾病部分》（GB/T 16751.1 – 1997）。

以白睛、皮肤粘膜、小便发黄为特征的一组症状。一般按病之新久缓急与黄色的明暗等分为阳黄与阴黄。凡以黄疸为主要表现的疾病，可归纳为黄疸病类。

2. 西医诊断

参照 2009 年美国肝病学会原发性胆汁性肝硬化指南。

符合下列三个标准中的两项，则诊断可以建立：

（1）存在胆汁淤积的生化学证据，ALP、GGT 水平升高。

（2）抗线粒体抗体（AMA）和/或 AMA－M2 阳性。

（3）肝脏组织病理提示非化脓性胆管炎以及小或者中等大小的胆管损毁。

（二）证候诊断

1. 肝胆湿热证

身目俱黄，色泽鲜明，小便黄赤，大便色浅，纳呆呕恶，厌食油腻，乏力。湿重者，兼见头身困重，腹胀脘闷，口淡不渴，大便粘滞，苔厚腻微黄，脉濡数。热重者，兼见发热，口渴，尿少，大便臭秽或干结。苔黄腻，脉弦数。

2. 瘀热互结证

黄疸较深，经月不退，皮肤瘙痒或有灼热感，抓后有细小出血点及瘀斑，右胁刺痛，口咽干燥，大便色浅或灰白，小便深黄，女子或见月事不调。舌质暗红，苔少，脉实有力或弦涩。

3. 痰瘀阻络证

身目俱黄，色不甚鲜明，口中粘腻，脘闷不饥，腹胀纳少，大便溏泄，有时灰白色，肢体困重，倦怠嗜卧，面色暗黑，胁下肿块胀痛或刺痛，痛处固定不移，女子行经腹痛，经水色暗有块。唇舌紫暗边有瘀斑，苔腻，脉沉细或细涩。

4. 寒湿内停证

黄疸较深，色泽晦暗，经月不解，皮肤瘙痒，或右胁不适，或神疲乏力，形寒肢冷，食少脘痞，小便黄而清冷，大便色浅或灰白。舌体胖，舌质暗淡，苔白滑，脉沉缓。

5. 肝肾阴虚证

黄色晦暗，口燥咽干，腹部胀满，肝区隐痛，两目干涩，头晕腰酸，五心烦热，齿鼻衄血，皮肤瘙痒，入夜尤甚。舌红体瘦，或有裂纹，少苔，脉濡细或弦细。

6. 气阴两虚证

面目肌肤发黄，无光泽，神疲乏力，食少纳呆，胃脘隐痛或灼痛，口干咽燥，排便无力或大便秘结。舌淡或暗红，苔少或光剥无苔，脉濡细。

二、治疗方案

（一）辨证选择口服中药汤剂或中成药

1. 肝胆湿热证

治法：清热化湿。

推荐方药：热重于湿者，茵陈蒿汤加减。茵陈、栀子、生大黄、蒲公英、赤芍、郁金、葛根等。湿重于热，温胆汤加减，陈皮、清半夏、茯苓、竹茹、枳实、厚朴、茵陈、甘草等。湿热并重者，茵陈蒿汤合茵陈五苓散加减，茵陈、栀子、生大黄、茯苓、猪苓、白术、泽泻、郁金、益母草等。

热重于湿见发热口渴者，加知母、黄芩、生石膏、芦根清热生津；呕逆重者，加黄连、竹茹清热化痰，降逆止呕；脘腹胀满者，加枳实、厚朴行气除胀；湿重于热见身热不扬者，加黄芩、竹叶清热泻火；呕逆重者，加藿香、生姜汁和胃降逆；口黏胸闷者，加佩兰、杏仁理气化湿；大便粘滞而臭者，加黄连、苍术解毒燥湿。热重兼表证者，甘露消毒丹化裁；湿重兼表证者，三仁汤化裁；兼伤气阴者，加太子参、麦冬、生地黄益气养阴；黄疸消退缓慢者，可加大赤芍用量，并加用萹蓄、白茅根清热利小便；齿鼻衄血者，加生地黄、紫草、槐花凉血止血；皮肤瘙痒者，加紫草、苦参凉血燥湿。

中成药：双虎清肝颗粒、茵栀黄颗粒、熊胆胶囊等。

2. 瘀热互结证

治法：凉血活血，解毒化瘀。

推荐方药：血府逐瘀汤加减。赤芍、丹参、生地黄、桃仁、红花、茜草、当归、葛根、瓜蒌、丹皮等。

午后低热者，加青蒿、地骨皮清虚热；关节疼痛者，加秦艽、豨莶草祛湿通络；皮肤痤疮加穿心莲、金银花；皮肤瘙痒加地肤子、白鲜皮祛湿止痒；胃脘有振水声者，加茯苓、桂枝温化水湿；胃脘胀满，按之则痛者，合用小陷胸汤宽胸散结；大便干，2~3日一次者，加生大黄、芒硝通腑利胆。

中成药：丹参片等。

3. 痰瘀阻络证

治法：化瘀祛痰。

推荐方药：膈下逐瘀汤合导痰汤加减。赤芍、丹参、丹皮、桃仁、红花、当归、川芎、甘草、香附、橘红、白术、郁金、茵陈等。

恶心呕吐者，加制半夏、生姜和胃降逆；频繁呃逆者，加旋覆花、代赭石降气化痰；口中粘腻者，加苍术、藿香燥湿化浊；脘闷不饥者，加砂仁、白豆蔻健脾醒胃；大便溏泄者，加茯苓、扁豆、厚朴淡渗利湿；倦怠嗜卧者，加党参、黄芪健脾益气；畏寒肢冷者，加附子、干姜温阳散寒；胁肋刺痛，加没药、茜草、郁金活血通经；面色暗黑，胁下肿块坚硬者，加鳖甲、生牡蛎软坚散结。

中成药：鳖甲煎丸、大黄䗪虫丸。

4. 寒湿内停证

治法：温化寒湿。

推荐方药：茵陈术附汤加减。茵陈、制附子、肉桂、白术、干姜、茯苓、丹参、郁金、川芎、甘草等。

呃逆，加丁香、柿蒂温胃降气；恶心呕吐，加制半夏、砂仁和胃降逆；口腻、纳呆，加藿香、苍术、白豆蔻化湿醒脾；腹胀苔腻者，加木香、厚朴燥湿行气；气短乏力者，加党参、黄芪健脾益气；腹冷痛便溏者，加吴茱萸、肉豆蔻温阳止痛；下利清谷或五更泻泄者，合用四神丸温肾止泻；下肢水肿者，加猪苓、泽泻健脾渗湿；舌暗边有瘀斑者，加当归、姜黄活血化瘀；胁下痞块者，加莪术、红花、土鳖虫软坚散结。

中成药：附子理中丸、香砂理中丸、金匮肾气丸等。

5. 肝肾阴虚证

治法：滋阴补肾。

推荐方药：滋水清肝饮加减。山药、山茱萸、丹皮、泽泻、茯苓、柴胡、栀子、当归、茵陈、赤芍、生地黄等。

腰膝酸软甚者，加女贞子、旱莲草滋补肝肾；两目干涩重者，加桑椹、枸杞子、石斛滋阴养肝；胁肋隐痛者，加白芍、川楝子养阴柔肝；心烦不寐者，加酸枣仁、柏子仁、夜交藤安神；午后低热者，加银柴胡、地骨皮、知母清虚热；津伤口渴者，加石斛、天花粉、芦根清热生津；脘腹胀满者，加香橼、厚朴花、鸡内金行气除湿化积；苔黄者，加虎杖、白花蛇舌草清热解毒；小便短赤，加猪苓、通草清热利湿；大便干结，加火麻仁、肉苁蓉润肠通便；大便滞而不畅者，加香附、枳实行气通便；齿鼻衄血，加紫草、茜草凉血止血；皮肤瘙痒，加白蒺藜、地肤子祛风止痒；神疲乏力者，加太子参、黄芪健脾益气。

中成药：知柏地黄丸等。

6. 气阴两虚证

治法：益气养阴。

推荐方药：生脉饮加减。党参、麦冬、女贞子、旱莲草、生黄芪、白术、猪苓、山药、丹参、葛根等。

肝气郁滞，加香附、郁金、枳实解郁行气；瘀血阻络，刺痛固定，加三七粉、蒲黄行气活血；食少、腹胀，加莱菔子、神曲、谷芽、麦芽健脾消食；兼胃热气滞，加黄连、蒲公英、郁金、陈皮清热理气；口干咽燥者，加石斛、玉竹清热生津；若兼气虚发热者，加升麻、柴胡、黄芪升提中气，或用补中益气汤加减以甘温除热；大便干结者，加麻仁、瓜蒌仁润肠通便。

中成药：贞芪扶正颗粒等。

（二）静脉滴注中成药注射剂

根据病情可辨证选用。肝胆湿热证可选用苦黄注射液；瘀热互结证可选用复方丹参注射液。

（三）其他中医特色治疗

1. 止痒方

白鲜皮 10g，石菖蒲 15g，地肤子 10g，甘草 6g，白芍 10g，丹皮 15g。功效：祛风凉血止痒。水煎服，1 日两剂，也可外用熏洗，每日 1 次。

2. 肝病治疗仪

应用生物信息反馈技术发出与人体心率同步的脉动红外线，在肝脏体表投影区，即右胁足厥阴肝经、足少阳胆经循行之所，进行施灸，激发脏腑经络气机，起到温经散寒、活血化瘀、祛痰通络的作用。有效改善肝脏微循环，抗肝纤维化。

（1）适应证：原发性胆汁性肝硬化胁痛者。

（2）操作规程：期门、章门穴位照射，每天 1～2 次。

（四）护理调摄

1. 清淡饮食，宜食新鲜蔬菜、豆类、粗粮，忌食辛辣、油腻、甘甜之品。忌烟酒。

2. 避免剧烈体育运动及重体力劳动。

3. 心理护理教育。

三、疗效评价

（一）评价标准

1. 中医证候疗效评价

基本痊愈：中医临床症状、体征消失或基本消失，证候积分减少≥95%；

显效：中医临床症状、体征明显改善，证候积分减少≥70%；

有效：中医临床症状、体征均有好转，证候积分减少≥30%；

无效：中医临床症状、体征无明显改善，甚或加重，证候积分减少<30%。

2. 肝功能疗效评价

临床控制：ALP、GGT、总胆红素恢复正常，停药3个月ALP无反跳。

显效：ALP、GGT、总胆红素降低80%，停药3个月ALP反跳<50%。

有效：ALP、GGT、总胆红素降低50%，停药3个月ALP反跳<80%。

无效：ALP、GGT、总胆红素无变化。

（二）评价方法

1. 中医症状体征治疗前后的变化情况采用《中医四诊资料分级量化表》，用尼莫地平法。

积分减少（%）=（治疗前积分-治疗后积分）/治疗前积分×100%。

总有效率=（临床痊愈+显效+有效）例数/总例数×100%。

2. 实验室指标评价采用检测肝功能变化的方法进行评价。

第三节 酒精性肝病中医诊疗方案（试行）

一、诊断

（一）疾病诊断

1. 中医诊断

参照中华人民共和国国家标准《中医临床诊疗术语·疾病部分》（GB/T 16751.1-1997）、《中医临床诊疗术语·证候部分》（GB/T 16751.2-1997）。

患者有长期饮酒或近期过量饮酒史，临床上以乏力、胁胀或痛，右胁下有肿块为主要表现。随着病情加重，可有神经精神症状、蜘蛛痣、肝掌等体征。

2. 西医诊断

参照 2010 年 1 月中华医学会肝脏病学分会脂肪肝和酒精性肝病学组制定的《酒精性肝病诊疗指南》。

（1）有长期饮酒史，一般超过 5 年，折合乙醇量男性≥40g/d，女性≥20g/d，或 2 周内有大量饮酒史，折合乙醇量 >80g/d。但应注意性别、遗传易感性等因素的影响。乙醇量换算公式：g = 饮酒量（mL）×乙醇含量（%）×0.8。

（2）临床症状为非特异性，可无症状，或有右上腹胀痛、食欲不振、乏力、体重减轻、黄疸等；随着病情加重，可有神经精神症状和蜘蛛痣、肝掌等表现。

（3）血清天冬氨酸氨基转移酶（AST）、丙氨酸氨基转移酶（ALT）、γ-谷氨酰转肽酶（GGT），总胆红素（TB），凝血酶原时间（PT），平均红细胞容积（MCV）和缺糖转铁蛋白（CDT）等指标升高。其中 AST/ALT > 2、GGT 升高、MCV 升高为酒精性肝病的特点。

（4）肝脏超声显像或 CT 检查有典型脂肪肝表现。

（5）排除嗜肝病毒现症感染以及药物、中毒性肝损伤和自身免疫性肝病等。

符合第（1）、（2）、（3）项和第（5）项或第（1）、（2）、（4）项和第（5）项可诊断酒精性肝病；仅符合第（1）、（2）项和第（5）项可疑诊酒精性肝病。

（二）证候诊断

1. 肝郁脾虚证

胁肋胀痛，心情抑郁不舒，乏力，纳差，脘腹痞闷，便溏。舌淡红，苔薄，脉弦细或沉细。

2. 痰湿内阻证

胁肋隐痛，脘腹痞闷，口粘纳差，困倦乏力，头晕恶心，便溏不爽，形体肥胖。舌淡红胖大，苔白腻，脉濡缓。

3. 湿热内蕴证

脘腹痞闷，胁肋胀痛，恶心欲吐，便秘或秽而不爽，困倦乏力，小便黄，口干，口苦。舌红，苔黄腻，脉弦滑。

4. 痰瘀互结证

胁肋刺痛，乏力，纳差口粘，脘腹痞闷，胁下痞块，便溏不爽。舌胖大瘀紫，苔白腻，脉细涩。

5. 肝肾不足证

胁肋隐痛，胁下痞块，腰膝酸软，目涩，头晕耳鸣，失眠，午后潮热，盗汗，男子遗精或女子月经不调。舌质紫暗，脉细或细数。

6. 瘀血内结证

胁肋胀痛，胁下积块渐大，按之较韧，饮食减少，体倦乏力，面暗无华，女子或见经闭不行。舌质紫暗，或见瘀点瘀斑，脉弦滑或细涩。

二、治疗方案

（一）辨证选用口服中药汤剂或中成药

1. 肝郁脾虚证

治法：疏肝理气，健脾化湿。

推荐方药：柴苓汤加减。白术、茯苓、泽泻、柴胡、猪苓、薏苡仁、白蔻仁、冬瓜仁、枳椇子、甘草等。

2. 痰湿内阻证

治法：健脾利湿，化痰散结。

推荐方药：二陈汤合三仁汤加减。陈皮、半夏、茯苓、白术、薏苡仁、厚朴、白蔻仁、海蛤粉、冬瓜仁、枳椇子、甘草等。

3. 湿热内蕴证

治法：清热利湿，化痰散结。

推荐方药：黄连温胆汤合三仁汤加减。黄连、炒枳实、云苓、陈皮、半夏、薏苡仁、白蔻、海蛤粉、赤芍、竹茹、茵陈、败酱草、冬瓜仁、枳椇子、甘草等。

辨证选择口服中成药：

（1）双虎清肝颗粒：适用于湿热内蕴证湿热并重者。

（2）茵栀黄颗粒：适用于湿热内蕴证热重于湿者。

4. 痰瘀互结证

治法：健脾化痰，活血化瘀。

推荐方药：二陈汤合大瓜蒌散、酒积丸加减。木香、枳实、砂仁、杏仁、黄连、陈皮、半夏、茯苓、枳椇子、薏苡仁、苍术、白豆蔻、瓜蒌、红花、冬瓜仁、甘草等。

5. 肝肾不足证

治法：滋补肝肾，化瘀软坚。

推荐方药：一贯煎合膈下逐瘀汤加减。当归、生地黄、沙参、麦冬、桃仁、丹皮、赤芍、泽兰、红花、浙贝母、冬瓜仁、炒山药、薏苡仁、枳椇子、甘草等。

6. 瘀血内结证

治法：健脾化瘀，软坚散结。

推荐方药：水红花子汤合三仁汤加减。水红花子、黄芪、泽兰、鸡内金、郁金、丹参、川牛膝、马鞭草、炒山药、浙贝母、白蔻仁、海蛤粉、冬瓜仁、薏苡仁、甘草等。

（二）针灸疗法

采用辨证选择穴位。

（三）解酒养肝饮

枳椇子、茯苓、薏苡仁、冬瓜仁、生山楂按 1:1:1 进行配伍，沸水冲泡 10 分钟后，频服，以茶代饮。

（四）中药结肠滴注保留灌肠

治法：健脾护肠，化瘀解毒。

适用于合并内毒素血症者。

推荐药物：生大黄、黄芩、白及、紫草、儿茶、茯苓、薏苡仁、赤芍。

方法：治疗前应向病人详细说明实施该治疗的目的及必要性，取得病人的配合。灌肠前嘱病人排空大小便，清洗肛周，取左侧卧位，适当垫高臀部（10cm 左右）。调节药液滴速为 50 滴/分钟左右，保留灌肠。

（五）护理调摄

1. 戒酒是治疗酒精性肝病的最重要的措施，戒酒过程中应注意防治戒断综合征。

2. 清淡饮食，宜食新鲜蔬菜、豆类、粗粮，忌食辛辣、油腻、甘甜之品。

3. 避免剧烈体育运动及重体力劳动。

4. 药膳饮食调治，如茵陈粥（茵陈、粳米各 60g）；赤小豆薏苡仁粥（赤小豆、薏苡仁各 50g 熬成粥），有健脾利湿，解毒之功。

5. 心理护理教育。

三、疗效评价

（一）评价标准

1. 中医证候疗效评价标准

基本痊愈：乏力、胁痛、腹胀、胁下痞块等临床症状、体征消失或基本消失，证候积分减少≥95%；

显效：乏力、胁痛、腹胀、胁下痞块等临床症状、体征明显改善，证候积分减少≥70%；

有效：乏力、胁痛、腹胀、胁下痞块等临床症状、体征均有好转，证候积分减少≥30%；

无效：乏力、胁痛、腹胀、胁下痞块等临床症状、体征无明显改善，甚或加重，证候积分减少<30%。

2. 实验室指标、影像学指标评价标准

①肝功能疗效评价标准

临床治愈：AST、ALT、GGT、MCV 恢复正常，停药 3 个月无反跳。

显效：AST、ALT、GGT、MCV 降低 80%，停药 3 个月反跳<50%。

有效：AST、ALT、GGT、MCV 降低 50%，停药 3 个月反跳<80%。

无效：AST、ALT、GGT、MCV 无变化。

②血脂、血糖疗效评价标准

临床治愈：胆固醇、甘油三酯、胰岛素、空腹及餐后 2 小时血糖恢复正常，停药 3 个月无反跳。

显效：胆固醇、甘油三酯、胰岛素、空腹及餐后 2 小时血糖降低 80%，停药 3 个月反跳<50%。

有效：胆固醇、甘油三酯、胰岛素、空腹及餐后 2 小时血糖降低 50%，停药 3 个月反跳<80%。

无效：胆固醇、甘油三酯、胰岛素、空腹及餐后 2 小时血糖无变化。

③腹部 B 超疗效评价标准

临床治愈：肝脏回声正常，肝内管状结构清晰。

显效：B 超脂肪肝图像减轻 2 度。

有效：B 超脂肪肝图像减轻 1 度。

无效：B 超图像较前无明显改善。

④ 肝脾 CT 值疗效评价标准

临床治愈：肝脏与脾脏的 CT 值之比 >1。

显效：肝脏与脾脏的 CT 值之比改善 2 度。

有效：肝脏与脾脏的 CT 值之比改善 1 度。

无效：肝脏与脾脏的 CT 值之比无变化。

（二）评价方法

1. 中医症状体征治疗前后的变化情况采用《中医四诊资料分级量化表》，采用尼莫地平法。

积分减少（%）=（治疗前积分 - 治疗后积分）/治疗前积分×100%

总有效率 =（临床痊愈 + 显效 + 有效）例数/总例数×100%

2. 实验室指标评价采用检测肝功能变化的方法进行评价，影像学指标评价采用腹部 B 超或（和）CT 检查肝脾前后 CT 值变化情况的方法进行评价。

附：最新临床常用实验检查正常值

一、血液学检查

组　　分	标本类型	参考区间
红细胞（RBC）：男	全血	$4.0 \sim 5.5 \times 10^{12}/L$
女	全血	$3.5 \sim 5.5 \times 10^{12}/L$
血红蛋白（Hb）	全血	
初生儿	全血	$180 \sim 190 g/L$
成人：男	全血	$120 \sim 160 g/L$
女	全血	$110 \sim 150 g/L$
红细胞平均体积（MCV）	全血	$80 \sim 94 fl$
平均细胞血红蛋白含量（MCH）		$26 \sim 32 pg$
平均血红蛋白浓度（MCHC）		$316 \sim 354 g/L$
红细胞压积（Hct）男	全血	$0.4 \sim 0.5$
女	全血	$0.37 \sim 0.43$
血沉（ESR）	全血	
魏氏法：男		$0 \sim 15 mm/h$
女		$0 \sim 20 mm/h$
网织红细胞计数百分比（RET%）	全血	
初生儿		$3\% \sim 6\%$
儿童及成人		$0.5\% \sim 1.5\%$
白细胞计数（WBC）	全血	
初生儿		$20 \times 10^{9}/L$
2 岁时		$11 \times 10^{9}/L$

実用肝胆病临床手册

组　　分	标本类型	参考区间
成人		$4 \times 10^9 \sim 10 \times 10^9/L$
白细胞分类计数	全血	
中性粒细胞计数（NEUT）	全血	50%～70%
嗜酸粒细胞计数（EOS）	全血	0.5%～5.0%
嗜碱性粒细胞计数（BASO）	全血	0～1%
淋巴细胞计数（LYMPH）	全血	20%～40%
单核细胞计数（MONO）	全血	3%～10%
血小板计数（PLT）	全血	（100～300）×10^9/L

二、电解质

组　　分	标本类型	参考区间
二氧化碳结合力（CO_2）		
儿童	血清	18～27mmol/L
成人	血清	22～29mmol/L
钾（K）		
成人	血清	3.5～5.3mmol/L
钠（Na）		
成人	血清	136～145mmol/L
氯（Cl）	血清	96～108mmol/L
钙（Ca）		
成人	血清	2.25～2.75mmol/L
磷（P）　无机		
成人	血清	0.96～1.62mmol/L

三、血脂血糖

组　　分	标本类型	参考区间
总胆固醇（CHO）		
成人	血清	<5.17mmol/L
低密度脂蛋白胆固醇（LDL－CHO）		

组　　分	标本类型	参考区间
成人	血清	<3.3mmol/L
甘油三酯（TG）	血清	<2.3mmol/L
高密度脂蛋白胆固醇（HDL－C）		
男	血清	1.16～1.42mmol/L
女	血清	1.29～1.55mmol/L
血清磷脂	血清	41.98～71.04mmol/L
脂蛋白电泳		
β－脂蛋白	血清	<7g/L
α－脂蛋白	血清	0.30～0.40 mmol/L
β－脂蛋白（含前β）	血清	0.60～0.70 mmol/L
总脂	血清	4～7g/L
葡萄糖（GLU）（空腹）	血清	3.89～6.11 mmol/L
餐后两小时血糖	血清	<7.8 mmol/L

四、肝功能检查

组　　分	标本类型	参考区间
总脂酸	血清	1.9～4.2g/L
胆碱酯酶测定（CHE）	血清	5000～12000U/L
铜蓝蛋白（CP）（成人）	血清	180～440mg/L
丙酮酸（成人）	血清	0.06～0.1mmol/L
酸性磷酸酶（ACP）	血清	2.4～5.0μ/L
γ－谷氨酰转肽酶（γ－GT）	血清	4～50μ/L
蛋白质类		
蛋白组分		
白蛋白（ALB）	血清	35～55g/L
球蛋白（GLB）	血清	20～30g/L
A/G 比值	血清	(1.5～2.5)：1

组　分	标本类型	参考区间
蛋白总量（TP）		
早产儿	血清	36.0~60.0g/L
新生儿	血清	46.0~70.0g/L
≥3岁	血清	60.0~80.0g/L
成人：活动	血清	64.0~83.0g/L
卧床	血清	60.0~78.0g/L
蛋白电泳（含量）		
丽春红S染色		
α₁球蛋白	血清	1.0~4.0g/L
α₂球蛋白	血清	4.0~8.0g/L
β球蛋白	血清	5.0~10.0g/L
γ球蛋白	血清	6.0~13.0g/L
蛋白纸上电泳（%）		
白蛋白	血清	0.54~0.61
α₁球蛋白（α₁-MG）	血清	0.04~0.06
α₂球蛋白（α₂-MG）	血清	0.07~0.09
β球蛋白（β-MG）	全血	0.10~0.13
γ球蛋白（γ-MG）	血清	0.17~0.22
乳酸脱氢酶同工酶		
琼脂糖电泳法		
LDH₁	血清	0.284~0.053
LDH₂	血清	0.41±0.05
LDH₃	血清	0.19±0.04
LDH₄	血清	0.066±0.035
LDH₅	血清	0.046±0.03
肌酸激酶（CK）		
男	血清	38~174U/L
女	血清	26~140U/L

组　　分	标本类型	参考区间
肌酸激酶同工酶	血清	占肌酸激酶
CK – BB		0
CK – MB		0 ~ 3%
CK – MM		97% ~ 100%
CK – Mt		0
CK – MM$_1$		(57.7 ± 4.7)%
CK – MM$_2$		(26.5 ± 5.3)%
CK – MM$_3$		(15.8 ± 2.5)%

五、血清学检查

组　　分	标本类型	参考区间
甲胎球蛋白（AFP）	血清	< 20 ng/mL
0 – 2 月	血清	25 ~ 1000ng/mL
2 – 6 月	血清	25 ~ 100ng/mL
妊娠 3 个月	血清	18 ~ 113ng/mL
妊娠 4 ~ 6 个月	血清	160 ~ 550ng/mL
妊娠 7 ~ 9 个月	血清	100 ~ 400ng/mL
包囊虫病补体结合试验		阴性
嗜异性凝集反应	血清	0 ~ 1:7
布鲁斯凝集试验	血清	0 ~ 1:40
冷凝集素试验	血清	0 ~ 1:10
梅毒补体结合反应	血清	阴性
补体		
总补体溶血活性试验（CH50）	血浆	75 ~ 160 kU/L 或血浆 CH50 部分 > 0.033
总补体衰变率（功能性）	血浆	部分衰变率 0.10 ~ 0.20 缺少 > 0.50

実用肝胆病临床手册

组 分	标本类型	参考区间
经典途径成分		
C1q	血清	65 ± 7 mg/L
C1r	血清	25 ~ 38 mg/L
C1s（C1 酯酶）	血清	25 ~ 38 mg/L
C2	血清	28 ± 6 mg/L
C3（β1C – 球蛋白）	血清	800 ~ 1550 mg/L
C4（β1E – 球蛋白）	血清	130 ~ 370 mg/L
C5（β1F – 球蛋白）	血清	64 ± 13 mg/L
C6	血清	58 ± 8 mg/L
C7	血清	49 ~ 70 mg/L
C8	血清	43 ~ 63 mg/L
C9	血清	47 ~ 69 mg/L
旁路途径成分		
C4 结合蛋白	血清	180 ~ 320 mg/L
因子 B（C3 前活化剂）	血清	200 ~ 450 mg/L
裂解素（ST2）	血清	28 ± 4 mg/L
调节蛋白类		
β1H – 球蛋白	血清	561 ± 78 mg/L
（C3b 灭活剂加速剂）		
C1 抑制剂（酯酶抑制剂）	血浆	174 ~ 240 mg/L
C1 抑制剂，测补	血浆	部分衰变率 0.10 ~ 0.02
体衰变率（功能法）法		缺少：> 0.50
C3b 灭活剂（KAF）	血清	40 ± 7 mg/L
免疫球蛋白（Ig）IgA		
脐带	血清	0 ~ 50 mg/L
新生儿	血清	0 ~ 22 mg/L
0.5 ~ 6 个月	血清	30 ~ 820 mg/L
6 个月 ~ 2 岁	血清	140 ~ 1080 mg/L

组　　分	标本类型	参考区间
2～6 岁	血清	230～1900 mg/L
6～12 岁	血清	290～2700 mg/L
12～16 岁	血清	810～2320 mg/L
成人	血清	760～3900 mg/L
IgD：脐带		
新生儿	血清	阴性
成人	血清	1～4 mg/L
IgE	血清	0.1～0.9 mg/L
IgG		
脐带	血清	7.6～17g/L
新生儿	血清	7～14.8g/L
0.5～6 个月	血清	3～10g/L
6 个月～2 岁	血清	5～12 g/L
2～6 岁	血清	5～13g/L
6～12 岁	血清	7～16.5g/L
12～16 岁	血清	7～15.5g/L
成人	血清	6～16g/L
IgG/白蛋白比值	血清	0.3～0.7
IgG/合成率	血清	－9.9～＋3.3 mg/24h
IgM		
脐带	血清	40～240 mg/L
新生儿	血清	50～300 mg/L
0.5～6 个月	血清	150～1090 mg/L
6 个月～2 岁	血清	430～2390 mg/L
2～6 岁	血清	500～1990 mg/L
6～12 岁	血清	500～2600 mg/L

附：最新临床常用实验检查正常值

実用肝胆病临床手册

组 分	标本类型	参考区间
12~16 岁	血清	450~2400 mg/L
成人	血清	400~3450 mg/L
		因标准品制备而变化
E-玫瑰环形成率	淋巴细胞	0.40~0.70
EAC-玫瑰花环形生成率	淋巴细胞	0.15~0.03
红斑狼疮细胞（LEC）	全血	阴性
类风湿因子（RF）	血清	<20μ/mL
类风湿因子胶乳凝集试验	血清	阴性
外-斐氏反应		
OX19	血清	0~1:40
肥达氏反应		
O	血清	0~1:80
H	血清	0~1:160
A	血清	0~1:80
B	血清	0~1:80
C	血清	0~1:80
结核抗体（TB-G）	血清	阴性
抗 Sm 和 RNP 抗体	血清	阴性
抗 SS-A（RO）和 SS-B（La）抗体	血清	阴性
甲状腺胶体和微粒体抗原自身抗体	血清	阴性
骨骼肌自身抗体（ASA）	血清	阴性
乙型肝炎表面抗体（HbsAg）	血清	阴性
乙型肝炎表面抗原（HbsAb）	血清	阴性
乙型肝炎核心抗体（HbcAg）	血清	阴性

组　　分	标本类型	参考区间
乙型肝炎 e 抗原（HbeAg）	血清	阴性
乙型肝炎 e 抗体免疫（HbeAb）	血清	阴性
免疫扩散法	血清	阴性
植物血凝素皮内试验（PHA）		阴性
平滑肌自身抗体（SMA）	血清	阴性
结核菌素皮内试验（PPD）		0.95 的成人阳性

六、骨髓细胞的正常值

组　　分	标本类型	参考区间
增生度	骨髓	有核细胞占成熟红细胞的 1% ~20%
粒细胞系统	骨髓	
原血细胞	骨髓	0 ~0.7%
原粒细胞	骨髓	0.03% ~1.6%
早幼粒细胞	骨髓	0.18% ~3.22%
中性粒细胞		
中幼	骨髓	2.59% ~13.95%
晚幼	骨髓	5.93% ~19.59%
杆状核	骨髓	10.04% ~18.32%
分叶核	骨髓	5.69% ~28.56%
嗜酸粒细胞	骨髓	
中幼	骨髓	0 ~1.4%
晚幼	骨髓	0 ~1.8%
杆状核	骨髓	0.2% ~3.9%
分叶核	骨髓	0 ~4.2%
嗜碱粒细胞	骨髓	
中幼	骨髓	0 ~0.2%
晚幼	骨髓	0 ~0.3%

组　分	标本类型	参考区间
杆状核	骨髓	0～0.4%
分叶核	骨髓	0～0.2%
红细胞系统	骨髓	
原红	骨髓	0～1.2%
早幼红	骨髓	0～4.1%
中幼红	骨髓	3.81%～18.77%
晚幼红	骨髓	3.0%～19.0%
淋巴细胞系统	骨髓	
原淋巴细胞	骨髓	0～0.4%
幼淋巴细胞	骨髓	0～2.1%
成熟淋巴细胞	骨髓	10.7%～43.1%
单核细胞系统	骨髓	
原单核细胞	骨髓	0～0.1%
幼单核细胞	骨髓	0～0.4%
成熟单核细胞	骨髓	0～2.1%
巨核细胞	骨髓	7～35 个/1.5×3cm
其他细胞	骨髓	
网状细胞	骨髓	0～1.0%
内皮细胞	骨髓	0～1.4%
吞噬细胞	骨髓	0～0.4%
组织嗜碱	骨髓	0～0.5%
组织嗜酸	骨髓	0～0.2%
脂肪细胞	骨髓	0～0.1%
分类不明细胞	骨髓	0～0.1%
浆细胞系统	骨髓	
原浆细胞	骨髓	0～0.1%
幼浆细胞	骨髓	0～0.7%
浆细胞	骨髓	0～2.1%

实用肝胆病临床手册

组　　分	标本类型	参考区间（％）
粒细胞∶有核红细胞	骨髓	(2~4)∶1

七、血小板功能检查

组　　分	标本类型	参考区间
血小板聚集实验（PAgT）		
连续稀释法	血浆	第五管及以上凝聚
简易法	血浆	10 ~ 15s 内出现大聚集颗粒
血小板黏附实验（ PAdT）		
转动法	全血	58% ~75%
玻璃珠法	全血	53.9% ~71.1%
血小板因子3	血浆	33 ~57s

八、凝血机制检查

组　　分	标本类型	参考区间
凝血活酶生成试验	全血	9 ~14s
简易凝血活酶生成试验（STGT）	全血	10 ~14s
凝血酶时间延长的纠正试验	血浆	加甲苯胺蓝后，延长的凝血时间恢复正常或缩短5s以上
凝血酶原时间 Quick 一步法	全血	一般：11 ~15s 新生儿延长 3s
凝血酶原时间（PT）Ware 和Seegers 修改的二步法	全血	18 ~22s
凝血酶原消耗时间（PCT）		
儿童	全血	>35s
成人	全血	>20s
出血时间（BT）		

组　　分	标本类型	参考区间
Duke	刺皮血	1~3min
lvy	刺皮血	2~7min
TBt		2.3~9.5min
凝血时间（CT）		
毛细管法（室温）	全血	3~7min
玻璃试管法（室温）	全血	4~12 min
玻璃试管法（37℃）	全血	5~8 min
硅试管法（37℃）	全血	约延长30min
纤维蛋白原（FIB）	血浆	2~4g/L
纤维蛋白原降解产物（PDP）		
乳胶凝聚法	血浆	<5mg/L
活化部分凝血活酶时间（APTT）	血浆	35~45s

九、弥漫性血管内凝血（DIC）检查

组　　分	标本类型	参考区间
血浆鱼精蛋白副凝试验（PPP）	血浆	阴性
乙醇凝胶试验（EGT）	血浆	阴性
优球蛋白溶解时间（ELT）	全血	>90min
纤维蛋白原（FIB）	血浆	2~4g/L
纤维蛋白降解物（FDP）	血浆	<0.25mg/L
凝血酶时间	血浆	8~14s

十、溶血性贫血的检查

组　　分	标本类型	参考区间
酸溶血试验	全血	阴性
蔗糖水试验	全血	阴性
抗人球蛋白试验	血清	阴性

组　　分	标本类型	参考区间
直接法	血清	阴性
间接法		
游离血红蛋白	血清	<4 mg/L
红细胞脆性试验		
开始溶血	全血	0.0042 ~ 0.0046
完全溶血	全血	0.0032 ~ 0.0034
热变性试验（HIT）	Hb 液	<0.005
异丙醇沉淀试验	全血	30min 内不沉淀
自身溶血试验	全血	阴性
高铁血红蛋白（MetHb）	全血	0.3 ~ 1.3g/L
血红蛋白溶解度试验	全血	0.88 ~ 1.02

十一、其他检查

组　　分	标本类型	参考区间
溶菌酶	血清	5 ~ 15mg/L
铁（Fe）	血清	
成人：男		11 ~ 31.3μmol/L
女		9 ~ 30.4 μmol/L
铁蛋白（FER）	血清	
成人：男		15 ~ 200μg/L
女		12 ~ 150μg/L
淀粉酶（AMY）		
（碘－淀粉酶比色法）	血清	80 ~ 180U
	尿	100 ~ 1200U
尿卟啉	24h 尿	0 ~ 36nmol/24h
维生素 B_{12}（$VitB_{12}$）	血清	103 ~ 517pmol/L
叶酸（FOL）	血清	>7.5nmol/L

十二、尿液检查

组　　分	标本类型	参考区间
比重（SG）	尿	1.002 ~ 1.030
蛋白定性		
磺基水杨酸	尿	阴性
加热乙酸法	尿	阴性
尿蛋白定量（PRO）		
儿童	24h 尿	<40mg/24h
成人	24h 尿	0 ~ 120 mg/24h
尿沉渣检查		
白细胞（LEU）	尿	<5 个/HP
红细胞（RBC）	尿	0 – 偶见/HP
上皮细胞（EC）	尿	0 – 少量/HP
管型（CAST）	尿	0 – 偶见透明管型/HP
尿沉渣 3 小时计数		
白细胞（WBC）：男	3h 尿	<7 万/h
女	3h 尿	<14 万/h
红细胞（RBC）：男	3h 尿	<3 万/h
女	3h 尿	<4 万/h
管型	3h 尿	0/h
尿沉渣 12h 计数		
白细胞及上皮细胞	12h 尿	<100 万个/12h
红细胞（RBC）	12h 尿	<50 万个/12h
管型（CAST）	12h 尿	<5000 个/12h
酸度（pH）	12h 尿	4.5 ~ 8.0
中段尿细菌培养计数	尿	$<1 \times 10^6$ 个菌落/L
尿胆红素定性	尿	阴性
尿胆素定性	尿	阴性

组　　分	标本类型	参考区间
尿胆原定性（UBG）	尿	阴性或弱阳性
尿胆原定量	24h 尿	$0 \sim 5.9 \mu mol/L$
肌酐（CREA）		
儿童	24h 尿	$44 \sim 352 \mu mol \cdot kg^{-1}/24h$
成人：男	24h 尿	$7 \sim 18 mmol/24h$
女	24h 尿	$5.3 \sim 16 mmol/24h$
肌酸		
儿童	24h 尿	$0 \sim 456 \mu mol \cdot kg^{-1}/24h$
成人：男	24h 尿	$0 \sim 304 \mu mol \cdot kg^{-1}/24h$
女	24h 尿	$0 \sim 456 \mu mol \cdot kg^{-1}/24h$
尿素氮（BUN）	24h 尿	$357 \sim 535 mmol/24h$
尿酸（UA）	24h 尿	$2.4 \sim 5.9 \ mmol/24h$
氯化物		
儿童	24h 尿	$<4 mmol \cdot kg^{-1}/24h$
成人：以 Cl^- 计	24h 尿	$170 \sim 255 \ mmol/24h$
以 NaCl 计	24h 尿	$170 \sim 255 \ mmol/24h$
钾（K）：儿童	24h 尿	$1.03 \pm 0.7 mmol \cdot kg^{-1}/24h$
成人	24h 尿	$51 \sim 102 \ mmol/24h$
钠（Na）：儿童	24h 尿	$<5 mmol \cdot kg^{-1}/24h$
成人	24h 尿	$130 \sim 261 \ mmol/24h$
钙（Ca）：儿童	24h 尿	$<0.2 mmol \cdot kg^{-1}/24h$
成人	24h 尿	$2.5 \sim 7.5 \ mmol/24h$
磷（P）：儿童	24h 尿	$16 \sim 48 \ mmol/24h$
成人	24h 尿	$22 \sim 48 mmol \cdot kg^{-1}/24h$
氨氮	24h 尿	$20 \sim 70 mmol/24h$
氨基酸氮	24h 尿	$3.6 \sim 14.2 mmol/24h$
淀粉酶（AMY）	尿	$0 \sim 640 U/L$

附：最新临床常用实验检查正常值

十三、肾功能检查

组　分	标本类型	参考区间
尿素（UREA）	血清	1.7~8.3mol/L
尿酸（UA）	血清	
儿童		119~327μmol/L
成人（男）		208~428 μmol/L
（女）		115~357 μmol/L
肌酐（CREA）	血清	
成人（男）		59~104 μmol/L
（女）		45~84 μmol/L
浓缩试验		
成人	尿	禁止饮水12h内每次尿量20~25mL，尿比重迅速增至1.026~1.030~1.035
儿童	尿	至少有一次比重在1.018或以上
稀释试验	尿	4h排出饮水量的0.8~1.0，而尿的比重降至1.003或以下
尿比重3小时试验	尿	最高尿比重应达1.025或以上，最低比重达1.003，白天尿量占24小时总尿量的2/3~3/4
昼夜尿比重试验	尿	最高比重>1.018，最高与最低比重差≥0.009，夜尿量<750mL，日尿量与夜尿量之比为（3~4）∶1
酚磺肽（酚红）	尿	15min排出量>0.25
试验（FH试验）	尿	120min排出量>0.55
静脉注射法	尿	15min排出量>0.25

组　　分	标本类型	参考区间
肌肉注射法	尿	120min 排出量 >0.05
内生肌酐清除率（Ccr）	24h 尿	成人：80 ~ 120mL/min
		新生儿：40 ~ 65mL/min

十四、妇产科妊娠检查

组　　分	标本类型	参考区间
绒毛膜促性腺激素（HCG）	尿或血清	阴性
男（成人）	血清，血浆	无发现
女：妊娠 7 ~ 10 天	血清，血浆	<5.0IU/L
妊娠 30 天	血清，血浆	>100IU/L
妊娠 40 天	血清，血浆	>2000IU/L
妊娠 10 周	血清，血浆	50 ~ 100kIU/L
妊娠 14 周	血清，血浆	10 ~ 20kIU/L
滋养细胞层病	血清，血浆	>100kIU/L

十五、粪便检查

组．　分	标本类型	参考区间
胆红素（IBL）	粪便	阴性
胆汁酸总量（BA）	粪便	294 ~ 511μmol/24h
氮总量	粪便	<1.7g/24h
蛋白质定量（PRO）	粪便	极少
粪胆素	粪便	阳性
粪胆原定量	粪便	68 ~ 473μmol/24h
粪卟啉	粪便	600 ~ 1800nmol/24h
粪重量	粪便	100 ~ 300g/24h
干量	粪便	23 ~ 32g/24h

附：最新临床常用实验检查正常值

组　分	标本类型	参考区间
水含量	粪便	0.65
脂肪总量	粪便	0.175
结合脂酸	粪便	0.046
游离脂酸	粪便	0.056
中性脂酸	粪便	0.073
钙（Ca）	粪便	平均16mmol/24h
尿卟啉	粪便	12～48nmol/24h
食物残渣	粪便	少量植物纤维、淀粉颗粒、肌纤维等
细胞	粪便	上皮细胞或白细胞0－偶见/HP
原卟啉	粪便	<2.67μmol/24h 或 ≤107μmol/kg
胰蛋白酶活性	粪便	阳性（＋＋～＋＋＋＋）
潜血	粪便	阴性

十六、胃液分析

组　分	标本类型	参考区间
胃液总量（空腹）	胃液	0.01～0.1L
胃液酸度（pH）	胃液	0.9～1.8
胃液游离酸		
空腹时	胃液	0～30U
餐后	胃液	25～50U
注组胺后	胃液	30～120U
无管胃液分析		
美蓝树脂法	胃液	2h排出100～850μg
天青蓝甲树脂法	胃液	2h排出>0.6mg
五肽胃泌素胃液分析		

组　　分	标本类型	参考区间
空腹胃液总量	胃液	0.01 ~ 0.1L
空腹排酸量	胃液	0 ~ 5mmol/h
最大排酸量		
男	胃液	<45 mol/h
女	胃液	<30 mol/h
细胞	胃液	白细胞和上皮细胞少量
细菌	胃液	阴性
性状	胃液	清晰无色，有轻度酸味含少量黏液
潜血	胃液	阴性
乳酸（LACT）	胃液	阴性
维生素 B_{12} 内因子	胃液	57Co – B_{12} 增加 0.5 ~ 4.0
胃液总酸度		
空腹时	胃液	10 ~ 50U
餐后	胃液	50 ~ 75U
注组胺后	胃液	40 ~ 140U

十七、尿 N – 苯甲酰 – L 酪氨酸对氨基苯甲酸试验（PABA）

正常值：60% 以上

胰液总量 2 ~ 4mg/kg

十八、小肠吸收功能

组　　分	标本类型	参考区间
木糖吸收试验		
儿童	5h 尿	摄取量的 0.16 ~ 0.33
成人：摄取 5g	5h 尿	>8.0mmol/5h
摄取 25g	5h 尿	>26.8 mmol/5h
脂肪化测定	粪	<6g/24h

十九、脑脊液检查

组　分	标本类型	参考区间
压力	脑脊液	0.69 ~ 1.76kPa
外观	脑脊液	无色透明
细胞数	脑脊液	$0 ~ 8 \times 10^6 /L$
葡萄糖（GLU）	脑脊液	2.5 ~ 4.5mmol/L
蛋白定性（PRO）	脑脊液	阴性
蛋白定量	脑脊液	0.15 ~ 0.25g/L
氯化物	脑脊液	119 ~ 129mmol/L
细菌	脑脊液	阴性

二十、神经生化检查

组　分	标本类型	参考区间
丙酮定量	24h 尿	0.34 ~ 0.85mmol/24h
胶体金	脑脊液	0000000000 或 0110000000（为正常型）

二十一、内分泌腺体功能检查

组　分	标本类型	参考区间
促甲状腺激素（TSH）	血清	0.4 ~ 7.0mU/L
促甲状腺激素释放激素（TRH）	血清	30 ~ 300ng/L
TRH 兴奋试验（成人 500UTRHi 后 30 分钟内促甲状腺激素升值）		
<40 岁男	血清	升值6mU/L
>40 岁男	血清	升值2 mU/L
促卵泡成熟激素（FSH）		
男	血清	5 ~ 25IU/24h
女：卵泡期	24h 尿	5 ~ 20 IU/24h
排卵期	24h 尿	15 ~ 16 IU/24h

组　　分	标本类型	参考区间
黄体期	24h 尿	5 ~ 15 IU/24h
月经期	24h 尿	50 ~ 100 IU/24h
女：卵泡期	血清	0.66 ~ 2.20μg/mL
排卵期	血清	1.38 ~ 3.8μg/mL
黄体期	血清	0.41 ~ 2.10μg/mL
月经期	血清	0.50 ~ 2.50μg/mL
促甲状腺激素对 TRH 的应答（刺激30分钟后）		
儿童	血清	11 ~ 35mU/L
成人：男	血清	15 ~ 30mU/L
女	血清	20 ~ 40mU/L
促肾上腺皮质激素（ACTH）（上午8：00）	血浆	2.19 ~ 17.52pmol/L
下午16：00	血浆	1.1 ~ 8.76 pmol/L
午夜24：00	血浆	0 ~ 2.19pmol/L
促肾上腺皮质激素试验静脉滴注法	24h 尿	17 - 羟类固醇较对照日增多 8 ~ 16mg
	24h 尿	17 - 酮类固醇较对照日增多 4 ~ 8mg
	全血	嗜酸粒细胞减少 0.80 ~ 0.90
肌肉注射法	全血	4 小时后嗜酸性粒细胞减少 0.50 以上
催乳激素（PRL）		
男	血清	54 ~ 340ng/mL
女：卵泡期	血清	66 ~ 490 ng/mL
黄体期	血清	66 ~ 490 ng/mL

附：最新临床常用实验检查正常值

实
用
肝
胆
病
临
床
手
册

组　　分	标本类型	参考区间
催乳素 – 胰岛素兴奋试验	血清	1.4 ~ 19 * 基值
催产素	血清	<3.2mU/L
黄体生成素（LH）		
男	血清	1.1 ~ 1.2IU/L
女：卵泡期	血清	1.2 ~ 12.52 IU/L
排卵期	血清	12 ~ 82 IU/L
黄体期	血清	0.4 ~ 19 IU/L
绝经期	血清	14 ~ 48 IU/L
禁饮结合抗利尿激素试验（测清晨 6：00 血清和每小时尿的渗透量，禁饮后尿呈平高峰时再测血清渗透量，给 ADH）	血清/尿液	给药前尿最高渗量 > 血清渗透量，试验结束时尿渗透量 > 500mmol/L，血清渗透量 < 300mmol/L，给药 1 小时后，尿渗透量比给药前上浮度不超过 0.05
抗利尿激素（ADH）（放免）	血浆	1.0 ~ 1.5ng/L
生长激素（GH）（放免）		
男	血清	$0.34 \pm 0.30 \mu g/L$
女	血清	$0.83 \pm 0.98 \mu g/L$
生长激素 – L – 多巴胺兴奋试验	空腹血清	峰值 $>7 \mu g/L$，或较兴奋前上升 $5 \mu g/L$ 以上
生长激素 – 高血糖素兴奋试验	空腹血清	兴奋后上升 $7 \mu g/L$ 以上，或较兴奋前上升 $5 \mu g/L$ 以上
生长激素介质 C		
青春前期	血浆	0.08 ~ 2.80kU/L
青春期	血浆	0.9 ~ 5.9 kU/L
成人：		
男	血浆	0.34 ~ 1.90 kU/L
女	血浆	0.45 ~ 2.20 kU/L

组　　分	标本类型	参考区间
生长激素 – 精氨酸兴奋试验	血清	空腹值 5μg/L，试验 30 ~ 60min，上升 7μg/L 以上（峰值 8 ~ 35μg/L）
长效促甲状腺激素	血清	无发现
蛋白结合碘	血清	0. 32 ~ 0. 63μmol/L
^{125}碘 – T_3 血浆结合比值（与正常值比）	血浆	0. 99 ± 0. 10
^{125}碘 – T_3 红细胞摄取率	血清	0. 1305 ± 0. 0459
丁醇提取碘	血清	0. 28 ~ 0. 51μmol/L
反三碘甲状腺原氨酸（rT_3）	血清	2. 77 ~ 10. 25pmol/L
基础代谢率		– 0. 01 ~ + 0. 10
甲状旁腺激素（PTH）	血浆	氨基酸 <25ng/L
甲状腺^{99m}锝吸收率 24h 后		0. 004 ~ 0. 030
甲状腺 I^{131} 吸收率		
2h　I^{131}吸收率		10% ~ 30%
4h　I^{131}吸收率		15% ~ 40%
24h　I^{131}吸收率		25% ~ 60%
甲状腺球蛋白 Tg	血清	<50μg/L
甲状腺素/甲状腺结核球蛋白比值	血清	2. 6 ~ 6. 5T3（nmol/L）/ TBG（mg/L）
甲状腺结合球蛋白（TBG）	血清	0 ~ 40IU/L
甲状腺素总量		
新生儿	血清	130 ~ 273nmol/L
婴儿	血清	91 ~ 195 nmol/L
1 ~ 5 岁	血清	95 ~ 195 nmol/L
5 ~ 10 岁	血清	83 ~ 173 nmol/L
10 岁以后	血清	65 ~ 165 nmol/L
妊娠 5 个月	血清	79 ~ 229 nmol/L

附：最新临床常用实验检查正常值

组　分	标本类型	参考区间
>60 岁　男	血清	65 ~ 130 nmol/L
女	血清	72 ~ 136 nmol/L
降钙素（CT）　成人	血清	5 ~ 30pmol/L
髓样癌	血清	>100ng/L
降钙素 – 钙 – 缓慢兴奋试验		
男	血清	<265 ng/mL
女	血清	<120 ng/mL
三碘甲状腺原氨酸（T_3）	血清	0. 23 ~ 0. 35nmol/L
总三碘甲状腺原氨酸（TT_3）	血清	1. 2 ~ 3. 2 nmol/L
总甲状腺素（TT_4）	血清	78. 4 ~ 157.4nmol/l
游离甲状腺素（FT_4）	血清	8. 9 ~ 17. 2pg/mL
游离甲状腺指数（T_3U）核素法		
树脂摄取法	血清	23% ~ 34%
化学发光免疫法	血清	30% ~ 45%
游离三碘甲状腺原氨酸（FT_3）	血清	2. 77 ~ 10. 25pmol/L
游离三碘甲状腺原氨酸指数	血清	130 ~ 165
油酸^{131}碘摄取试验（服含 50μCi 油酸^{131}碘的乳汁）		
4 ~ 6 岁	血清	>服药量的 0. 017
2 小时	72h 粪	<0. 05 的服药量
有效甲状腺素比值		0. 93 ~ 1. 12
地塞米松抑制试验		
小剂量法（每 6 小时 服 0. 5mg，共 4 次）	24h 尿	甲亢患者服药后，尿17 – 羟皮质类固醇降低不如正常人显著 肾上腺素皮质功能亢进者，不论是增生性或肿瘤，其抑制一般 >EA 对照50%

组　　分	标本类型	参考区间
大剂量法（每6小时服2mg，共4次）	24h 尿	肾上腺增生所致的库欣患者，服药后尿17-羟皮质类固醇比用药前下降50%，肾上腺肿瘤者无明显变化
儿茶酚胺及其他代谢（儿茶酚胺苯二酚胺）组分多巴胺		
去甲肾上腺素（NE）	24 尿	10～70μg/24h
肾上腺素（AD）	24 尿	0～82nmol/24h
儿茶酚胺总量		
高效液相色谱法	24 尿	<650nmol/L
荧光光分析法	24 尿	<1655nmol/L
高香草酸		
儿童	24 尿	1.9～9.9nmol/mol 肌酐
成人	24 尿	<82μmol/24h
游离儿茶酚胺		
多巴胺	血浆	<888pmol/L
去甲肾上腺素（NE）	血浆	125～310ng/L
肾上腺素（AD）	血浆	<480pmol/L
甲吡酮兴奋试验分次法（每4h 500～750mg，共6次）	24h 尿	1～2天后17-羟类固醇为对照日的3～5倍，17-酮类固醇为2倍
午夜一次法	血清	次晨8：00测脱氧皮质醇>200nmol/L
立卧式水式法	尿	
磷清除率	血清、尿	0.11～0.26mL/s
皮质醇总量		
上午8：00～9：00	血浆	442±276nmol/L
下午3：00～4：00	血浆	221～166nmol/L

实用肝胆病临床手册

组　分	标本类型	参考区间
皮质素水试验	尿	>0.17mL/s
皮质酮（COR）		
早上8：00	血清	25.5±8.4nmol/L
下午16：00	血清	17±4.6nmol/L
17-羟类固醇（17-OHCS）		
成人：男	24h尿	8.2~17.8μg/24h
女	24h尿	6.0~15μg/24h
成人：男	血浆	193~524nmol/L
女	血浆	248~580nmol/L
5-羟吲哚乙酸（5-HT）：定性	新鲜尿	阴性
定量	24h尿	10.5~42μmol/24h
醛固酮（ALD）（每日饮食10mEq	24h尿	普食1.5~10.5μg/24h
钠，60~100mEq钾）		低钠8~31μg/24h
立位	血浆	151.3±88.3μg/L
卧位	血浆	86±27.5μg/L
肾小管磷重吸收率	血清、尿	0.84~0.96
肾素活性	血浆	0.82~2.0nmol·L^{-1}/h
17生酮类固醇		
成人：男	24h尿	17~80μmol/24h
女	24h尿	10~52μmol/24h
四氢皮质醇（THF）	24h尿	1.4~4.1μmol/24h
四氢脱氧皮质醇	24h尿	2.9μmol/24h
17-类固醇分数		
Beta/Alpha	24h尿	<0.2
Alpha/Beta	24h尿	>5
17-酮固醇总量（17-KS）		
成人　男	24h尿	8.2~17.8mg/24h
女	24h尿	6.0~15mg/24h

组　　分	标本类型	参考区间
11 – 脱氧皮质醇		
不用甲吡丙酮	血浆	＜29nmol/L
用甲吡丙酮后	血浆	＞200 nmol/L
11 – 脱氧皮质酮（饮食不限，晨8时）	血清/血浆	0.13～0.37 nmol/L
血管紧张素Ⅱ（立位）（Ang – Ⅱ）	血浆	50～120pg/mL
血管紧张素Ⅱ（Ang – Ⅱ）（卧位）	血浆	25～60pg/mL
血清素（5 – 羟色胺）（5 – HT）	血清	0.22～2.06μmol/L
游离皮质醇	尿	28～276 nmol/24h
皮质醇结合球蛋白（CBC，CBG）		
男	血浆	15～20mg/L
女：卵泡期	血浆	17～20mg/L
黄体期	血浆	16～21mg/L
妊娠期（21～28 周）	血浆	47～54mg/L
（33～40 周）	血浆	55～70mg/L
绝经期	血浆	17～25mg/L
（肠）促胰液素	血清、血浆	37±8mg/L
高血糖素	血浆	99.2±42.3pmol/mL
甲磺丁脲试验（D860）		
静脉法		
空腹	血清	3.9～5.9nmol/L
20min	血清	2.4～3.4nmol/L
90～120min	血清	3.9～5.9nmol/L
口服法		
空腹	血清	3.9～5.9nmol/L
30min	血清	2.4～3.4nmol/L

附：最新临床常用实验检查正常值

组　　分	标本类型	参考区间
100～130min	血清	3.9～5.9nmol/L
葡萄糖耐量试验（OGTT）		
静脉法		
空腹	血清	<5.9mmol/L
30min	血清	<14mmol/L
90min	血清	<5.9mmol/L
口服法		
空腹	血清	4.09～5.90mmol/L
30min		
60min	血清	8.8～10.2mmol/L
120min	血清	≤7.8mmol/L
180min	血清	4.3～6.0mmol/L
C肽（C-P）空腹	血清	0.32±0.14nmol/L
餐后一小时（达峰值）	血清	2.37±0.88nmol/L
餐后两小时（渐降）	血清	1.95±0.65nmol/L
餐后三小时（渐降，但仍高于基础值）	血清	1.06±0.41 nmol/L
0～3h总和	血清	5.70±1.58 nmol/L
胃泌素	血浆空腹	15～105ng/mL
胃泌素（肠）促胰液素兴奋试验	血清	无反应或少抑制
胃泌素钙缓慢兴奋试验	血清	胃泌素稍增多或不增多
肠血管活性多肽	血浆	20～53ng/L
胰岛素加口服葡萄糖		
耐量试验		
正常人　空腹	血清	5～10 μU/L
口服葡萄糖30～60min	血清	50～100μU/L
1型糖尿病人		
空腹	血清	0～4μU/L

组　　分	标本类型	参考区间
口服葡萄糖高峰不明显	血清	10～30μU/L
2 型肥胖型糖尿病		
空腹	血清	30～40μU/L
口服葡萄糖 120min	血清	220μU/L
2 型非肥胖型糖尿病		
空腹	血清	5～20μU/L
口服葡萄糖 120min	血清	50μU/L

二十二、前列腺液及前列腺素

组　　分	标本类型	参考区间
淀粉样体	前列腺液	可见，老人易见到
卵磷脂小体	前列腺液	量多，或可布满视野
量	前列腺液	数滴～1mL
前列腺素（PG）		
放射免疫法		
PGA 男		13.3±2.8nmol/L
女		11.5±2.1 nmol/L
PGE 男		4.0±0.77 nmol/L
女		3.3±0.38 nmol/L
PGF 男		0.8±0.16 nmol/L
女		1.6±0.36 nmol/L
外观		淡乳白色的清稀液体
细胞		
白细胞（WBC）		<10 个/HP
红细胞（RBC）		<5 个/HP
上皮细胞		少量

二十三、精液

组　　分	标本类型	参考区间
白细胞	精液	<5/HP
活动精子百分率	精液	射精后 30 ~ 60 分钟 >70%
精子数	精液	$>20 \times 10^9/L$
精子形态	精液	畸形者不超过20%
量	精液	2.5 ~ 5.0mL
黏稠度	精液	离体1个小时完全液化
颜色	精液	灰白色，久未排者可呈淡黄色
酸度（pH）	精液	7.2 ~ 8.2